DAS GEHEIMNIS DER 100-JÄHRIGEN

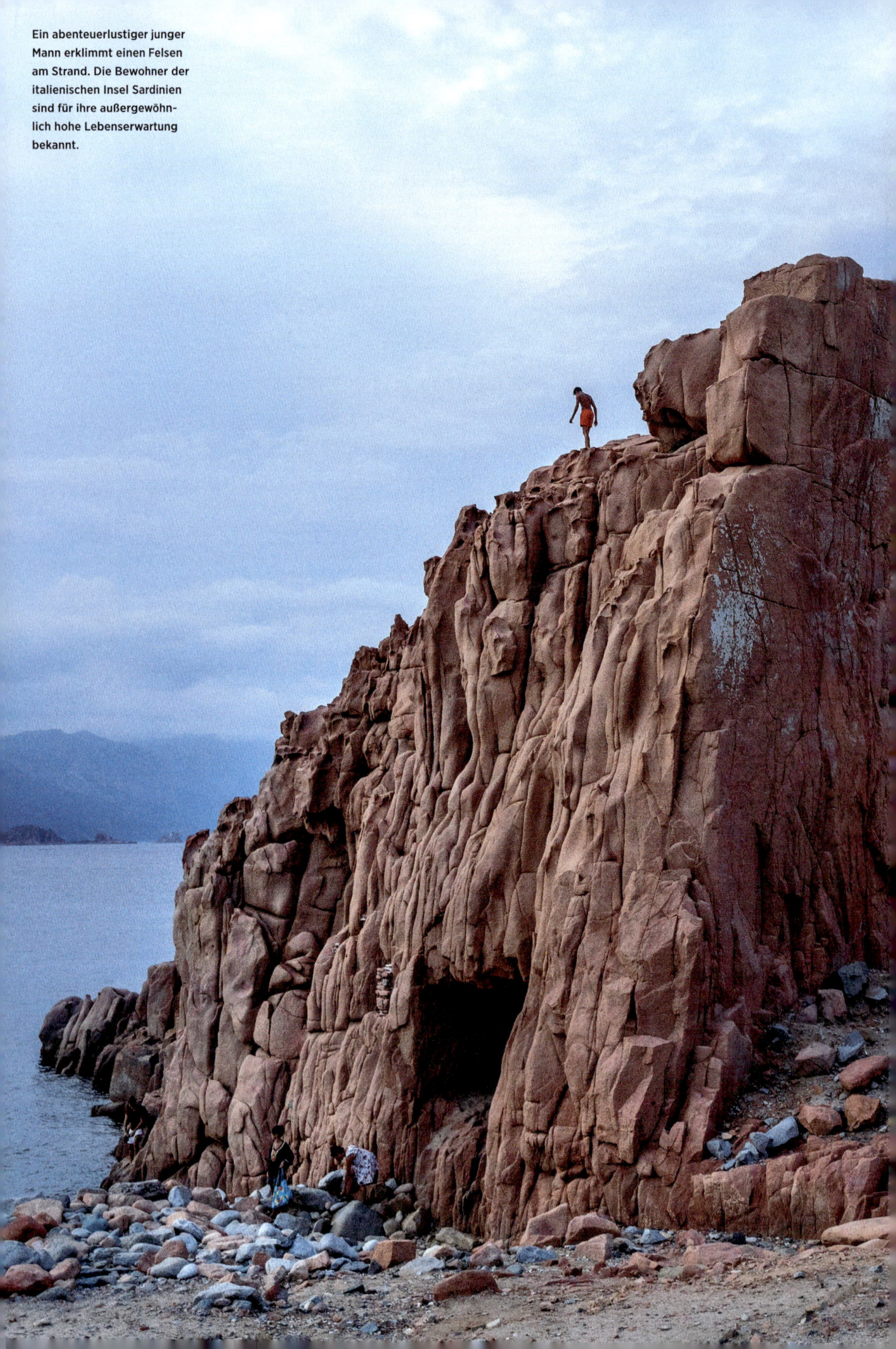

Ein abenteuerlustiger junger Mann erklimmt einen Felsen am Strand. Die Bewohner der italienischen Insel Sardinien sind für ihre außergewöhnlich hohe Lebenserwartung bekannt.

NATIONAL GEOGRAPHIC

Dan Buettner

DAS GEHEIMNIS DER 100-JÄHRIGEN

Entdeckungsreise in die Blue Zones der Welt

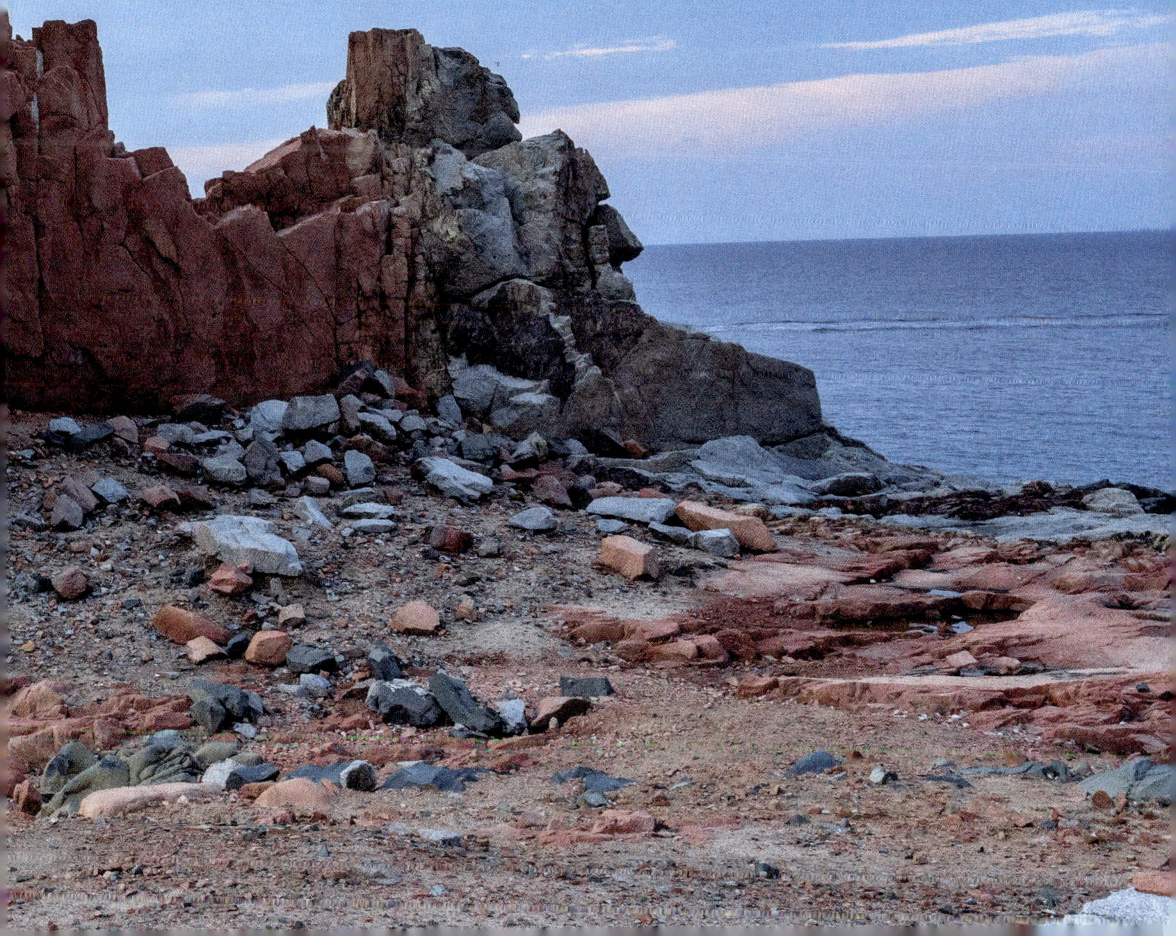

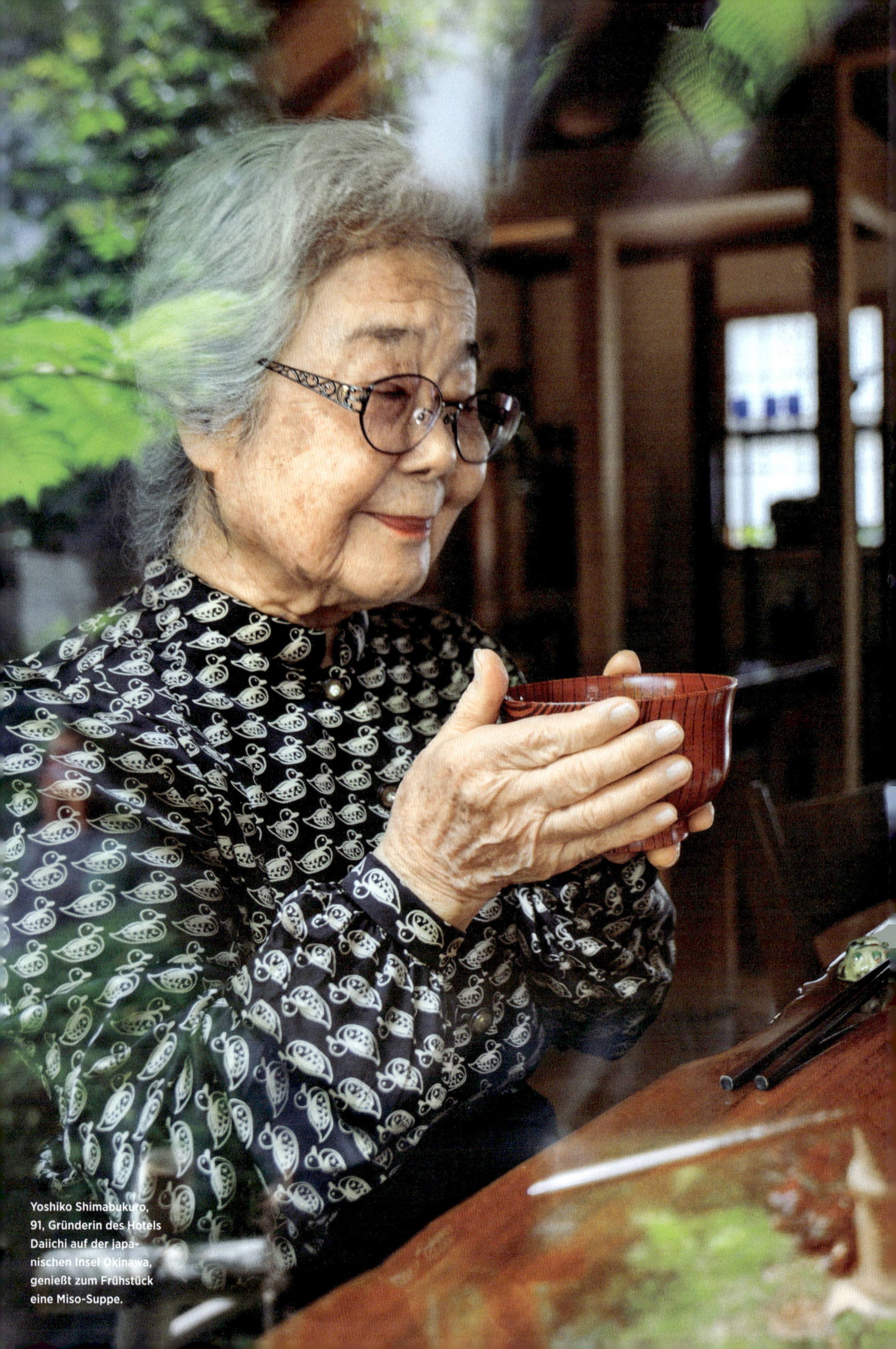

Yoshiko Shimabukuro, 91, Gründerin des Hotels Daiichi auf der japanischen Insel Okinawa, genießt zum Frühstück eine Miso-Suppe.

Inhalt

EINFÜHRUNG | 7

ERSTER TEIL
DIE BLUE ZONES

KAPITEL 1
Sardinien | 26

KAPITEL 2
Nicoya-Halbinsel | 54

KAPITEL 3
Loma Linda | 88

KAPITEL 4
Ikaria | 120

KAPITEL 5
Okinawa | 150

KAPITEL 6
Singapur | 176

ZWEITER TEIL
EINE BLUE ZONE ERSCHAFFEN

KAPITEL 7
Die Kraft der Neun | 210

KAPITEL 8
Leitfaden für Blue-Zone-Ernährung | 232

KAPITEL 9
Ihre eigene Blue Zone | 248

NACHWORT | 272
DANKSAGUNG | 274
QUELLENANGABEN | 275
BILDNACHWEIS | 277
REGISTER | 279

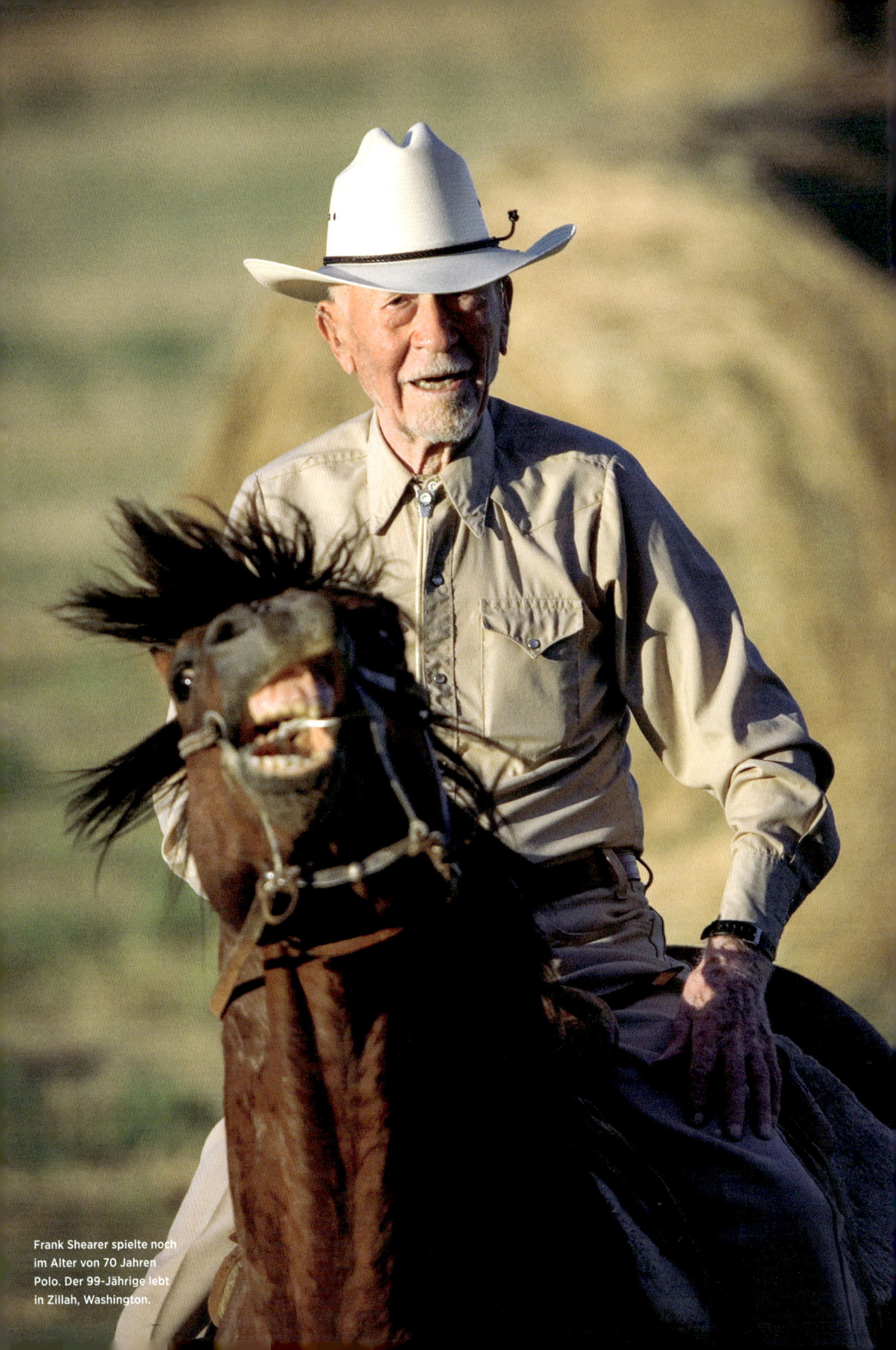

Frank Shearer spielte noch im Alter von 70 Jahren Polo. Der 99-Jährige lebt in Zillah, Washington.

Die Geburt der Blue Zones

Vieles, von dem wir annehmen, es würde unser Leben verlängern und gesünder machen, führt in die Irre oder ist schlichtweg falsch. Es scheint vernünftig, Diät zu halten, ins Fitness-Studio zu gehen und Vitamine zu uns zu nehmen, oder? Schauen wir uns das mal genauer an.

Im Jahr 2021 gaben die Amerikaner 151 Milliarden Dollar für Vitamine und andere Nahrungsergänzungsmittel aus (Vitamin C, Omega-3-Fettsäuren, Multivitamin-Präparate und Ähnliches). Belastbare Studien belegen jedoch, dass Menschen, die zu Nahrungsergänzungsmitteln greifen, sogar früher sterben als jene, die es nicht tun. Weitere rund 21 Milliarden Dollar investierten die Amerikaner in Eiweißpräparate, dabei nehmen sie nach Angaben der *Centers of Disease Control and Prevention* im Durchschnitt etwa doppelt so viel Eiweiß zu sich, wie benötigt. Tatsächlich hat sich kein Nahrungsergänzungsmittel und kein Hormon- oder Vitaminpräparat jemals als lebensverlängernd erwiesen.

Das Konzept von körperlicher Bewegung zur Erhaltung und Verbesserung der Gesundheit und Fitness existiert in den Vereinigten Staaten seit mindestens 1820. Es ist tatsächlich eine gute Idee, sich fit zu halten, denn Menschen, die körperlich aktiv sind, haben ungeachtet ihres Alters ein um 30 Prozent geringeres Risiko zu sterben, als solche, die es nicht sind. Doch trotz der 160 Milliarden Dollar, die die Amerikaner jedes Jahr für die Fitness ausgeben, erreicht nur etwa ein Fünftel aller Erwachsenen das empfohlene Mindestmaß von täglich elf Minuten intensiver Belastung. Millionen von Menschen bewegen sich zu wenig.

Desgleichen sind Diätpläne ein gut gemeinter, jedoch völlig untauglicher Versuch, um gesünder und länger zu leben. Sie versagen fast immer und bei nahezu allen. Von 100 Menschen, die sich an Silvester zu einer Diät entschließen, haben die meisten bereits am 19. Januar aufgegeben. Im August werden es nur noch etwa zehn Prozent sein, die sich um eine gesunde Ernährung bemühen, und binnen zwei Jahren rutscht die Quote auf unter fünf Prozent. Würde ein Finanzberater solche Renditen erzielen, würde man ihn feuern. Dennoch geben wir jedes Jahr 200 Milliarden Dollar für Diäten aus und sind überzeugt, dass es beim nächsten Mal klappt.

Wenn aber die üblichen Methoden, gesünder und länger zu leben, nicht greifen, was dann?

In den frühen Nullerjahren beschloss ich, dem Thema Langlebigkeit auf den Grund zu gehen. Unter der Mentorenschaft von Dr. Ancel Keys und Dr. Robert Kane von der School of Public Health der Universität Minnesota stützte ich mich dabei auf zwei Annahmen. Erstens: Unsere Gene haben relativ wenig Einfluss auf unsere Lebenserwartung. Einer dänischen Zwillingsstudie aus dem Jahr 1996 zufolge ist Langlebigkeit nur in geringem Maße vererbbar und lediglich ein Viertel der Abweichungen im Gesundheitszustand sind erblich bedingt. Der Rest wird weitgehend von unserer Umwelt bestimmt. Zweitens: An Orten auf dieser Welt, an denen die Menschen länger leben, machen sie etwas richtig. Ließen sich demografisch gesichert die Regionen ermitteln, in denen die Menschen am längsten leben, und gemeinsame Muster in ihrer Lebensweise identifizieren, so ergäben sich vielleicht Anhaltspunkte.

STATT IM REAGENZGLAS ODER IN DER PETRISCHALE NACH ANTWORTEN ZU SUCHEN, SAH ICH MICH UNTER DEN MENSCHEN UM, DIE DAS ERREICHT HABEN, WAS WIR UNS ALLE WÜNSCHEN – EIN LANGES, GESUNDES LEBEN UND EINEN WACHEN GEIST BIS ZULETZT.

Statt also im Reagenzglas oder in der Petrischale nach Antworten zu suchen, habe ich mich unter den Menschen umgesehen, die das erreicht haben, was wir uns alle wünschen – ein langes, gesundes Leben und einen wachen Geist bis zuletzt. Die Idee trug mir einen Zuschuss der *National Institutes on Aging* und einen Auftrag von *National Geographic* ein.

Mit einem Plan im Gepäck machte ich mich auf meine weltweite Suche nach den Oasen der Langlebigkeit. Ich wusste, dass die Ärzte Makato Suzuki, Bradley Willcox und Craig Willcox in Okinawa, Japan bereits eine Volksgruppe identifiziert hatten, die die langlebigsten Menschen der Weltgeschichte hervorgebracht hat. Schnell fand ich heraus, dass auch Dr. Gianni Pes, Medizinstatistiker an der Universität Sassari, auf der italienischen Insel Sardinien nach Hundertjährigen fahndete. Im bergigen Hinterland, das er als »Blue Zone« bezeichnete, stieß er auf eine Ansammlung von Dörfern, in denen der Anteil an Hundertjährigen etwa zehnmal so hoch ist, wie in den Vereinigten Staaten. (Mir gefiel der Begriff »Blue Zone«, und ich übertrug ihn auf sämtliche bestätigte Hotspots der Langlebigkeit weltweit.)

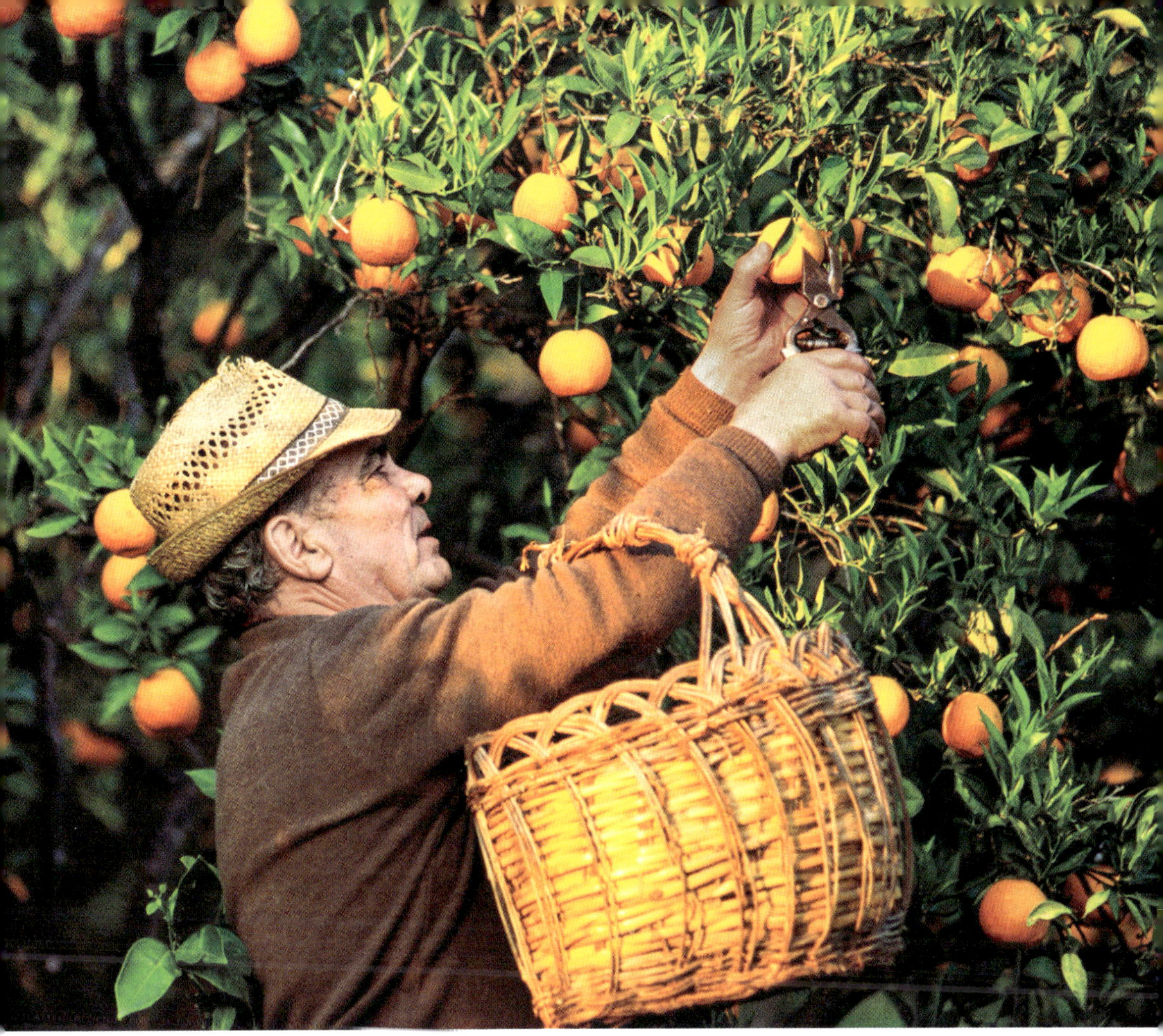

Dr. Michel Poulain bestätigte später Pes Erkenntnisse, sie veröffentlichten gemeinsam ihre Ergebnisse im *Journal of Experimental Gerontology*.

In den Vereinigten Staaten veröffentlichte Dr. Gary Fraser von der Loma Linda University die Ergebnisse der *Adventist Health Study*, die über zwei Jahrzehnte lang das Leben von mehr als 30 000 Siebenten-Tags-Adventisten untersuchte. Er fand heraus, dass die Anhänger der Kirche etwa sieben Jahre länger leben als ihre kalifornischen Mitbürger.

Später leitete ich mit Unterstützung der National Geographic Society Forschungsprojekte zu Langlebigkeits-Hotspots auf der griechischen Insel Ikaria und auf der Nicoya-Halbinsel in Costa Rica. In einer Titelgeschichte für *National Geographic* aus dem Jahr 2005 und in meinem 2008 erschienenen Buch *The Blue Zones: Lessons for Living Longer From the People Who've Lived the Longest* erstellte ich für jede Blue Zone ein Profil und arbeitete ihre Gemeinsamkeiten heraus. Die Bewohner dieser Hotspots ernährten sich überwiegend vollwertig und pflanzlich, und statt ins Fitness-Studio zu gehen, bewegten

Viele ältere Bewohner der Blue Zone auf Sardinien bleiben aktiv und bestellen einen kleinen Obst- und Gemüsegarten.

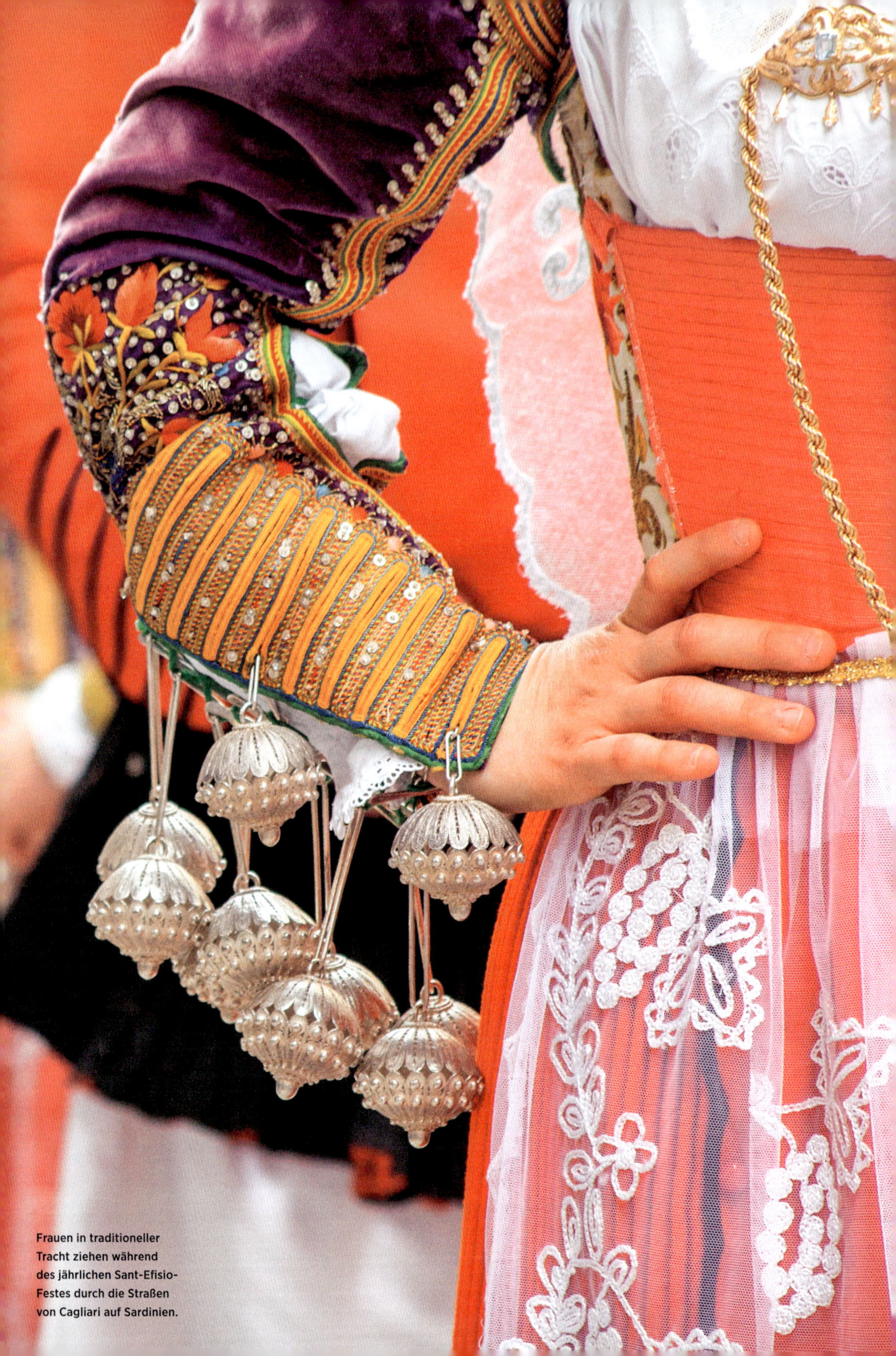

Frauen in traditioneller Tracht ziehen während des jährlichen Sant-Efisio-Festes durch die Straßen von Cagliari auf Sardinien.

sie sich alle 20 Minuten auf natürliche Weise. Tägliche Rituale wie Gebete, Ahnenkult und ein Nickerchen trugen zur Entspannung bei und verringerten das Risiko stressbedingter Entzündungsprozesse. Und lange bevor man über soziale Faktoren in Fragen der Gesundheit sprach, schrieb ich die Langlebigkeit der Sarden ihrer Gewohnheit zu, ihre Eltern auch im Alter in der Nähe zu behalten – was die Lebenserwartung sowohl der Großeltern als auch der Enkel verlängert –, und die Langlebigkeit der Okinawaner ihren sozialen Unterstützungsgruppen (*maois* genannt) sowie ihrem Lebenssinn (*ikigai*). (Mehr zu den Einflussfaktoren der Langlebigkeit in Kapitel 7.)

Das Blue-Zone-Phänomen der Langlebigkeit ließ jedoch nicht vermuten, dass man die biologischen Grenzen des menschlichen Organismus außer Kraft setzen könnte. Fakt ist, dass die maximale Lebenserwartung für Menschen in der ersten Welt (die also nicht von Infektionskrankheiten wie Malaria, Ruhr oder Cholera betroffen sind) derzeit bei etwa 93 Jahren liegt – bei Männern etwas darunter, bei Frauen etwas darüber. In den Vereinigten Staaten liegt sie hingegen bei nur 77 Jahren. Wir verpassen also 16 Jahre. Warum?

SIE STREBTEN NICHT NACH GESUNDHEIT UND LANGLEBIGKEIT, ALS WÄRE ES EINE LÄSTIGE PFLICHT. ES ERGAB SICH EINFACH AUS IHRER LEBENSWEISE.

Nicht, dass die Menschen in den Blue Zones bessere Gene oder einen überlegenen Körper hätten, auf die meisten traf das nicht zu. Ihnen blieben jedoch die chronischen Krankheiten erspart, die das Leben der Amerikaner verkürzten, von Diabetes über Herz-Kreislauf-Erkrankungen und Demenz bis zu bestimmten Krebsarten. Nicht etwa, weil sie mehr Disziplin oder Verantwortungsbewusstsein besaßen, sondern weil ihr Umfeld eine spezifische Art zu leben begünstigte. Anders gesagt: Sie strebten nicht nach Gesundheit und Langlebigkeit, als wäre es eine lästige Pflicht. Es ergab sich einfach aus ihrer Lebensweise.

Diese Erkenntnis änderte alles. Statt zu versuchen, ihr Verhalten zu ändern, mussten wir das Lebensumfeld der Amerikaner in den Blick nehmen, ihre Gemeinden, ihre Arbeitsplätze, ihre Wohnungen und die Unternehmen, wollten wir ihre Gesundheit verbessern und ihre Lebenserwartung steigern.

Ich dachte darüber nach, wie ich meine Erkenntnisse über die Blue Zones auf die Vereinigten Staaten übertragen könnte, um die Lebensqualität dort zu verbessern, also gewissermaßen eine eigene Blue Zone zu schaffen. Vor Jahrzehnten finanzierten die National Institutes of Health ein halbes Dutzend *Heart Healthy Projects* in Städten des ganzen Landes, um Diät- und Bewegungsprogramme umzusetzen und die Gesundheitserziehung zu fördern. In allen Fällen stellten die Forscher kurzfristig eine leichte Verbesserung der Indikatoren für die Herzgesundheit fest, langfristig jedoch führten die Bemühungen zu keiner Verbesserung.

Ich entschied mich für einen anderen Ansatz. Ich würde nicht darauf setzen, das Verhalten der Menschen zu ändern, sondern versuchen, ihr Umfeld physisch, sozial und politisch so zu gestalten, dass gesunde Entscheidungen leichtfallen. Im Jahr 2008 stellte ich mit einem Zuschuss der AARP (Amerikanische Vereinigung der Ruheständler) ein Team zusammen, um einen Versuch zu wagen. Wir sprachen bei fünf Städten in Minnesota vor und entschieden uns für Alberta Lea, eine Gemeinde von 18 000 Einwohnern. Der Bürgermeister, der Stadtdirektor, der Schulleiter, das örtliche Krankenhaus und führende Vertreter der Wirtschaft sagten ihre Unterstützung zu.

Mit einigen der fähigsten Experten des Landes entwickelten wir ein Paket von Maßnahmen, um die Stadt fußgänger- und radfahrerfreundlicher zu gestalten und das Verkehrsnetz schrittweise von auto- auf menschenfreundlich umzustellen. Wir erstellten ein Programm zur Schulspeisung, das auf gesunde Ernährung statt auf ungesunde Fertigkost setzte. Wir überzeugten Restaurants und den Lebensmittelhandel, gesunde Produkte präsenter, leichter zugänglich und attraktiver zu machen. Wir führten ein Blue-Zone-Gelöbnis für Einzelpersonen ein, mit dem Ergebnis, dass sich 25 Prozent der erwachsenen Bevölkerung ehrenamtlich engagierten und an Workshops für zielorientiertes Handeln teilnahmen. Schließlich erarbeiteten wir ein Konzept, um Gleichgesinnte in Walking-Gruppen zusammenzubringen, um sie zur Bewegung zu animieren und die Entstehung neuer Freundschaften zu fördern. Wir wussten, wenn Freundschaften im Rahmen gesunder Aktivitäten entstehen, ist die Wahrscheinlichkeit größer, dass dieses Verhalten zur Gewohnheit wird.

Das erste Blue-Zone-Projekt lief über etwa 18 Monate. »Die Ergebnisse waren erstaunlich«, so Dr. Walter Willett von der Harvard-Universität gegenüber dem Magazin *Newsweek*. Wie die von Gallup erhobenen Daten zeigten, stieg die durchschnittliche

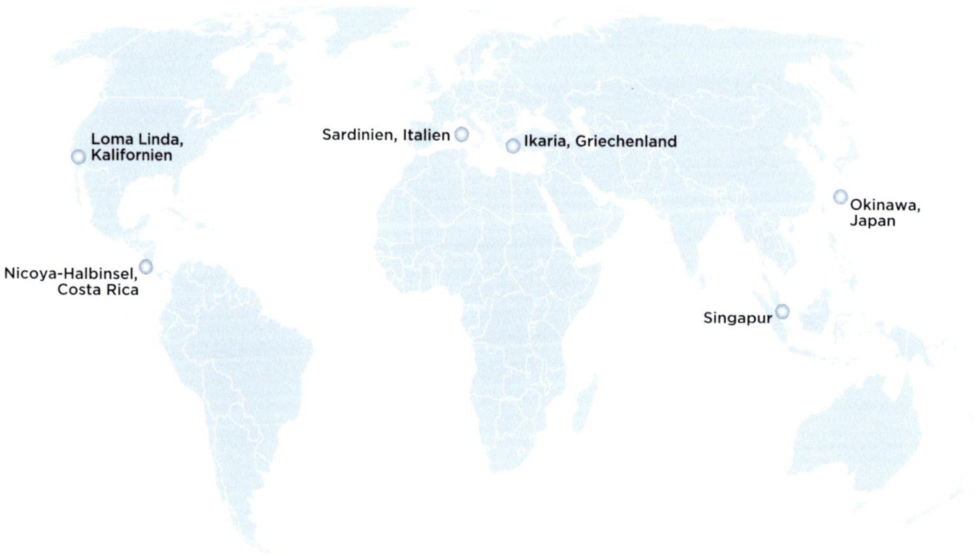

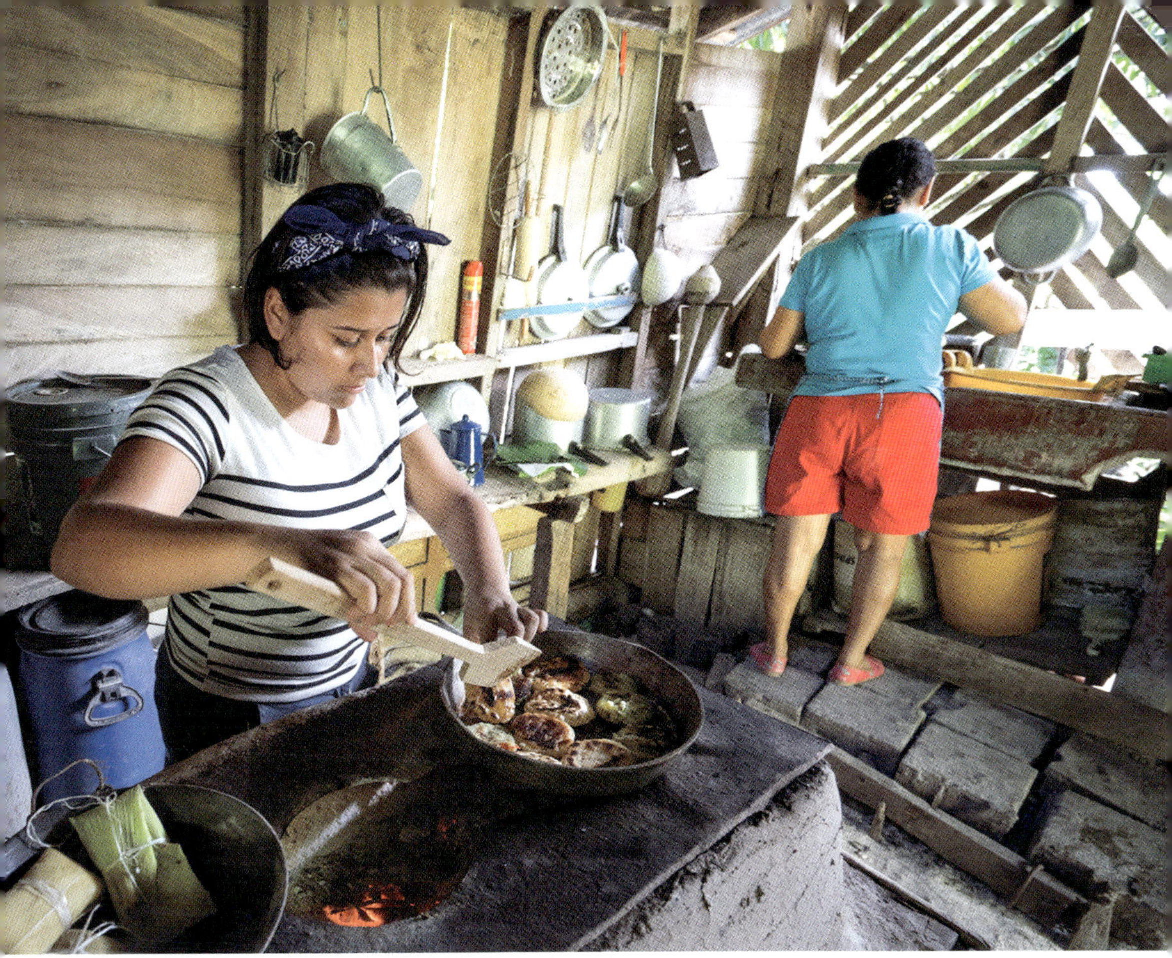

Lebenserwartung um drei Jahre, während die Kosten für die Gesundheit in der Stadt gegenüber dem Vorjahr um 30 Prozent sanken. Das Projekt wurde zum Erfolg. Nicht weil wir versucht hatten, 18 000 Menschen zu bekehren – wir hatten einfach ihr Umfeld verändert.

Inzwischen haben wir das Blue-Zone-Modell auf 72 Städte ausgedehnt, von Fort Worth in Texas bis nach Naples in Florida, sowie flächendeckend in den Bundesstaaten Iowa und Hawaii eingeführt. Wir verändern die Dinge zum Besseren, Gemeinde für Gemeinde.

Angehörige bereiten für einen Hundertjährigen in seinem Haus auf der Nicoya-Halbinsel in Costa Rica eine Mahlzeit zu.

Fast 20 Jahre, nachdem ich erstmals mit einem Rucksack auf Sardinien gelandet war, kehrte ich für die Produktion einer vierteiligen Netflix-Serie in sämtliche Blue Zones zurück. Wie der Rest der Welt haben sich auch die Blue Zones verändert, vor allem durch die Modernisierung und den verheerenden Einfluss der Fast-Food-Kultur. Doch eine Vielzahl von Wissenschaftlern erforscht sie weiter. Dr. Luis Rosero-Bixby verfolgte die gesundheitliche Entwicklung auf der Nicoya-Halbinsel. Dr. Gary Fraser wertet weiter

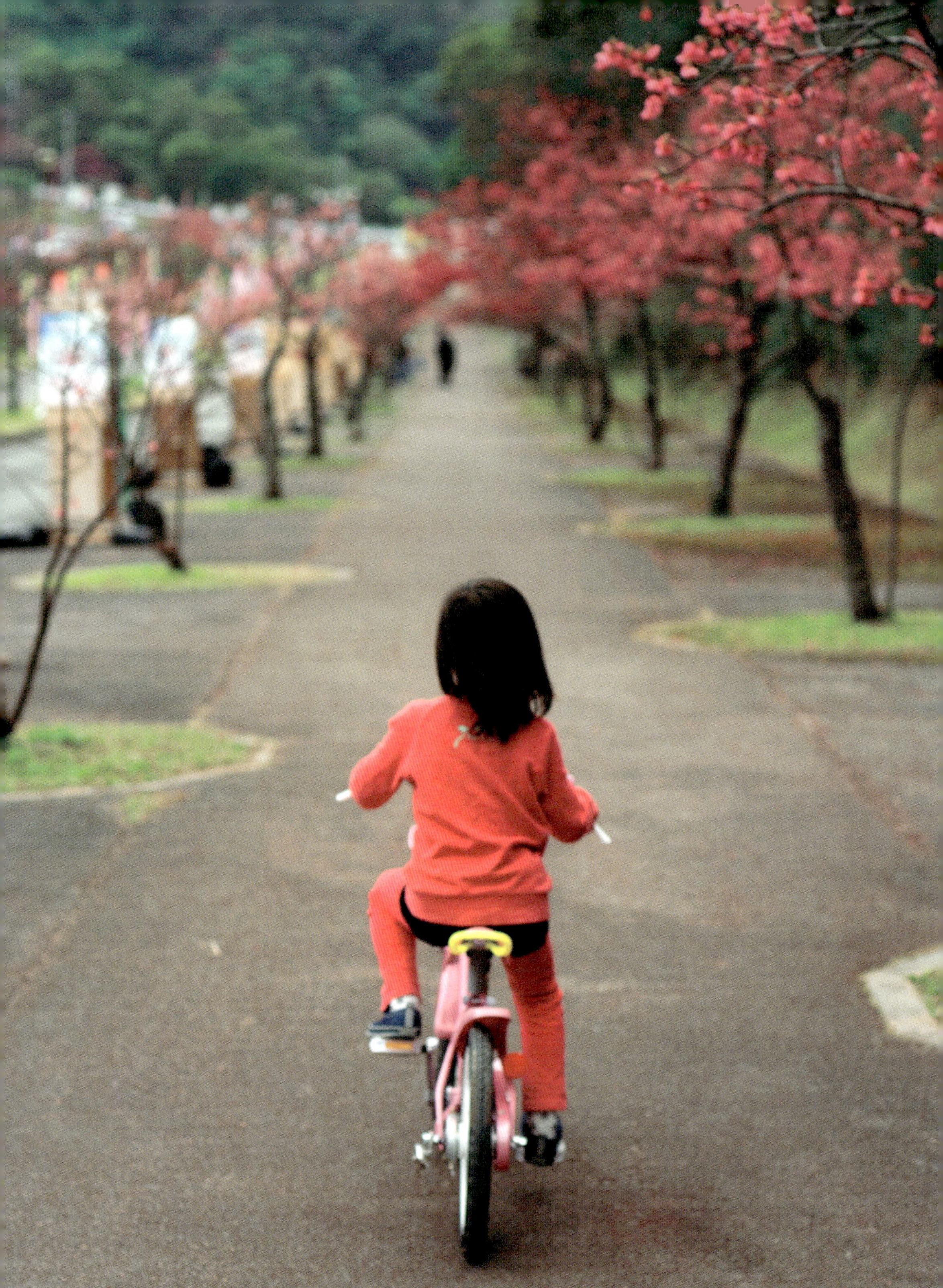

Ein Mädchen dreht eine Runde mit dem Fahrrad. In Okinawa leben Frauen länger als fast überall sonst auf der Welt.

die über Jahrzehnte angelegten *Adventist Health Studies* aus, um neue Leitlinien der Ernährung zu erarbeiten. Und auch Suzuki und die Willcoxes haben nach wie vor ihre Hundertjährigen in Okinawa im Blick. Pes, meiner Ansicht nach der weltweit größte Experte für Langlebigkeit, beschäftigt sich nach wie vor mit den Bergdörfern Sardiniens, deren starke Traditionen und Isolation weiter jene Faktoren bewahren, die sie so besonders machen. Und Romain Legrand, Wissenschaftler am Universitätsklinikum Dijon, veröffentlichte unlängst eine Umfrage auf Ikaria unter Menschen über 85 Jahren, die bestätigt, wie wichtig es ist, soziale Kontakte zu pflegen, ein Nickerchen zu halten, im Meer zu schwimmen, einen Garten zu pflegen und vieles mehr.

Zudem ist eine weitere Blue Zone in unseren Fokus gerückt. Während meines Aufenthaltes in Singapur im Rahmen einer Reportage über Glück für *National Geographic* war ich fasziniert vom erfolgreichen Konzept des kleinen Landes, die Lebensqualität seiner Bürger proaktiv zu verbessern. Als ich die Statistiken des Landes zur Gesundheit untersuchte, stellte ich fest, dass die Lebenserwartung seit 1965 um sagenhafte 35 Jahre gestiegen ist. Heute haben die Singapurer die höchste krankheitsfreie Lebenserwartung der Welt.

Obwohl ich für die Netflix-Serie mit einem etwa 20-köpfigen Produktionsteam unterwegs war, fand ich gelegentlich die Zeit, über meine Erfahrungen in den Blue Zones nachzudenken. Wehmütig dachte ich an die mehr als 30 Reisen zurück, die ich im Laufe der Jahre unternommen und an die vielen Hundertjährigen, die ich getroffen hatte. Während der viermonatigen Dreharbeiten entstanden fast 100 Seiten mit Notizen und mir wurde bewusst, dass ich umfassende Erkenntnisse über die Blue Zones gewonnen hatte. Diese Notizen inspirierten mich zu diesem Buch.

WEHMÜTIG DACHTE ICH AN DIE MEHR ALS 30 REISEN ZURÜCK, DIE ICH IM LAUFE DER JAHRE UNTERNOMMEN, UND DIE VIELEN HUNDERTJÄHRIGEN, DIE ICH GETROFFEN HATTE.

Eines späten Abends in Singapur, übermüdet und im Jetlag, schrieb ich Folgendes in mein Tagebuch: *Obwohl wir in den Vereinigten Staaten im wohlhabendsten Land in der Geschichte der Menschheit leben, ist unser Volk übergewichtiger, zerrissener und ungesünder denn je. Die Lebenserwartung ist in den letzten vier Jahren jedes Jahr gesunken, ebenso die allgemeine Zufriedenheit. Wenn also Wohlstand, wie er bei uns herrscht, nicht die Lösung ist, was dann?*

Ich dachte an die Blue Zones zurück, wo ich den unschätzbaren Wert der Entschleunigung, den ausgiebigen Schwatz mit Nachbarn, die häusliche Küche und die entspannten Mahlzeiten in der Familie kennengelernt hatte. Ich erinnerte mich an die frappierend simple Freude, das Lenkrad loszulassen und mich wieder auf die eigenen Beine zu stellen, der Familie näher zu sein, der Schönheit und der Natur und dem Rhythmus des Lebens, der das Tempo der menschlichen Spezies über 25 000 Generationen bestimmt hat.

Ich hoffe, dieses Buch animiert Sie, etwas ebenso Lohnendes in Ihrem Leben zu finden.

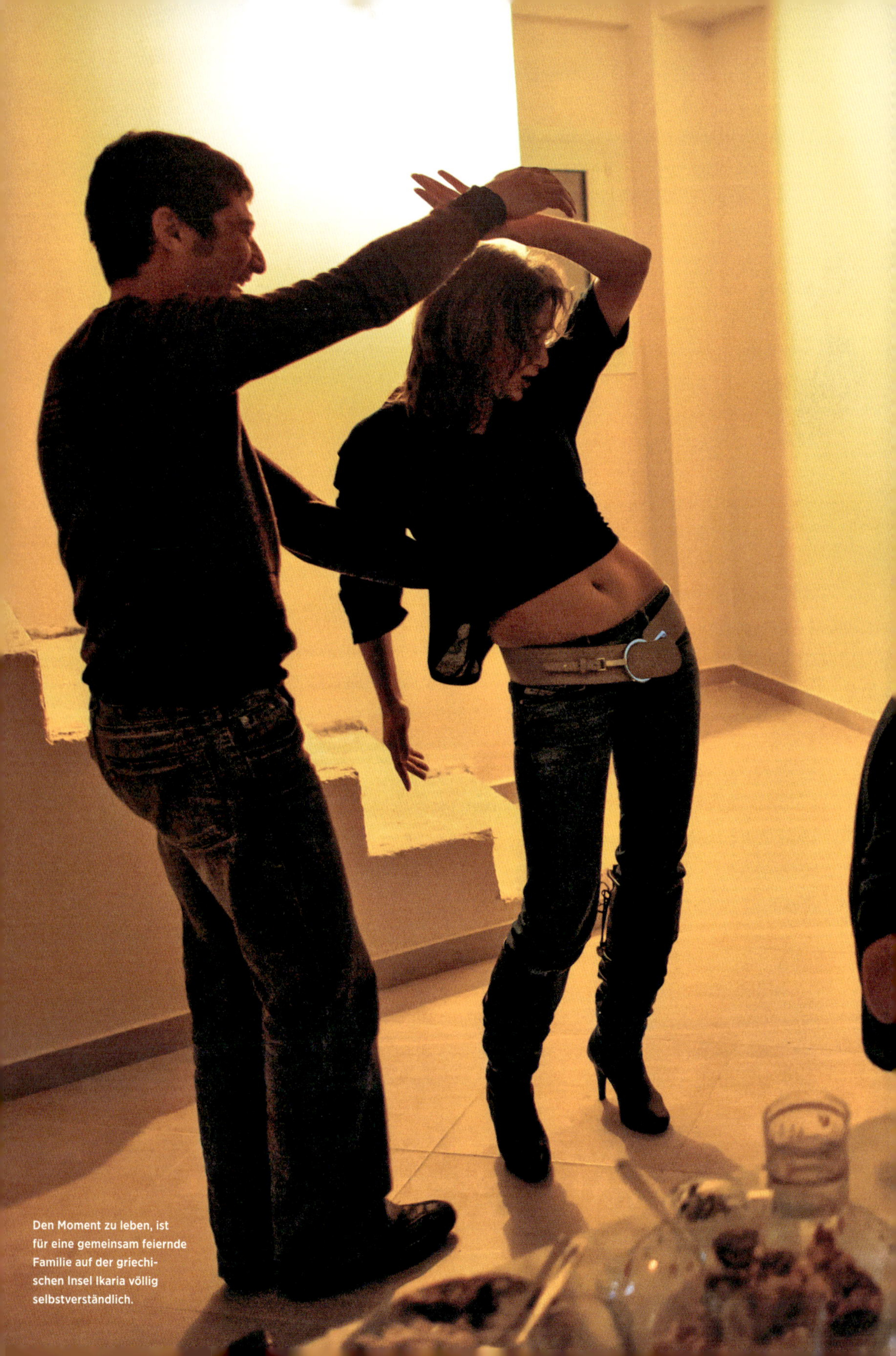

Den Moment zu leben, ist für eine gemeinsam feiernde Familie auf der griechischen Insel Ikaria völlig selbstverständlich.

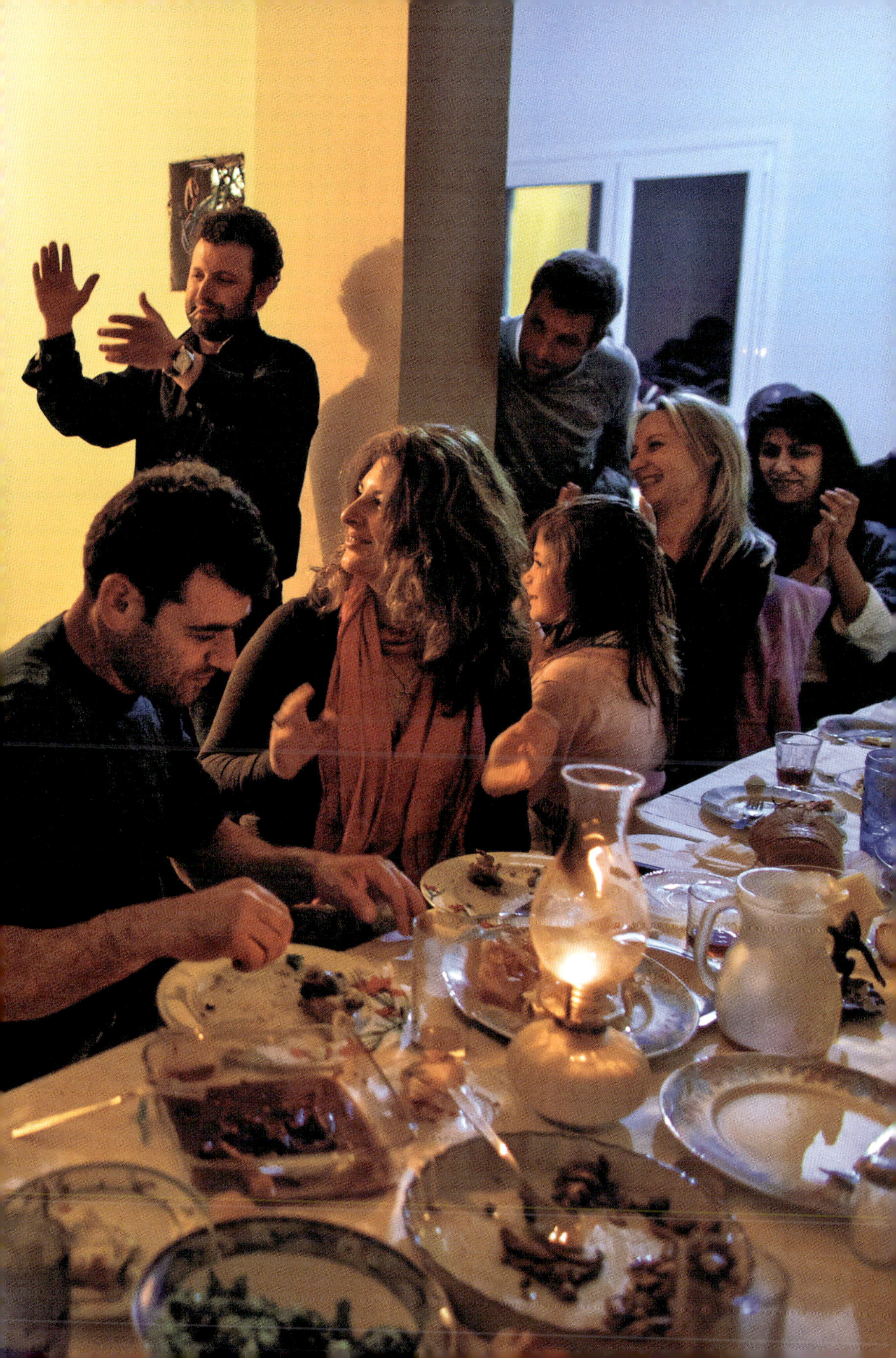

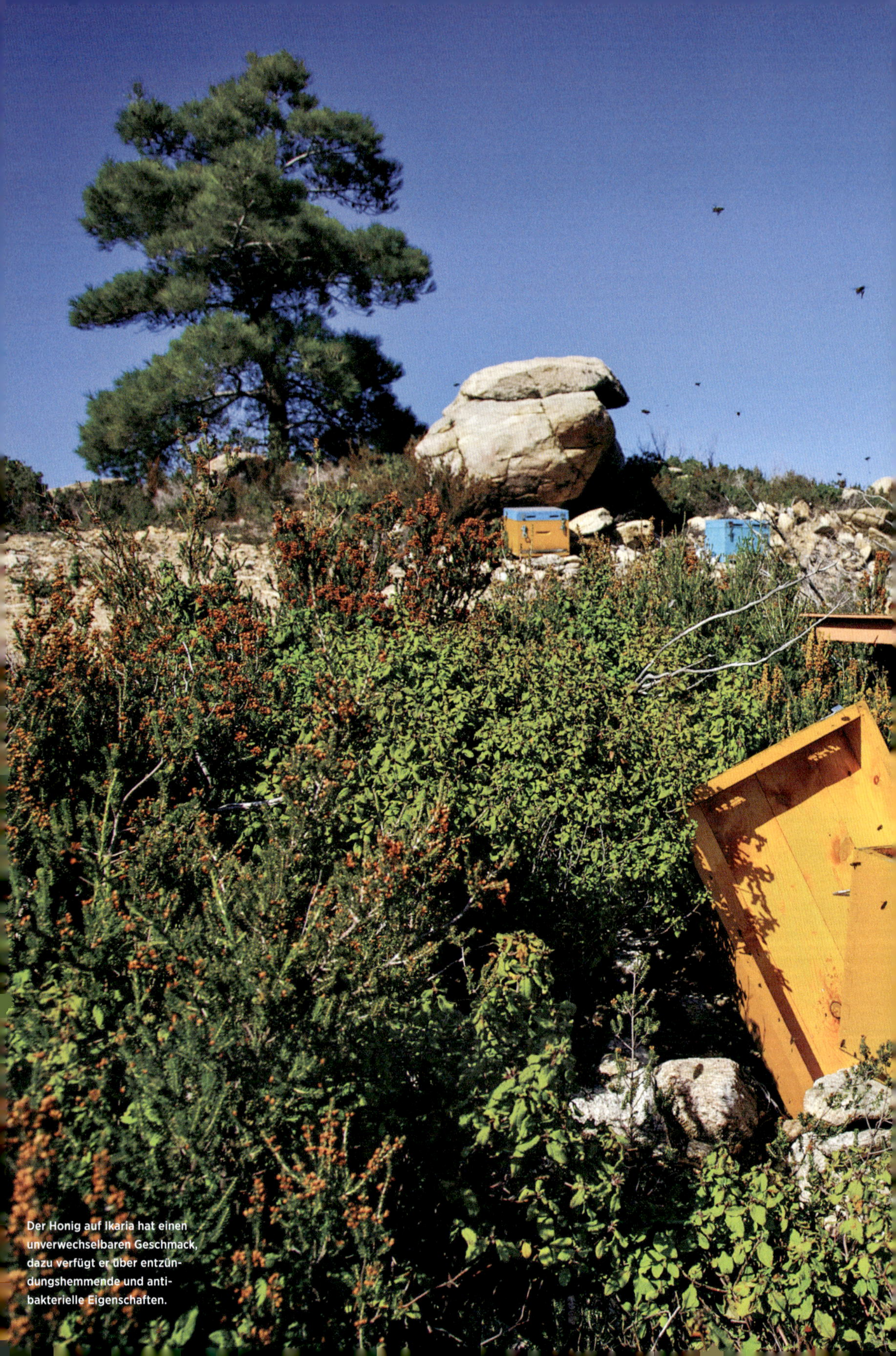

Der Honig auf Ikaria hat einen unverwechselbaren Geschmack, dazu verfügt er über entzündungshemmende und antibakterielle Eigenschaften.

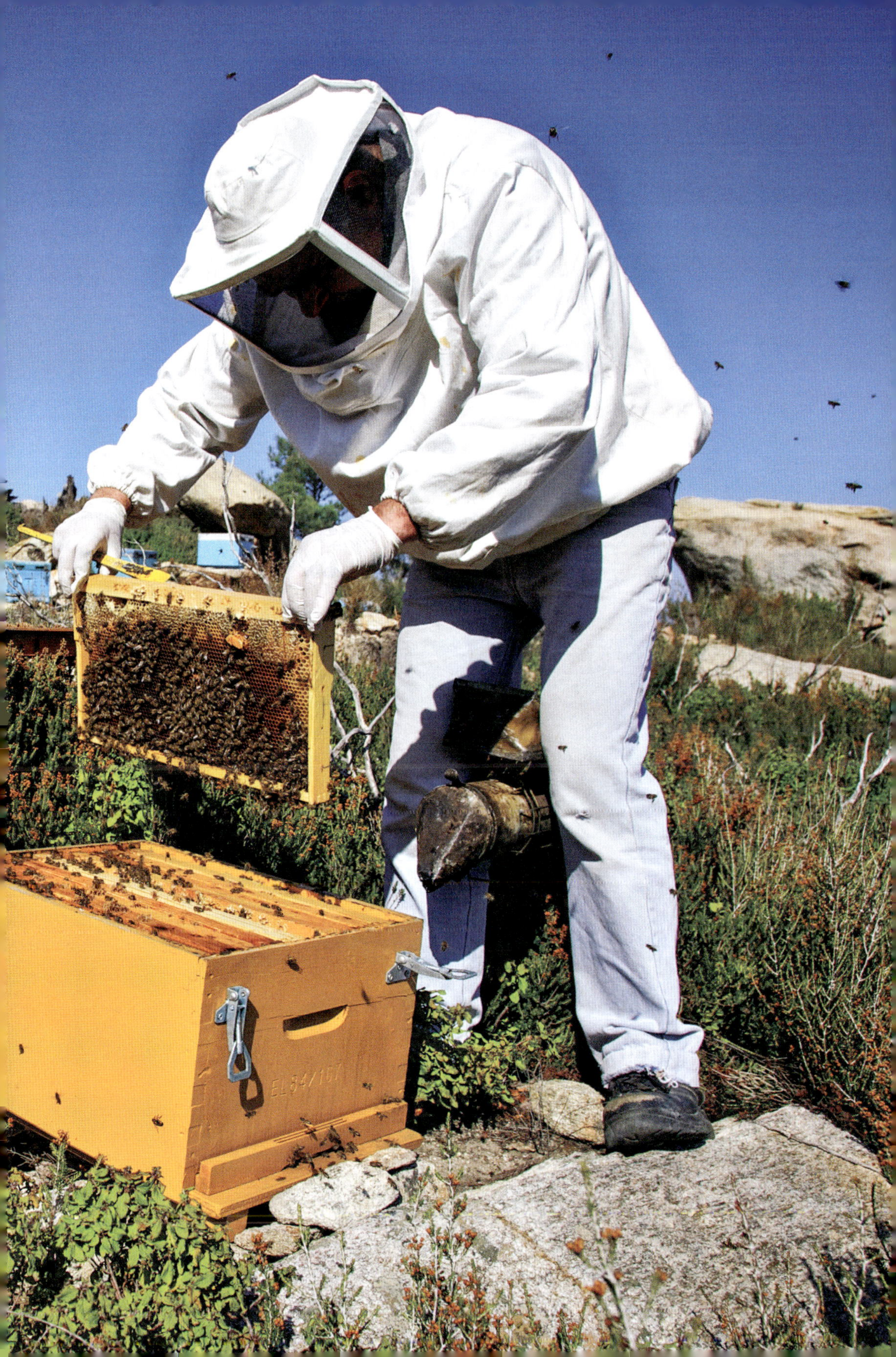

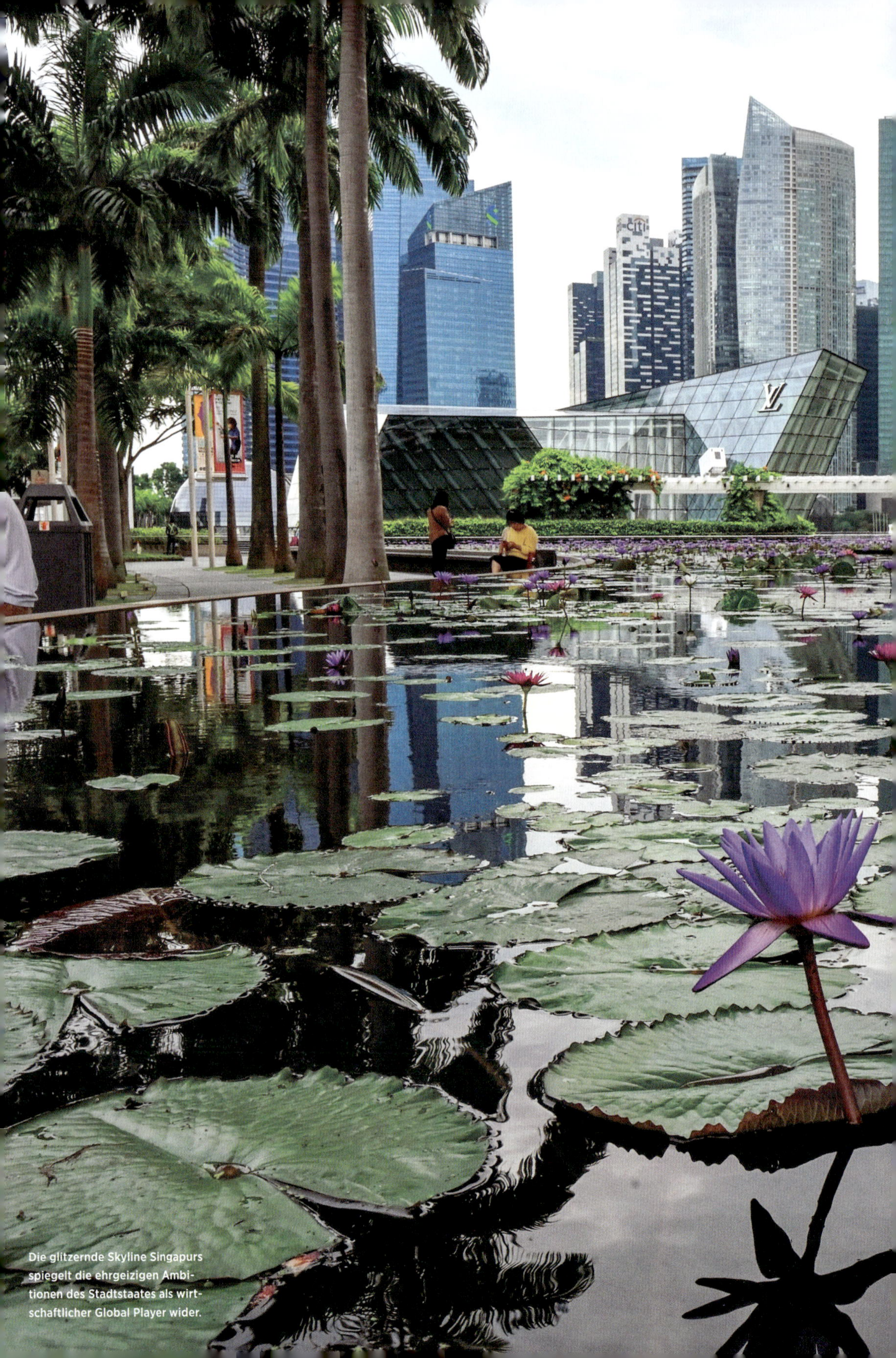

Die glitzernde Skyline Singapurs spiegelt die ehrgeizigen Ambitionen des Stadtstaates als wirtschaftlicher Global Player wider.

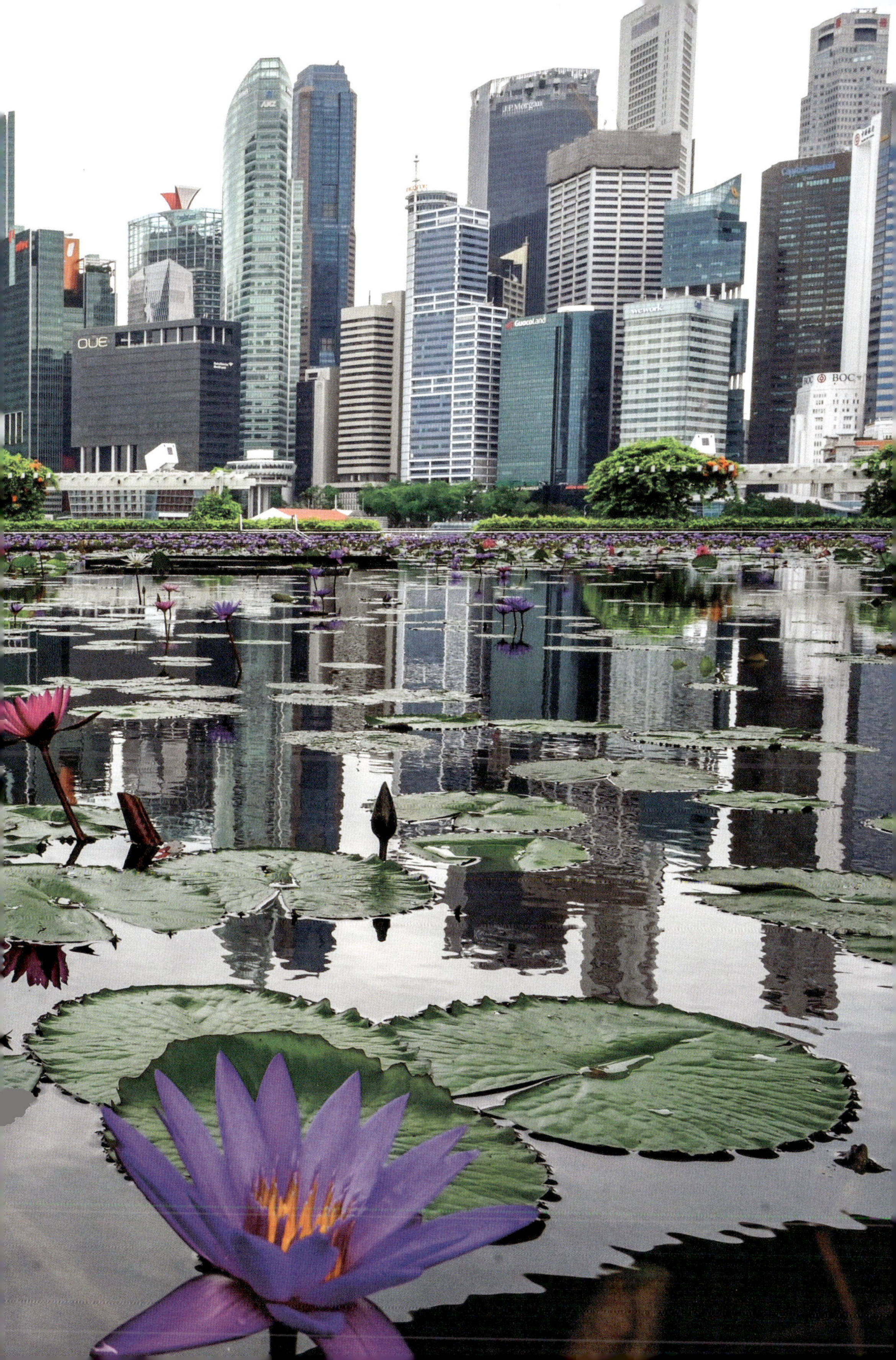
OUE
J.P.Morgan
GuocoLand
wework
BOC

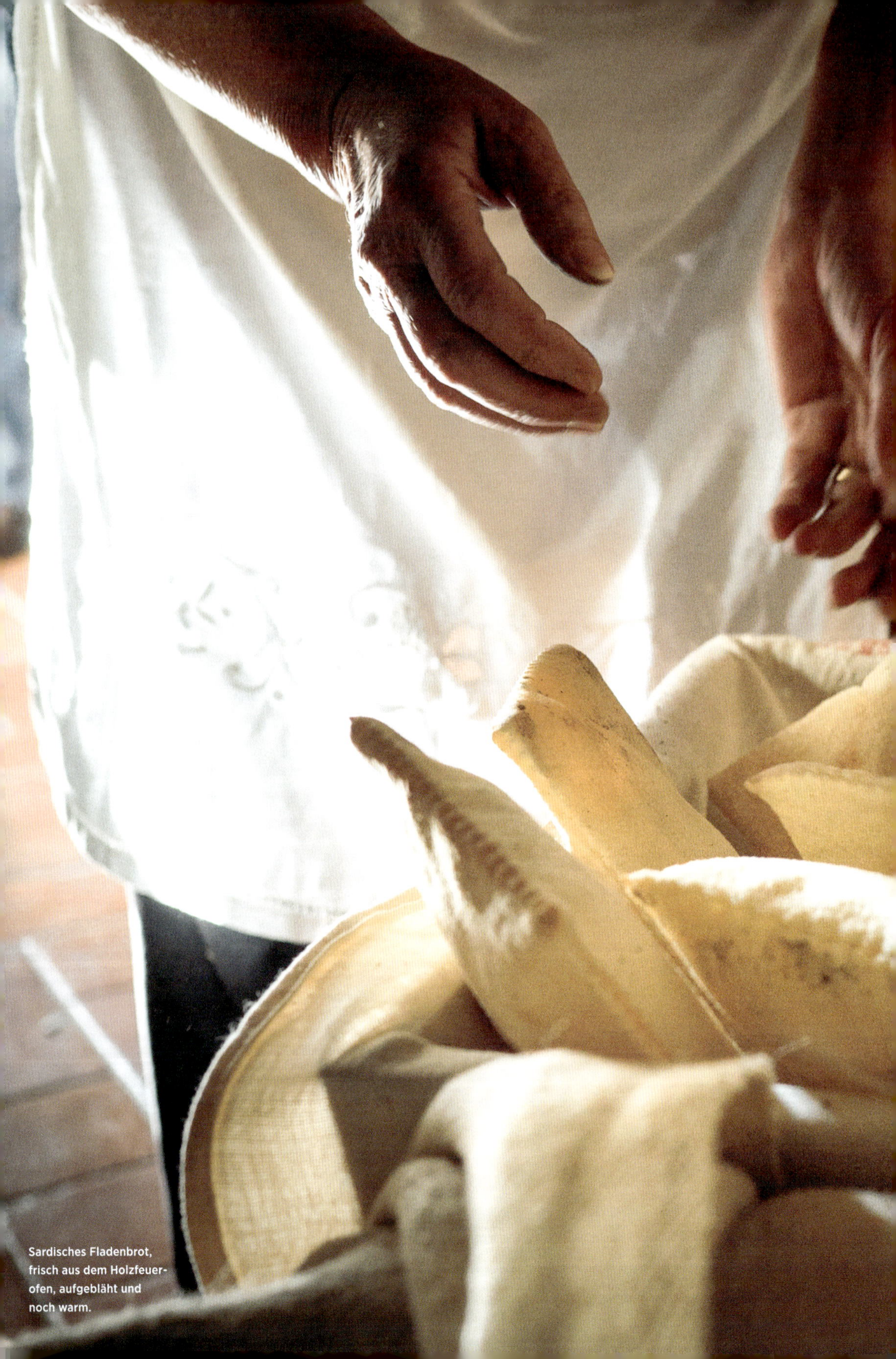

Sardisches Fladenbrot, frisch aus dem Holzfeuerofen, aufgebläht und noch warm.

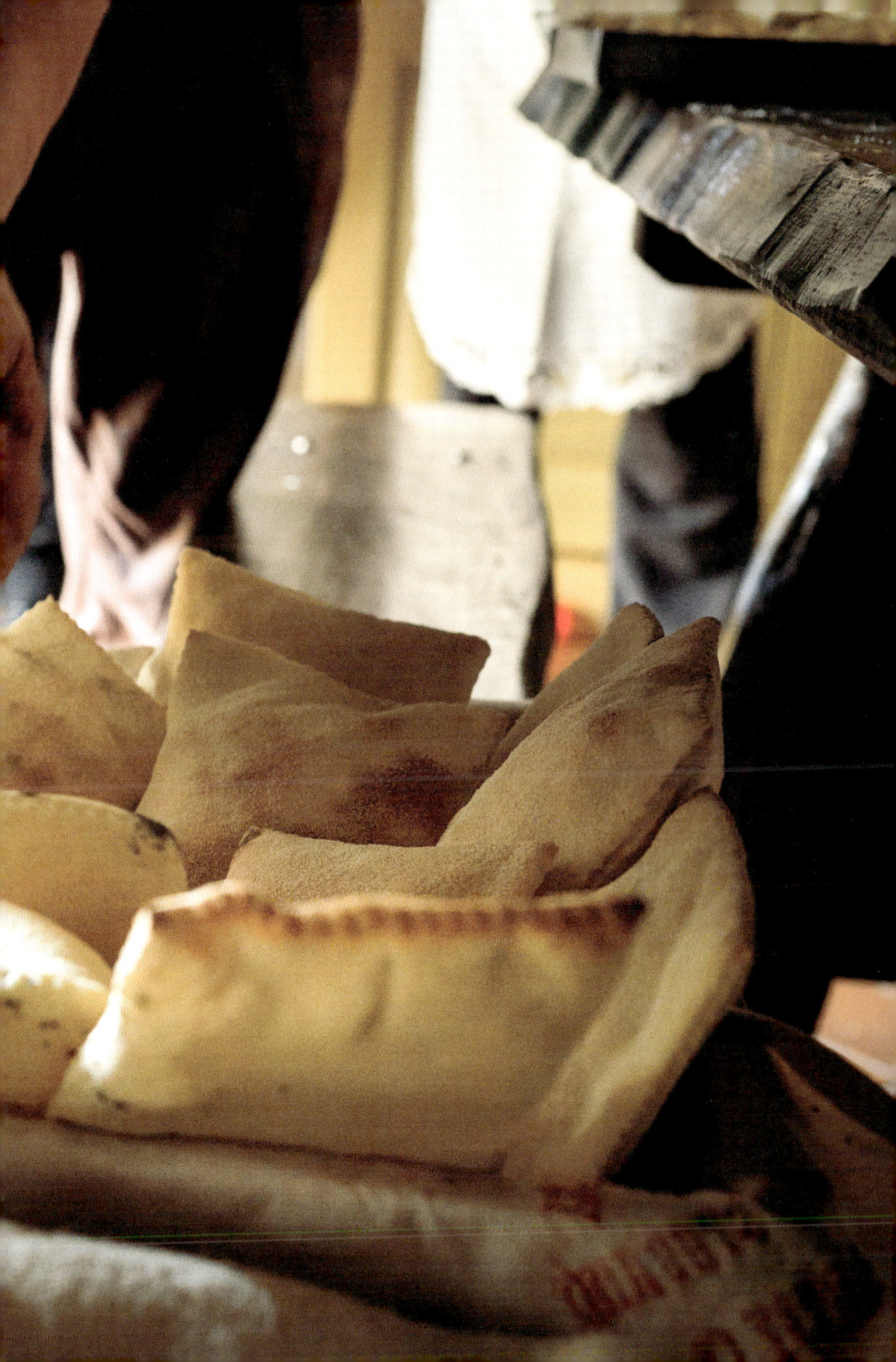

ERSTER TEIL

Die Blue Zones

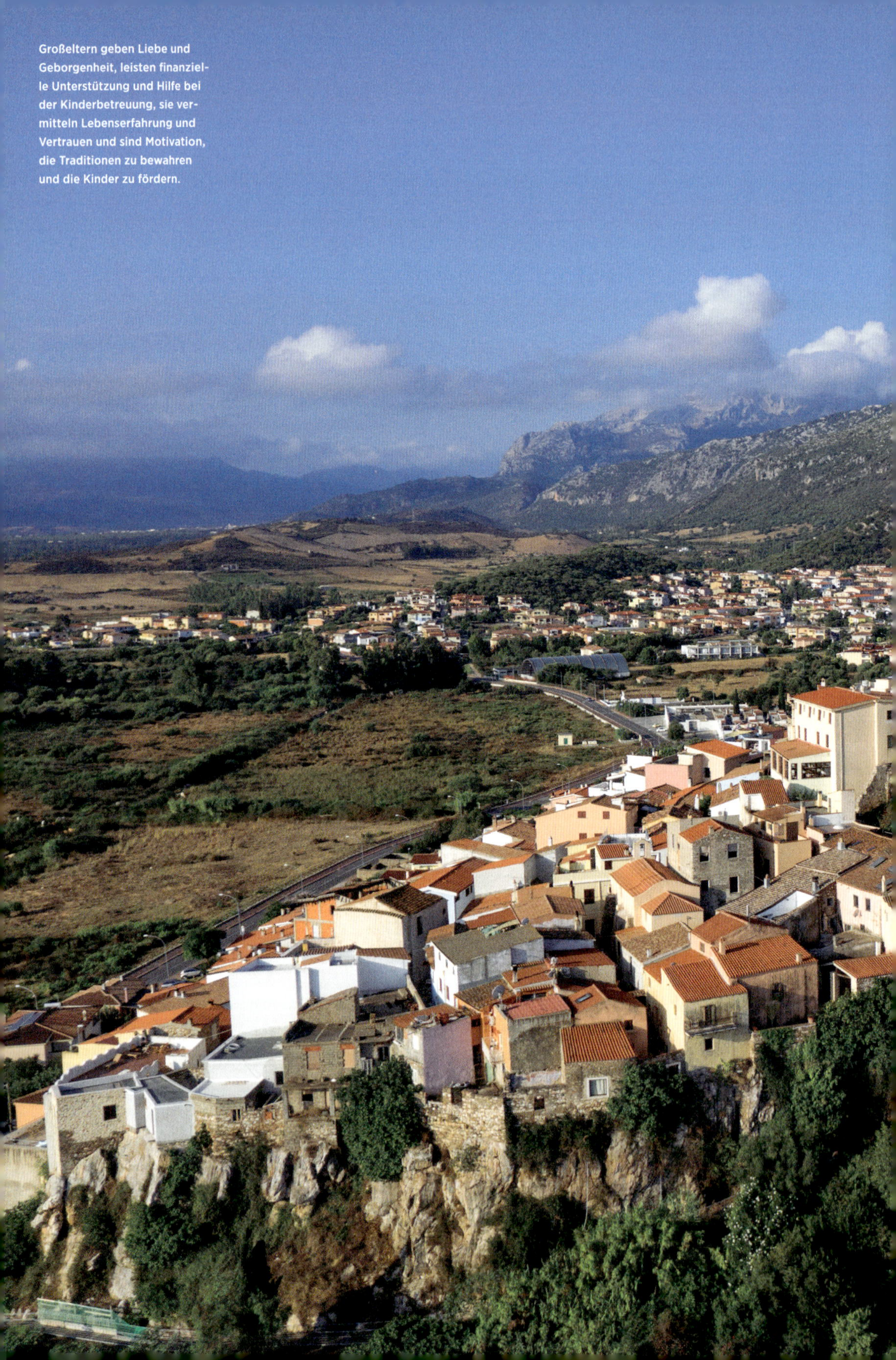

Großeltern geben Liebe und Geborgenheit, leisten finanzielle Unterstützung und Hilfe bei der Kinderbetreuung, sie vermitteln Lebenserfahrung und Vertrauen und sind Motivation, die Traditionen zu bewahren und die Kinder zu fördern.

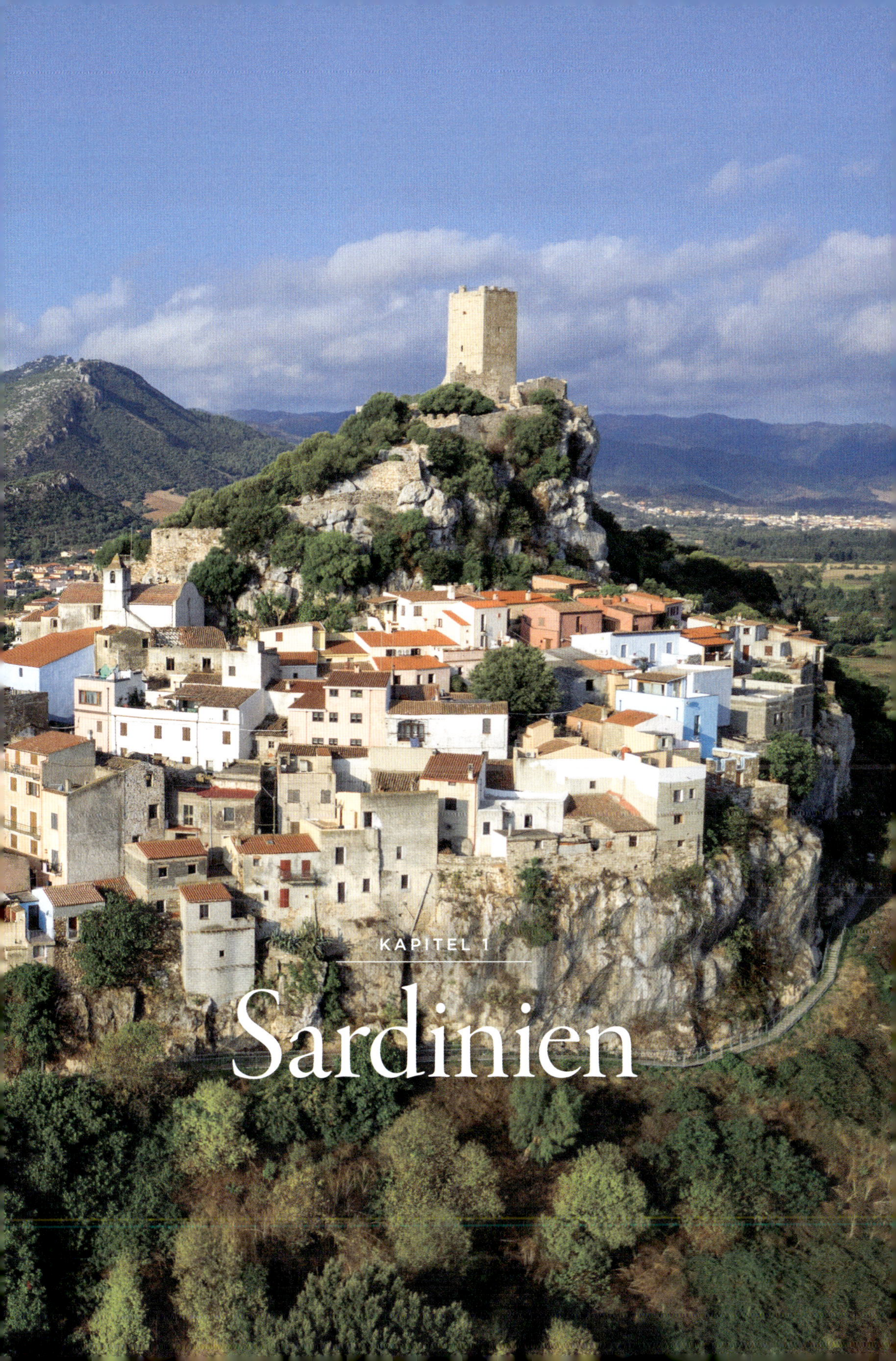

KAPITEL 1

Sardinien

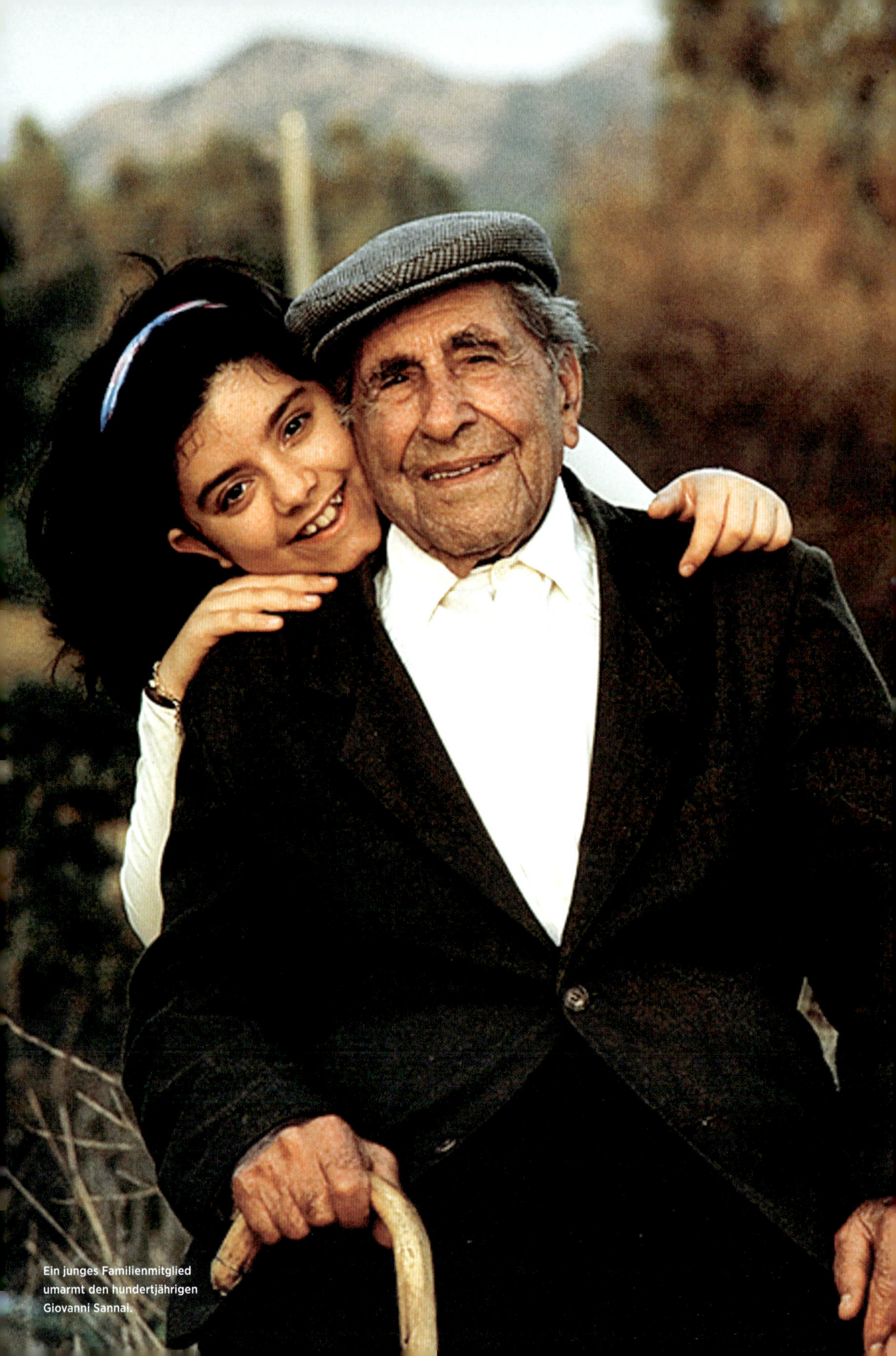

Ein junges Familienmitglied umarmt den hundertjährigen Giovanni Sannai.

Insel des langen Lebens

Aus der Luft wirkt das Dorf Villagrande Strisaili wie ein orangefarbener Farbtupfer auf einem riesigen grünen Teppich. Aus der Nähe erkennt man weiß getünchte Häuser mit Bars und Bäckereien, die sich die steilen Kopfsteinpflasterstraßen hinabziehen. Mit nur 3000 Einwohnern ist Villagrande das größte der sechs Dörfer in der Blue Zone Sardiniens, einer kleinen Region im Zentrum der Insel, die schon lange als Hotspot der Langlebigkeit bekannt ist. Von den 17 865 Menschen, die zwischen 1880 und 1900 in den sechs Dörfern Artzana, Baunei, Seulo, Talana und Urzulei geboren wurden, erlebten mindestens 91 ihren 100. Geburtstag.

Hier in der Blue Zone feiert man die Hundertjährigen wie Lokalhelden, deren gemalte Porträts entlang der Straßen die Mauern zieren. Als ich kürzlich mit meinem Freund Gianni Pes, Medizinstatistiker an der Universität Sassari, in das Dorf zurückkehrte, hing an der Fassade des Hauses, das wir besuchten, ein Transparent. Darauf stand: *Buon 101° Compleanno Zia Giulia* (Alles Gute zum 101. Geburtstag, Tante Giulia). Drinnen saß Giulia Pisanu mit fünf Nichten und Neffen an einem runden Tisch. Sie trug einen blauen Pullover über einer geblümten Bluse und ein breites Lächeln im Gesicht.

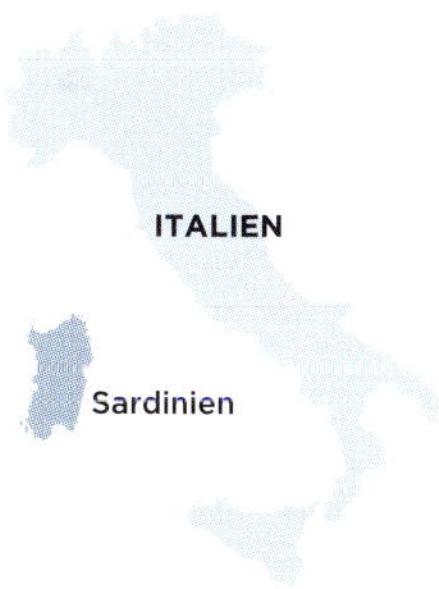

- Die Blue Zone der Insel konzentriert sich auf eine Ansammlung von Bergdörfern.
- Der Anteil an Hundertjährigen ist auf Sardinien zehnmal so hoch wie in den Vereinigten Staaten.
- Die sardischen Hirten ernährten sich hauptsächlich von Brot und Käse.
- Die Erbanlagen der lange isoliert lebenden Bevölkerung begünstigen möglicherweise eine hohe Lebenserwartung.

»Ich bin nie allein«, sagte sie und deutete auf ihre Familie. »Sie ist fast wie eine Mutter für uns«, sagte Teresa Pisanu, die älteste ihrer Nichten, die alle zwischen sechzig und siebzig sind.

Seit Jahren schon scharen sich Giulias Nichten um ihre hochbetagte Tante. Mindestens eine hilft ihr täglich bei der Hausarbeit oder schaut einfach nur vorbei, um ihr Gesellschaft zu leisten. Als ich mich in dem Wohnzimmer umsah, bemerkte ich ein hochgeklapptes Bett an der Wand. Dort schliefen die Nichten, wenn sie an der Reihe waren, bei ihrer Tante zu bleiben, erklärten sie.

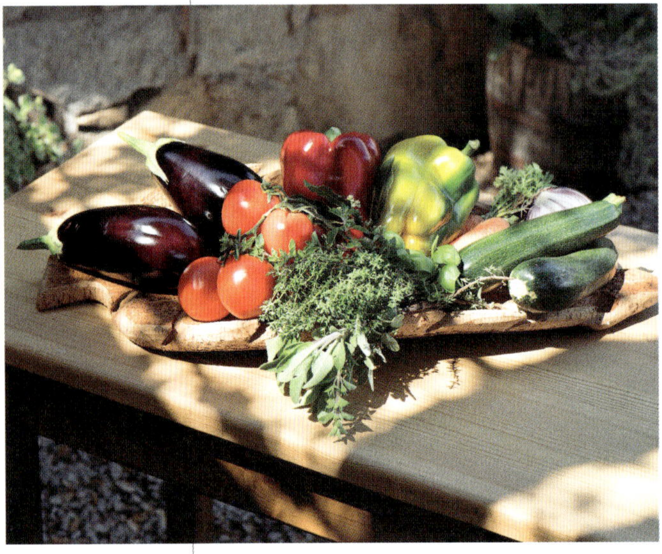

Gemüse und Kräuter aus regionalem Anbau sind wichtiger Bestandteil der sardischen Küche.

»Wir tun nichts Besonderes«, sagte Teresa. »Wir sorgen nur dafür, dass sie anständig isst, helfen ihr beim Baden und führen sie aus, um Zeit mit Freunden und der Familie zu verbringen.«

»Sie haben doch sicher auch etwas davon«, forschte ich vorsichtig nach.

»So denken wir nicht«, entgegnete sie. »Für uns stellt sich nicht mal die Frage. Wir tun es, weil es eine Familie nun mal tut.«

Ich nickte voller Bewunderung. Bereits bei meinem ersten Besuch zwei Jahrzehnte zuvor war ich beeindruckt vom familiären Zusammenhalt der Sarden, vor allem von ihrer Loyalität gegenüber den Älteren. Wie schon in meinem Buch *The Blue Zones* von 2008 erwähnt, gibt es in diesen Orten keine Einrichtungen zur Langzeitpflege. Hier werden Senioren nicht in Altenheimen »entsorgt«, wie man es vielfach in den Städten tut, hier wächst der Respekt mit zunehmendem Alter. Die jüngere Generation fühlt sich den Eltern und Großeltern in liebevoller Weise verbunden. So hatten von den etwa 50 Hundertjährigen, die ich vor langer Zeit befragte, alle bis auf eine Person eine Tochter oder Enkelin, die sich aktiv um sie kümmerte.

Von den Älteren, die bei ihrer Familie leben, erwartet man in Villagrande, dass sie bei der Kinderbetreuung, in der Küche, bei der Gartenarbeit oder bei anderen im Haushalt anfallenden Dingen helfen. Es gibt ihnen das Gefühl, gebraucht zu werden, eine Aufgabe zu haben und stärkt ihre Selbstachtung. Statt in den Ruhestand versetzt zu werden, erfahren sie Zuwendung, die sie mit Zuwendung erwidern.

»Das ist äußerst wichtig«, so Pes, der weltweit mehr als 500 Hundertjährige befragt hat. »Ihre Familie hält sie geistig und sozial auf Trab.«

Gemeinsam mit dem belgischen Demografen Michel Poulain und Luisa Salaris von der Universität Cagliari wies Pes erstmals nach, dass die männlichen Hundertjährigen in Villagrande die weltweit am längsten lebenden Männer sind. In den meisten Teilen der Welt ist der Anteil an hundertjährigen Frauen viermal so hoch wie der der Männer. In Villagrande ist das Verhältnis fast eins zu eins.

Hinzu kommt, so Pes, dass die Einwohner in Villagrande in der Regel bis zuletzt geistig gesund sind. Nur 19 Prozent der Älteren über 90 leiden an einer Form von Demenz, verglichen mit 33 Prozent in den USA. »Diese Blue Zone lehrt uns, dass Demenz kein unausweichliches Schicksal älterer Menschen sein muss«, konstatierte er.

Aber was ist das Geheimnis?

Um die Faktoren zu ergründen, die für die außergewöhnlich hohe Lebenserwartung der Sarden verantwortlich sind, führte Pes seit den 1990er-Jahren auf der gesamten Insel umfangreiche Befragungen zur Lebensweise von Hundertjährigen und ihrer Familien durch. Aus Unmengen von Daten zur Krankengeschichte, Ernährung, den körperlichen Aktivitäten und zum Stammbaum filterte er einige Anhaltspunkte heraus.

Süße und herzhafte Kartoffelküchlein, frisch aus dem Ofen.

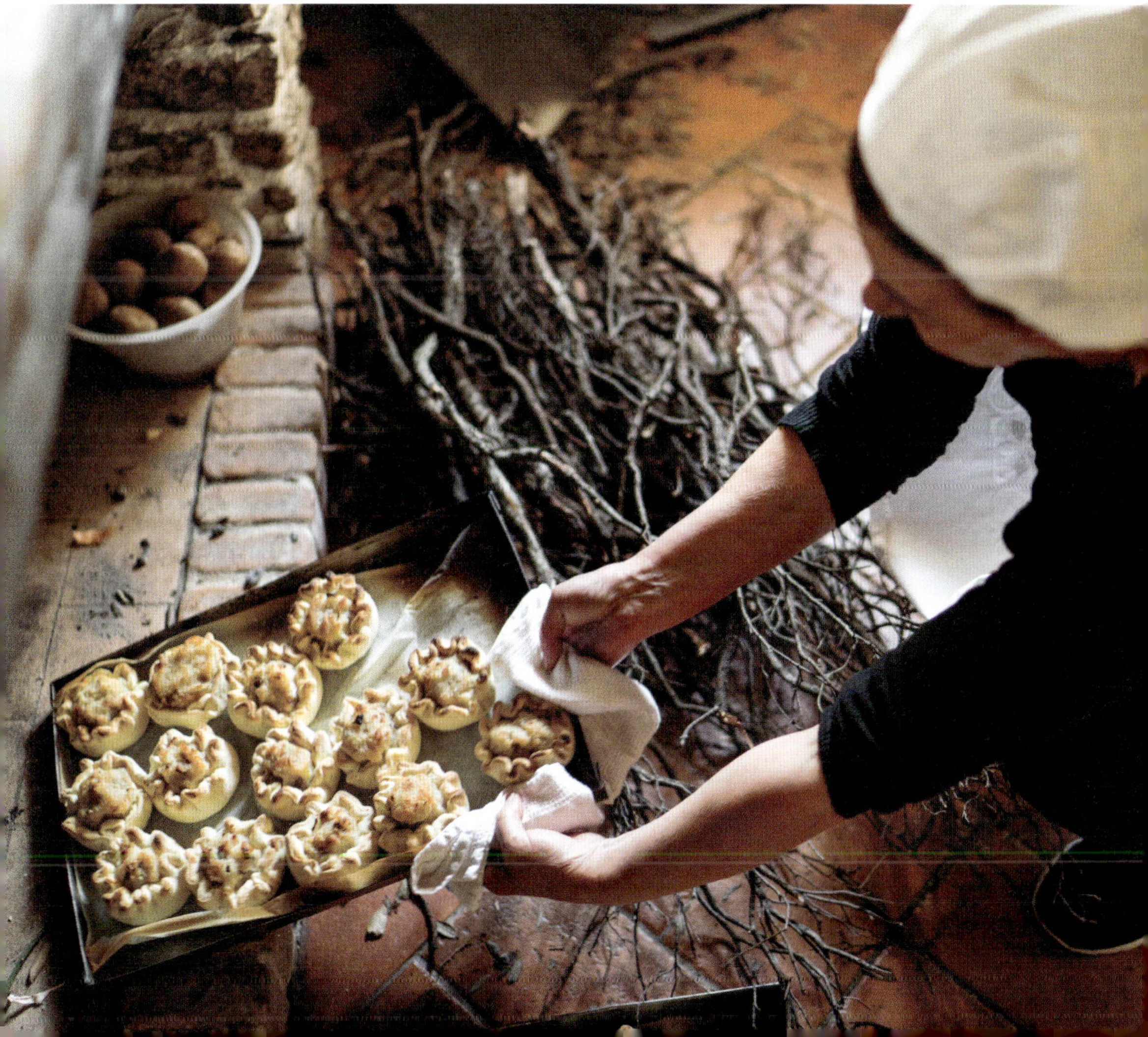

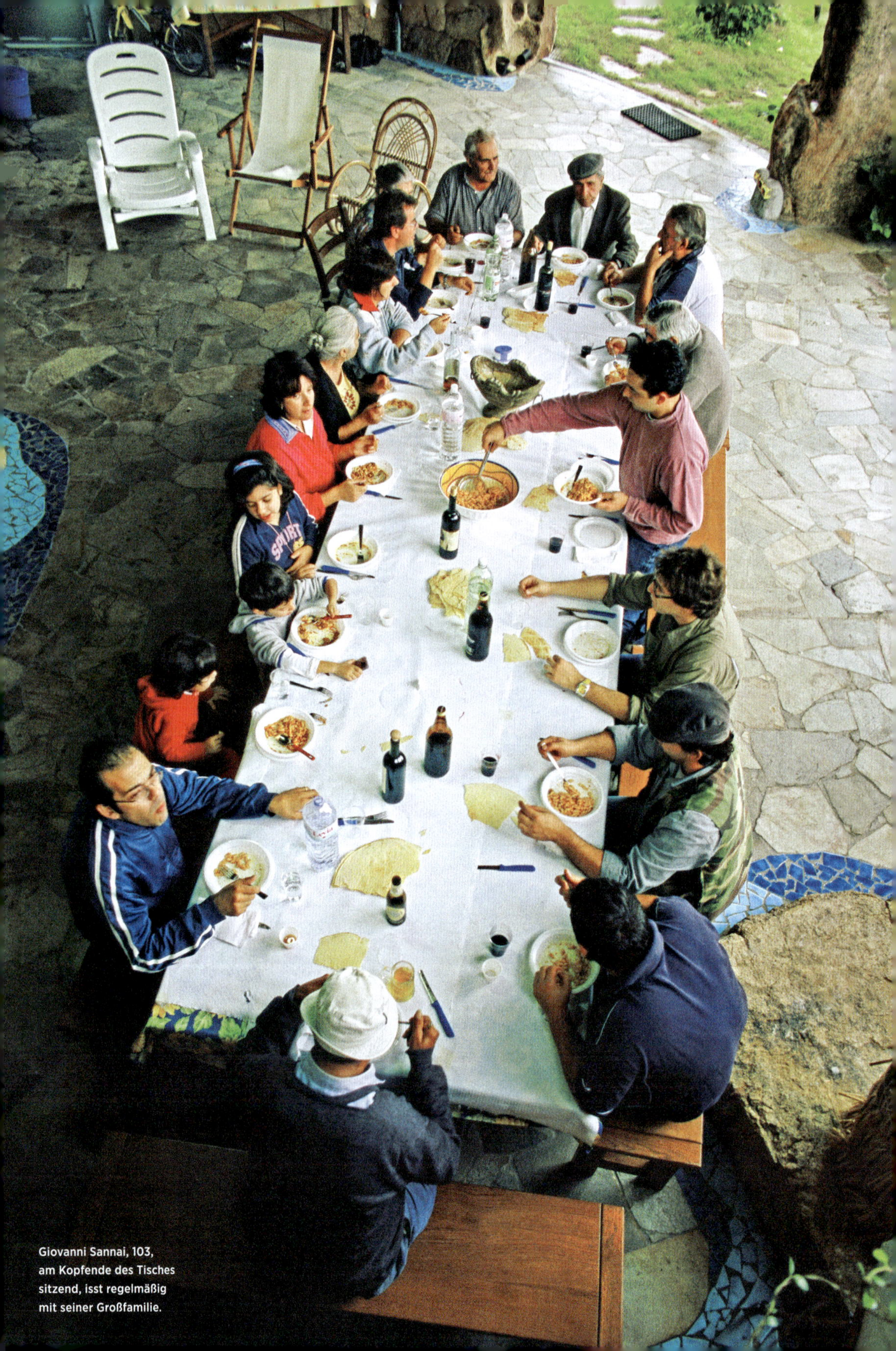

Giovanni Sannai, 103, am Kopfende des Tisches sitzend, isst regelmäßig mit seiner Großfamilie.

Einer davon waren gute Gene. Wie sich herausstellte, hatten viele Hundertjährige Geschwister oder Eltern, die ebenfalls sehr alt wurden oder waren, was einen möglichen genetischen Einfluss nahelegt. Frühere Studien hatten gezeigt, dass sich die Sarden von anderen Europäern genetisch unterscheiden. Könnte die relative Isolation der Region eine Art genetischen Brutkasten geschaffen haben, der manche Merkmale verstärkt, andere unterdrückt und so eine Formel der Langlebigkeit hervorgebracht hat?

Laut Paolo Francalacci, Evolutionsanthropologe an der Universität Sassari, der die DNS der Inselbewohner untersuchte, stammen die Sarden ursprünglich aus Iberien. Vor etwa 14 000 Jahren siedelte eine kleine Gruppe genetisch verwandter Menschen mit einem distinkten genetischen Marker, der M26-Linie des Y-Chromosoms, nach Sardinien über. »Dieser genetische Marker kommt heute bei 35 Prozent aller Sarden vor, ist andernorts hingegen sehr selten«, sagte er.

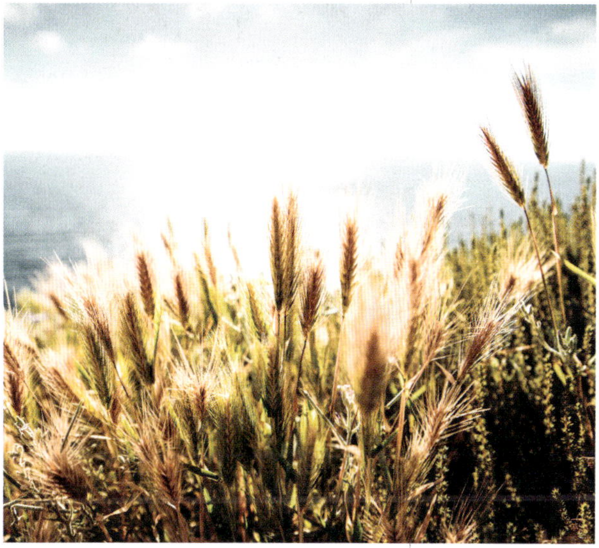

Getreide wie Gerste wächst wild an den zerklüfteten Hängen Sardiniens.

Einige der von ihren Vorfahren vererbten Eigenschaften erwiesen sich als negativ, etwa die höhere Inzidenz von Typ-1-Diabetes und Multipler Sklerose. Andere wiederum waren positiv, wie die Resistenz gegen Malaria und eine höhere Lebenserwartung. Kommen genetische und kulturelle Isolation zusammen, ergeben sich einige interessante Ergebnisse, so Francalacci. »Die Sarden bewahrten nicht nur ihre genetischen Merkmale, sondern auch ihre ökonomische Eigenständigkeit und ihre traditionellen sozialen Werte wie den Respekt vor den Älteren als Quelle der Lebenserfahrung, die Bedeutung der Familienclans und der ungeschriebenen Gesetze – all das erwies sich im Laufe der Jahrhunderte als wirksames Bollwerk gegen fremde Einflüsse.«

Könnte dieses besondere Milieu im wechselseitigen Zusammenspiel mit dem einzigartigen Gensatz Sardiniens eine Population von superalten Menschen hervorgebracht haben?

Möglicherweise. Doch Pes hatte Zweifel. Zu viele andere Erkenntnisse sprachen gegen eine rein genetische Erklärung. »Nehmen wir zum Beispiel die Gene für Entzündungen«, sagte er. »Wir hatten erwartet, etwas Interessantes in der sardischen DNS zu finden. Wir haben mehrere Dutzend Genvarianten untersucht, die mit Entzündungen in Verbindung stehen, es gab jedoch keine Hinweise auf ihre Bedeutung für das Überleben der Sarden. Dasselbe gilt für Gene, die in Zusammenhang mit Krebs und Herz-Kreislauf-Erkrankungen stehen.

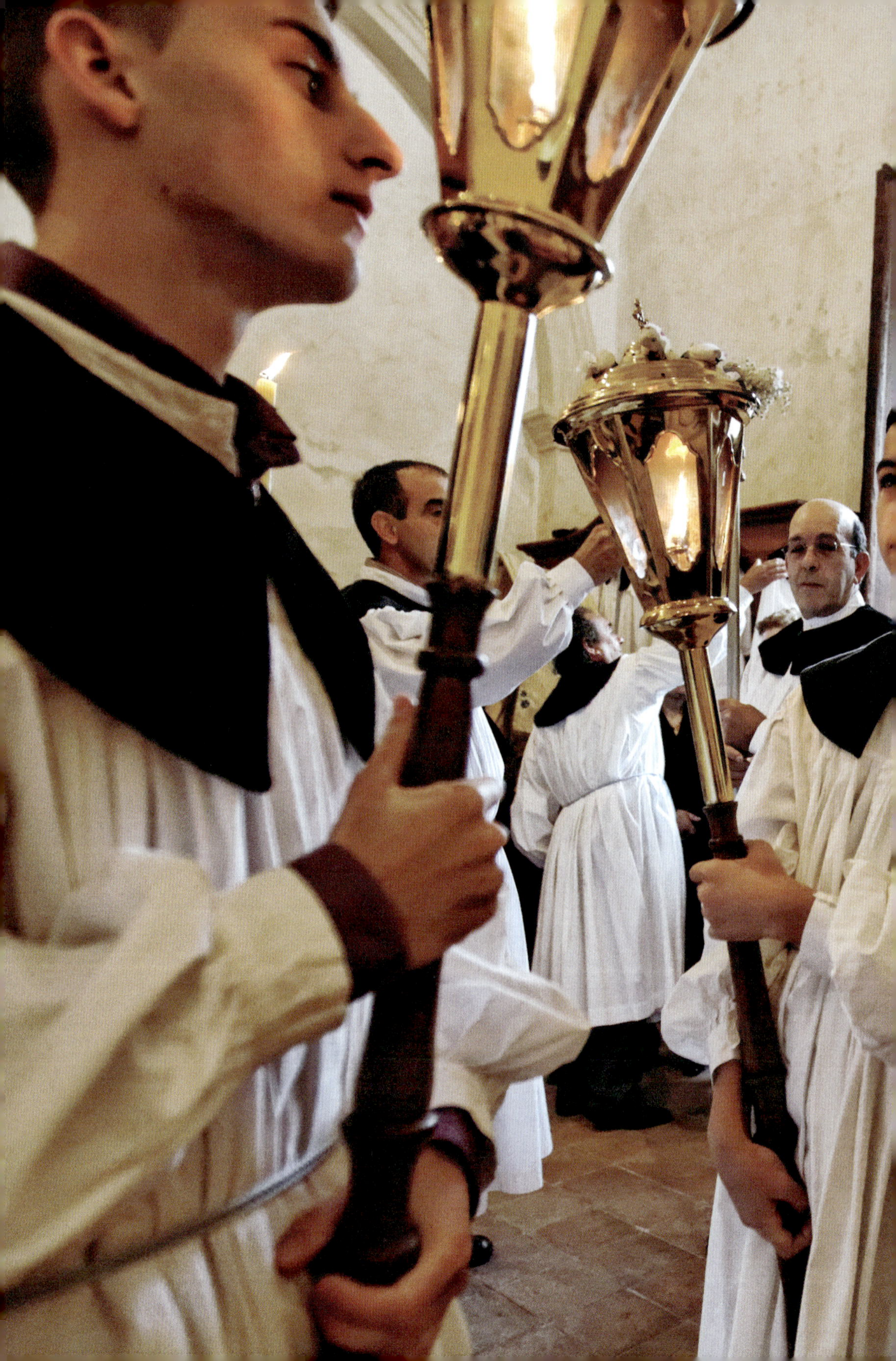

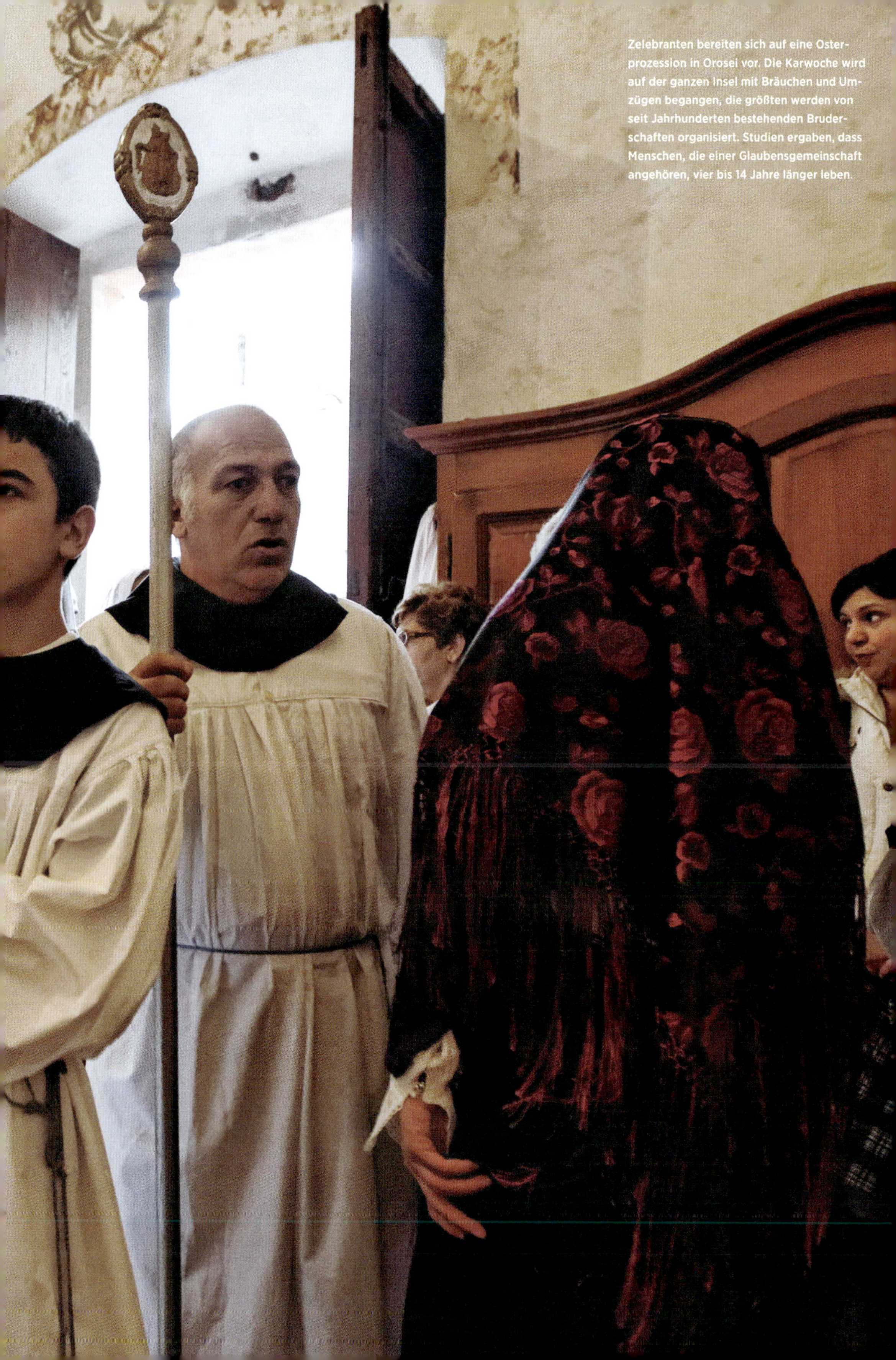

Zelebranten bereiten sich auf eine Osterprozession in Orosei vor. Die Karwoche wird auf der ganzen Insel mit Bräuchen und Umzügen begangen, die größten werden von seit Jahrhunderten bestehenden Bruderschaften organisiert. Studien ergaben, dass Menschen, die einer Glaubensgemeinschaft angehören, vier bis 14 Jahre länger leben.

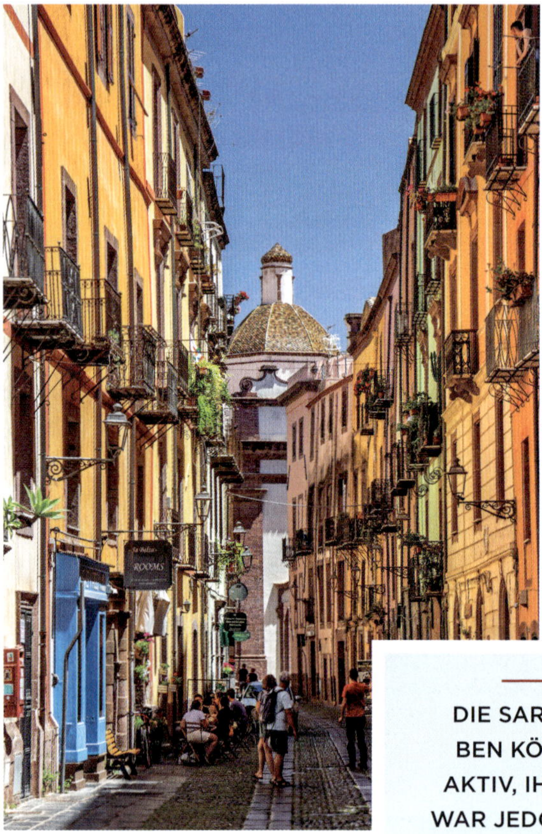

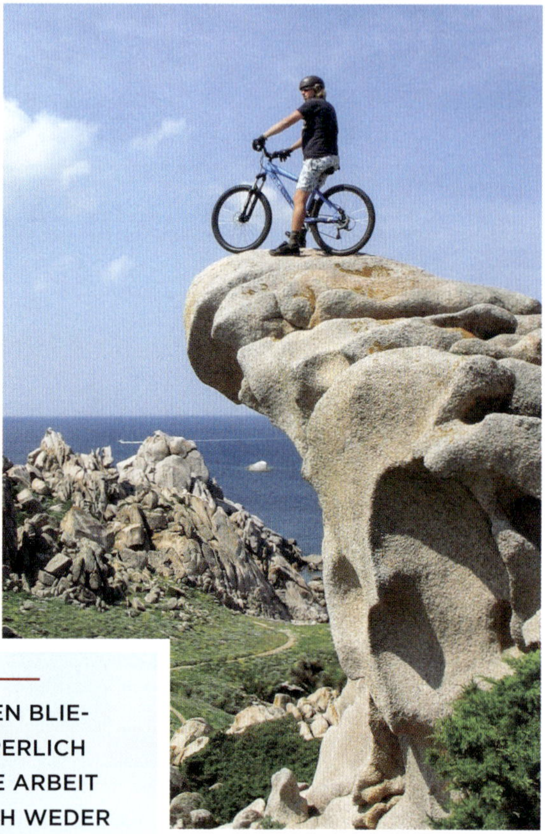

DIE SARDEN BLIEBEN KÖRPERLICH AKTIV, IHRE ARBEIT WAR JEDOCH WEDER STRESSIG NOCH STRAPAZIÖS, ALLERDINGS MUSSTEN SIE TÄGLICH VIELE KILOMETER ZURÜCKLEGEN.

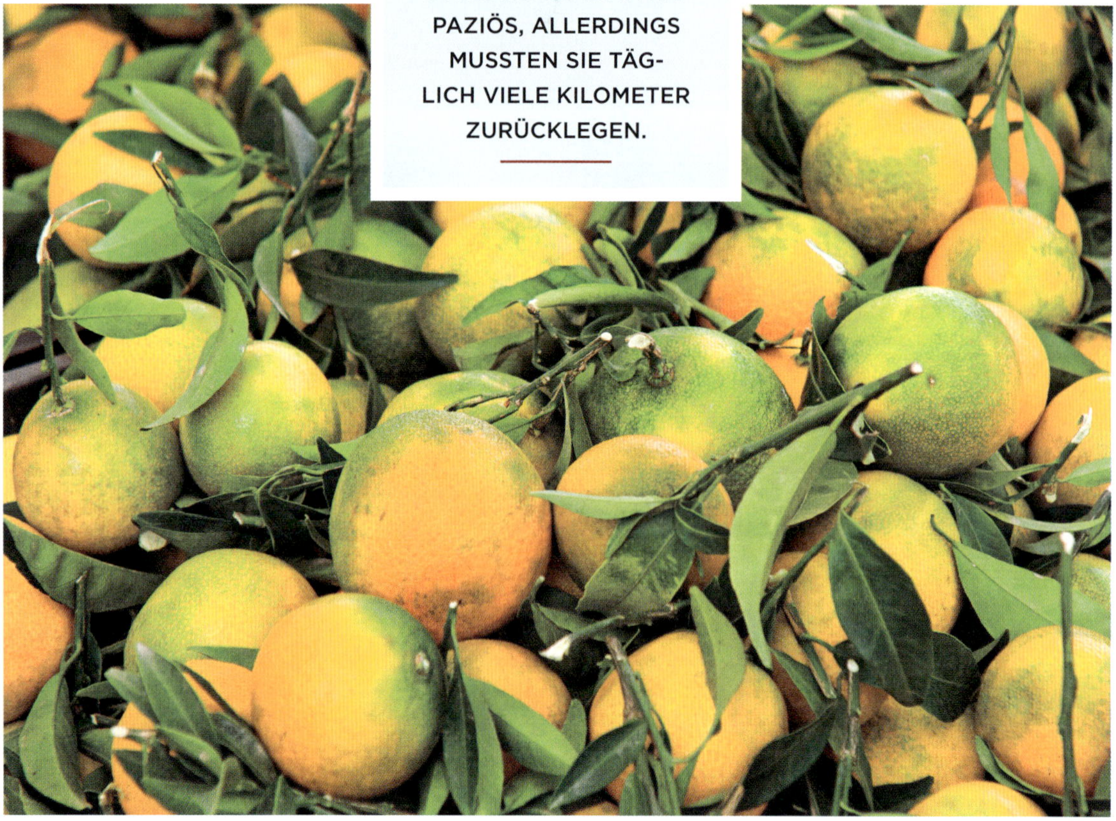

Nicht nur das: Auch die Ehepartner der sardischen Hundertjährigen lebten länger als ihre Geschwister, wie er feststellte, was darauf hindeutet, dass Ernährung und Lebensweise der Eheleute einen größeren Einfluss auf die Gesundheit und Lebenserwartung haben als die Gene.

Mit Blick auf die Ernährung der Hundertjährigen durchforstete Pes Dutzende Untersuchungen aus dem frühen 20. Jahrhundert. Diese von Mitarbeitern des öffentlichen Gesundheitswesens durchgeführten Erhebungen offenbarten, dass sich die Sarden früher ausgesprochen einfach ernährten. Die Menschen aßen hauptsächlich Brot, heißt es in einer Erhebung aus dem Jahre 1941. »Die Bauern brechen frühmorgens mit einem Kilo Brot in der Satteltasche zu ihren Feldern auf … Ihr Mittagessen besteht ausschließlich aus Brot und, bei wohlhabenderen Familien eventuell etwas Käse, während sich die Mehrheit der Arbeiter mit einer Zwiebel, ein wenig Fenchel oder einem Bund Ravanelli (Radieschen) begnügt. Das Abendessen der Familie besteht aus einer Gemüsesuppe (Minestrone), in die die Reichsten noch etwas Pasta hineingeben.«

Unten: Im Bergdorf Fonni feiern die Einwohner das alljährliche Erlöserfest.

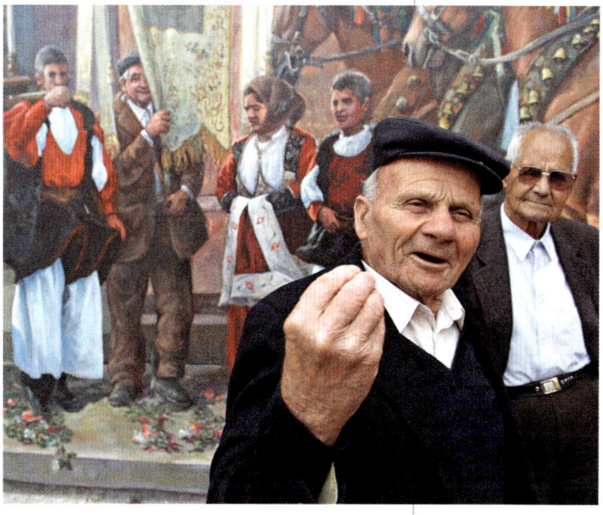

Das änderte sich, als die Soldaten nach dem Zweiten Weltkrieg vom italienischen Festland zurückkehrten, wo sie die Mittelmeerkost aus Pasta, mehr Obst und Gemüse und Fleisch in Maßen, vor allem Schwein und Lamm, zu schätzen gelernt hatten. Pes vermutete, dass diese Umstellung der Ernährung den Bewohnern der Blue Zone genau zum richtigen Zeitpunkt den dringend benötigten Nährstoffschub bescherte, um diese bemerkenswert hohe Lebenserwartung zu erreichen.

Leider haben inzwischen Chips, Limonaden, gezuckerte Joghurts, Pizza und Burger die Insel überschwemmt und frisches Obst und Gemüse verdrängt. Selbst in Villagrande gibt es heute mehrere Pizzerien und Eisdielen. Eine absehbare Zunahme von Fettleibigkeit, Diabetes und Herzerkrankungen sind die Folge.

Bei der Analyse von Blutproben von Sarden, die sich noch immer auf traditionelle Weise ernähren, stieß Pes jedoch auf einige Erklärungsansätze für ihr erfolgreiches Altern. »Im Darm älterer Menschen geschieht etwas Interessantes«, sagte er.

In der Blue Zone Sardiniens ist der Anteil einer speziellen Fettsäure im Blut der über 90-Jährigen doppelt so hoch wie bei anderen Italienern. Diese ungeradkettige gesättigte Fettsäure wird unter anderem mit einem geringeren Risiko für Herz-Kreislauf-Erkrankungen, Diabetes und chronischen Entzündungen in Verbindung gebracht.

Linke Seite (im Uhrzeigersinn von oben links): Malerische Dörfer, faszinierende Meerblicke und frische Produkte gehören zu den vielen Reizen Sardiniens.

Doch geht sie nicht etwa aus dem Verzehr von Milch, Käse oder anderen Bestandteilen der traditionellen sardischen Kost hervor. Wahrscheinlich, so vermutet Pes, wird sie von der Darmflora gebildet, möglicherweise bei der Vergärung von Ballaststoffen. Wenn sich das belegen ließe, wäre es ein weiteres Argument für die Vorzüge einer vornehmlich pflanzlichen Ernährungsweise.

Forscher analysierten in den Gedärmen von Hundertjährigen auch eine größere Vielfalt an Bakterien als zu erwarten war, fügte Pes hinzu. Gewöhnlich nimmt die Anzahl der Arten in Folge der veränderten Ernährungs- und Lebensweise und des Einsatzes von Antibiotika mit zunehmendem Alter ab. Auf Sardinien hingegen ergab eine Analyse eine größere bakterielle Vielfalt als sie normal ist – eher wie im Darm eines 60-Jährigen. Ein weiterer Hinweis auf die verlangsamte Alterung in der Blue Zone.

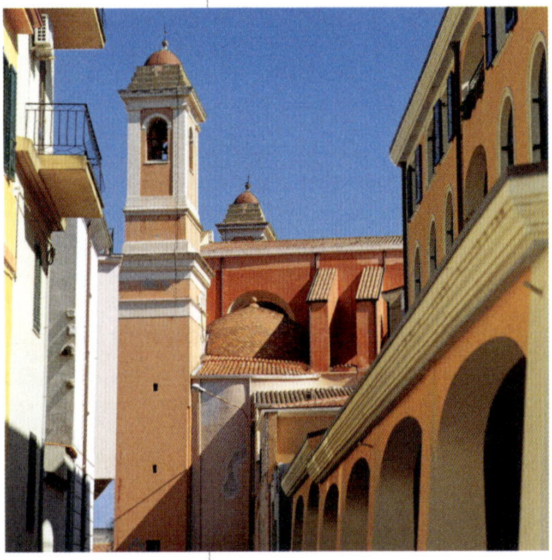

Türme überragen das Castello, die Altstadt von Sardiniens Hauptstadt Cagliari.

Dagegen war der Gehalt an Schilddrüsenhormonen im Blut der sardischen Hundertjährigen ungewöhnlich niedrig, so Pes. Obwohl diese Hormone unerlässlich für Wachstum und Stoffwechsel sind, wird eine verminderte Schilddrüsenfunktion auch mit einer höheren Lebenserwartung in Verbindung gebracht. Eine Theorie führt diese Unterfunktion auf Jodmangel zurück. Wie Pes betont, sind auf Fotos von sardischen Frauen von vor etwa hundert Jahren vielfach Kröpfe (vergrößerte Schilddrüsen) zu sehen, die auf Jodmangel zurückzuführen sind. Eine andere Erklärung könnte die Ernährung der Sarden liefern, die einen großen Anteil an Kreuzblütlern wie Blumenkohl, Brokkoli sowie Weiß- und Grünkohl umfasste. Zwar steht der Nachweis noch aus, doch enthalten diese Gemüse Verbindungen, die in Verdacht stehen, die Schilddrüsenfunktion zu beeinträchtigen.

SARDISCHES FLADENBROT

Typisch für Sardinien ist *pane carasau*, ein dünnes, knuspriges Fladenbrot von runder Form, das seiner Gestalt und seines brüchigen Knisterns wegen in anderen Teilen Italiens auch »Notenblatt« (*carta di musica*) genannt wird. Es hat seinen Ursprung in früheren Zeiten, als die Schafhirten ein Nahrungsmittel brauchten, das während ihrer langen Abwesenheit von zu Hause nicht verdarb. Auf Sardinien kommt *pane carasau* zu fast jeder Mahlzeit auf den Tisch und bildet die Grundlage vieler anderer Gerichte. Es wird traditionell einmal pro Monat gemeinsam von den Dorffrauen gebacken.

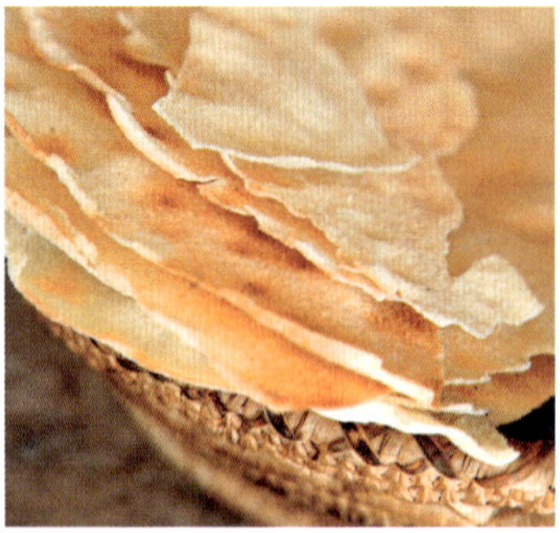

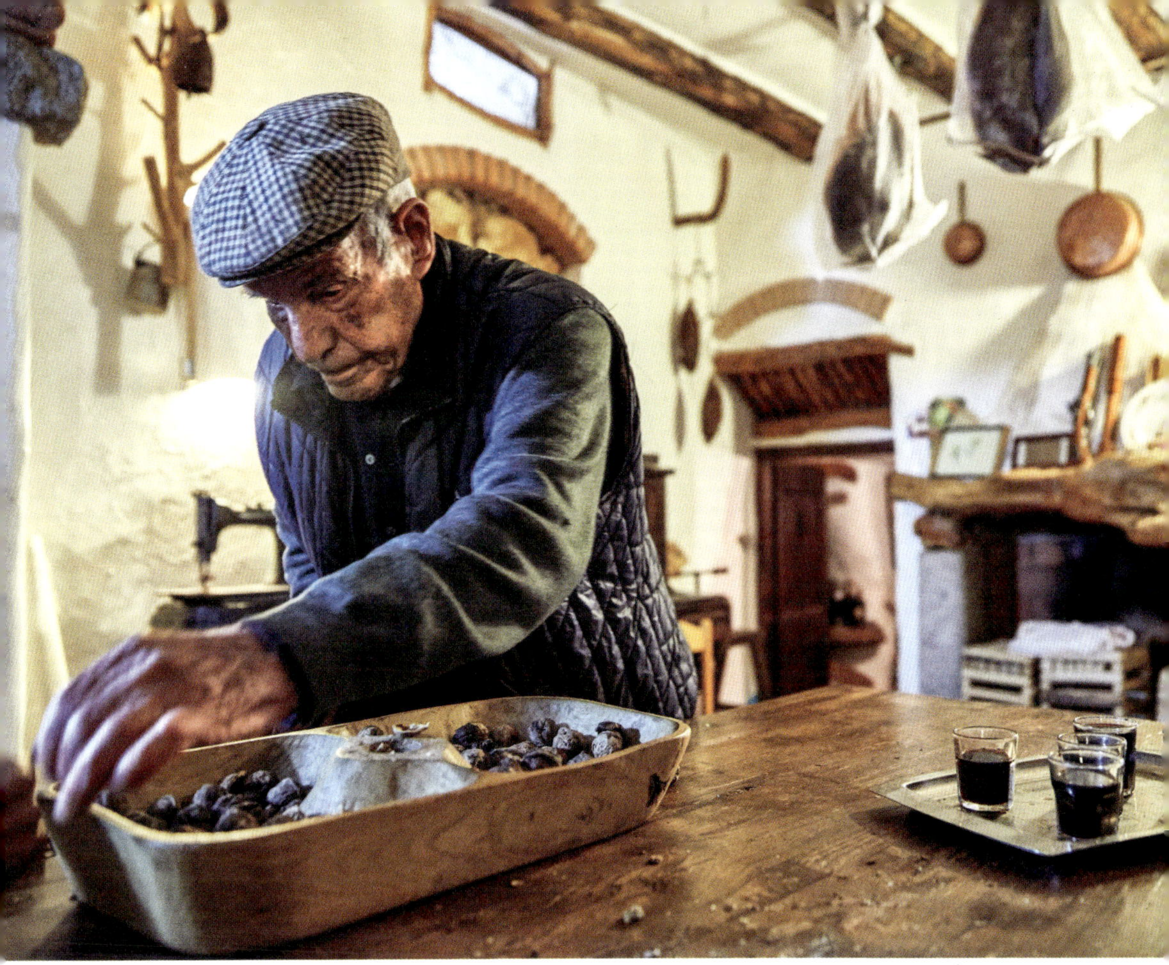

Die Ernährungsgewohnheiten erzählen jedoch nicht die ganze Geschichte, wenn es um die hohe Lebenserwartung der Sarden geht. Wie Pes betont, spielen noch andere Faktoren der Lebensweise eine bedeutende Rolle, darunter die berufliche Tätigkeit der am längsten lebenden Menschen. Die Analyse seiner Fragebögen ergab zwei eng mit der Lebenserwartung verbundene Faktoren.

Zum einen blieben die Sarden körperlich aktiv. Vor fünfzig Jahren waren die meisten Männer in der Blue Zone Schafhirten oder Bauern, die den ganzen Tag in Bewegung waren. Ihre Arbeit war zwar nicht übermäßig strapaziös, doch mussten sie täglich viele Kilometer zurücklegen. Diese Bewegung von eher geringer Intensität könnte erklären, warum die Wahrscheinlichkeit hundert zu werden, bei den Schafhirten zehnmal höher lag als bei anderen Italienern.

Ein weiterer Faktor war das steile Gelände in der Blue Zone. Um ihre Tiere von den Hochlagen in die Ebene zu bringen, mussten die Hirten die felsigen Berge des Gennargentu hinauf- und hinabklettern. Und auch in den Dörfern bedeutet jeder Gang zu einem Laden, zu einer Bar oder zu Freunden erneut ein Auf und Ab auf steilen Straßen.

In der Region Ogliastra bereitet ein älterer Herr in Erwartung seiner Freunde das Essen und den Wein vor.

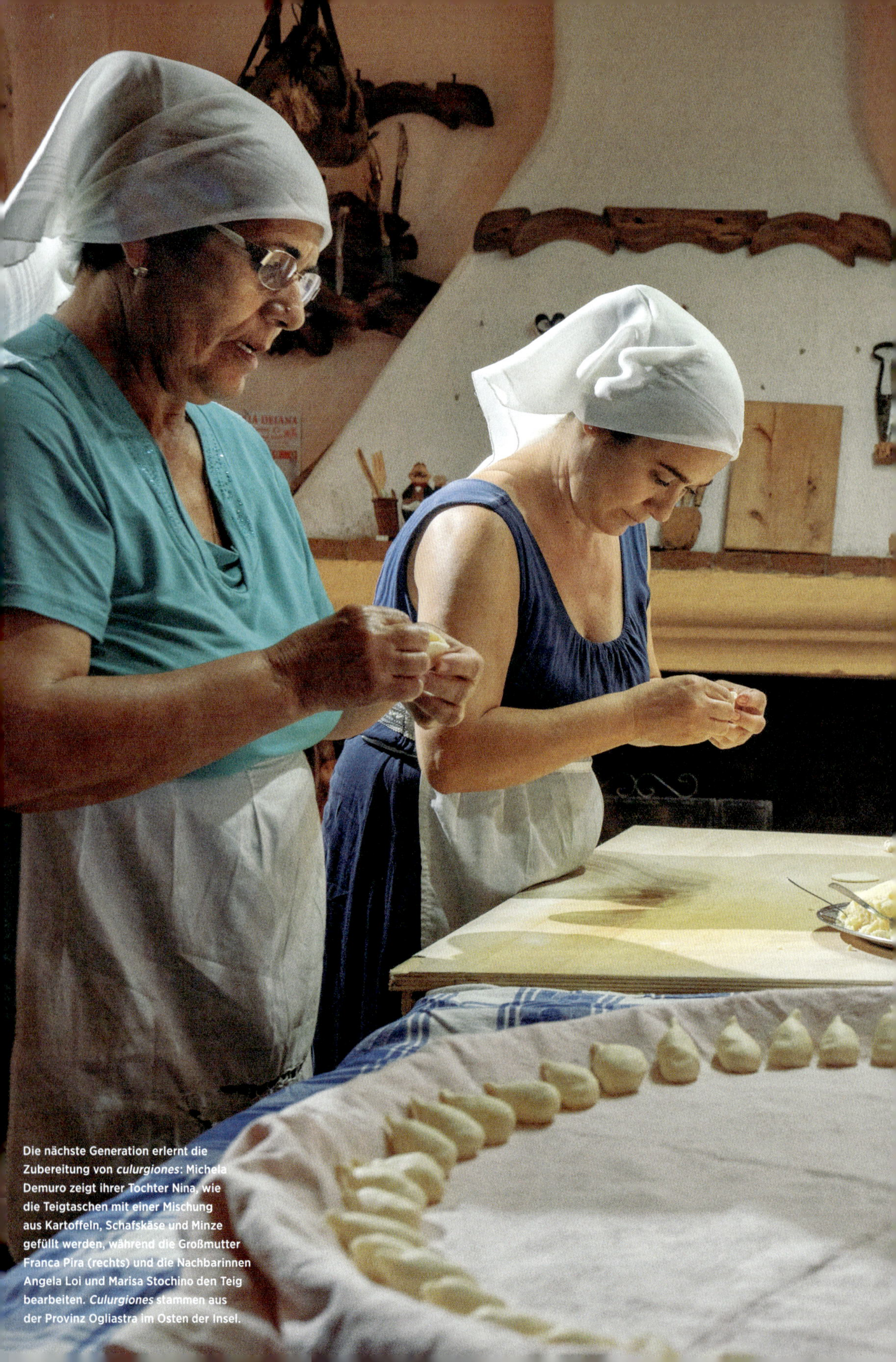

Die nächste Generation erlernt die Zubereitung von *culurgiones*: Michela Demuro zeigt ihrer Tochter Nina, wie die Teigtaschen mit einer Mischung aus Kartoffeln, Schafskäse und Minze gefüllt werden, während die Großmutter Franca Pira (rechts) und die Nachbarinnen Angela Loi und Marisa Stochino den Teig bearbeiten. *Culurgiones* stammen aus der Provinz Ogliastra im Osten der Insel.

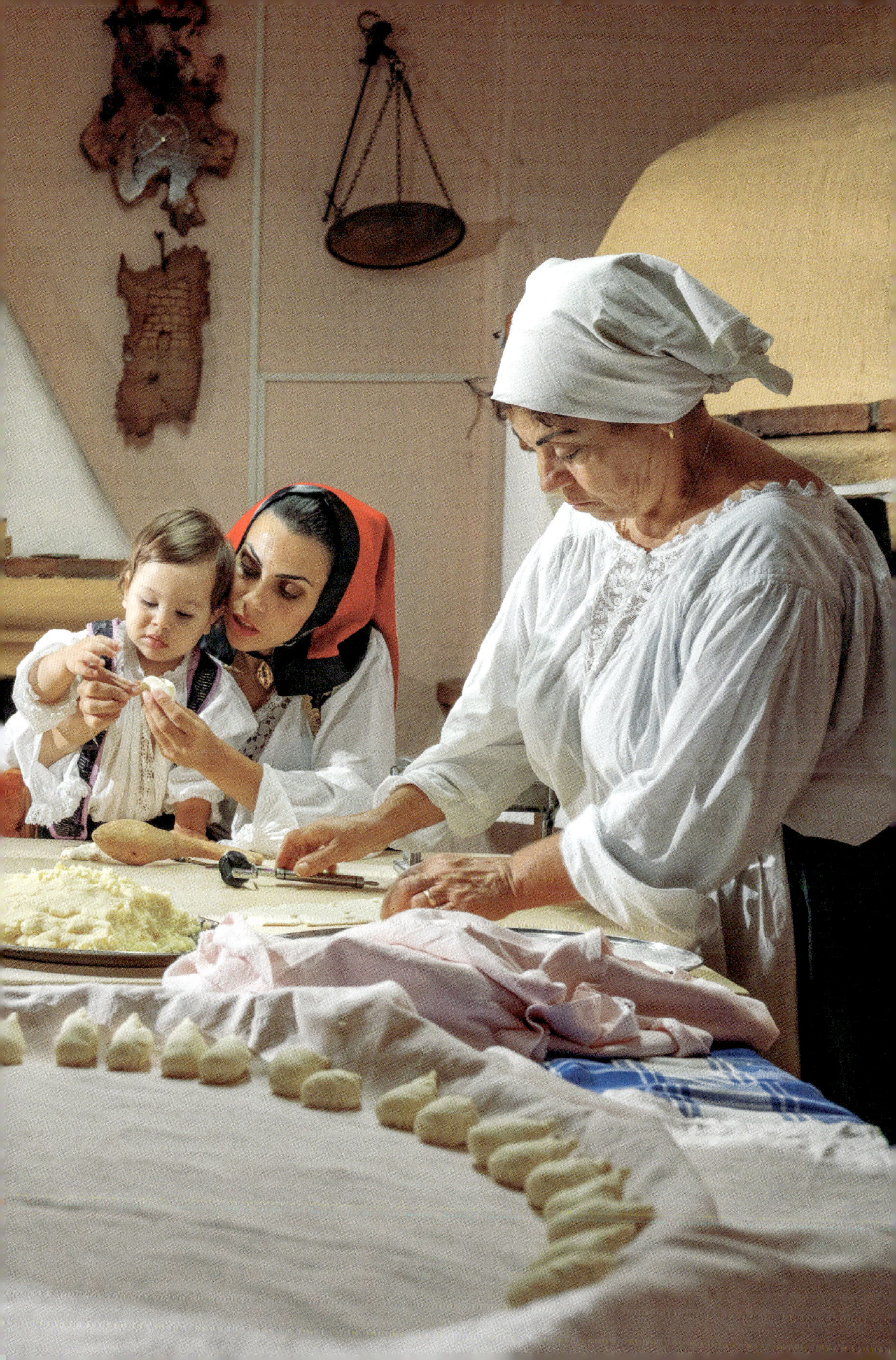

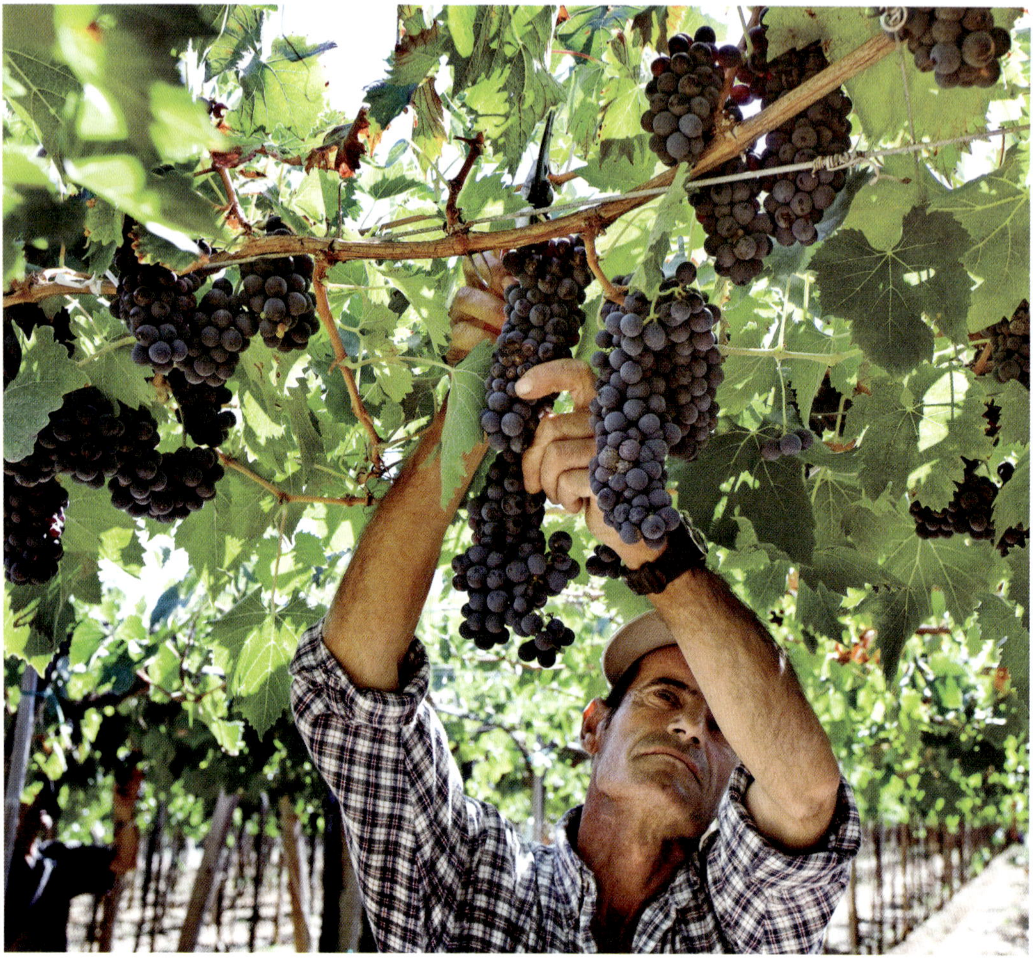

Aus einem Teil der auf dem Weingut Sella & Mosca gelesenen Trauben wird Sardiniens unverwechselbarer Rotwein Cannonau di Sardegna gekeltert.

Daraus können wir alle etwas lernen, meint Pes. Wir neigen zu der Annahme, dass eine gute Gesundheit intensive, adrenalingeladene Trainingseinheiten erfordere, doch wenn wir die Muskulatur überanstrengen, fluten wir unserer Zellen mit freien Radikalen, die uns schneller altern lassen. Die Männer und Frauen auf Sardinien hingegen absolvierten ein langes Muskeltraining, allerdings taten sie es in ihren Gärten, mit ihrem Vieh oder auf dem Weg zur Kirche und zurück. Ihre Lebensweise und ihre Umgebung lieferten die natürliche Grundlage für ihre Kondition.

Nimmt man all diese Faktoren zusammen – eine besondere genetische Vorgeschichte, eine streng traditionsverbundene Kultur und eine von ständiger Bewegung geprägte Lebensweise – so hat man die meisten Zutaten zusammen, die für ein langes, gesundes Leben sorgen, so Pes.

Es kam aber noch ein weiterer Faktor hinzu – vielleicht sogar der wichtigste. »Es ist ihre Einstellung«, sagt Pes. »Sie sind optimistisch, neugierig und pflichtbewusst, ja fast herrisch. Einen traurigen Hundertjährigen sieht man hier sehr selten.«

Minestrone der Familie Melis

ZUBEREITUNG: 8 STUNDEN MIT GETROCKNETEN BOHNEN; 30 MINUTEN MIT BOHNEN AUS DER DOSE • FÜR 4 PERSONEN

In allen sechs Dörfern der Blue Zone Sardiniens ist man stolz auf seine Sommer- und Winterrezepte für Minestrone. Die duftende Suppe bietet nicht nur jede Menge Gemüse, sondern auch eine volle Tagesration an Bohnen, meine liebste lebensverlängernde Einlage für ein langes Leben. Bei den Melis, der langlebigsten Familie der Welt, kommt diese reichhaltige Suppe jeden Mittag auf den Tisch.

Meist essen wir gewöhnlich nur die Knollen des Fenchels, die Sarden hingegen nutzen auch das aromatische Kraut, das reich an Antioxidantien ist. Wie der Langlebigkeitsforscher Gianni Pes erklärt, erhöht eine längere Garzeit die Bioverfügbarkeit von Nährstoffen wie dem Lycopin in Tomaten und anderer Carotinoiden und Antioxidantien.

7 EL natives Olivenöl extra

1 mittelgroße Zwiebel, gehackt

2 mittelgroße Karotten, geschält und gehackt

2 Stangen Sellerie, gehackt

2 Knoblauchzehen, abgezogen und gehackt

1 große Dose (800 g) gehackte Tomaten

3 mittelgroße Kartoffeln, geschält und gewürfelt

1 Knolle Fenchel samt Grün, gewürfelt

1 Handvoll glatte Petersilie, gehackt

2 EL gehacktes frisches Basilikum

90 g getrocknete geschälte Dicke Bohnen, über Nacht eingeweicht, oder 1 Dose Dicke Bohnen (400 g), abgetropft

90 g getrocknete Borlotti-Bohnen, über Nacht eingeweicht, oder 1 Dose Borlotti-Bohnen (400 g), abgetropft

90 g getrocknete Kichererbsen, über Nacht eingeweicht, oder 1 Dose Kichererbsen (400 g)

120 g Fregula (kugelförmige Pasta aus Sardinien), israelischer Couscous oder Acini di Pepe

½ TL Salz

½ TL frisch gemahlener schwarzer Pfeffer

In einem großen Suppen- oder Schmortopf 3 EL Olivenöl bei mittlerer bis hoher Temperatur erhitzen.

Die Zwiebel, die Karotten und den Sellerie dazugeben und unter häufigem Rühren etwa 5 Minuten anschwitzen, bis das Gemüse weich, jedoch nicht gebräunt ist. Den Knoblauch unterrühren.

Die Tomaten, die Kartoffeln, den Fenchel, die Petersilie, das Basilikum sowie die abgetropften Dicken Bohnen, Borlotti-Bohnen und Kichererbsen hinzufügen und alles etwa 2,5 cm hoch mit Wasser bedecken.

Die Mischung bei starker Hitze zum Kochen bringen, dann auf kleiner Flamme unbedeckt etwa 1½ Stunden leise köcheln, bis die Hülsenfrüchte weich sind. Bei Bedarf weiteres Wasser zugießen. Bohnen und Kichererbsen aus der Dose lediglich 10 Minuten garen.

Die Pasta oder den Couscous sowie Salz und Pfeffer unterrühren und weitere bis zu 500 ml Wasser zugießen, falls die Suppe zu dick ist. Unbedeckt weitere etwa 10 Minuten garen, bis die Pasta weich ist.

Vor dem Servieren je 1 Esslöffel Olivenöl in die Schalen geben.

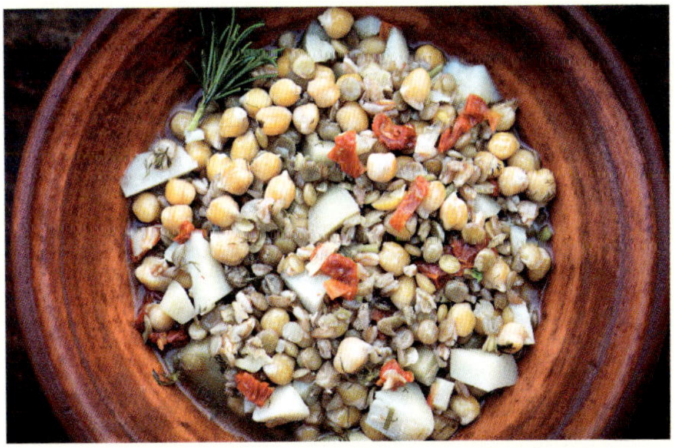

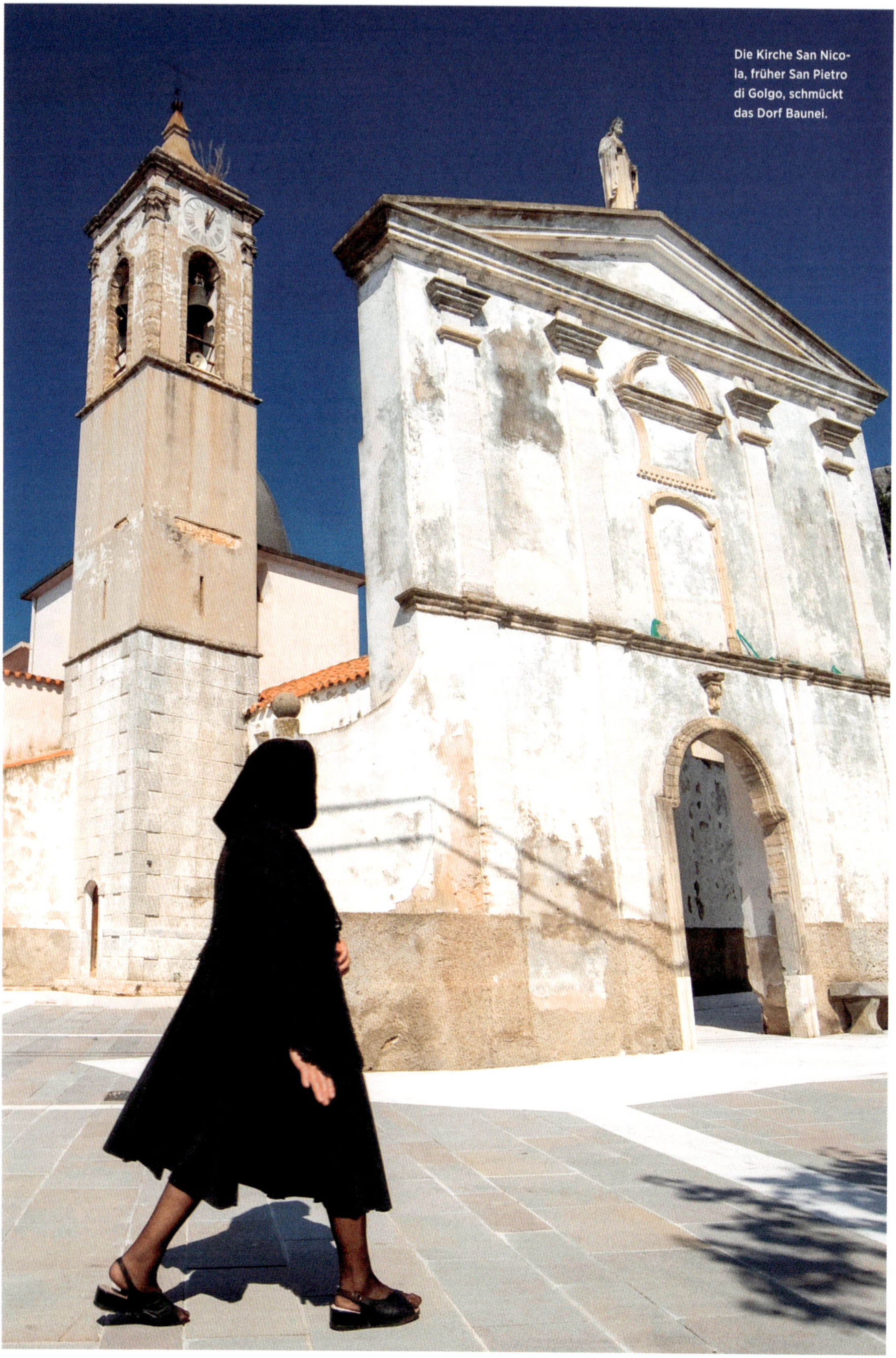

Die Kirche San Nicola, früher San Pietro di Golgo, schmückt das Dorf Baunei.

Wie eine Studie von Forschern der Universität Cagliari kürzlich bestätigte, setzen die Hundertjährigen in Sardiniens Blue Zone auf häufige soziale Kontakte und enge familiäre Bande, um geistig rege zu bleiben und dem Leben Sinn zu geben: »Im Vergleich zu Gleichaltrigen in Norditalien sind ältere Menschen in den Bergregionen Sardiniens körperlich aktiver und stärker in das soziale Leben der Gemeinschaft integriert; sie fühlen sich weniger einsam, haben größeres Vertrauen in ihre kognitiven Fähigkeiten und berichten über eine größere persönliche Zufriedenheit und emotionale Kompetenz.«

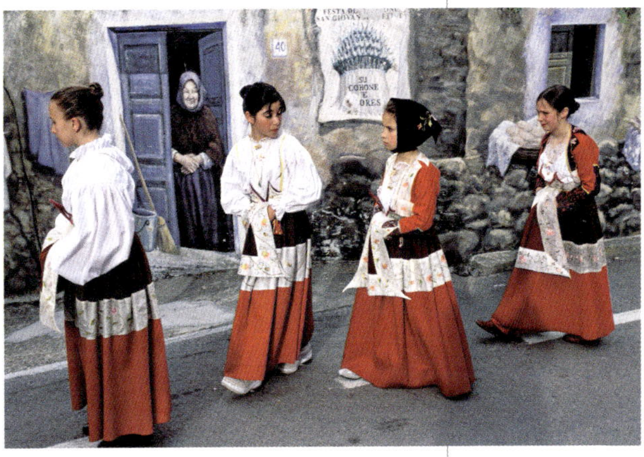

Frauen und Kinder in traditioneller Tracht auf dem Fest der Madonna Dei Martini in Fonni.

Alte Menschen gehen auf Sardinien nicht in den Ruhestand, sie wechseln den Arbeitsplatz. Die Männer hüten vielleicht keine Schafe mehr, dafür setzen sie ihre Arbeitskraft und ihre Fähigkeiten im Dorf ein. 90-Jährige auf Fußpatrouille oder als Berater der örtlichen Verwaltung sind nichts Ungewöhnliches. Die Erwartung an sie, einen gesellschaftlichen Beitrag zu leisten, hält sie körperlich und geistig fit.

Man kann die Bedeutung der Familie nicht hoch genug einschätzen, sagt Dr. Luca Deiana, der über zehn Jahre Untersuchungen zu Hundertjährigen anstellte. Großeltern geben Liebe und Geborgenheit, leisten finanzielle Unterstützung und Hilfe bei der Kinderbetreuung, sie vermitteln Lebenserfahrung und Vertrauen und sind Motivation, die Traditionen zu bewahren und die Kinder zu fördern. Tatsächlich gaben alle Hundertjährigen, mit denen ich sprach, an, dass *la famiglia* das wichtigste, ja ihr Lebensinhalt sei.

Zurück im Haus von Giulia Pisanu präsentiert die 101-Jährige die Schärpe, die sie kürzlich zu ihrem Geburtstag bekommen hatte. Zu ihrem 100. Geburtstag hatten ihr die Stadtväter eine Torte und eine Gedenktafel geschenkt. Etwa 1,58 Meter groß und weniger als 100 Pfund schwer durchquerte sie bedächtig, aber beherzt den Raum. Auf ihrem Kopf prangte ein Prinzessinnen-Diadem.

»Sie versucht ständig, uns zum Lachen zu bringen«, sagt ihre Nichte Teresa.

Das brachte Giulia selbst zum Lachen, was wiederum ihre Nichten und Neffen erheiterte. Es war offensichtlich, dass sie sie liebten.

In ihrer Rolle als lokaler Superstar ist Giulia gewohnt, mit Reportern zu sprechen, die ihr immer dieselben Fragen stellen. »Was ist das Geheimnis eines langen Lebens?«

»Sei nicht eifersüchtig und sei nicht neidisch«, sagte sie einem TV-Journalisten.

Das ist sicher ein guter Rat, doch das wahre Geheimnis sind wohl eher die Menschen an ihrem Tisch. Man las es in ihren strahlenden Gesichtern.

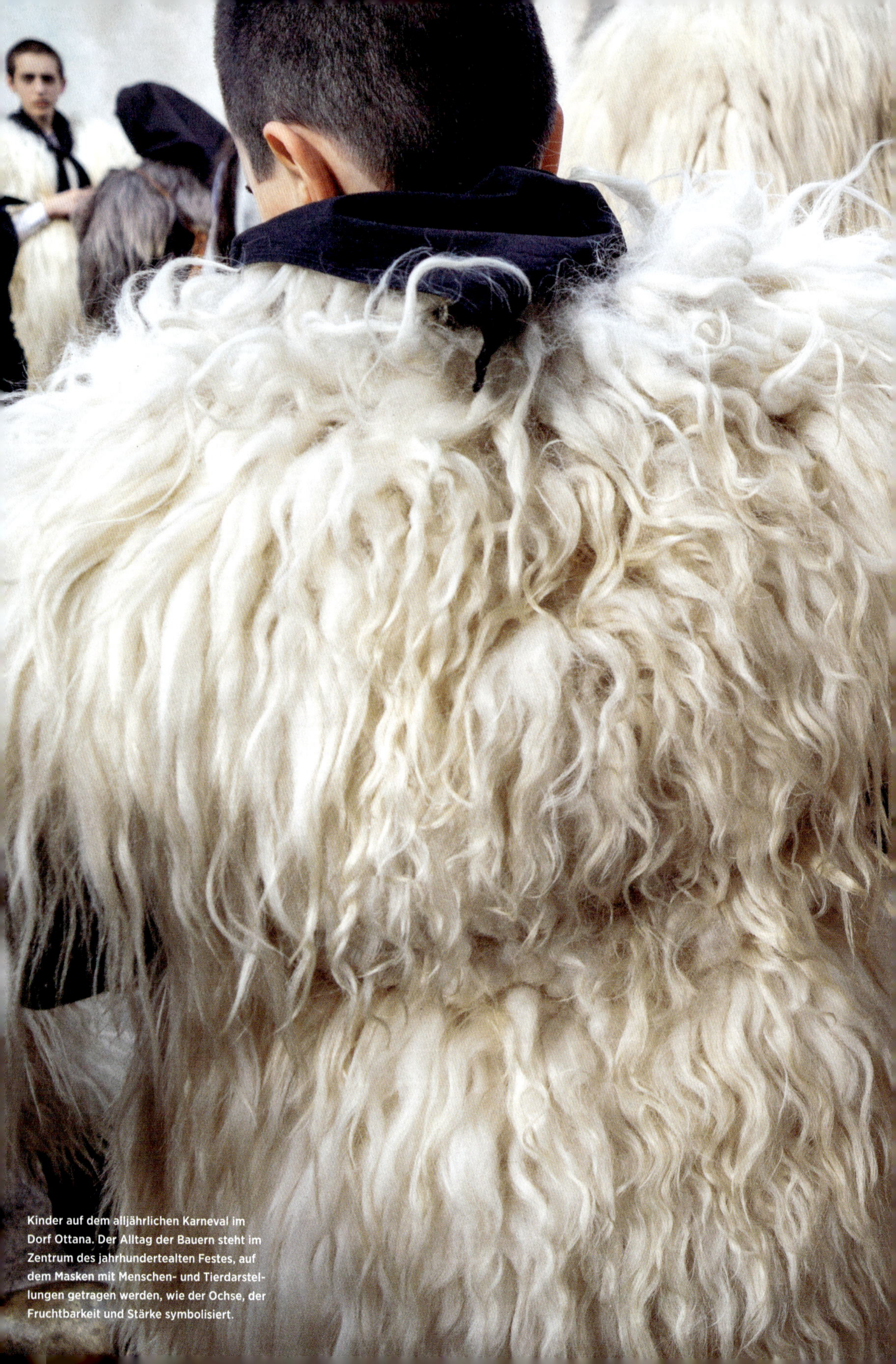

Kinder auf dem alljährlichen Karneval im Dorf Ottana. Der Alltag der Bauern steht im Zentrum des jahrhundertealten Festes, auf dem Masken mit Menschen- und Tierdarstellungen getragen werden, wie der Ochse, der Fruchtbarkeit und Stärke symbolisiert.

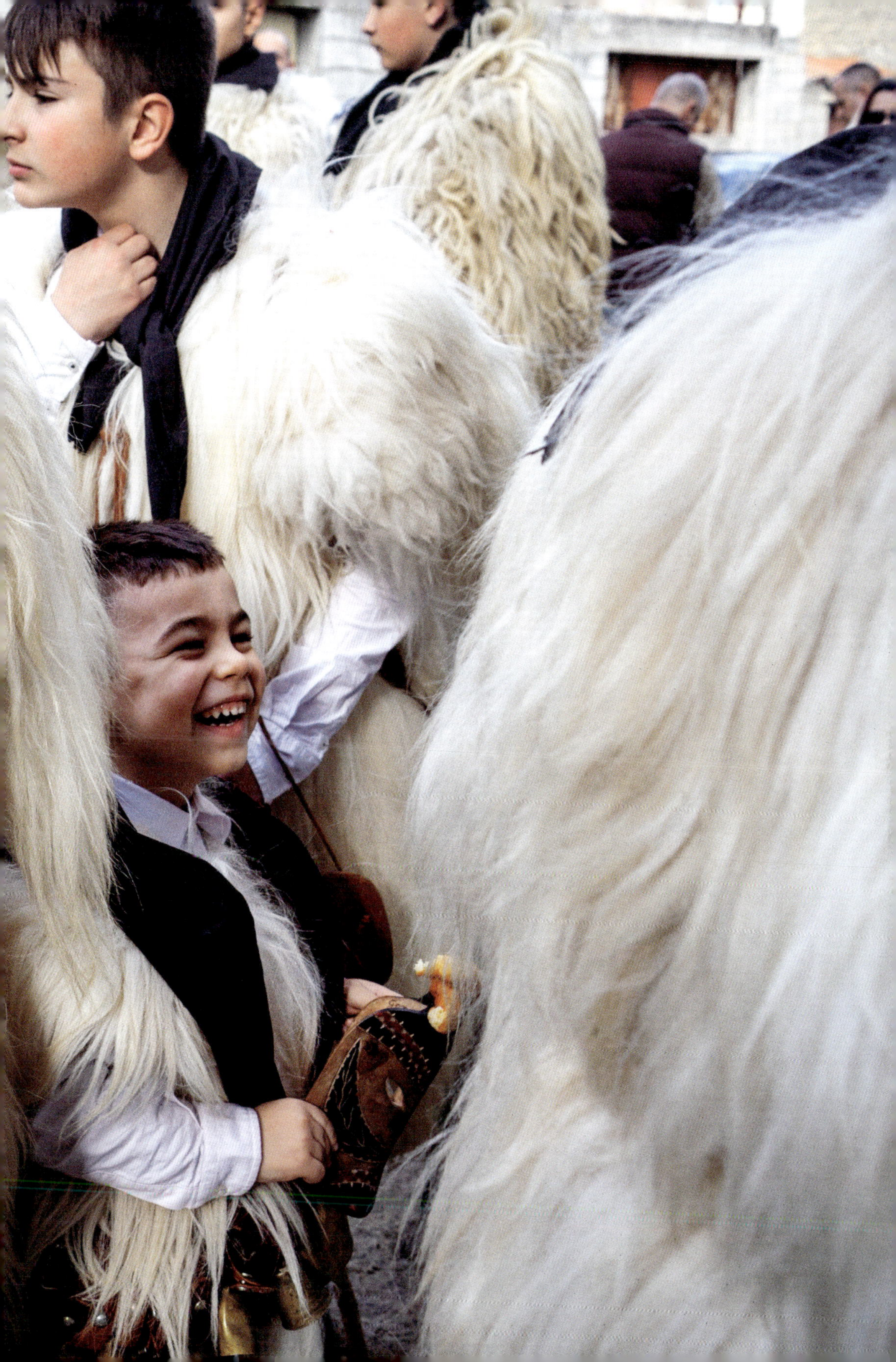

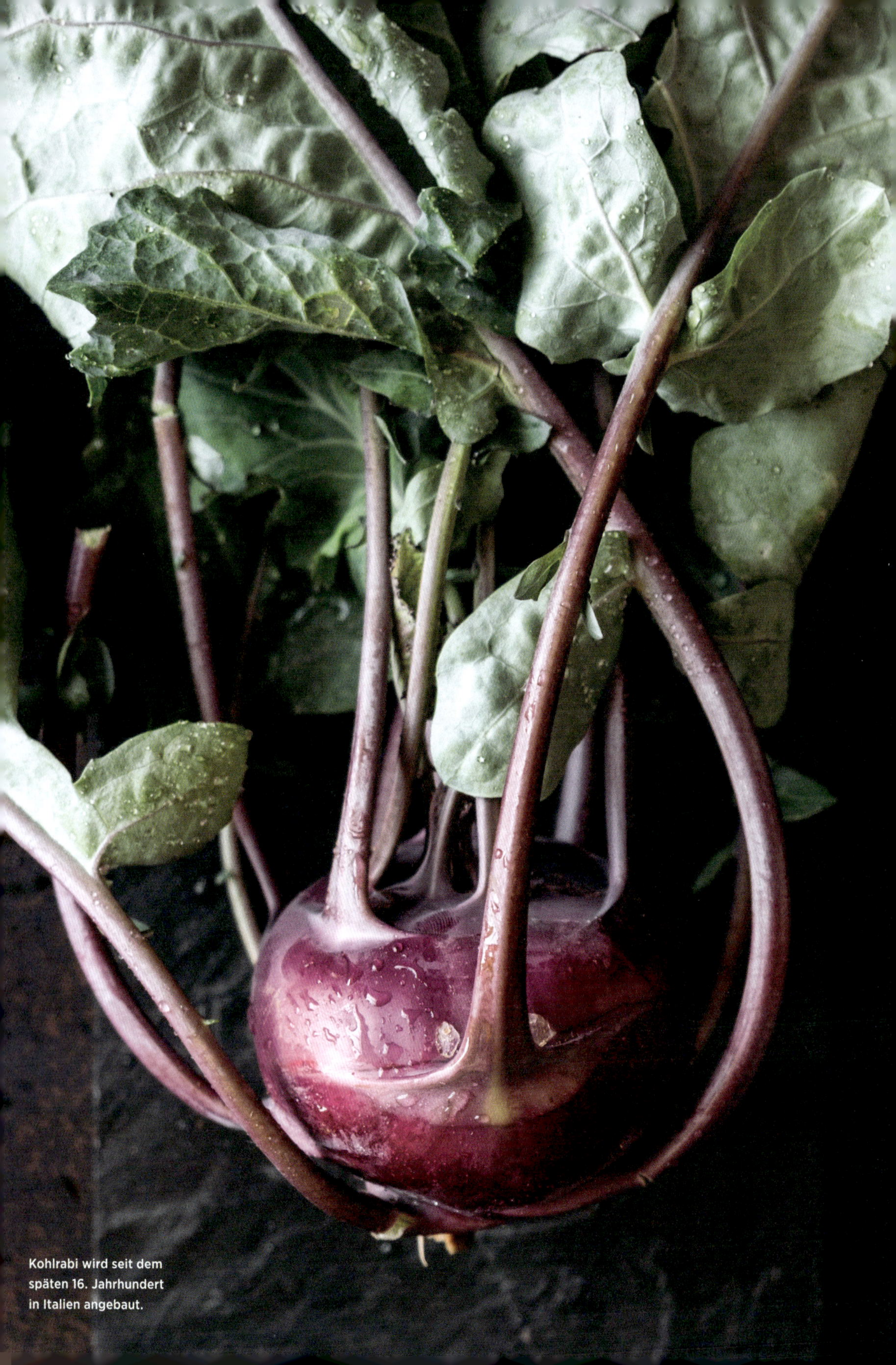

Kohlrabi wird seit dem späten 16. Jahrhundert in Italien angebaut.

Sardiniens Zutaten für ein langes Leben

Obwohl das Leben in den Bergdörfern der Blue Zone auf Sardinien von der Schaf- und Ziegenzucht geprägt war, machte Fleisch nur einen relativ geringen Teil der traditionellen Ernährung aus. Vielmehr dominierten kohlenhydratreiche Lebensmittel wie Brot, Pasta, Kartoffeln und Bohnen den Speiseplan, ergänzt durch Ziegenmilch und -käse und Gemüse wie Tomaten, Zwiebeln, Zucchini und Kohl. Dazu gab es täglich zwei Gläser Rotwein. Diese eiweißarme Ernährungsweise änderte sich nach dem Zweiten Weltkrieg und insbesondere in den 1970er-Jahren, als amerikanische Gerichte wie Hamburger populär wurden.

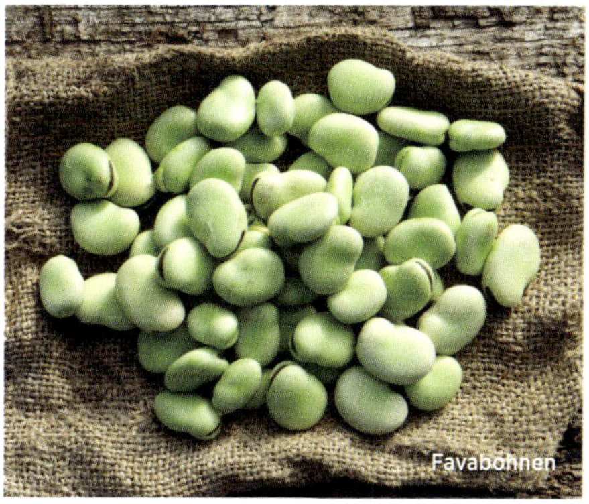

Favabohnen

DICKE BOHNEN | Zu Suppen und Eintöpfen verarbeitet, liefern Dicke Bohnen Eiweiß und Ballaststoffe.

FENCHEL | Er ist reich an Ballaststoffen sowie an den Vitaminen A, B und C. Er wird als Gemüse (die Knolle), als Kraut (das fedrige Grün) und als Gewürz (die Samen) verwendet.

GERSTE | In Form von Mehl für Brot oder als Suppeneinlage ist Gerste das Nahrungsmittel, das am häufigsten mit den hundertjährigen Sarden in Verbindung gebracht wird.

KARTOFFELN | Als Bestandteil von Minestrone tragen sie zur Senkung des Cholesterinspiegels bei und verringern das Risiko von Herzerkrankungen.

KOHLRABI | Eine gute Quelle für Ballaststoffe und Kalzium, dazu ist Kohlrabi reich an Nährstoffen wie Kupfer, Mangan, Eisen und Kalium.

OLIVENÖL | Mit seinen gesunden einfach gesättigten Fetten und seinen entzündungshemmenden Eigenschaften hat Olivenöl viele Vorteile, die ein langes Leben begünstigen.

ROSMARIN | Der in den Gärten Sardiniens in großen Mengen gepflückte Rosmarin stärkt das Gedächtnis, fördert die Verdauung und beugte der Alterung des Gehirns und Krebs vor.

ROTWEIN | Der unverwechselbare sardische Cannonau wird aus sonnenverwöhnten Trauben gekeltert.

SAUERTEIGBROT | Das aus Vollkornweizen und lebendem Laktobazillus (statt Hefe) gebackene Sauerteigbrot (*moddizzosu*) hat einen relativ niedrigen glykämischen Index.

TOMATEN | Sie sind reich an Vitamin C und Kalium und werden für Saucen verwendet, die man zu sardischem Brot und zu Pasta-Gerichten serviert.

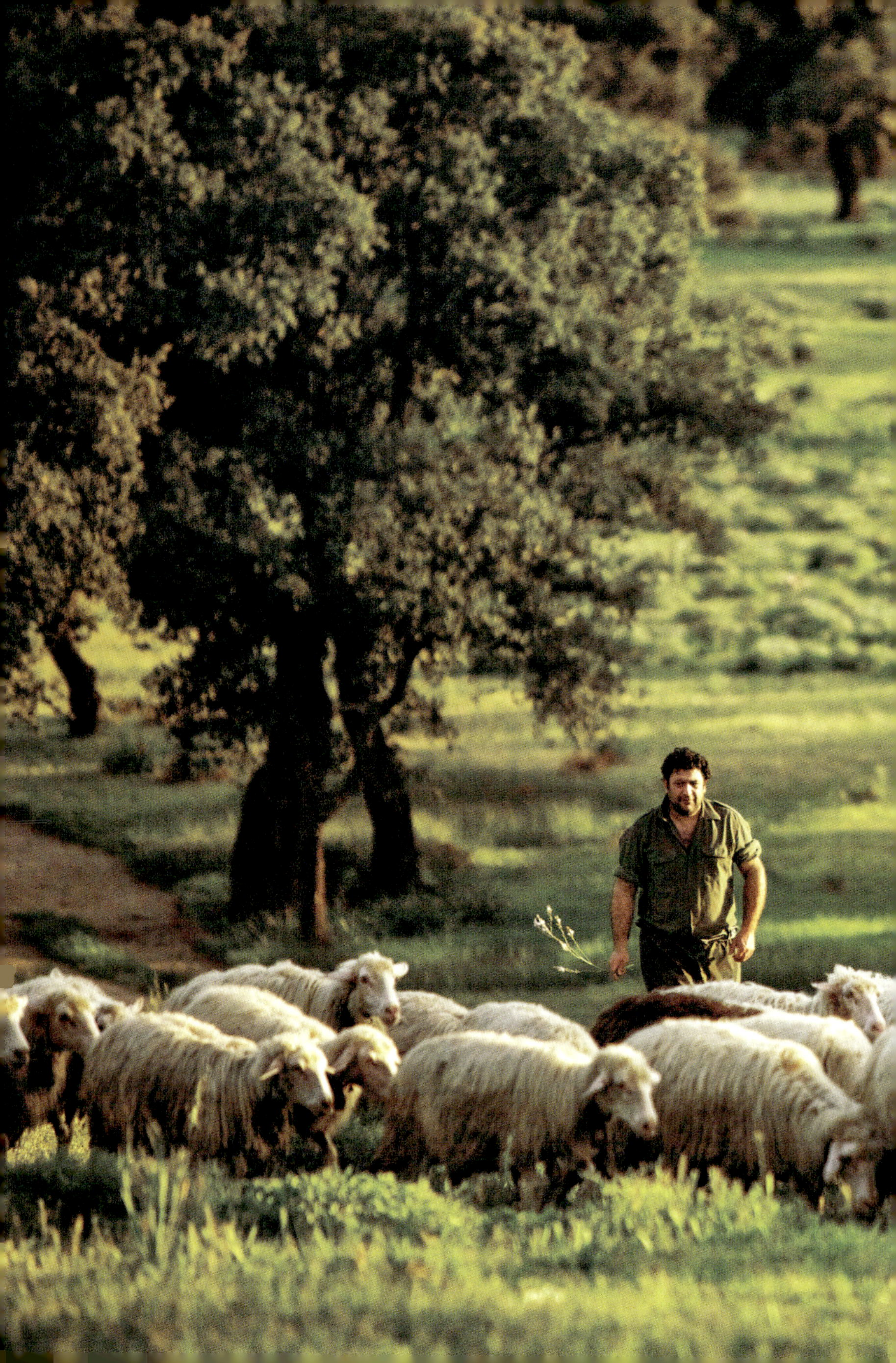

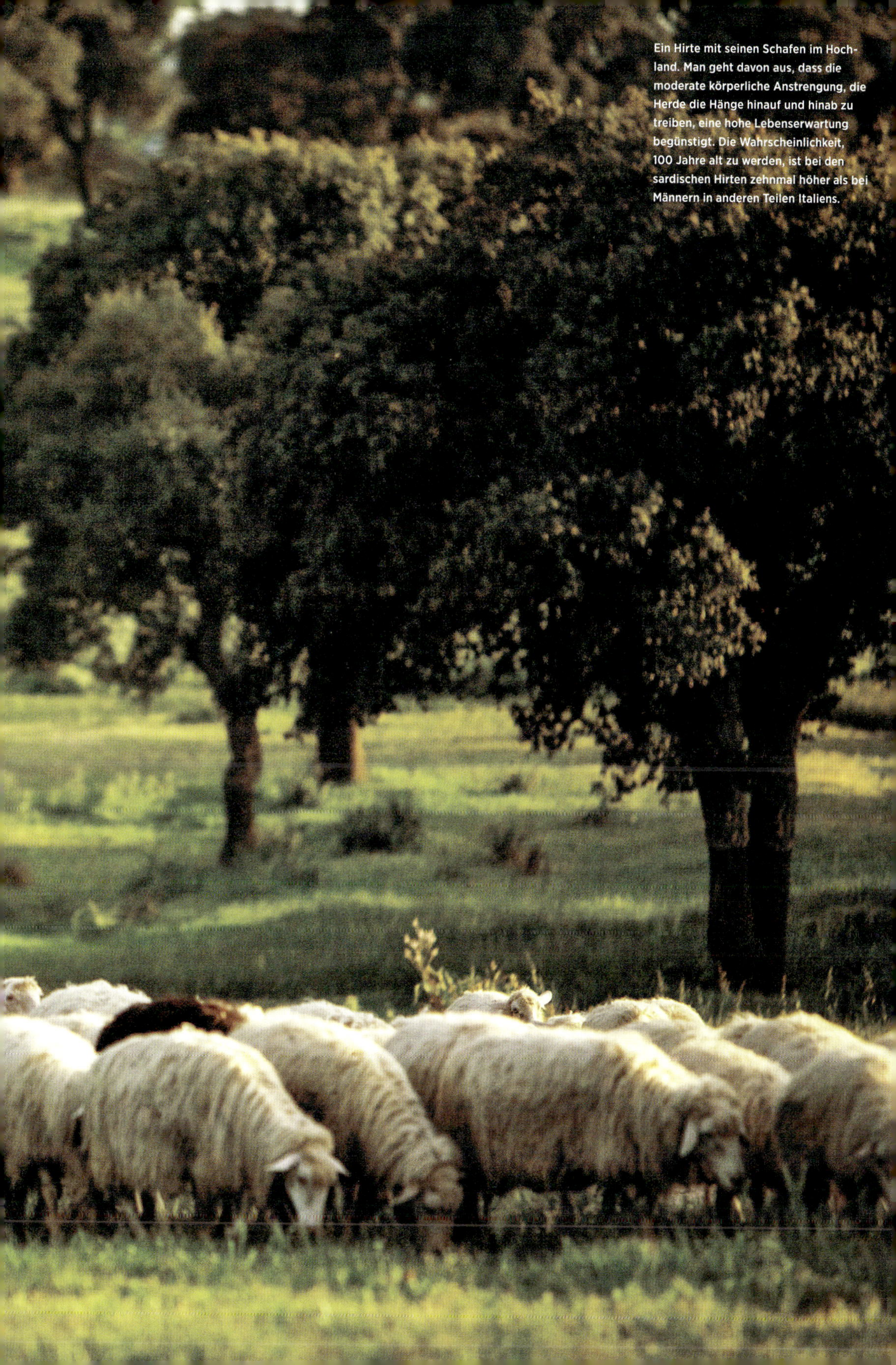

Ein Hirte mit seinen Schafen im Hochland. Man geht davon aus, dass die moderate körperliche Anstrengung, die Herde die Hänge hinauf und hinab zu treiben, eine hohe Lebenserwartung begünstigt. Die Wahrscheinlichkeit, 100 Jahre alt zu werden, ist bei den sardischen Hirten zehnmal höher als bei Männern in anderen Teilen Italiens.

LEHREN AUS SARDINIENS BLUE ZONE

■ »Bäuerliche«, vornehmlich pflanzliche Ernährung

Die traditionelle sardische Ernährungsweise besteht aus preiswerten »bäuerlichen Produkten« wie Vollkornsauerteigbrot, Bohnen, Gartengemüse, Obst und regional auch Olivenöl. Dazu essen die Sarden traditionell Pecorino von grasgefütterten Schafen, der reich an Omega-3-Fettsäuren ist. Ziegenmilch ist das bevorzugte Milchprodukt, Fleisch ist Sonntagen und besonderen Anlässen vorbehalten.

■ Die Familie zuerst

Der hohe Stellenwert der Familie auf Sardinien trägt dazu bei, dass für jedes Familienmitglied gesorgt ist. In intakten, gesunden Familien treten Depressionen, Stress und Suizide seltener auf.

■ Achtung vor den Älteren

Großeltern geben Liebe und Geborgenheit, leisten finanzielle Unterstützung und Hilfe bei der Kinderbetreuung, sie vermitteln Lebenserfahrung und Vertrauen und sind Motivation, die Traditionen zu bewahren und die Kinder zu fördern. Das Ergebnis sind gesündere und besser integrierte Kinder, die länger leben. Die Lebenserwartung der Bevölkerung steigt insgesamt.

■ Immer gut zu Fuß

Täglich acht Kilometer oder mehr zu laufen, wie es die sardischen Hirten tun, wirkt sich in jeder Hinsicht günstig auf das Herz-Kreislauf-System sowie auf den Muskel- und Knochenstoffwechsel aus, ohne wie bei einem Marathon oder Triathlon die Gelenke zu belasten. Wer 100 werden möchte, sollte also in einer fußgängerfreundlichen Gegend leben, statt drei- oder viermal pro Woche ins Fitnessstudio zu gehen. Und wenn das Gelände dazu noch steil ist, umso besser.

■ Ein oder zwei Gläser Rotwein täglich

Die Sarden trinken Wein in Maßen. Der Cannonau enthält zwei- bis dreimal so viel arterienreinigende Flavonoide wie andere Weine. Der mäßige Weinkonsum könnte die geringere Stressanfälligkeit der Menschen erklären.

■ Lebenskraft Humor

Die Menschen in dieser Blue Zone sind bekannt für ihren sarkastischen Humor. Sie versammeln sich jeden Nachmittag auf der Straße, um miteinander und übereinander zu lachen. Lachen baut Stress ab und senkt das Risiko von Herz-Kreislauf-Erkrankungen.

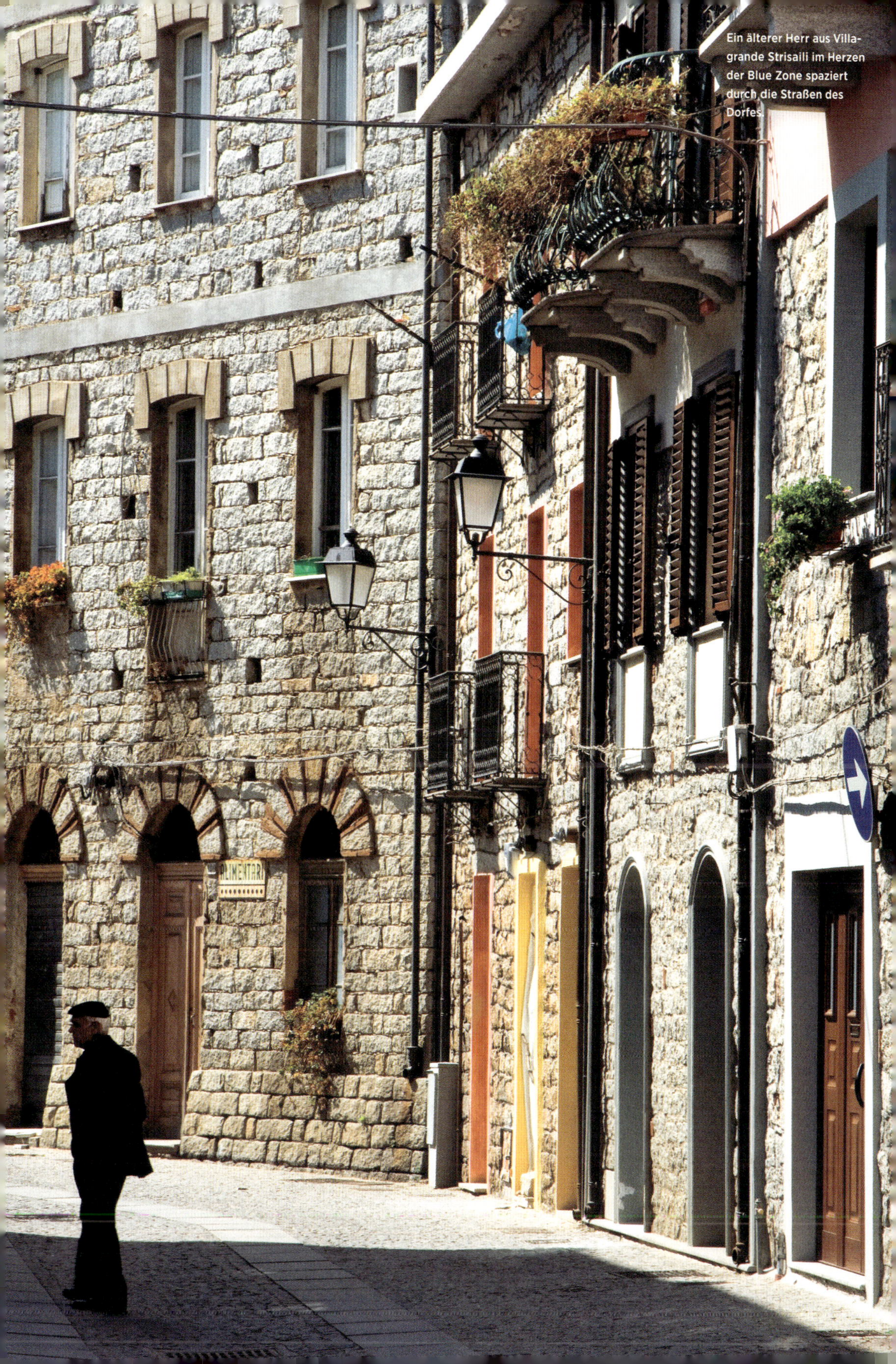

Ein älterer Herr aus Villagrande Strisaili im Herzen der Blue Zone spaziert durch die Straßen des Dorfes.

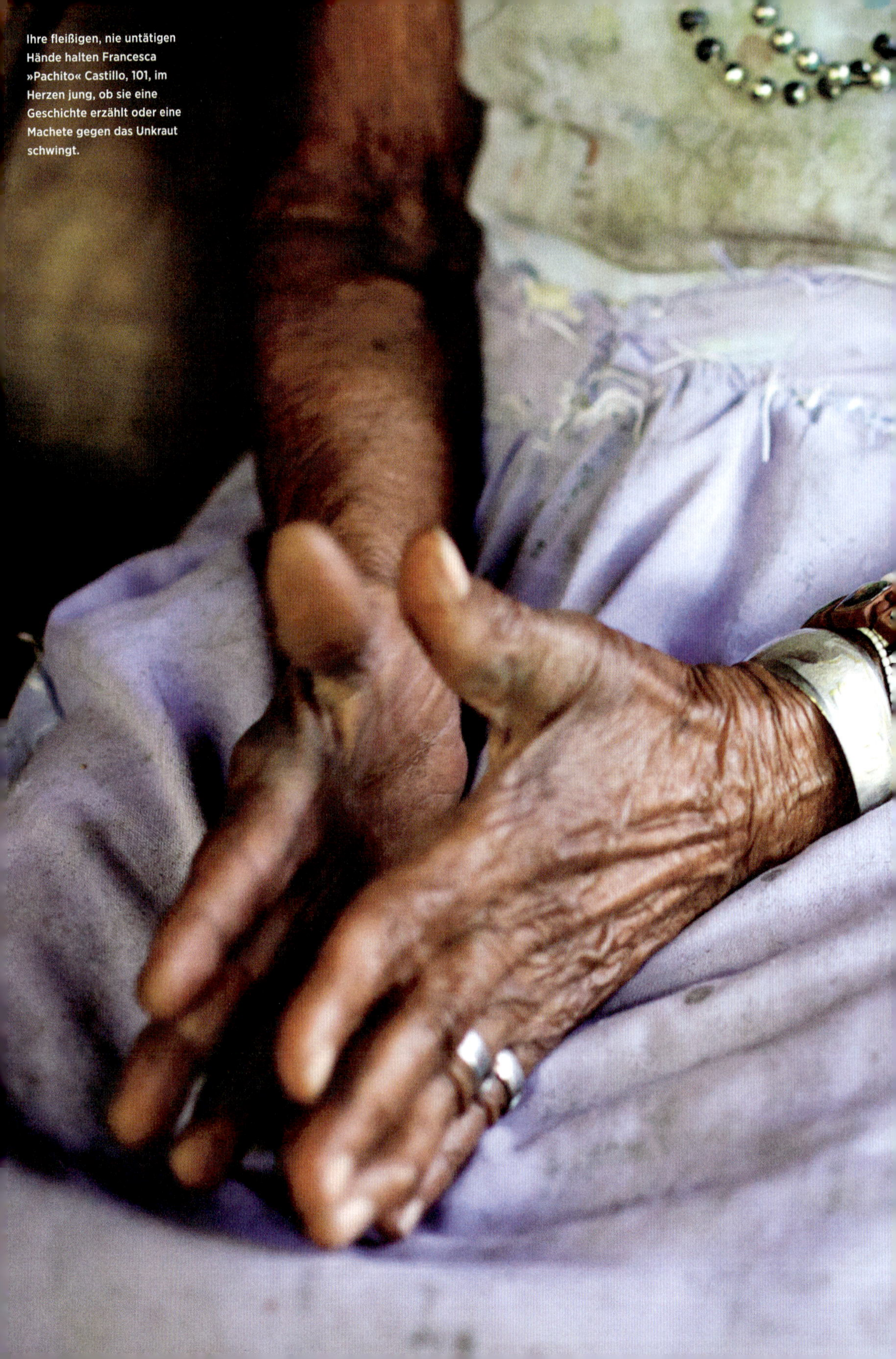

Ihre fleißigen, nie untätigen Hände halten Francesca »Pachito« Castillo, 101, im Herzen jung, ob sie eine Geschichte erzählt oder eine Machete gegen das Unkraut schwingt.

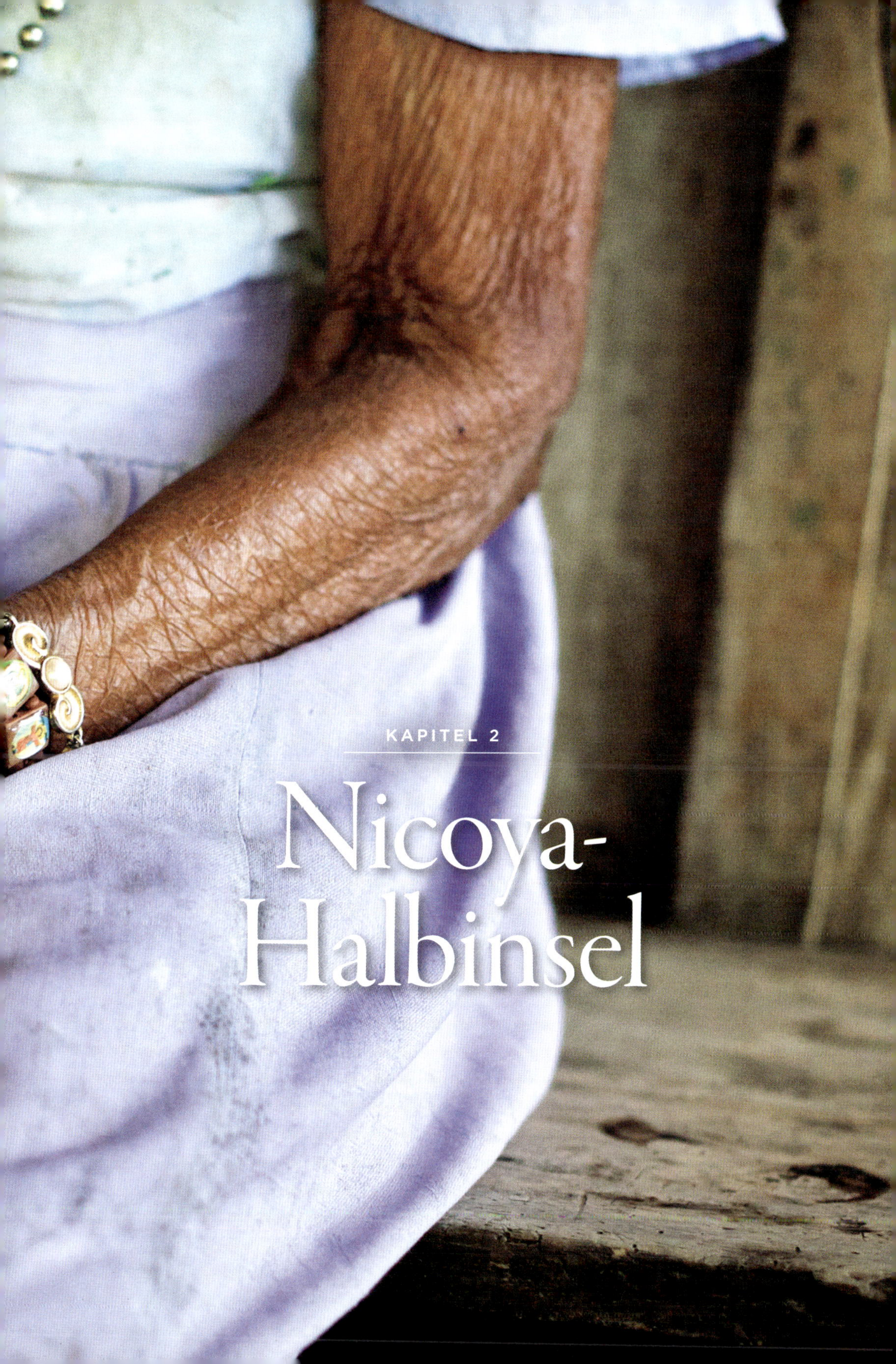

KAPITEL 2

Nicoya-Halbinsel

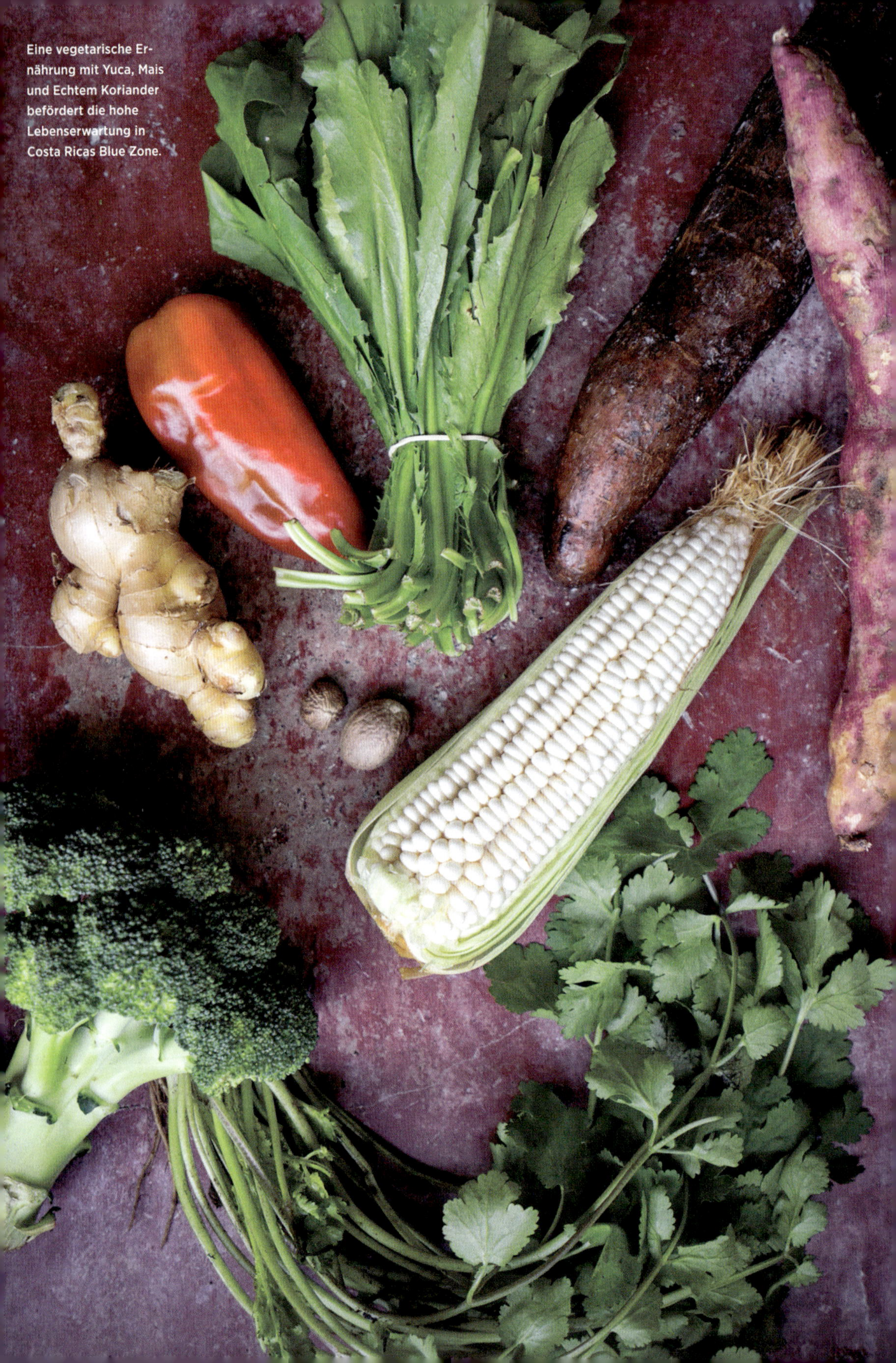

Eine vegetarische Ernährung mit Yuca, Mais und Echtem Koriander befördert die hohe Lebenserwartung in Costa Ricas Blue Zone.

Costa Ricas Blue Zone

Als ich ankam, lag er in der Hängematte. Es war kurz nach neun Uhr morgens, José Ramiro Guadamuz hatte bereits vier Stunden Arbeit hinter sich. Er war vor dem Morgengrauen aufgestanden, hatte schnell eine Tasse schwarzen Kaffee getrunken, sein Pferd bestiegen und den Fluss zur Farm überquert, auf der sein Vieh weidete. Nachdem er die Kühe gemolken hatte, tränkte er die Herde und kehrte nach Hause zurück, um sich ein deftiges Frühstück aus Bohnen und Reis mit *pico de gallo* zu gönnen.

Das hörte sich nach einem anstrengenden Morgen an, als er es erzählte, dabei war es ein ganz normaler Tag im Leben des Cowboys, der im August 2022 hundert Jahre alt wurde.

Von allen Hundertjährigen, die ich traf – und ich habe mehr als 300 interviewt –, erschien mir Don Ramiro der vitalste. Gekleidet in hellbraune Jeans und ein frisches türkisfarbenes Hemd, mit braun gerahmter Brille und breitkrempigem Sabanero-Hut erhob er sich aus seiner Hängematte und begrüßte mich mit klarem, wachem Blick.

»Komisch, ich fühle mich gar nicht alt«, sagte er, als ich auf seine jugendliche Erscheinung anspielte. »Abgesehen von meinem linken Arm, seit mich mein Pferd abgeworfen hat.«

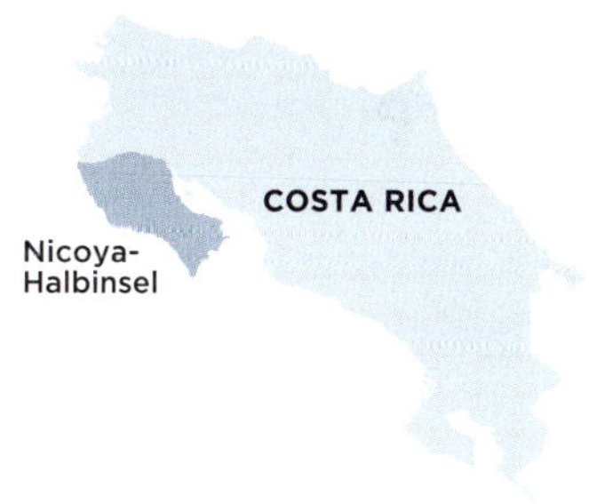

- Die Nicoya-Halbinsel war lange Zeit vom Rest Costa Ricas isoliert.
- Die Region ist eine der trockensten und sonnenreichsten des Landes.
- Das Gesundheitssystem Costa Ricas zählt zu den besten auf dem amerikanischen Kontinent.
- Männer werden in Nicoya etwa dreimal so häufig 90 Jahre alt wie in den USA.

Sein Farmhaus liegt mitten in der Blue Zone Costa Ricas, einem etwa 45 Kilometer langen Streifen im Hinterland der Nicoya-Halbinsel. Die vorwiegend aus trockenem Weideland und Tropenwald bestehende Region scheint Welten von den touristischen Stränden entlang der nahen Pazifikküste entfernt. In jüngerer Zeit erregte sie weltweit Aufmerksamkeit als Hotspot der Langlebigkeit, vor allem für Männer.

Forscher errechneten, dass ein 60-jähriger Mann aus Nicoya eine etwa doppelt so große Chance hat, 90 werden, wie ein Mann in den Vereinigten Staaten, dazu eine höhere Wahrscheinlichkeit, gesund zu bleiben, obwohl die Pro-Kopf-Ausgaben für die Gesundheit in den USA etwa zehnmal so hoch sind wie in Costa Rica. Auch Frauen leben dort länger, wenn auch nicht so überdurchschnittlich wie in anderen Blue Zones.

Wie ist es diesem kleinen Land mit seinen begrenzten natürlichen und finanziellen Ressourcen gelungen, seinen viel größeren und reicheren Nachbarn im Norden den Rang abzulaufen? Das ist die Frage, die mich und mein Expertenteam Jahr für Jahr nach Nicoya bringt. Was wir dort nach und nach entdeckt haben, ist eine einzigartige Mischung aus Genetik, traditioneller Ernährung und einem leistungsfähigen Gesundheitssystem, die zusammen mit engen Familienbanden, einem aktiven Lebensstil, dem Glauben an Gott und einer trockenen, sonnenreichen Umgebung die Nicoyaner weitaus besser vor lebensverkürzenden Krankheiten wie Herzleiden, Diabetes und Krebs bewahrt als die Amerikaner.

Blauer Mais, eine der ältesten Varietäten auf dem amerikanischen Kontinent, wächst auf einer Familienfarm in Nicoya.

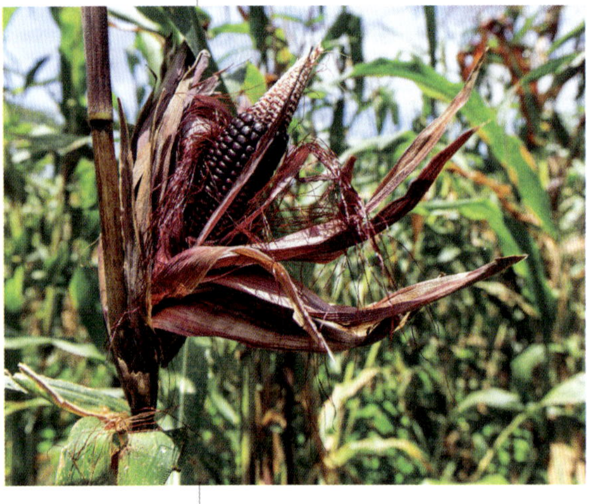

Meine Faszination für Nicoya begann 2006, als sich Luis Rosero-Bixby, damals Direktor des Central American Population Center in San José, bereiterklärte, Michel Poulain und mich zu begleiten, um die Erfolgsformel in der Region zu erforschen. Rosero-Bixby hatte im Juli zuvor auf einer internationalen Konferenz einen Vortrag mit dem Titel »Die Neunzigjährigen von Costa Rica: Die am längsten lebenden Männer der Welt?« gehalten. Für seine Studie hatte er systematisch die Geburtsregister und die gut dokumentierten Sterbefälle der wahlberechtigten Bevölkerung durchforstet. In der Zwischenzeit hatte Poulain auch andere Inseln der Langlebigkeit rund um den Globus untersucht, darunter die Dörfer in den Bergen Sardiniens.

Ich erinnere mich noch gut an die Reise. Drei Autostunden von San José entfernt, Rosero-Bixby am Steuer unseres Fahrzeugs, verließen wir den Panamerican Highway und fuhren durch eine immer trockener werdende Landschaft. Wälder wichen Weiden mit höckerigen Brahman-Rindern und den riesigen, schirmförmigen Guancaste-Bäumen, die der Provinz im äußersten Nordwesten ihren Namen gaben.

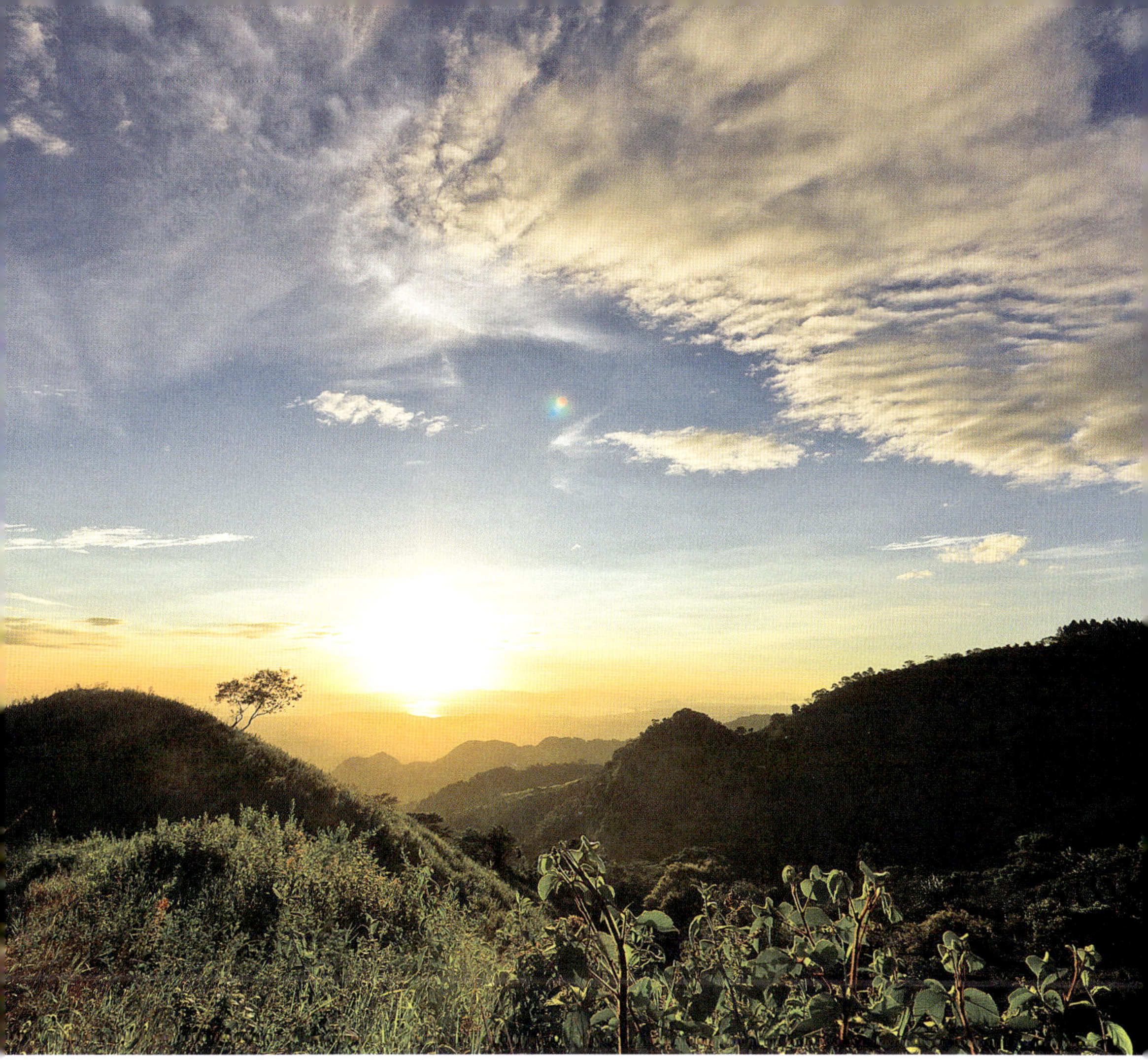

»Bis vor Kurzem war dies eine der entlegensten Gegenden Costa Ricas«, erklärte Rosero-Bixby, als wir den breiten Tempisque überquerten, der die Halbinsel Nicoya vom Festland trennt. »Sie sehen, wie weit weg sie von den Highways liegt, und vor dem Bau dieser Brücke musste man die Fähre nehmen, um hierher zu gelangen.«

Wie auf Sardinien trug die Abgeschiedenheit Nicoyas dazu bei, die traditionelle Lebensweise zu bewahren. Bis vor etwa 50 Jahren arbeiteten die meisten Männer als Ranchhelfer oder Subsistenzbauern, die ihre eigenen Feldfrüchte anbauten und tropische Früchte wie Zitronen, Orangen und Cuadrado-Bananen ernteten. Für die meisten war es ein Leben in extremer Armut ohne Elektrizität und andere moderne Annehmlichkeiten. Nicoya gehört in der Tat zu den ärmsten Regionen Costa Ricas, wo das Pro-Kopf-Einkommen mit 12 800 Dollar immer noch lediglich ein Viertel des Einkommens in den Vereinigten Staaten beträgt.

Die untergehende Sonne leuchtet über den zerklüfteten Bergen mit tropischem Wald am Golf von Nicoya.

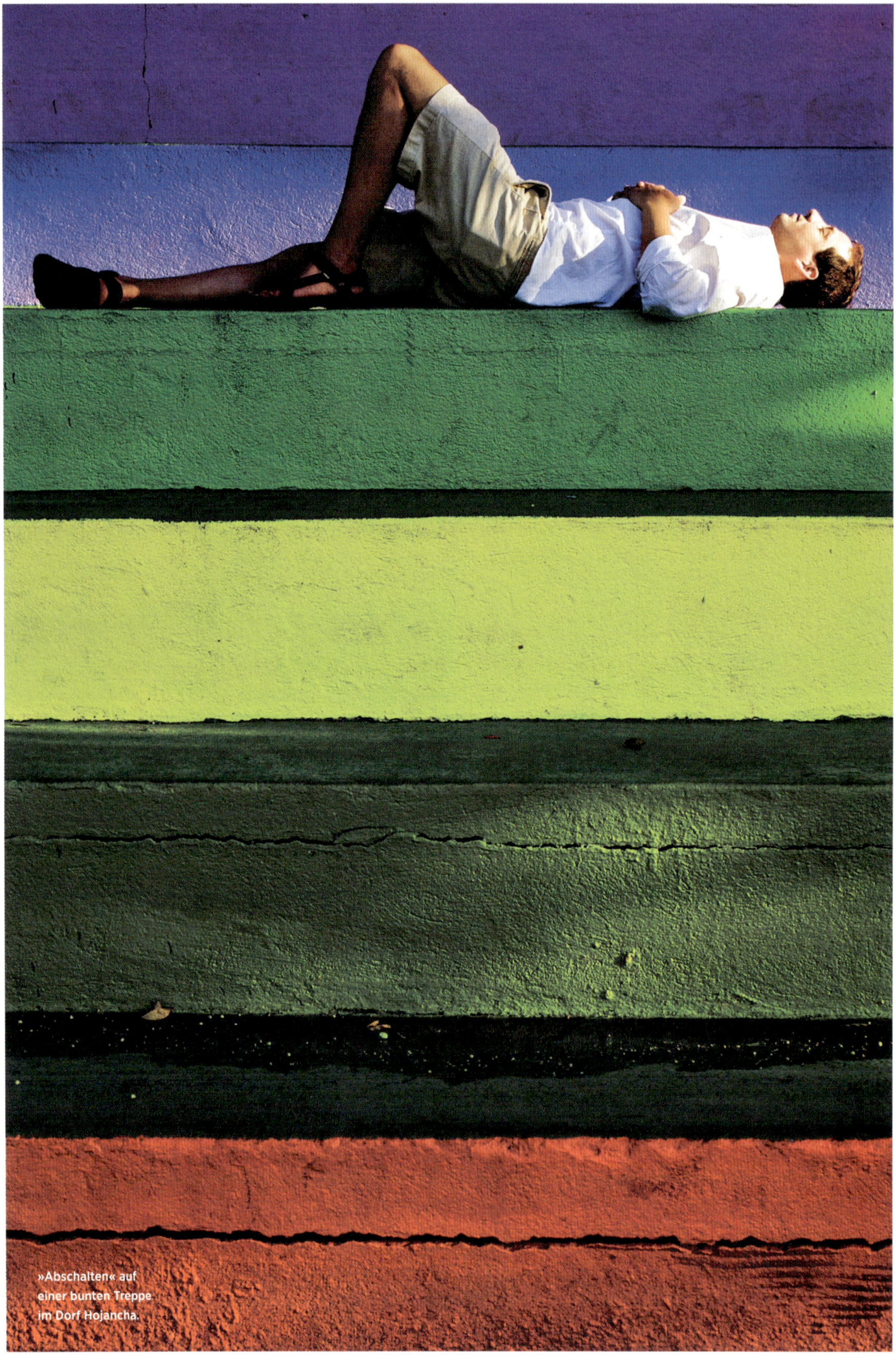

»Abschalten« auf einer bunten Treppe im Dorf Hojancha.

Über Generationen ernährten sich die Nicoyaner von dem, was sie anbauten, züchteten oder jagten. Diese kalorien- und fettarme und überwiegend pflanzliche Kost geht vor allem auf das indigene Volk der Chorotega zurück, das vor der Ankunft der Spanier im Jahr 1522 in der Region lebte. Die Chorotega lebten in Siedlungen aus einfachen strohgedeckten Hütten, umgeben von Gemüsegärten, Obstbäumen und etwas weiter entfernten Mais- und Bohnenfeldern. Wie andere mesoamerikanische Kulturen waren sie religiös und führten ein stressarmes Leben. Die Eckpfeiler ihrer Ernährung waren die »drei Schwestern« des traditionellen mesoamerikanischen Ackerbaus: Bohnen, Mais und Kürbis. Sie kultivierten die Feldfrüchte auf Äckern, die die Spanier *milpas* nannten; wobei die Kürbispflanzen auch als Bodendecker dienten, um die Feuchtigkeit zu halten, während die Bohnen an den langen Maisstängeln emporrankten.

Schwarze Bohnen sind nach wie vor Grundnahrungsmittel in Nicoya, doch weißer Reis hat den Kürbis auf dem alltäglichen Speisezettel weitgehend verdrängt. Obwohl er weniger Ballast- und Nährstoffe enthält als brauner Reis, lässt er den Zuckerspiegel seltsamerweise nicht so schnell ansteigen, wenn man ihn zusammen mit Bohnen genießt. Außerdem liefert diese Kombination alle neun Aminosäuren, die ein menschlicher Körper gewöhnlich braucht.

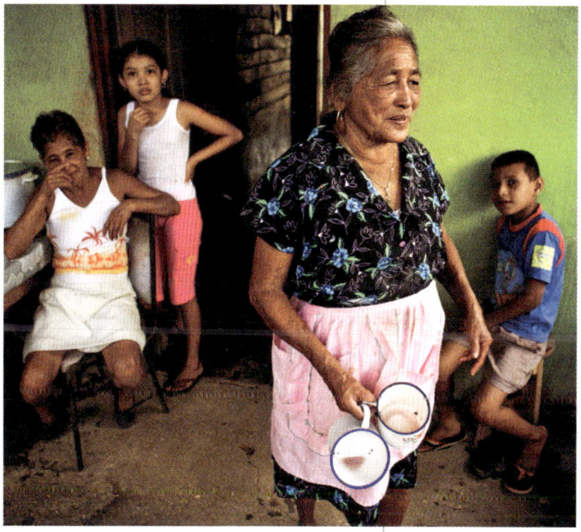

Felipa Muñoz, 86, entspannt sich zu Hause, während sie Tortilla zubereitet, bevor sie die acht Kilometer nach Hojancha zurücklegt, um sie zu verkaufen.

Mit Maistortillas und einem Spritzer der scharfen Sauce Chilero serviert, bieten Reis und Bohnen eine gehaltvolle Mischung aus komplexen Kohlenhydraten, Eiweiß, Kalzium und Niacin. Wie Erhebungen aus den letzten fünf Jahrzehnten zeigen, bestand die traditionelle Ernährung der Region zu mehr als zwei Dritteln aus solchen Kohlenhydraten – deutlich mehr als auf dem durchschnittlichen Speiseplan der heutigen Amerikaner. Der Anteil an Fett betrug nur ein Fünftel, der an Proteinen lediglich ein Zehntel. Die Nicoyaner nahmen im Durchschnitt täglich etwa 1800 Kalorien zu sich, ein Viertel weniger als der Durchschnittsamerikaner.

Möglicherweise haben die Nicoyaner durch die Art der Zubereitung ihrer Tortillas einen weiteren Nährstoffschub erhalten. Zur Bereitung des Maize Nixquesado genannten Teigs weichten sie ganze Maiskörner in Kalziumhydroxid – Kalk mit Wasser – ein, wodurch das Korn siebeneinhalb Mal mehr Kalzium enthielt als gewöhnlich und bestimmte Aminosäuren freigesetzt wurden, die sonst im Mais nicht verfügbar sind. Wie mir der Ernährungsexperte Leonardo Mata von der Universität Costa Rica erklärte, erkrankten Menschen, die in dieser Weise zubereiteten Mais aßen, fast nie an Rachitis

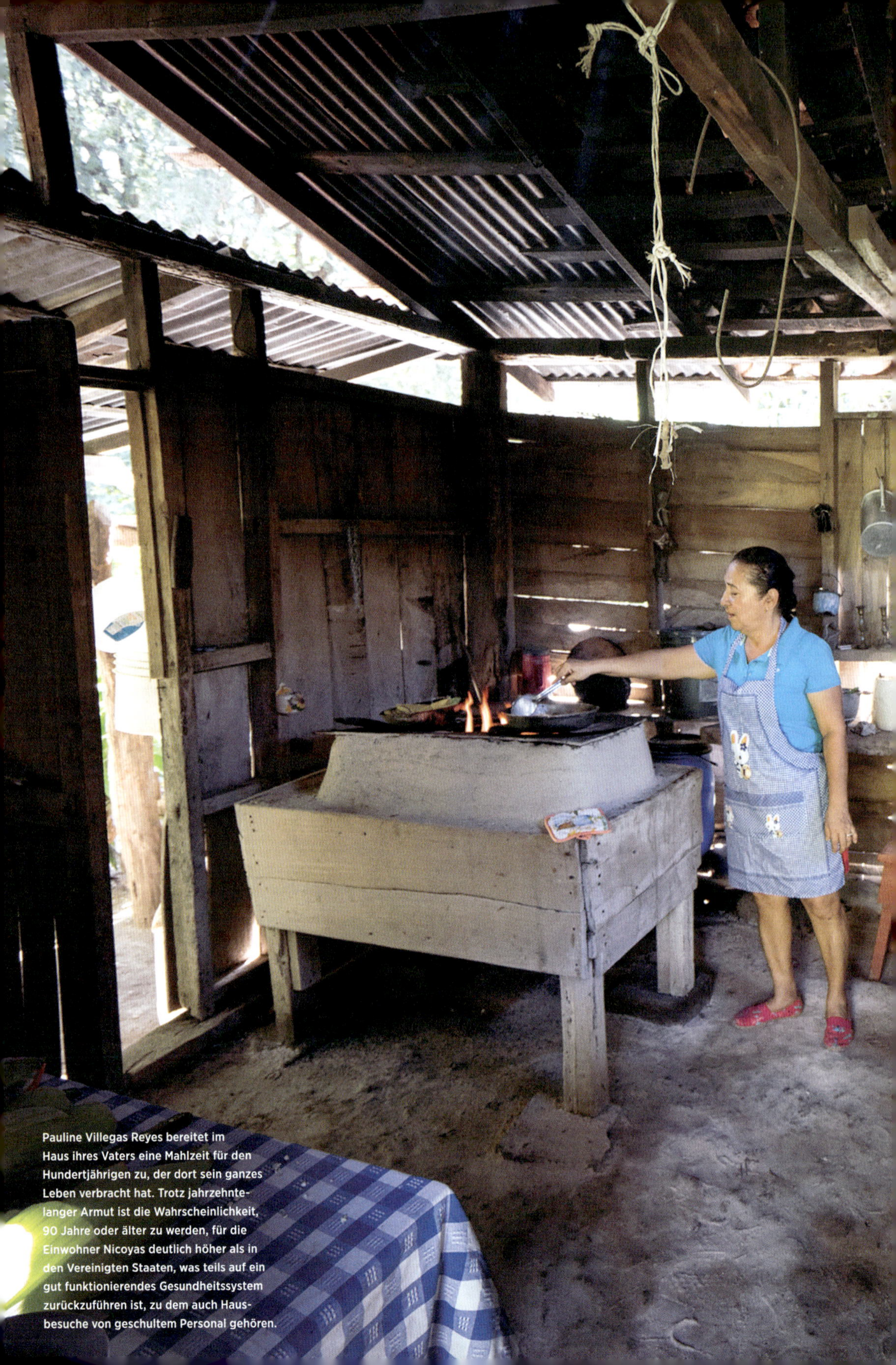

Pauline Villegas Reyes bereitet im Haus ihres Vaters eine Mahlzeit für den Hundertjährigen zu, der dort sein ganzes Leben verbracht hat. Trotz jahrzehntelanger Armut ist die Wahrscheinlichkeit, 90 Jahre oder älter zu werden, für die Einwohner Nicoyas deutlich höher als in den Vereinigten Staaten, was teils auf ein gut funktionierendes Gesundheitssystem zurückzuführen ist, zu dem auch Hausbesuche von geschultem Personal gehören.

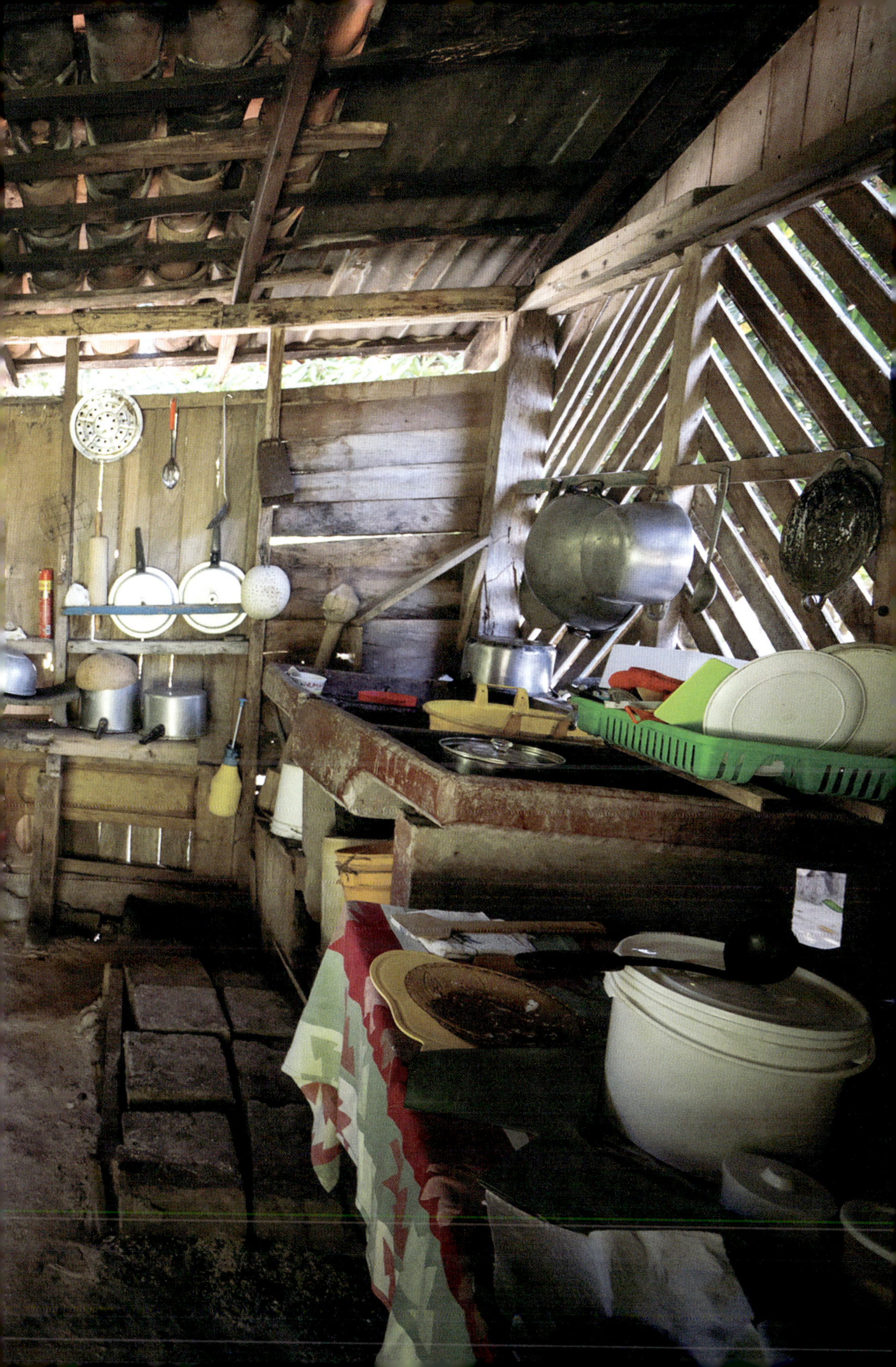

und erlitten seltener jene Knochenbrüche und Hüftfrakturen, wie sie gerade ältere Menschen häufig erleiden.

Unten: Felipa Muñoz genießt den Moment mit ihrer Tochter und ihrer Enkelin. Liebe und Unterstützung in der Familie sind der Schlüssel zu einem langen Leben.

Als wir weitere Hundertjährige in Nicoya trafen, stießen Poulain, Rosero-Bixby und ich auf noch mehr Faktoren, die ihre erstaunliche Langlebigkeit erklären könnten. Es stellte sich heraus, dass das funktionierende soziale Netzwerk der Hundertjährigen, ihr starker Glaube sowie regelmäßige körperliche Aktivität von moderater Intensität ebenfalls eine Rolle spielen. Darüber hinaus spendet das Sonnenlicht eine gesunde Dosis Vitamin D und das Wasser zusätzliches Kalzium – mehr als in anderen Regionen des Landes –, was ihnen kräftigere Knochen und eine geringere Sturzanfälligkeit beschert haben mag.

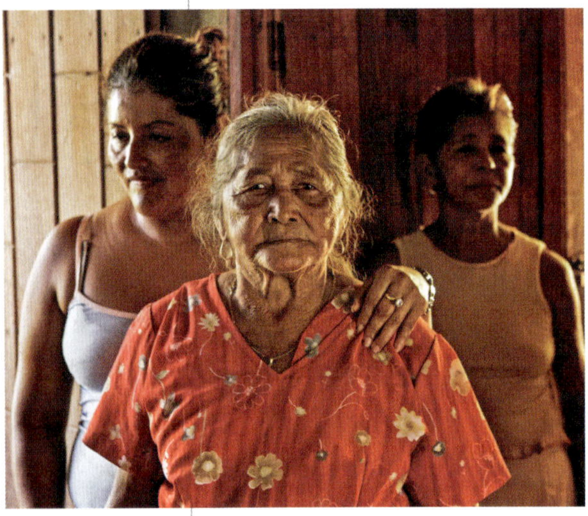

In Folgestudien untersuchte Rosero-Bixby, wie sich die Ernährung und der Lebensstil der Nicoyaner auf ihre Zellgesundheit ausgewirkt haben könnte. Zusammen mit dem Sozialepidemiologen David Rehkopf von der Stanford University und anderen untersuchte er Blutproben von Einwohnern Nicoyas im Alter von 60 oder älter und verglich sie mit Proben anderer Costa-Ricaner. Sie interessierte, ob Abweichungen in den epigenetischen Profilen die Langlebigkeit der Nicoyaner erklären könnten.

Die Epigenetik befasst sich mit molekularen Prozessen, die die Aktivität der Gene bestimmen. Faktoren wie Rauchen, Ernährung und Stress können diese Prozesse beeinflussen und sich auf die Gesundheit und den Alterungsprozess auswirken, wie man weiß. Diese Veränderungen akkumulieren sich im Laufe des Lebens und werden zu zuverlässigen Markern des biologischen Alters in Abgrenzung zum tatsächlichen Alter.

Gegenüber (im Uhrzeigersinn von oben): Ein Bund Culantro, ein mit dem Koriander verwandtes Kraut, sorgt in nicoyanaischen Eintöpfen für kräftige Würze; José Alberto Guevara Pérez Alberto beugt sich auf einem Gemüsemarkt über eine Kiste mit Yuca und violetten Süßkartoffeln. Brotfrüchte sind ein pflanzlicher Ersatz für Fisch in dem Poke-Salat.

Die Forscher fanden heraus, dass die Costa-Ricaner epigenetisch fast sieben Jahre jünger waren als tatsächlich. Bei den Hundertjährigen waren es sogar 13 Jahre. Im Vergleich zu anderen Costa-Ricanern offenbarten die Nicoyaner auch einzigartige epigenetische Muster in ihren Zellen, die weniger Veränderungstypen zeigten als bei ihren Landsleuten, so die Forscher.

In einer verwandten Studie richtete Rehkopf sein Augenmerk auf die Schutzkappen an den Enden der Chromosomen der Nicoyaner. Die sogenannten Telomere nutzen sich mit der Zeit ab, sodass sie als grobe Marker für das biologische Alter dienen können. Wie Rehkopf mir erklärte, zeigten die Telomere der Nicoyaner, dass sie biologisch bis zu einem Jahrzehnt jünger waren als tatsächlich.

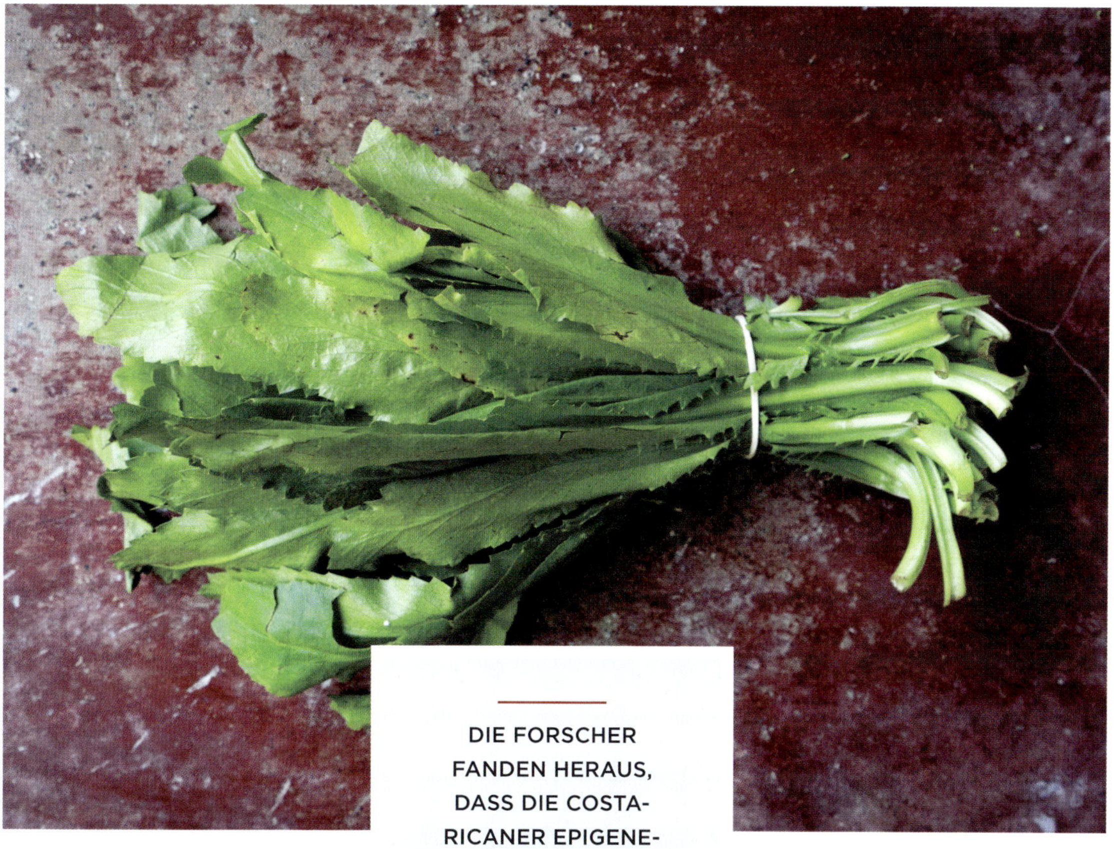

DIE FORSCHER FANDEN HERAUS, DASS DIE COSTA-RICANER EPIGENETISCH FAST SIEBEN JAHRE JÜNGER WAREN ALS TATSÄCHLICH.

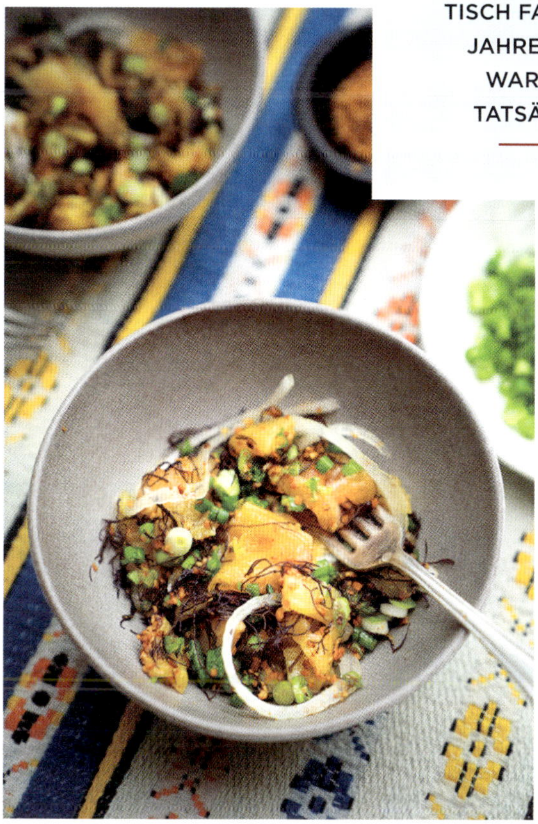

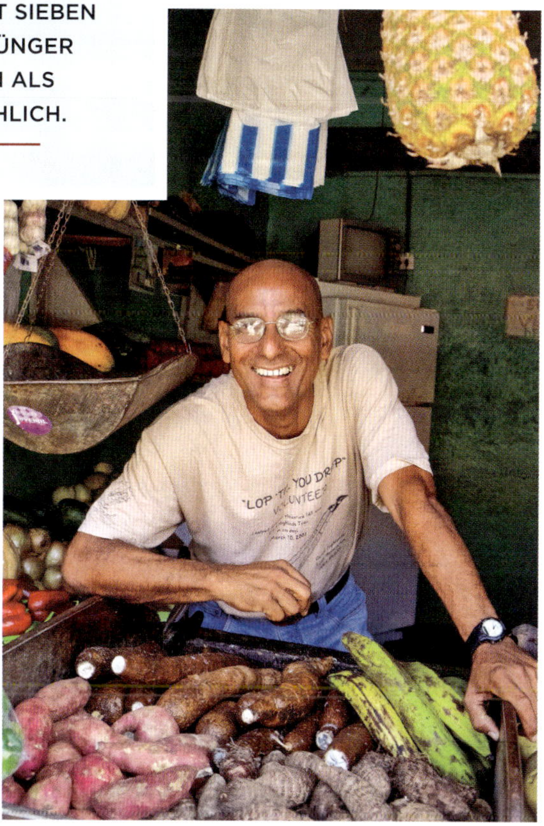

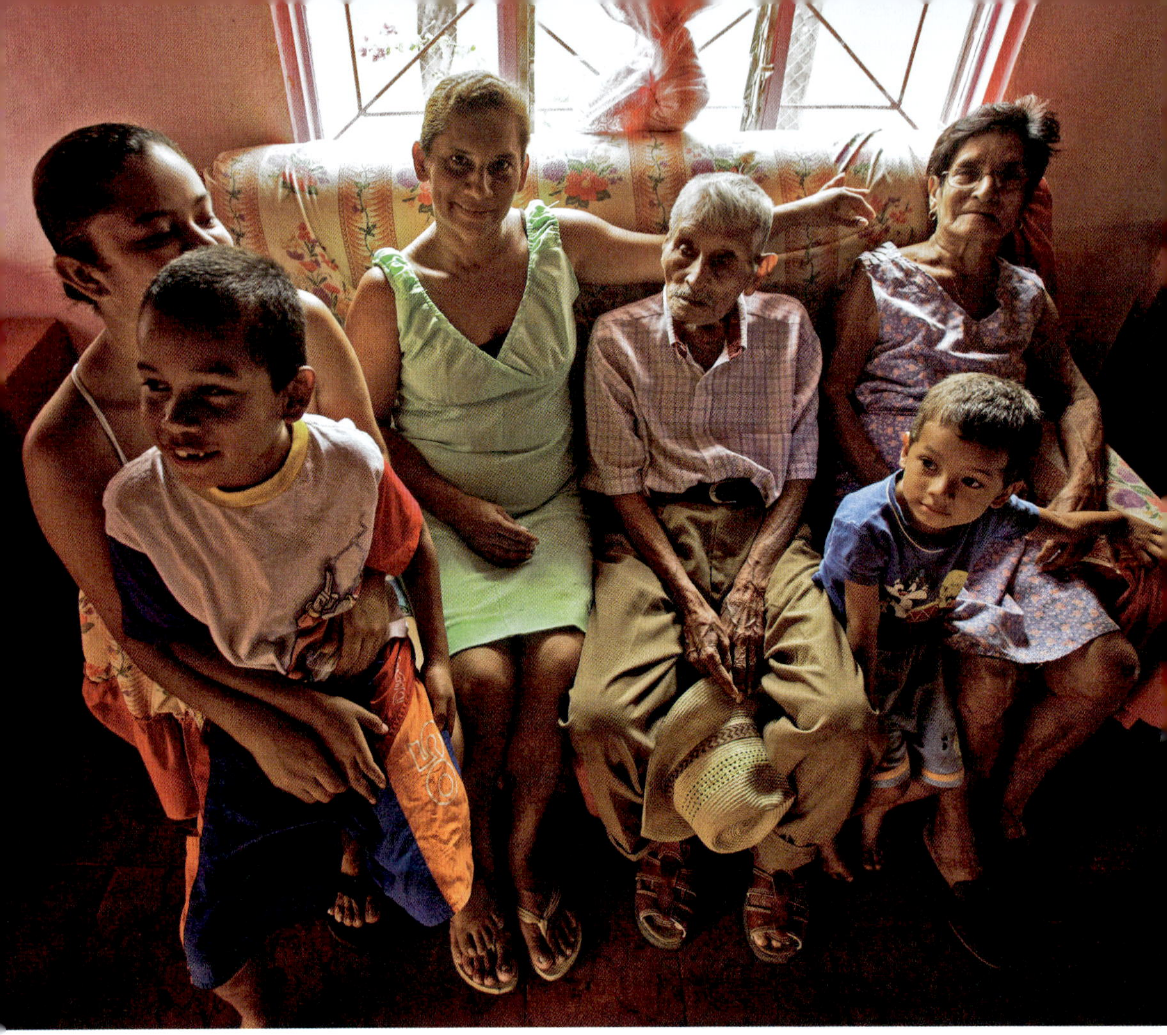

Faustino Dinarte Vallejos, 103, auf einer Couch in seinem Haus, umgeben von fünf Generationen seiner Familie.

Was aber war die Ursache für die verlangsamte Alterung?

»Es gibt viele Faktoren, die unsere Alterung beeinflussen, nicht nur einen«, sagte Rehkopf, als er mich kürzlich in Costa Rica besuchte. »Die Ernährung hat Einfluss auf unsere Epigenetik, wie sich gezeigt hat, insbesondere Ballaststoffe und eine pflanzlich orientierte Ernährung. Stress und soziale Beziehungen spielen ebenfalls eine Rolle. Ich erinnere mich an Gespräche mit Menschen in Nicoya, die angaben, sie seien zufrieden mit dem, was sie hätten und kämen mit Widrigkeiten gut zurecht.«

Unlängst fanden Rosero-Bixby und seine Kollegen neue Hinweise, dass die traditionelle Kost der Nicoyaner – vor allem Getreide wie Reis – einen Teil der Erklärung für die außergewöhnliche Langlebigkeit der Menschen insbesondere der ärmeren Haushalte liefern könnte. Armut ist in Nicoya seit Langem eine tagtägliche Realität, was erklären mag, warum die DNS älterer Menschen in der Region jünger ist, als ihr eigentliches Alter erwarten lässt.

Möglicherweise sind die gesunden Extrajahre der Nicoyaner auch ein glücklicher Nebeneffekt ihrer starken sozialen und familiären Bindungen. Wie wir wissen, baut die Nestwärme einer Familie Stress ab, sie gibt Orientierung und eine positive Grundeinstellung – die Costa-Ricaner nennen es *plan de vida*. Rosero-Bixby und seine Kollegen fanden heraus, dass die Nicoyaner im Allgemeinen seltener allein leben als andere Costa-Ricaner. Und bei denen, die es taten, ging der Telomer-Vorteil verloren.

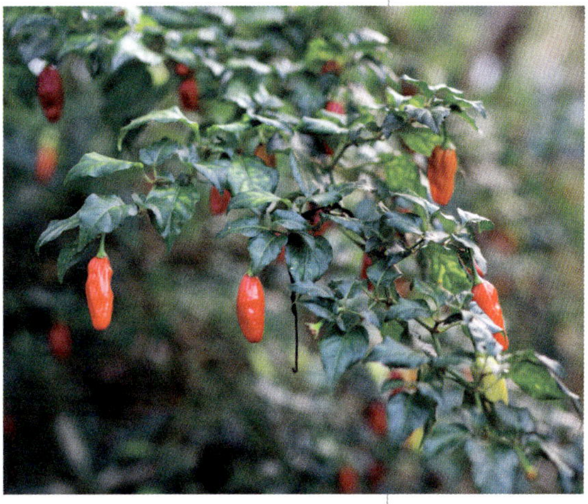

Die Nicoyaner ziehen gern milde rote Chilis in ihren Gärten.

Nach diesen Maßstäben war Venerando López ein reicher Mann. Seine Töchter lebten mit ihren Familien ganz in der Nähe an einer Bergstraße in einer staubigen Siedlung südlich der Stadt Nicoya. Sie hatten weder Strom noch Kühlmöglichkeiten – er und seine Frau Rosa bewahrten ihre Lebensmittel zum Schutz vor Nagetieren in einem Korb auf, der von der Decke baumelte – doch sie hatten sich und ihre Familie. Meistens bekam Venerando nachmittags nach getaner Arbeit Besuch von einer seiner Töchter oder einem oder zwei Enkeln. Oder er saß auf seiner Veranda, hörte den Vögeln zu und dankte Gott, dass er mit seinen 99 noch am Leben ist.

»Ich würde gern noch ein bisschen leben, weil die Welt so schön ist«, sagte er, als wir uns eines späten Vormittags zu ihm auf die Veranda setzten, während Rosa unten bei den Enkeln war. Er trug ein helles, kurzärmeliges Button-Down-Hemd, eine graue Hose und einen grauen Porkpie-Hut. Wenn er lachte, und das tat er oft, entblößte er seine wenigen noch verbliebenen Zähne.

Ich war in Begleitung von Álvaro Salas Chaves, dem ehemaligen Leiter der nationalen Gesundheitsbehörde in Costa Rica. Salas hatte in den späten 1970er-Jahren im Rahmen

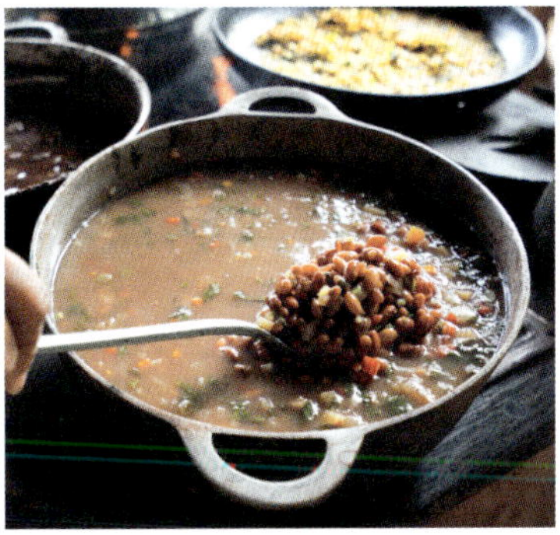

DREI SCHWESTERN: BOHNEN, MAIS, KÜRBIS

Die pflanzlich geprägte Ernährungsweise in Nicoya – kalorien- und fettarm – wurde stark vom Volk der Chorotega beeinflusst, das vor dem Eintreffen der Spanier im frühen 16. Jahrhundert in der Region lebte. Wie andere mesoamerikanische Kulturen setzten auch die Chorotega auf die »drei Schwestern« der traditionellen Landwirtschaft: Bohnen, Mais und Kürbis. Letzterer diente als Bodendecker für die Bohnen, die an den Maisstängeln hochrankten. Die Bohnen banden Stickstoff im Boden, der wiederum den Mais düngte. Wenngleich Reis heute den Kürbis weitgehend ersetzt hat, sind schwarze Bohnen nach wie vor ein Grundnahrungsmittel der Nicoyaner.

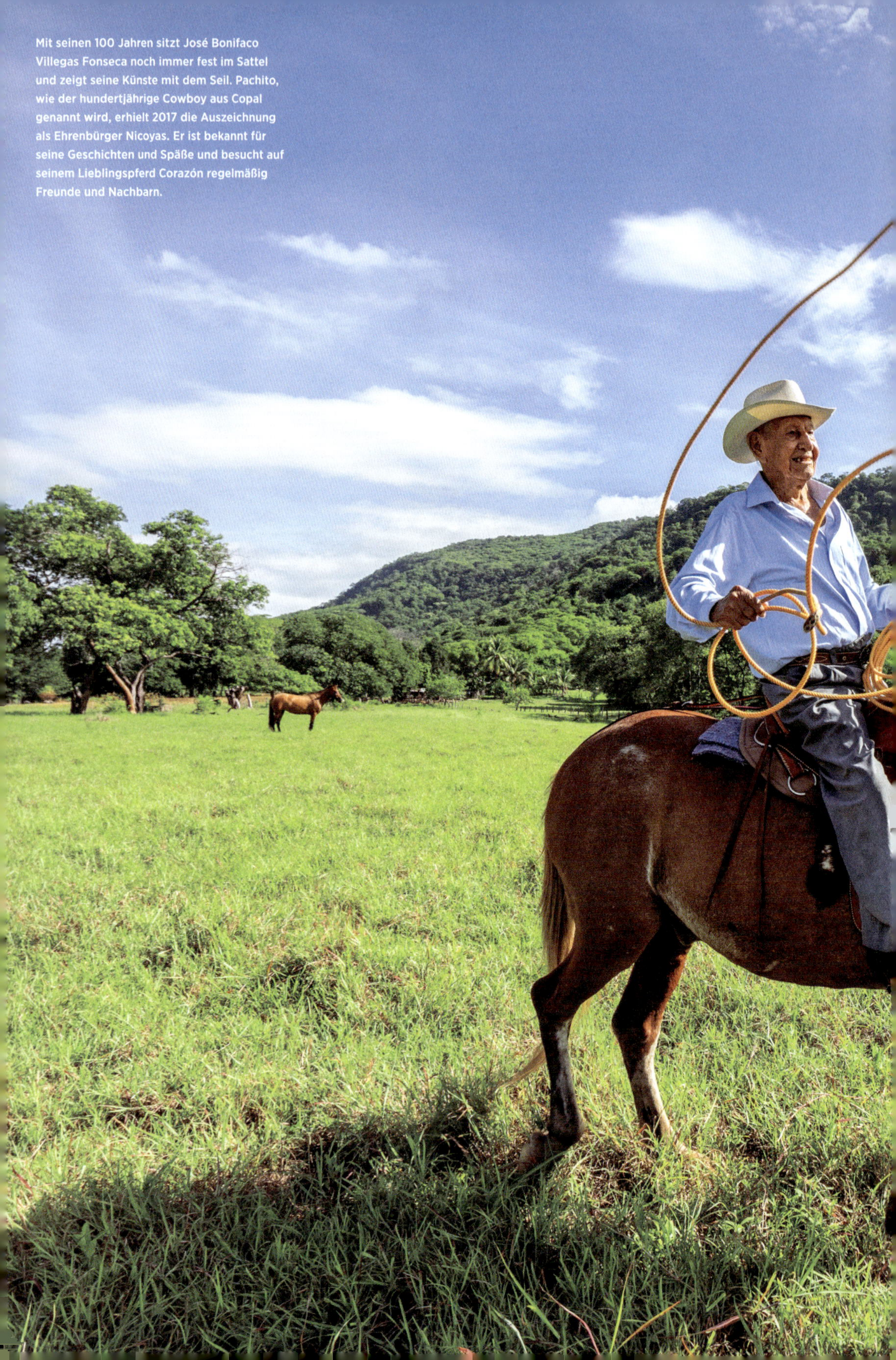

Mit seinen 100 Jahren sitzt José Bonifaco Villegas Fonseca noch immer fest im Sattel und zeigt seine Künste mit dem Seil. Pachito, wie der hundertjährige Cowboy aus Copal genannt wird, erhielt 2017 die Auszeichnung als Ehrenbürger Nicoyas. Er ist bekannt für seine Geschichten und Späße und besucht auf seinem Lieblingspferd Corazón regelmäßig Freunde und Nachbarn.

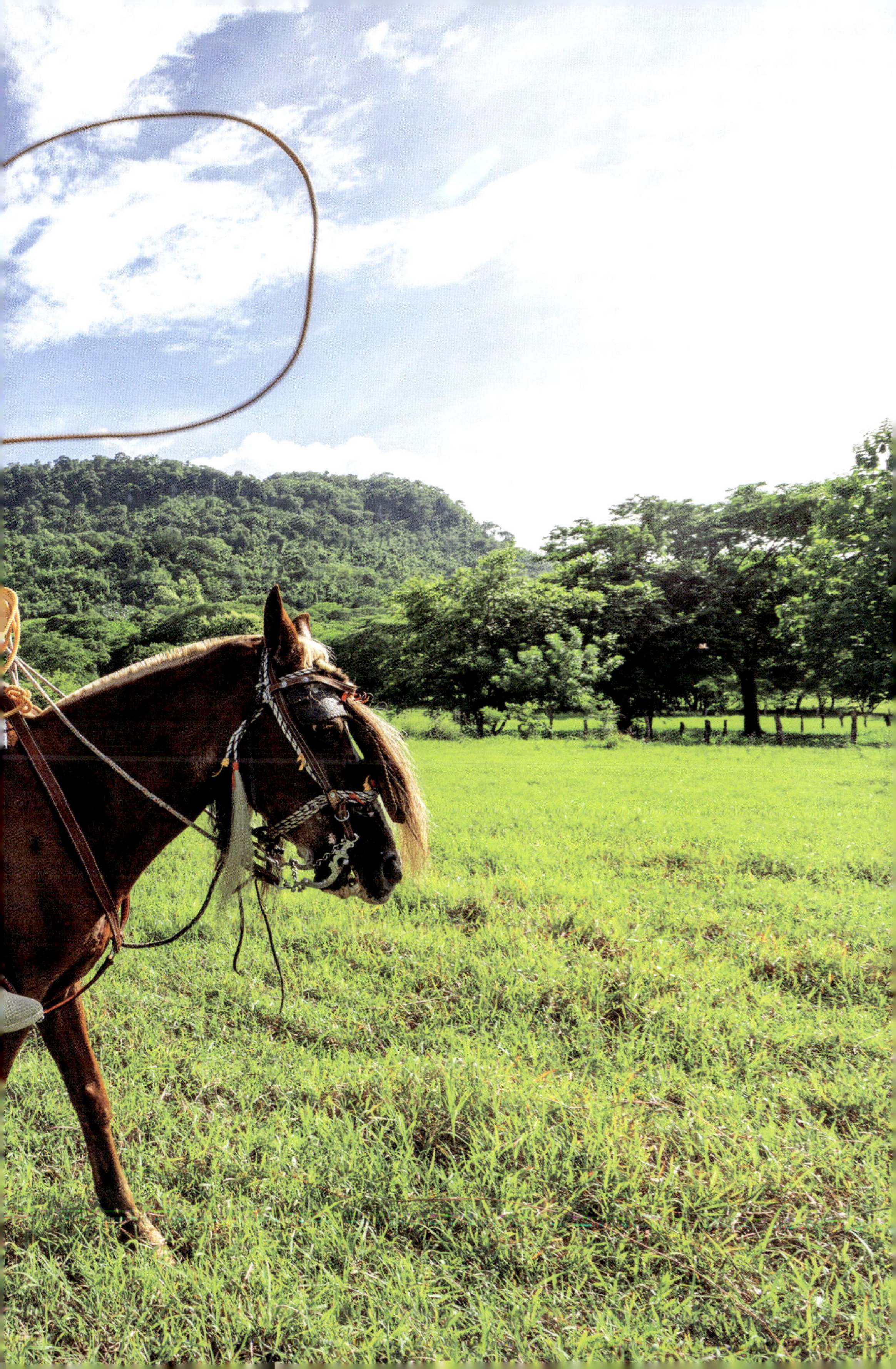

Picadillo de Chayote (Mischgemüse mit Mais und Zwiebeln)

GARZEIT: 20 MINUTEN • FÜR 4 PERSONEN

Picadillo ist das costa-ricanische Wohlfühlessen schlechthin und in ganz Lateinamerika beliebt. Der Name leitet sich vom spanischen »picar« für »hacken« oder »klein schneiden« ab, da sämtliche Zutaten in kleine Stücke geschnitten werden. In Costa Rica wird er durch den Namen der wichtigsten Gemüsesorte ergänzt, beispielsweise *picadillo de ayote* (Kürbis) oder *picadillo de palmito* (Palmherzen).

Picadillo de chayote ist typische und einfache costa-ricanische Hausmannskost, sei es als Tortilla-Füllung oder als herzhafte Mahlzeit mit Suppe und Reis.

1 große Chayote, geschält, entsteint und gewürfelt

3 Maiskolben, Körner abgelöst, oder 175 g TK-Mais

3 rote oder gelbe Paprikaschoten, von Samen und Stielansatz befreit und gewürfelt

½ Zwiebel, abgezogen und gehackt

4 TL gehacktes Koriandergrün oder Culantro (Mexikanischer Koriander)

1 Stange Sellerie, gewürfelt

2 Knoblauchzehen, abgezogen und gehackt

1 TL Achiote-Paste*

Salz und Pfeffer (nach Belieben)

Sämtliche Zutaten mit 250 ml Wasser in einen großen Topf oder eine Schmorpfanne geben und bei mittlerer Hitze 15–20 Minuten garen, bis sich am Boden des Gargeschirrs eine dicke Sauce abgesetzt hat. Nach Belieben mit Salz und Pfeffer abschmecken.

* Achiote ist eine mexikanische Würzpaste, die Zubereitungen eine rote Farbe und eine milde Chilinote verleiht. Man findet sie im lateinamerikanischen Handel oder online. Sie besteht aus Annattosamen und verschiedenen anderen Gewürzen und wird oft in Blockform oder in Gläsern angeboten. Ersatzweise können Sie Paprika- oder mildes Chilipulver mit einem Spritzer Limettensaft verwenden.

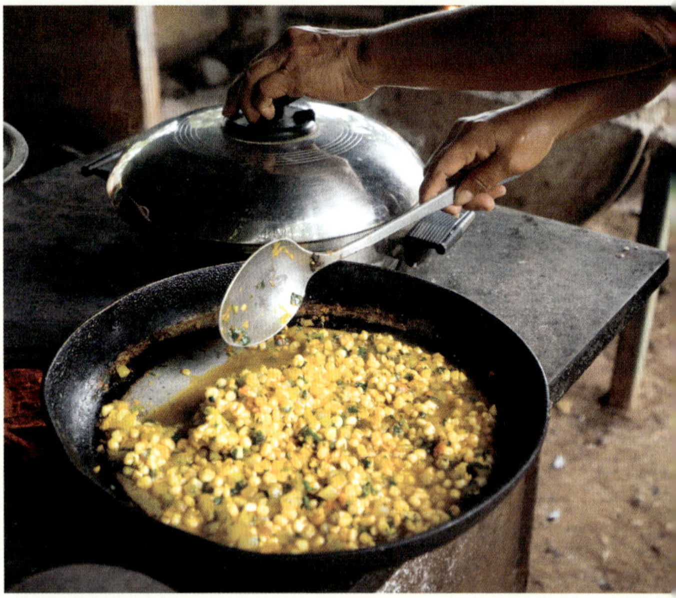

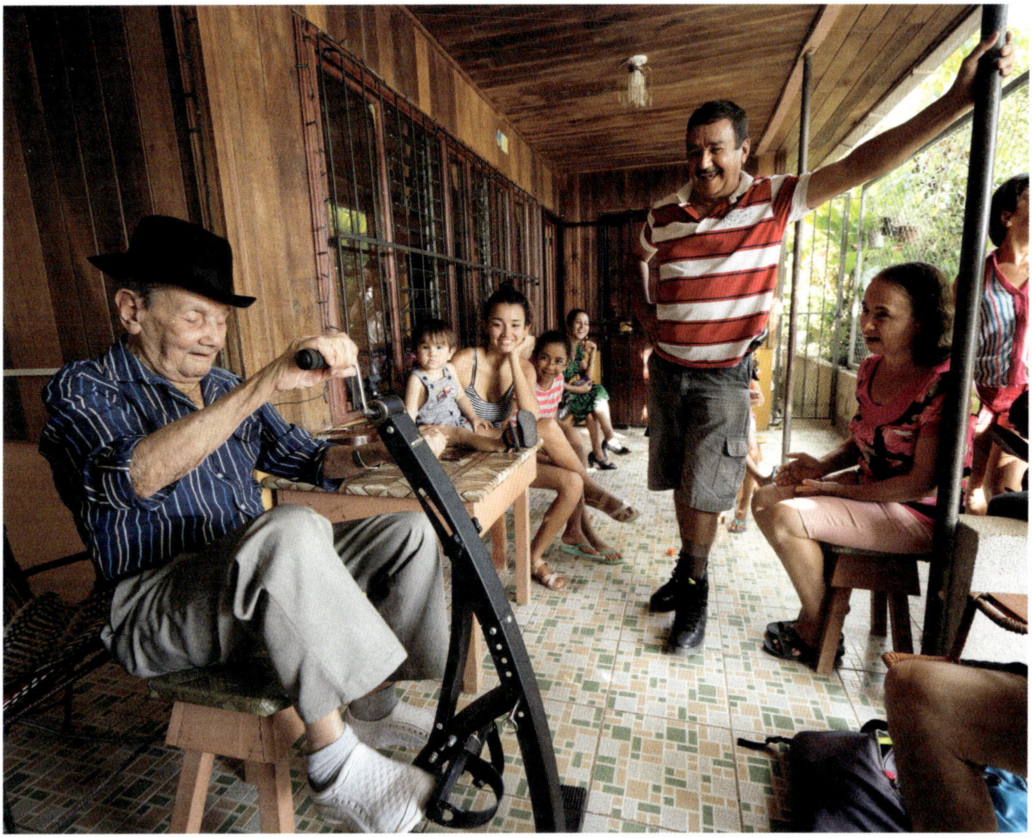

eines von der Regierung geförderten mobilen Gesundheitsprojekts ein Jahr in Nicoya verbracht, das ihn nachhaltig beeindruckt hat. »Damals war es ein ziemlich isolierter Ort«, sagte er. »Es herrschte große Armut.«

Nachdem er sich die Leiter hochgearbeitet hatte, leitete Salas in den 1990er-Jahren eine Initiative zur Schaffung eines neuen ländlichen Gesundheitssystems. Im Rahmen des Programms *Equipos Básicos de Atención Integral Salud* (EBAIS) wurden kleine Teams aus einem Arzt, einer Krankenschwester, einem Protokollführer und einer ausgebildeten Gesundheitskraft gebildet. Jedes Team bekam eine bestimmte Bevölkerungsgruppe zugewiesen, die es zu betreuen hatte, und jeder Haushalt wurde mindestens einmal jährlich aufgesucht. Diese Teams wurden zur vordersten Front in Costa Ricas neuer Kampagne für Gesundheitsvorsorge.

»Wenn Sie mich fragen, macht das Gesundheitswesen 30 bis 40 Prozent der Langlebigkeitsformel in Nicoya aus«, sagte Salas. »Die meisten brauchen hier keinen Chirurgen, sie brauchen Aufklärung, sauberes Wasser und Impfstoffe. Sie brauchen einen ganzheitlichen Ansatz.«

Während wir uns auf der Veranda mit Venerando unterhielten, hörte ich das Brummen eines näherkommenden Motorrads, ich drehte mich um und sah eine Gestalt den

Unter den Augen seiner Familie versucht sich Saúl Guzmán auf seiner Veranda in Hojancha an einem Fitnessgerät.

Feldweg hinauffahren. Es war der örtliche EBAIS-Mitarbeiter, der der Familie einen Besuch abstattete. Nachdem er sein Motorrad abgestellt hatte, kam er mit seinem Rucksack herüber und stellte sich als Wesley Raffael Fonseca Dinarte vor. Während er uns von seinen Visiten erzählte – EBAIS-Mitarbeiter führen täglich bis zu einem Dutzend Hausbesuche durch – maß er Venerandos Blutdruck und stellte ihm ein paar Fragen, um ihn auf Depressionen zu untersuchen.

Fonseca kannte die Krankenakte von Venerando, ebenso wie die aller anderen Bewohner, die er besuchte. Als Teil der proaktiven Vorsorge hat EBAIS ein Auge darauf, wer eine chronische Krankheit oder Behinderung hat und im Alter allein lebt. Er gab Venerando ein Antiparasitikum, das er und Rosa prophylaktisch einnehmen sollten. Und in sanftem, aber bestimmtem Ton erklärte er dem alten Mann, dass das Herdfeuer in der Küche schlecht für die Lunge sei und sie es nach draußen verlegen sollten. Bevor er aufbrach, suchte er in der Nähe des Hauses nach Anzeichen für stehendes Wasser, Brutstellen für Moskitos, die Malaria, Dengue-Fieber oder Zika-Virus übertragen. Dann kehrte er zu seinem Motorrad zurück, auf dem eine kleine Kühlbox mit Impfstoffen, vor allem für Kinder, festgeschnallt war.

Paulina Villegas serviert ihrem hundertjährigen Vater José und ihrem Neffen Sixto ein herzhaftes Frühstück.

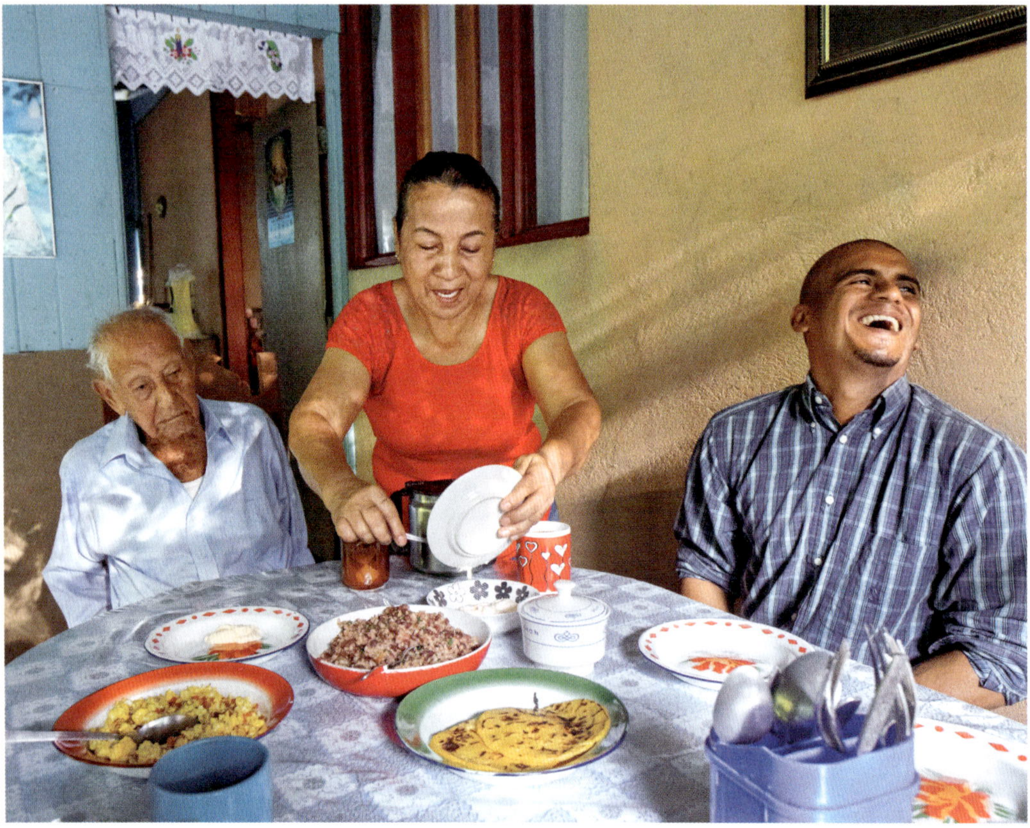

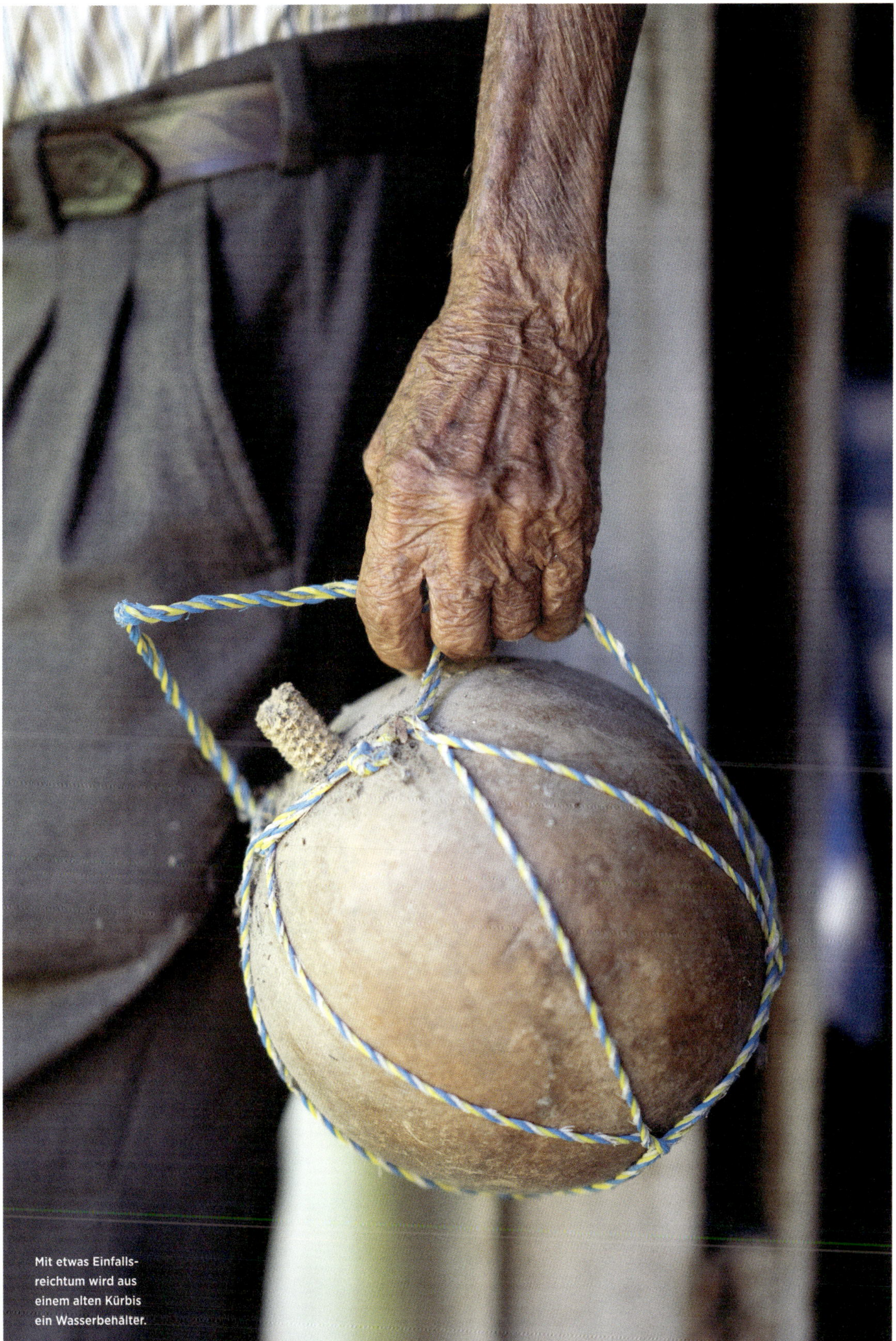

Mit etwas Einfallsreichtum wird aus einem alten Kürbis ein Wasserbehälter.

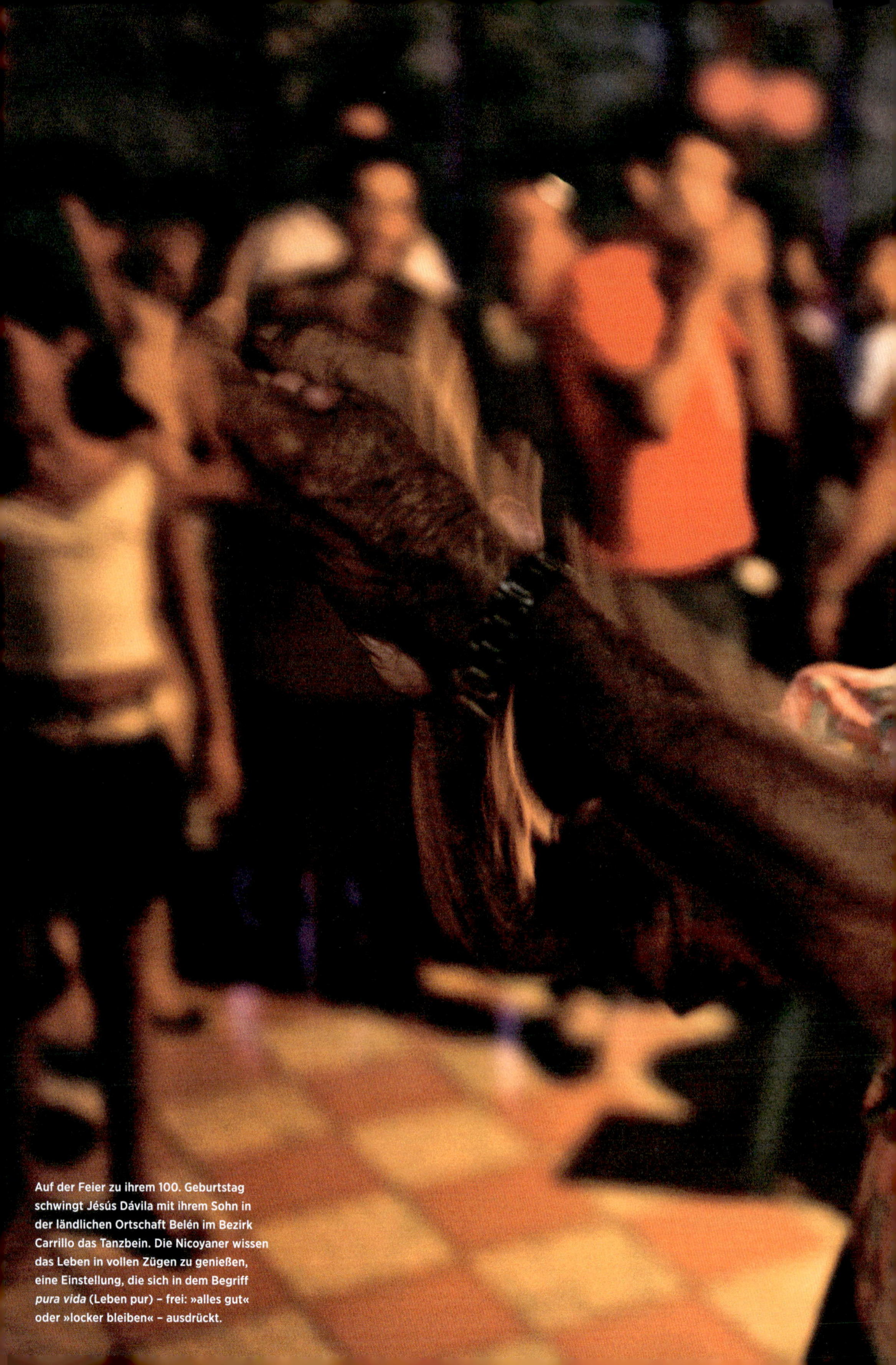

Auf der Feier zu ihrem 100. Geburtstag schwingt Jésús Dávila mit ihrem Sohn in der ländlichen Ortschaft Belén im Bezirk Carrillo das Tanzbein. Die Nicoyaner wissen das Leben in vollen Zügen zu genießen, eine Einstellung, die sich in dem Begriff *pura vida* (Leben pur) – frei: »alles gut« oder »locker bleiben« – ausdrückt.

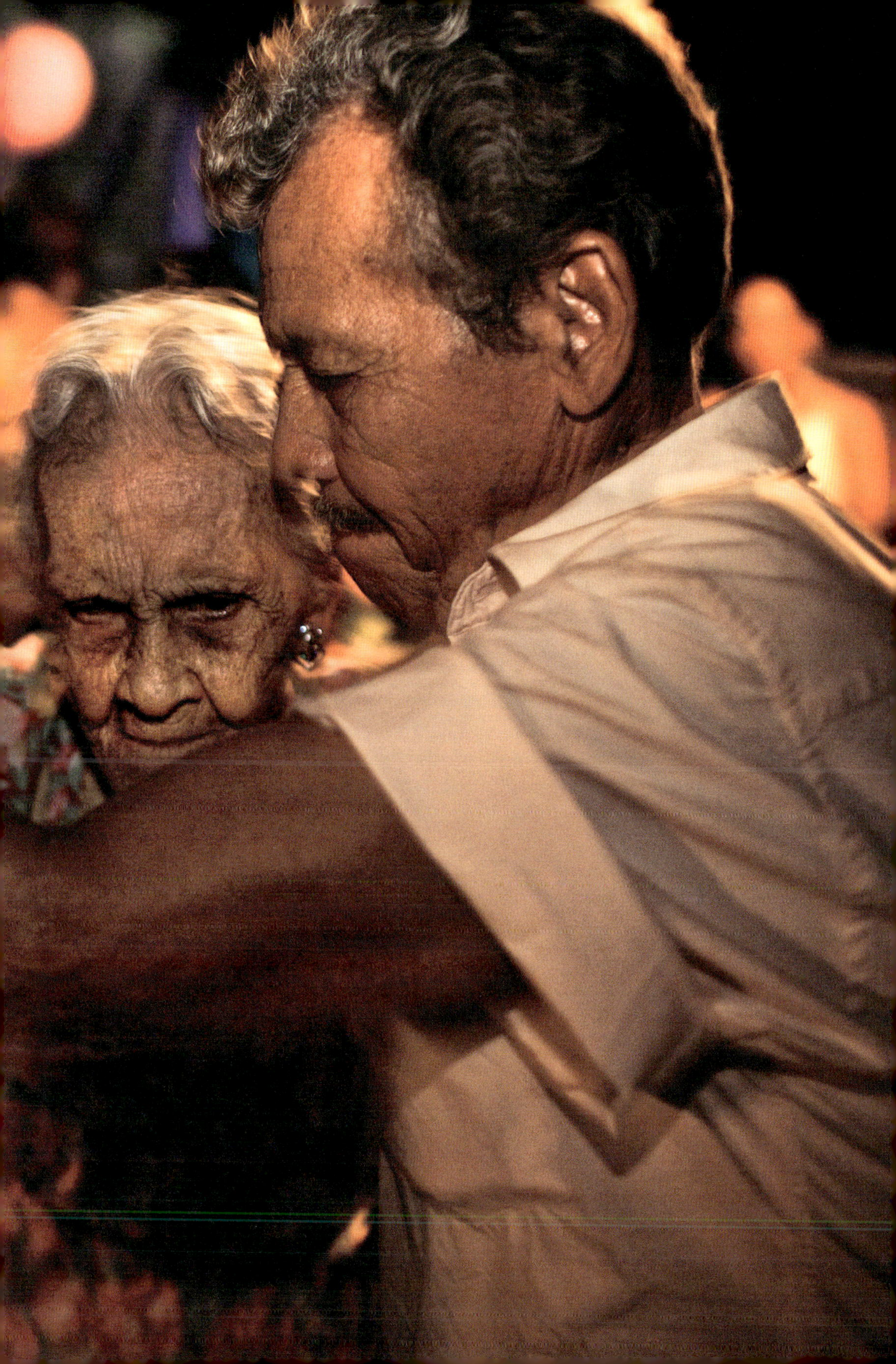

»Was Sie gerade erlebt haben, ist ein Krankenhaus ohne Mauern«, sagte Salas. »Die Idee ist, die Menschen zu erreichen, bevor sie ein Krankenhaus brauchen. Das ist viel einfacher und effektiver.«

Die Gesundheitsvorsorge, die EBAIS in den ländlichen Raum gebracht hat, hat sich für Costa Rica mehr als ausgezahlt. Seit der Gründung von EBAIS sind Todesfälle infolge übertragbarer Krankheiten um 94 Prozent zurückgegangen, die Kindersterblichkeit ist um den Faktor Sieben gesunken und die Lebenserwartung von 66 auf 80 Jahre gestiegen. Jener Politiker, der diese Bewegung maßgeblich vorangetrieben hatte, war derselbe, der Salas die Leitung der nationalen Gesundheitsbehörde übertrug. Sein Name ist José María Figueres, und eines Nachmittags im Jahre 2016 erwartete er mich in einem Restaurant in San José.

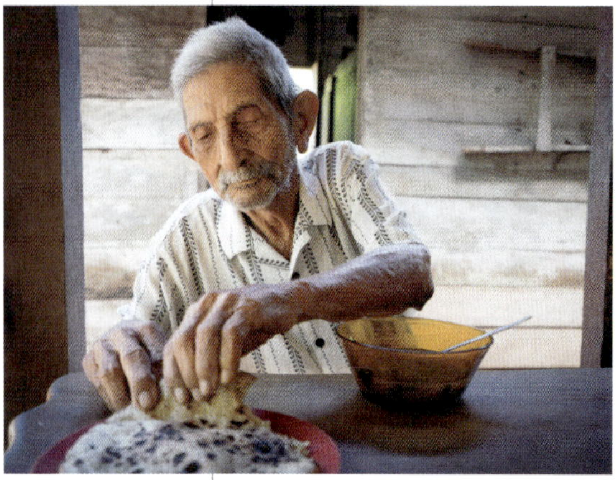

José María Guevara Pizarro, 108, von seinen Freunden Chepe genannt, genießt ein einfaches Mittagessen.

Figueres saß in der Mitte des Saals allein an einem Tisch und trank Tee. Der kleine, tatkräftig wirkende Mann trug ein weißes Guayabera-Hemd und Halbschuhe. Ein brauner Haarkranz rahmte seinen ansonsten glatten Schädel. Als ich seinen Tisch erreichte, schüttelte er mir die Hand, drückte meinen Arm und hieß mich in seinem Land willkommen.

Figueres war erst 39 Jahre alt, als er 1994 als Kandidat der Mitte-Links-Partei PLN (Partei der Nationalen Befreiung) zum Präsidenten gewählt wurde. Sein Vater José Figueres Ferrer hatte 1948 die Revolution angeführt, die den Grundstein für das moderne Costa Rica legte. Der vom Volk »Don Pepe« genannte ältere Figueres war ein Sozialdemokrat, der während seiner drei Amtszeiten die Armee auflöste, Frauen und People of Color in Costa Rica die vollen Bürgerrechte gewährte, die Banken verstaatlichte, die Reichen besteuerte sowie das Gesundheits- und Bildungssystem ausbaute.

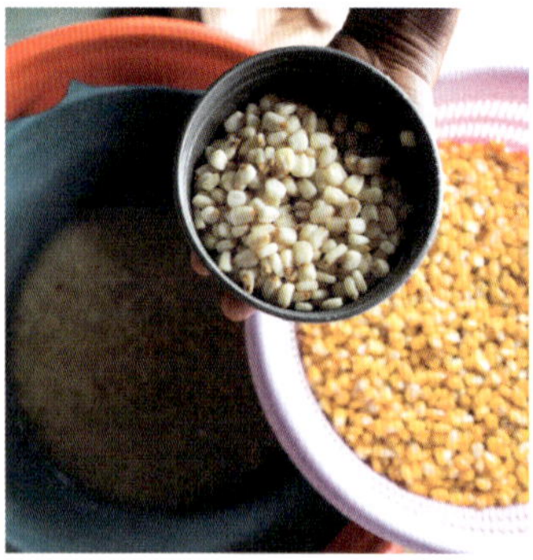

NIXTAMAL

Bevor der Mais gemahlen und zu Tortillas verarbeitet werden kann, wird er in Kalziumhydroxid – Kalk und Wasser – eingeweicht, gewaschen und von den Hüllblättern befreit. Durch dieses Verfahren werden die Körner mit Kalzium angereichert und die Aminosäuren für den Organismus aufgeschlossen. Der so vorbereitete Mais wird nun zu Nixtamal zermahlen, auch Masa Harina genannt. In Kombination mit Bohnen und Reis und garniert mit Paprika, Zwiebeln und Knoblauch wird die Maistortilla zu einer vollwertigen Mahlzeit für den ganzen Tag, reich an Kalzium, Eiweiß und Niacin. Dennoch nimmt der Nicoyaner im Durchschnitt 25 Prozent weniger Kalorien zu sich als ein US-Amerikaner.

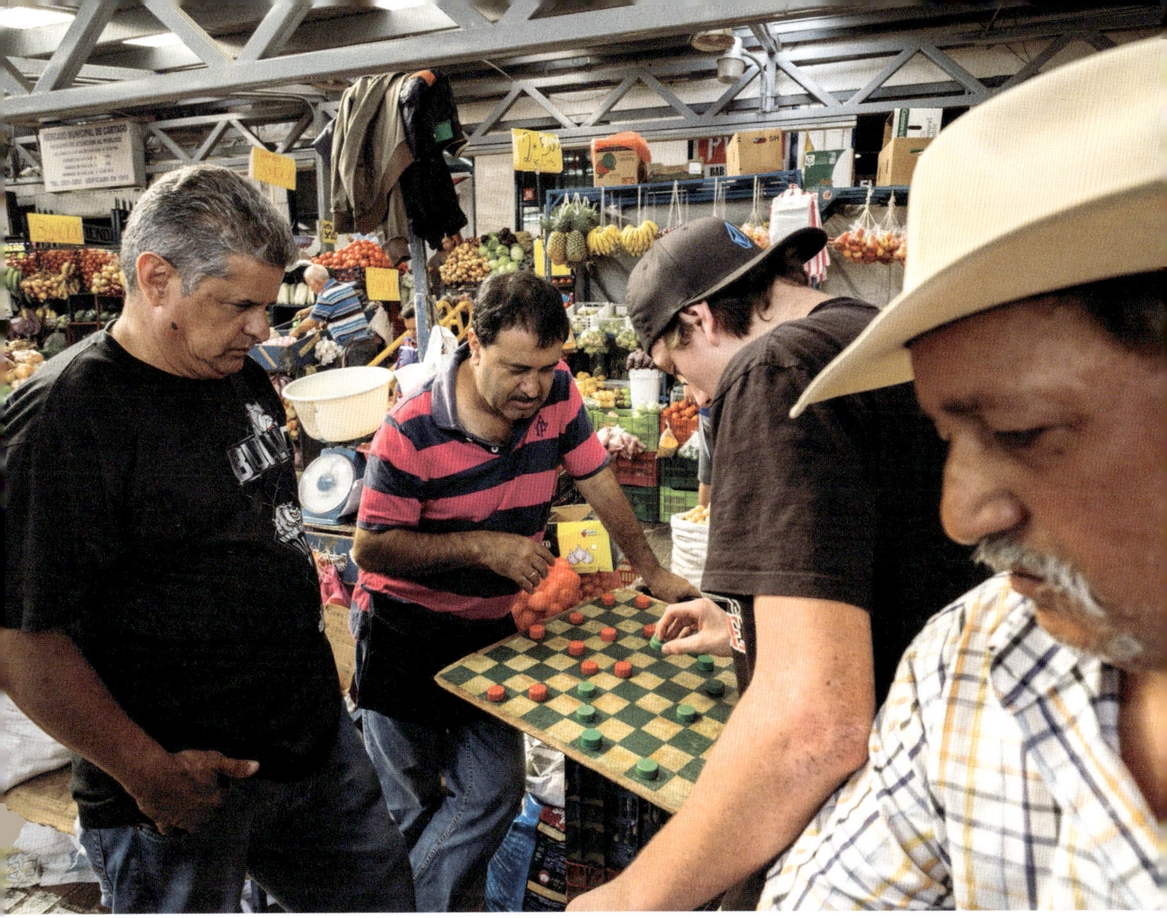

»Mein Vater war Autodidakt«, sagte Figueres. »Ihm schwebten staatliche Programme vor, die gleiche Bedingungen für alle schaffen und Chancen für jedermann eröffnen.«

Während wir uns unterhielten, kamen immer wieder Leute an unseren Tisch, um dem Ex-Präsidenten für seine Verdienste um das Land zu danken; er schien sich zu freuen. »Wir haben eine im Sozialverhalten ausgesprochen egalitär eingestellte Gesellschaft in Costa Rica. In diesem Land redet jeder mit jedem«, sagte er.

Das EBAIS-System entstand in einem ähnlichen egalitären Geist, mit dem Ziel, die Gesundheitsversorgung in der gleichen Qualität in die ländlichen Gegenden zu tragen, wie sie in den Städten zu finden ist. »Als wir EBAIS vor 20 Jahren ins Leben riefen, war die Idee, die Landkarte Costa Ricas in viele kleine Gebiete von jeweils 2500 bis 4000 Einwohner aufzuteilen«, so Figueres. »Würden Sie eine der EBAIS-Kliniken aufsuchen und auf dem Gebäude eine rote Fahne sehen, hält sich dort jemand mit einer koronaren Erkrankung auf. Eine blaue Fahne bedeutet, dass eine Person an Bluthochdruck leidet, eine gelbe, dass die Person Diabetes hat. Ziel war es, dass sich die Teams morgens in den EBAIS-Einrichtungen um die Menschen kümmern und am Nachmittag zu Hausbesuchen in den Gemeinden aufbrechen. Wie früher der Hausarzt.«

Alejandro Zuñiga (links), bekannt als Chamber, sieht zu, wie seine Kollegen auf dem städtischen Markt in Cartago Dame spielen.

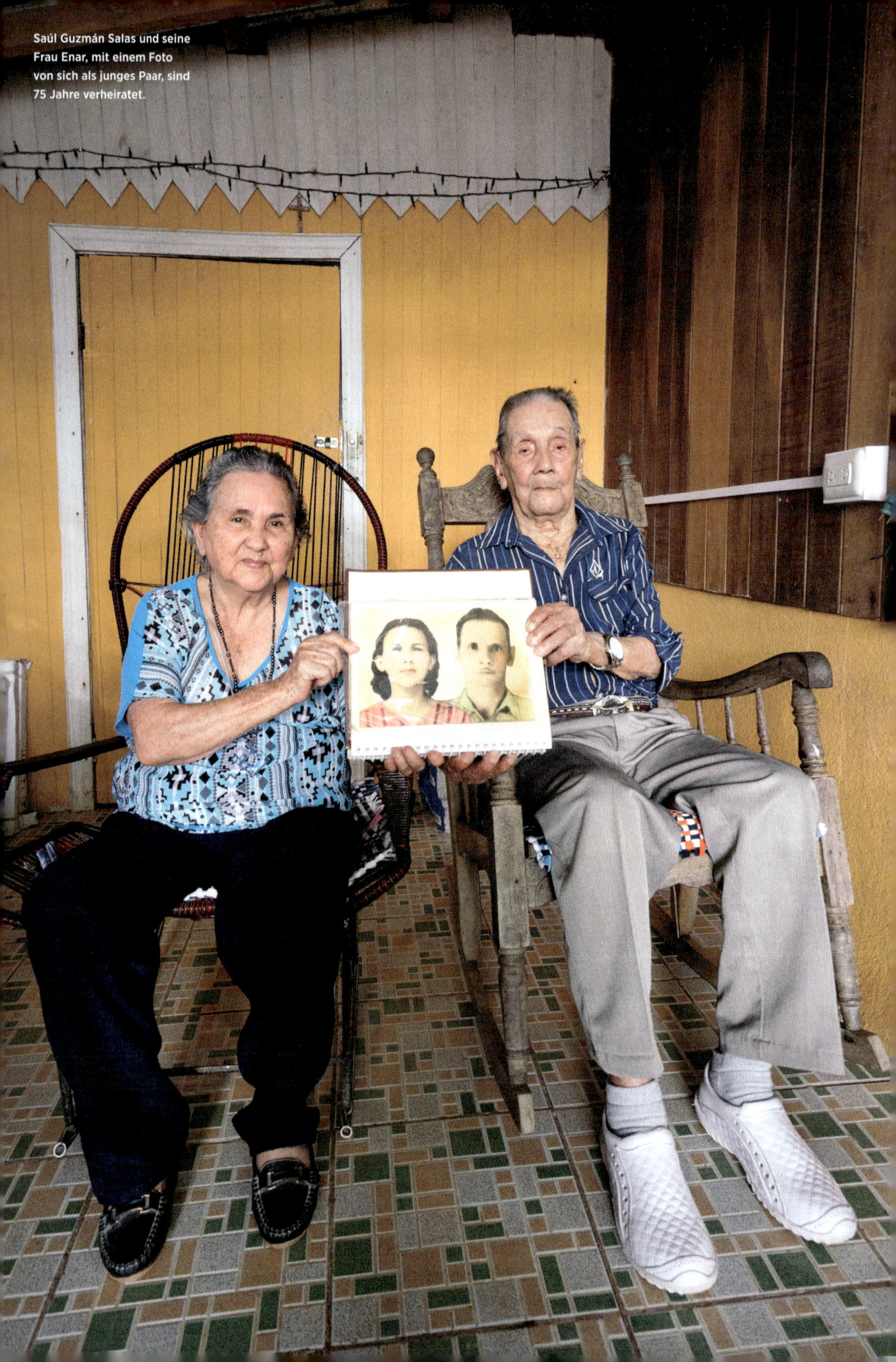

Saúl Guzmán Salas und seine Frau Enar, mit einem Foto von sich als junges Paar, sind 75 Jahre verheiratet.

»Könnte so ein System auch in den Vereinigten Staaten funktionieren?«, fragte ich.

»Nein«, antwortete er. »Weil dort die Anreize genau entgegengesetzt sind. In den USA sind sie darauf ausgerichtet, die Kosten in die Höhe zu treiben, weil dabei alle gewinnen – außer der erkrankten Person. Bei uns liegt der Schwerpunkt seit Jahren auf Prävention, denn Ziel einer guten Gesundheitspolitik sollte sein, dass die Menschen gar nicht erst krank werden. Wenn wir einen 60-Jährigen vor einer Erkältung bewahren, kann sie nicht zur Lungenentzündung werden, die ihn für 1500 Dollar pro Nacht ins Krankenhaus bringt.«

Nach meinem Gespräch mit Figueres hatte ich das Gefühl, dass sich die Teile im costa-ricanischen Puzzle immer mehr fügten. Da war die einfache, pflanzliche Küche der Nicoyaner, der lebenslange Arbeitseifer selbst der ältesten Einwohner, ihr Glaube an Gott, der starke familiäre Zusammenhalt und nun auch noch das präventive Gesundheitssystem, das sie vor dem Krankenhaus bewahrte.

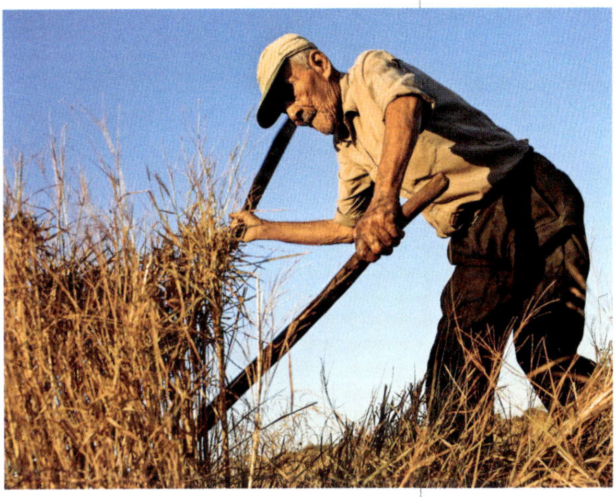

Auch für Hundertjährige mit eigener Landwirtschaft endet die Arbeit nie.

Wie Rosero-Bixby kürzlich errechnete, ist das Phänomen der Langlebigkeit in Nicoya leider rückläufig. Lebten vor 1910 geborene Männer noch 6,4 Jahre länger als ihre costa-ricanischen Landsleute, ist es bei Männern, die in den 1940er-Jahren geboren wurden, gerade mal noch ein halbes Jahr. Nicht nur das: Auch das Gebiet der Blue Zone ist geschrumpft und beschränkt sich jetzt auf eine Region, die von den Städten Nosara und Samara Beach an der Küste und Hojancha im Norden begrenzt wird. Die größeren Städte auf der Halbinsel sind nicht mehr Teil der Blue Zone Nicoyas.

Das überrascht mich nicht. Die gleichen Kräfte, die auf Sardinien und Okinawa traditionelle Lebensformen verdrängen – neue Straßen, moderne Kommunikation, Tourismus, die Invasion des Junkfoods, die sozialen Medien – sind auch in Nicoya am Werk. Unter dem Banner des Fortschritts gerät dieses einzigartige Amalgam aus Entbehrung, harter Arbeit, Gottesfürchtigkeit, familiärem Zusammenhalt in den kulturellen Reißwolf.

Doch noch nicht überall in Nicoya.

Zurück in Don Ramiros Haus südlich von Santa Cruz hielt der Hundertjährige gerade Hof mit seinen Enkelinnen Melisa, 30, und Krisia, 22, sowie seinem Urenkel, dem vierjährigen Isaac. Während sie unter einem hölzernen Vordach in seinem Garten saßen, huschten ein paar Hühner vorbei. Er deutete auf seine Familie und lächelte.

»Darum bin ich noch hier«, sagte er. »Sie machen mich glücklich.«

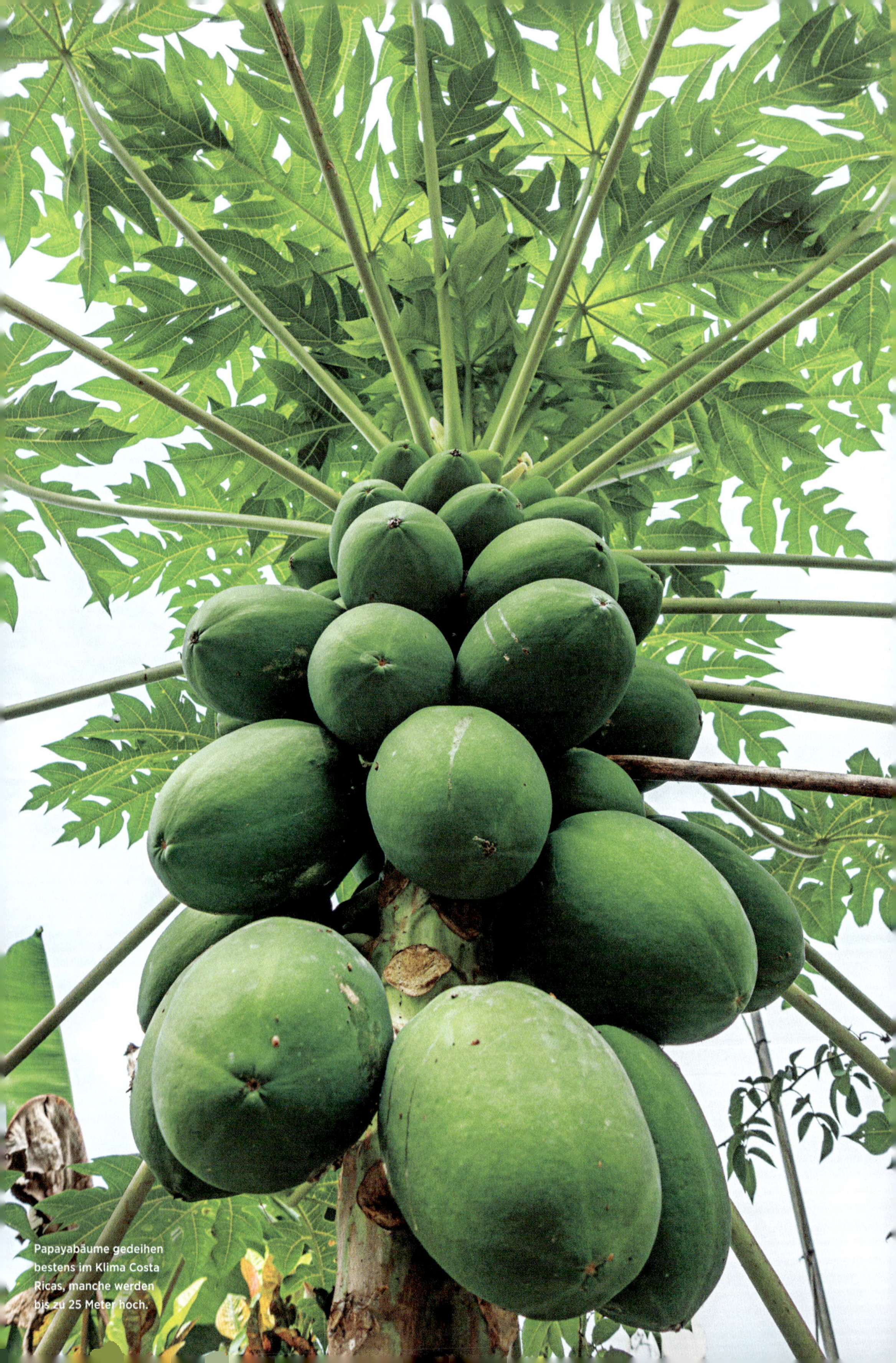

Papayabäume gedeihen bestens im Klima Costa Ricas, manche werden bis zu 25 Meter hoch.

Nicoyas Zutaten für ein langes Leben

Unter den Favoriten auf dem costa-ricanischen Esstisch stechen Mais und schwarze Bohnen als Superfood besonders hervor. Maistortillas liefern komplexe Kohlenhydrate mit reichlich Vitaminen, Mineralien und Ballaststoffen, während schwarze Bohnen mehr Antioxidantien enthalten als jede andere Bohnensorte. Zusammen liefern sie sämtliche Aminosäuren, die unser Körper braucht. In der traditionellen Ernährung Nicoyas entfielen 80 Prozent der täglichen Kalorienzufuhr auf verschiedene Formen von Kohlenhydraten, einschließlich Getreide, die etwa 26 Prozent davon ausmachten. Die restlichen 20 Prozent setzten sich zu etwa gleichen Teilen aus Proteinen und Fetten zusammen. Ananas und Papaya aus eigenem Anbau garantierten für die ganzjährige Versorgung mit pflanzlichen Produkten.

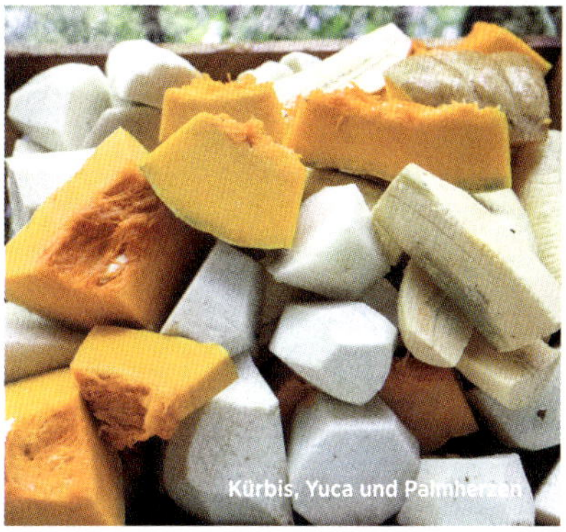

Kürbis, Yuca und Palmherzen

CULANTRO | Das auch als Mexikanischer Koriander bekannte Culantro ist mit dem Echten Koriander verwandt, jedoch kräftiger im Geschmack. Es ist reich an Kalzium, Eisen und Riboflavin.

CHILERO-SAUCE | Die vermutlich beliebteste Würzsauce in Costa Rica verleiht Gerichten dank dem Essig einen probiotischen Schub. Und durch die Chilis hat Chilero antioxidative und antibakterielle Eigenschaften.

KORIANDERGRÜN | Es findet in der Küche Nicoyas reichlich Verwendung, senkt den Blutzuckerspiegel und verringert das Risiko von Herz-Kreislauf-Erkrankungen. Zudem fördert es die Verdauung.

KOKOSNUSS | Kokos ist eine gute Quelle für gesunde gesättigte Fette, die den Fettstoffwechsel ankurbeln. Außerdem erhöht es den Spiegel des (guten) HDL-Cholesterins, das mit einem geringeren Risiko von Herzerkrankungen in Verbindung gebracht wird.

KÜRBIS | Die Vertreter aus der Familie Cucurbitaceae (Kürbisgewächse) sind bekannt für ihren hohen Gehalt an Carotinoiden und in zahlreichen Sorten erhältlich.

MAISMEHL | Nixtamal wird für die Zubereitung von Tortillas verwendet und morgens, mittags und abends konsumiert.

PAPAYA | Die Bäume gedeihen in Nicoya fast wie Unkraut. Das gehaltvolle Fruchtfleisch der Papaya enthält die Vitamine A, C und E sowie das entzündungshemmende Papain.

SCHWARZE BOHNEN | Sie sind reich an Ballaststoffen und Eiweiß, tragen zur Senkung des Cholesterinspiegels bei und fördern die Verdauung.

YUCA | Auch als Maniok bekannt, ist Yuca eine gute Quelle für Vitamin C und Antioxidantien, ein echtes Kraftpaket zur Stärkung der Immunabwehr von Infektionen und Viren.

Später, wenn es sich abgekühlt haben würde und seine Familie nach Hause ging, wollte er Holz für sein Herdfeuer hacken und vielleicht eine Kleinigkeit für später zubereiten. Am späten Nachmittag dann, wenn die Sonne tief stand, würde er wieder aufs Pferd steigen, um noch einmal sein Vieh zu treiben und mit Wasser zu versorgen.

Auf dem Weg zur Farm würde er vielleicht den Umweg durchs Dorf nehmen, am Haus einer jungen Frau vorbei, die er attraktiv fand, sagte er. Wenn er Glück hatte, saß sie auf der Veranda und er konnte ihr zuwinken.

»Wenn die Augen nichts sehen, fühlt auch das Herz nichts«, erklärte er. Ich verstand es so: »Wer aufhört zu schauen, hört auf zu leben.«

Unten: Der 106-jährige Chepe mit Dan beim Essen.

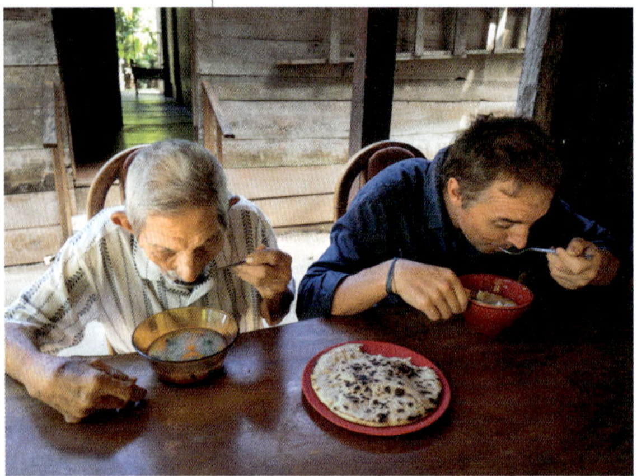

Seit dem Tod seiner Frau vor vielen Jahren hatte Don Ramiro sieben Novias (Freundinnen), erzählte er. Ab und zu gönnte er sich in einer Dorfbar einen Johnnie Walker Black. Manchmal tanzt er auch.

Könnte es ein weiteres Geheimnis seines langen Lebens sein?

Ich erinnerte mich an das, was Rosero-Bixby bei unserem ersten Besuch in Nicoya erzählt hatte. Wir hatten über Sterblichkeitsraten, Umfragedaten und andere akademische Themen gesprochen und ich hatte ihn gefragt, ob es noch eine andere Erklärung für die hohe Lebenserwartung der Männer in dieser Region geben könnte.

Er saß am Steuer und warf mir einen Blick zu. »Wissen Sie, wir in Lateinamerika nehmen die Ehe sehr ernst. Einmal verheiratet ist der Druck groß, es ein Leben lang zu bleiben. Aber hier ...« Er zögerte. »Nun, die Männer haben hier eine recht liberale Einstellung zum Sex. Sie haben viele Sexualpartner im Laufe ihres Lebens.«

Sex und ein langes Leben? Das war neu.

Gegenüber (im Uhrzeigersinn von oben links): »Wir essen, was Gott uns gibt«, sagt María Norberta Marchena Díaz, 107. In Nicoya heißt das meist schwarze Bohnen, Süßkartoffeln und anderes Gemüse. Ein fester Glaube trägt ebenfalls zu einem langen Leben bei.

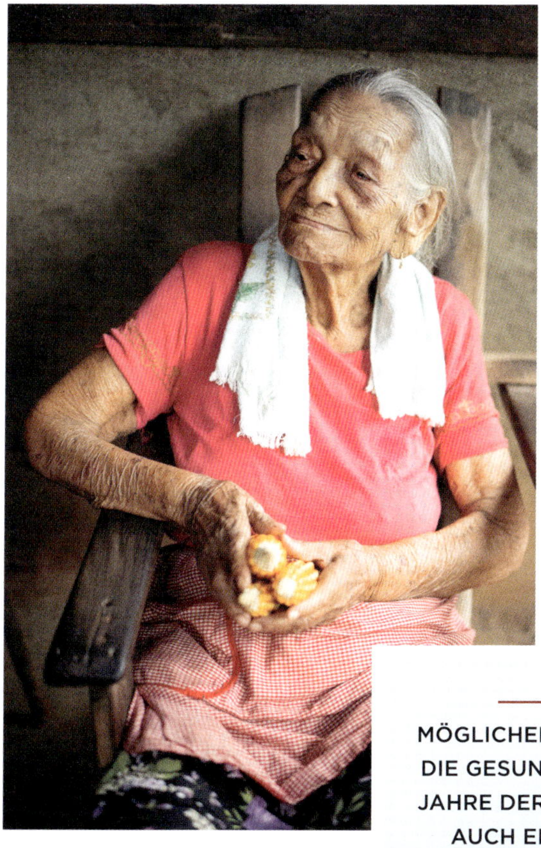

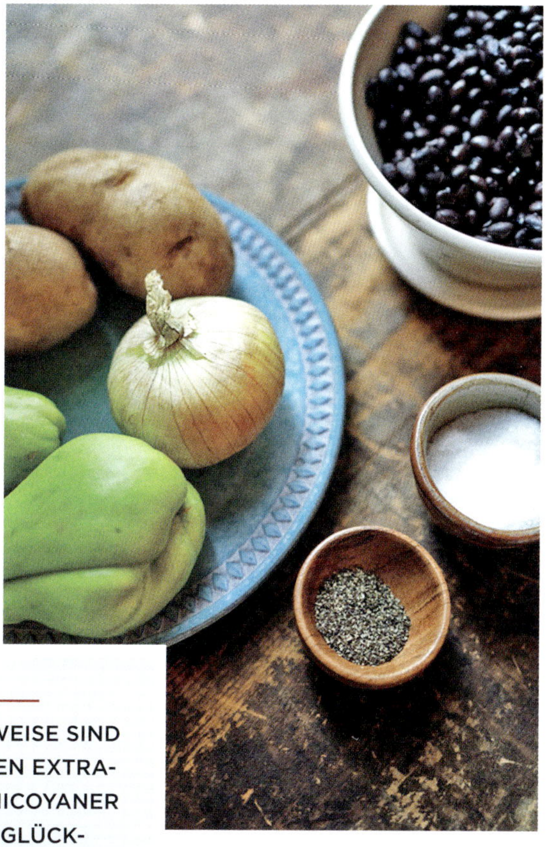

MÖGLICHERWEISE SIND DIE GESUNDEN EXTRAJAHRE DER NICOYANER AUCH EIN GLÜCKLICHER NEBENEFFEKT IHRER STARKEN SOZIALEN UND FAMILIÄREN BINDUNGEN.

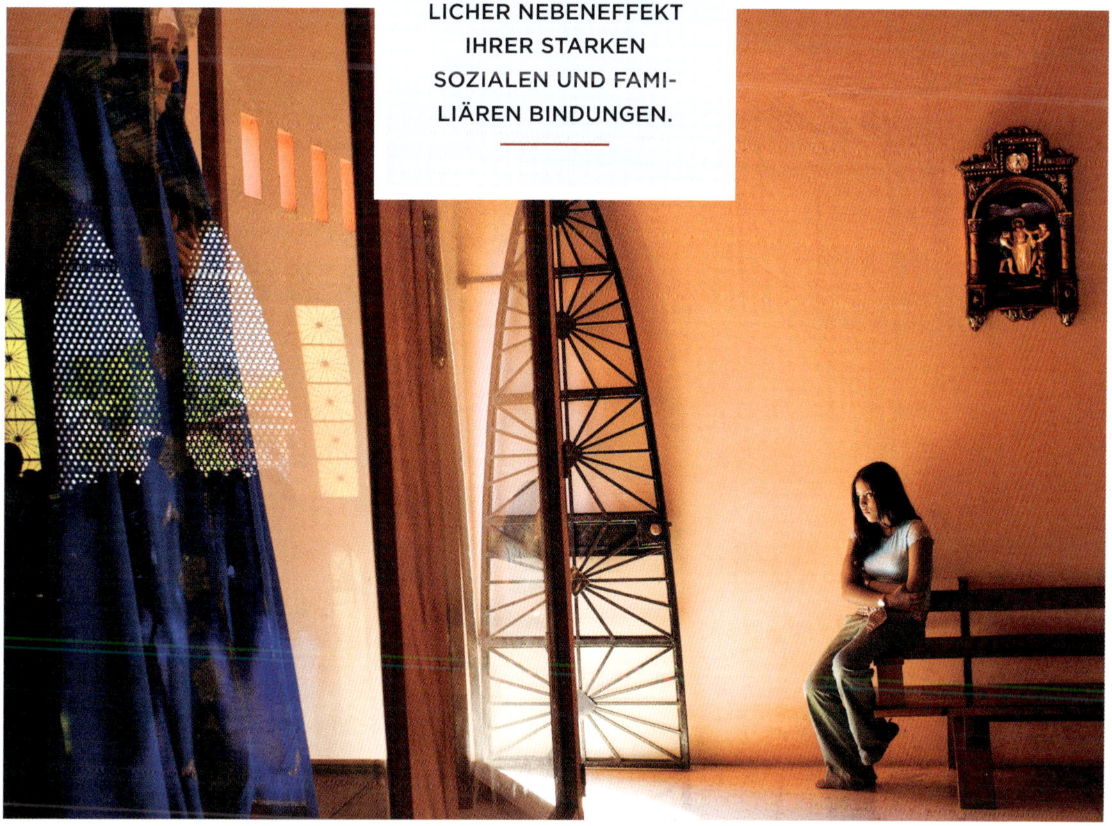

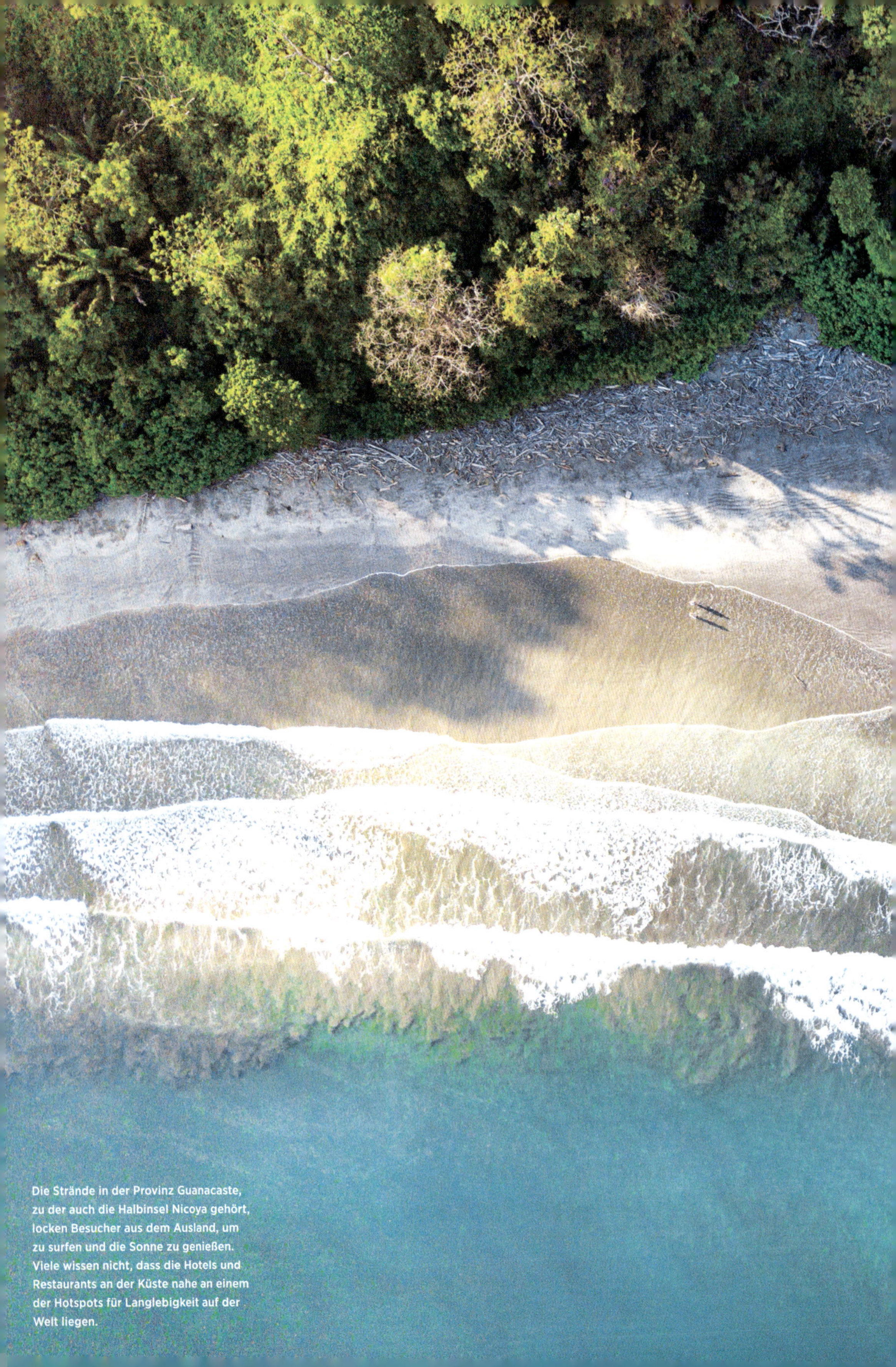

Die Strände in der Provinz Guanacaste, zu der auch die Halbinsel Nicoya gehört, locken Besucher aus dem Ausland, um zu surfen und die Sonne zu genießen. Viele wissen nicht, dass die Hotels und Restaurants an der Küste nahe an einem der Hotspots für Langlebigkeit auf der Welt liegen.

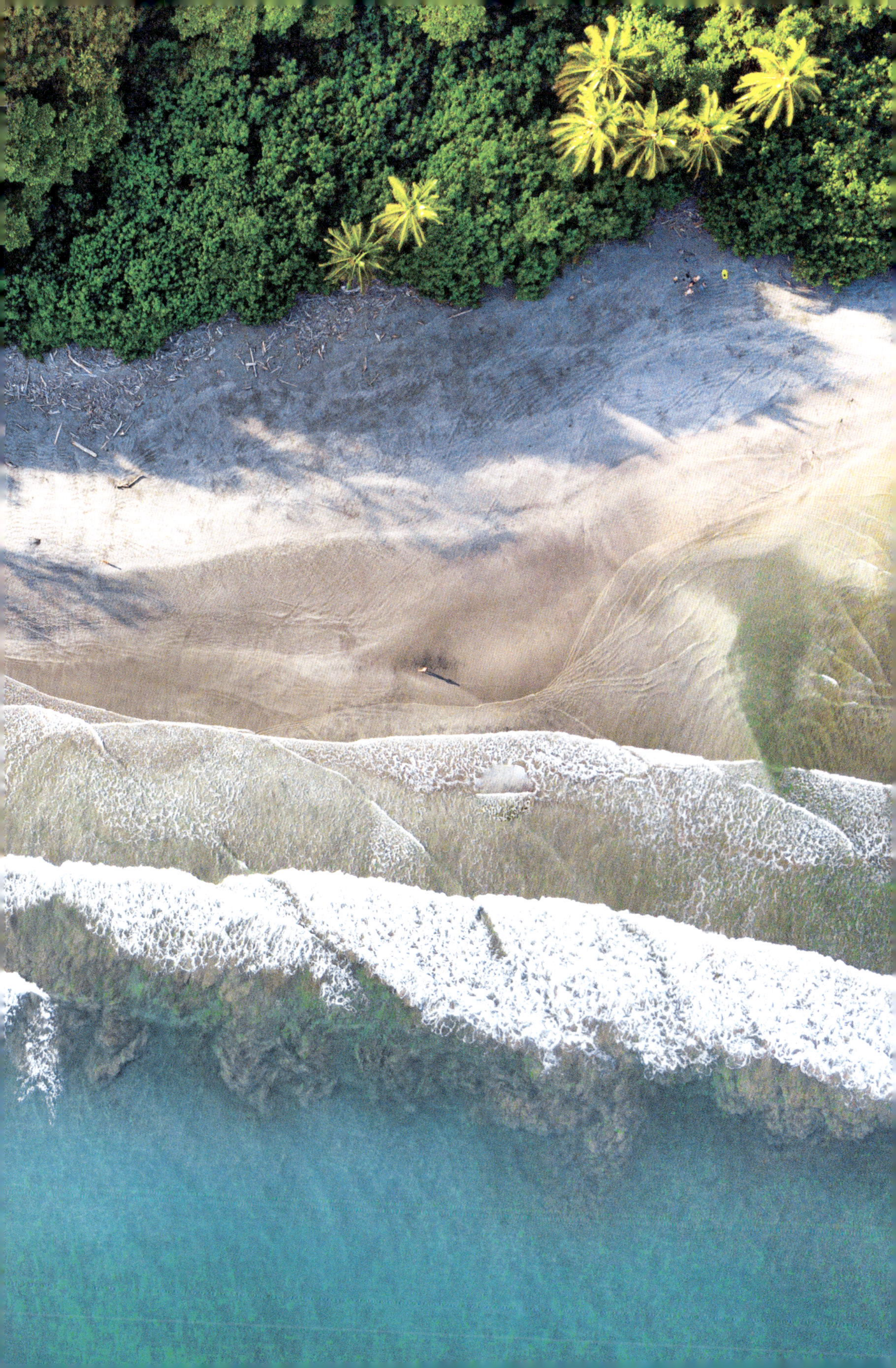

LEHREN AUS COSTA RICAS BLUE ZONE

Motor *plan de vida*

Hundertjährige haben ein ausgeprägtes Zielbewusstsein. Sie haben das Gefühl gebraucht zu werden und wollen einen Beitrag zu einem größeren Ganzen leisten.

Hartes Wasser

Das Wasser in Nicoya hat den höchsten Kalziumgehalt des Landes, was die geringe Zahl an Herzerkrankungen, die kräftigen Knochen und die seltenen Fälle von Hüftfrakturen erklären mag.

Mittelpunkt Familie

Hundertjährige Nicoyaner leben gewöhnlich bei ihrer Familie; Kinder und Enkelkinder leisten Unterstützung und verleihen ein Gefühl von Sinn und Geborgenheit.

Abends etwas Leichtes

Weniger Kalorien scheint eine der sichersten Maßnahmen zur Verlängerung des Lebens zu sein. Die Nicoyaner nehmen früh am Abend eine leichte Mahlzeit zu sich. Die Hundertjährigen aus Nicoya ernährten sich zumeist von traditioneller mesoamerikanischer Kost, bei der die »drei Schwestern« des Ackerbaus das Herzstück bilden: Bohnen, Mais und Kürbis.

Harte Arbeit, ein Leben lang

Hundertjährige scheinen ihr Leben lang Spaß an körperlicher Arbeit zu haben. Sie haben Freude an den täglichen körperlichen Herausforderungen wie Garten- und Küchenarbeit, Grundstückspflege und die Betreuung der Enkelkinder.

Regelmäßig Sonne tanken

Nicoyaner gehen regelmäßig in die Sonne, was die köpereigene Produktion von Vitamin D anregt, das für starke Knochen und gesunde Körperfunktionen sorgt. Vitamin-D-Mangel steht in Zusammenhang mit einer Reihe von Beschwerden wie Osteoporose und Herzerkrankungen. Regelmäßiges »intelligentes« Sonnenbaden (etwa 15 Minuten an Beinen und Armen) kann die Nahrung ergänzen und sicherstellen, dass der lebenswichtige Nährstoff in ausreichender Menge zur Verfügung steht.

Die verbindende Kraft der Tradition

Die modernen Nicoyaner leben wie das indigene Volk der Chorotega (dank ihren Traditionen als kulturelle Wurzel) ein relativ stressfreies Leben. Die traditionelle Kost aus angereichertem Mais und Bohnen ist die vielleicht beste Nährstoffkombination für eine hohe Lebenserwartung, die es je gab.

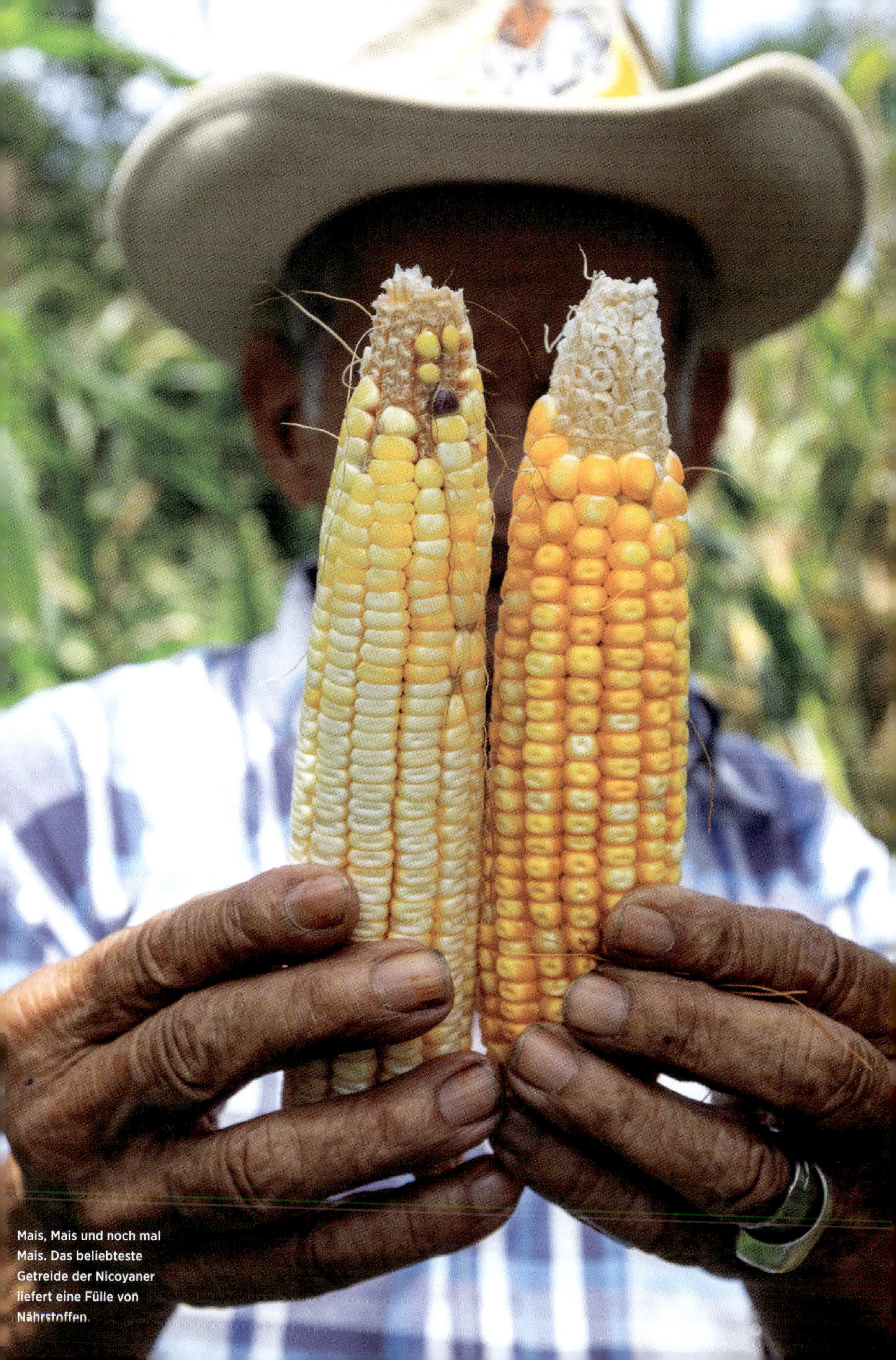

Mais, Mais und noch mal Mais. Das beliebteste Getreide der Nicoyaner liefert eine Fülle von Nährstoffen.

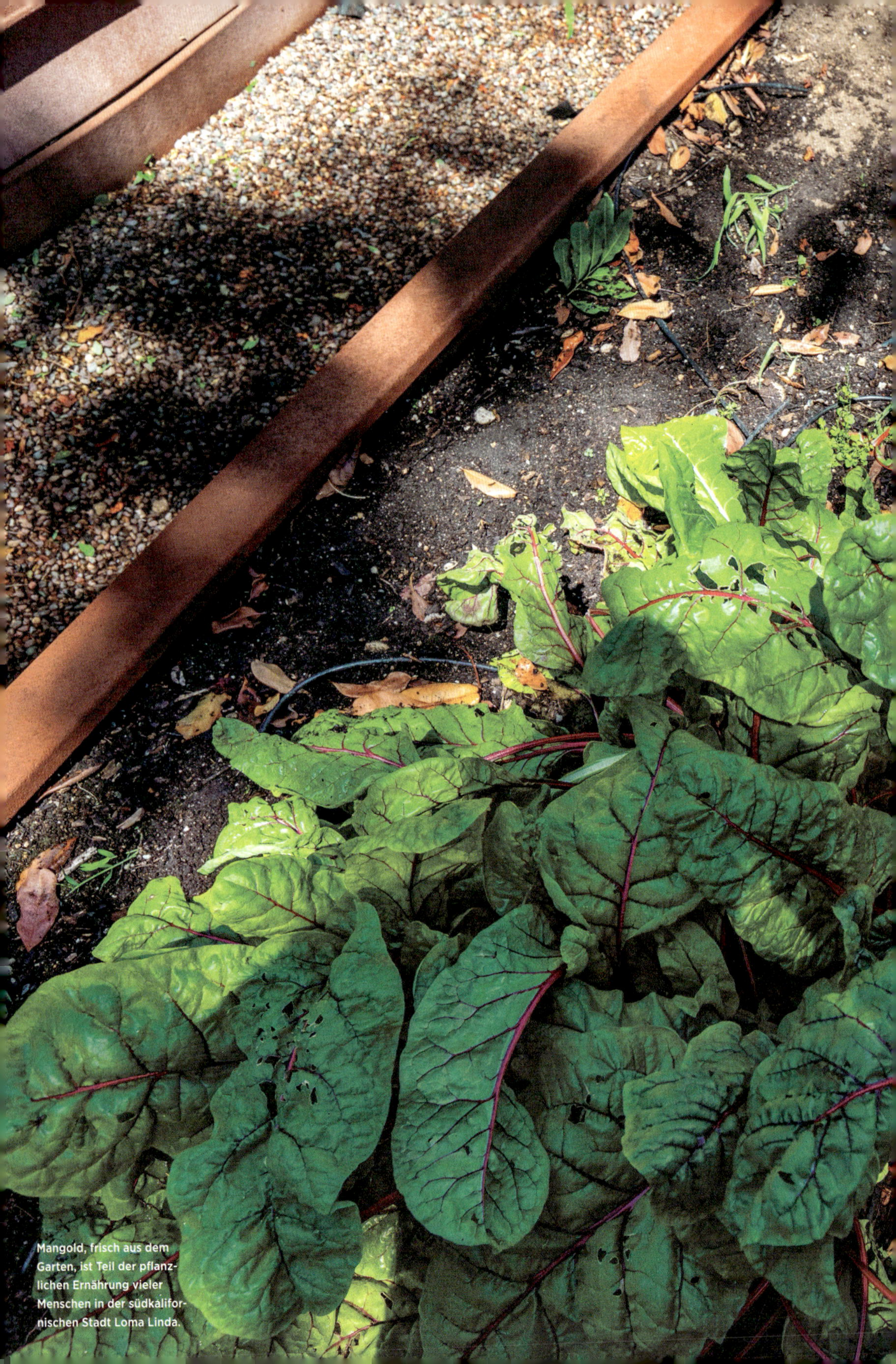

Mangold, frisch aus dem Garten, ist Teil der pflanzlichen Ernährung vieler Menschen in der südkalifornischen Stadt Loma Linda.

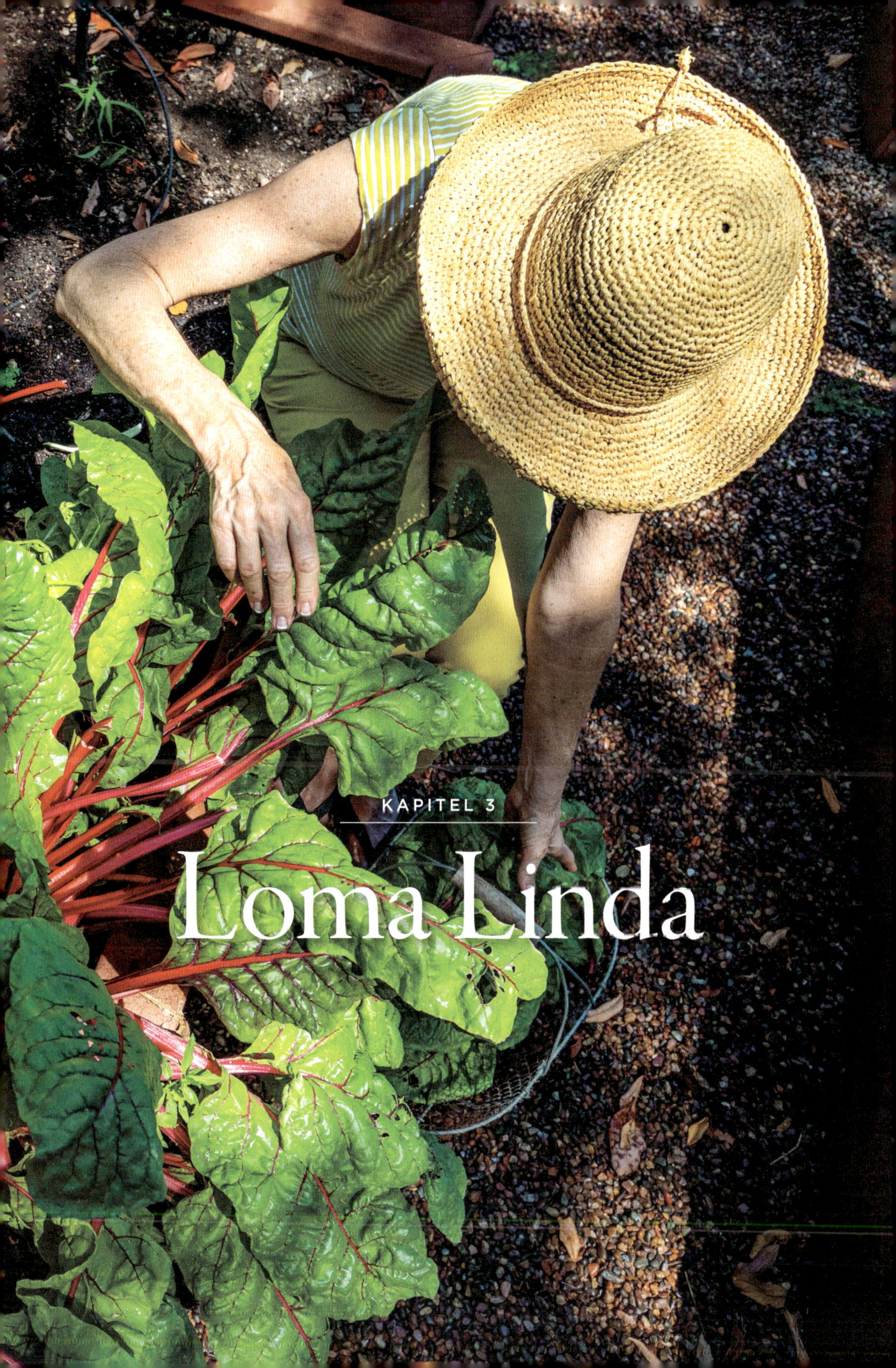

KAPITEL 3

Loma Linda

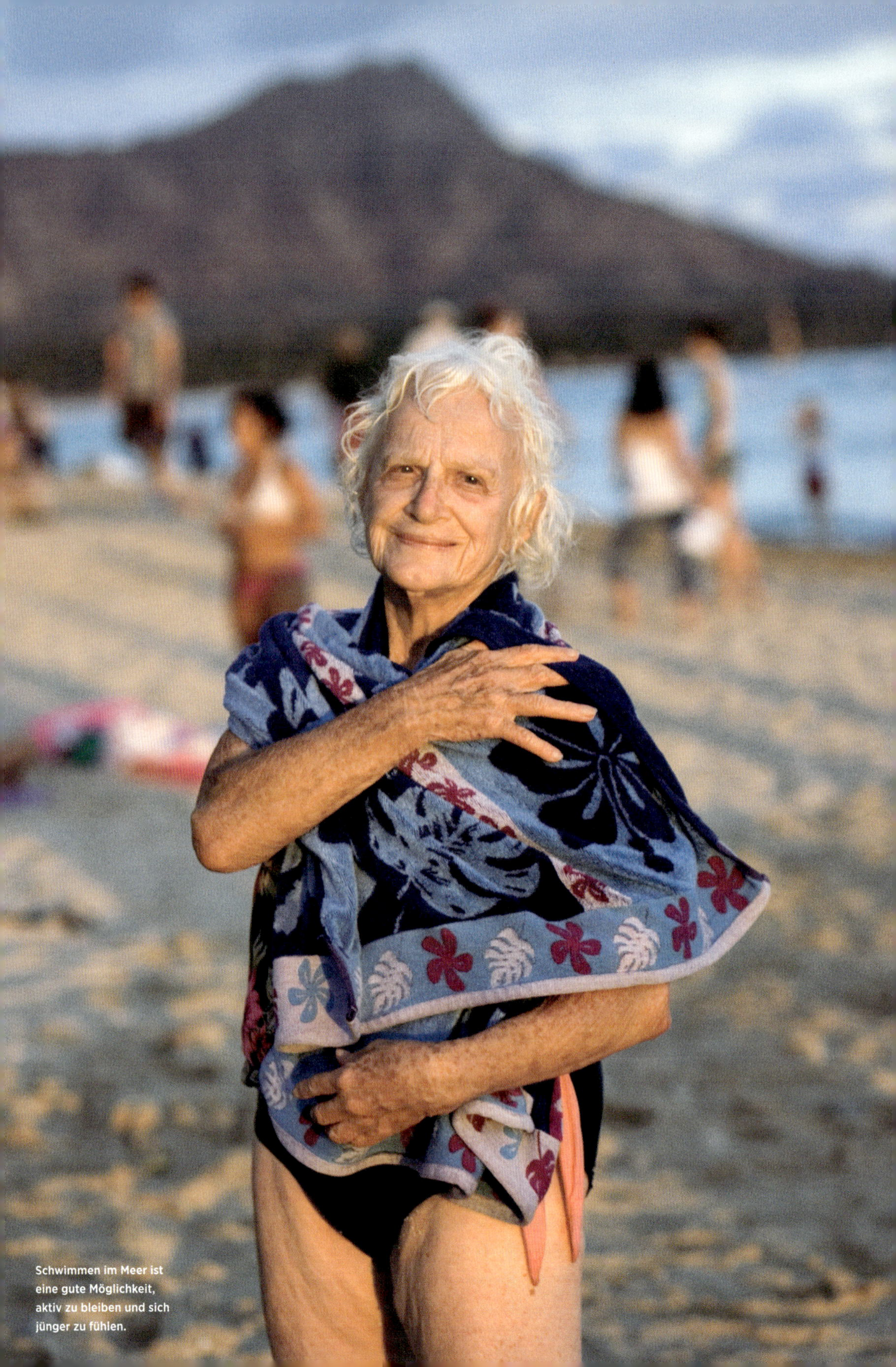

Schwimmen im Meer ist eine gute Möglichkeit, aktiv zu bleiben und sich jünger zu fühlen.

Amerikas Blue Zone

Knapp 100 Kilometer östlich von Los Angeles, in den von Smog vernebelten Vororten des San Bernardino Valley, lebt eine Gemeinde von etwa 9000 Siebenten-Tags-Adventisten, die alle Erwartungen Lügen straft. Sie steht stellvertretend für 20 Millionen Adventisten im ganzen Land, die bis zu einem Jahrzehnt länger leben als andere Amerikaner. Die Adventisten führen ihre hohe Lebenserwartung auf acht »natürliche Heilmittel« zurück: saubere Luft, Sonne, Enthaltsamkeit, Ruhe, Bewegung, vegetarische Kost, Wassertrinken und Gottvertrauen. Ihre Behauptungen untermauern sie mit Fakten. Seit den 1970er-Jahren haben in und um Loma Linda lebende Adventisten an Studien zu Gesundheit und Ernährung teilgenommen, die belegen, dass sie länger leben als andere Kalifornier – Männer 7,3 Jahre, Frauen 4,4 Jahre. Die Vegetarier unter den männlichen Adventisten leben sogar 9,3 Jahre länger, die Frauen 6,1 Jahre.

Wie aber machen sie das?

Diese Frage ging mir durch den Kopf, als ich 2005 zum ersten Mal auf dem Weg vom Flughafen Los Angeles nach Loma Linda war. Während ich auf der Interstate 10 ostwärts fuhr, starrte ich auf den senffarbenen Dunst, der über den San Bernardino Mountains im Norden und den Einkaufsmeilen im Süden lag. Als ich die Ausfahrt nach Loma Linda nahm, fuhr ich an einer endlosen Reihe von Fast-Food-Läden vorbei, die Brathähnchen, Tacos und Sandwiches anpriesen. Diese Aneinanderreihung von Vororten sollte Amerikas Antwort auf Sardinien und Nicoya sein?

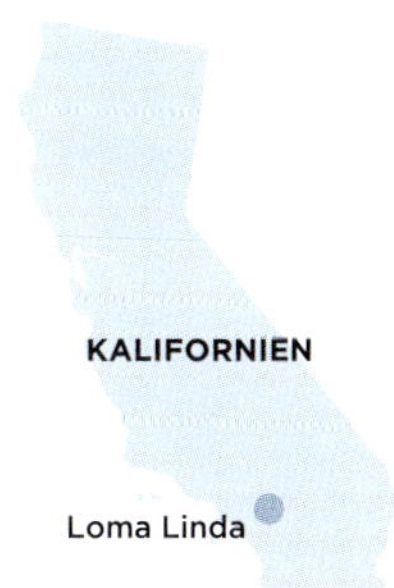

- In Loma Linda, Kalifornien, ist eine Gemeinde der Siebenten-Tags-Adventisten beheimatet.
- Die Stadt liegt in den ausgedehnten Vororten des San Bernardino County.
- Viele Siebenten-Tags-Adventisten ernähren sich vegetarisch.
- Adventisten leben im Durchschnitt zehn Jahre länger als andere Amerikaner.

Ein Experte, den ich unbedingt treffen wollte, war Dr. Gary Fraser, der Leiter der *Adventist Health Studies*, einer Reihe von Forschungsprojekten, die über Jahrzehnte hinweg die Gesundheit Zehntausender von Adventisten untersuchte. Nachdem ich den Hügel zum University Medical Center in Loma Linda erklommen hatte (*loma linda* ist spanisch für »schöner Hügel«), fand ich auf dem weitläufigen Campus mit gepflegten Rasenflächen, riesigen Parkplätzen und sechs verschiedenen Kliniken, in denen über 900 Ärzte arbeiten, schließlich Frasers Büro.

Mit seinem akkurat gekämmten braunen Haar wirkte der gebürtige Neuseeländer wie ein freundlicher Pfadfinder. Er hatte als Kardiologe begonnen, jedoch frustriert von Patienten, die jahrelang ihren Körper vernachlässigt hatten, das Handtuch geschmissen. »Es war, als wollte man die Tür zum Stall schließen, nachdem das Pferd bereits getürmt ist«, sagte er. »Ich beschloss Epidemiologe zu werden, um etwas gegen Herzerkrankungen zu tun, bevor sie überhaupt auftreten, das ist viel befriedigender.«

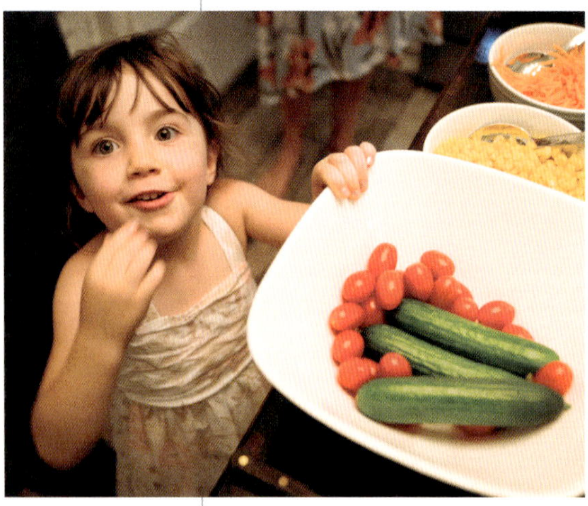

Frische Kirschtomaten verlocken zu einem Snack noch vor dem Abendessen.

Die erste Gesundheitsstudie der Universität, die *Adventist Health Study-1* (AHS-1), wurde vom National Institute of Health finanziert und lief von 1974 bis 1988. Sie untersuchte 34 000 Adventisten in Kalifornien und kam zu einigen interessanten Ergebnissen. Wie zu erwarten fanden die Forscher heraus, dass die überwiegend nicht rauchenden Adventisten eine im Vergleich zu Nicht-Adventisten um 70 Prozent geringere Lungenkrebsrate aufwiesen. Sie fanden auch heraus, dass Personen, die über Obst, Gemüse und Getreide regelmäßig Ballaststoffe zu sich nehmen, ein um 40 Prozent geringeres Risiko hatten, an Darmkrebs zu erkranken, während das Risiko bei denen, die mehrmals pro Woche Fleisch aßen, um 60 Prozent höher lag. Darüber hinaus stellten die Forscher fest, dass der Verzehr von Nüssen mehrmals pro Woche das Herzinfarktrisiko um bis zu 50 Prozent senkt.

»Es ist offenkundig, dass eine pflanzliche Ernährung der richtige Weg ist«, sagte Fraser.

Im Frühjahr 2021 telefonierte ich erneut mit ihm, um die Ergebnisse einer zweiten, größeren Studie, der *Adventist Health Study-2*, zu besprechen, die 2002 begann und bis heute andauert.

»Es ist ein aussagekräftiges Studiendesign«, bescheinigte er dem laufenden, vom National Cancer Institute und den National Institutes of Health finanzierten Projekt. Die etwa 96 000 Teilnehmer sind in vier Gruppen eingeteilt: Veganer, Lakto-Ovo-Vegetarier (die Milchprodukte und Eier konsumieren), Pesco-Vegetarier (sie essen Fisch und wenig

Fleisch) und Nicht-Vegetarier. »Manche ernähren sich auf die eine Art, manche auf die andere. Wir wollten sie über einen längeren Zeitraum beobachten und ihren Gesundheitszustand miteinander abgleichen.«

Wie die Studie bestätigte, können streng vegetarische Adventisten mit einer fast zehn Jahre höheren Lebenserwartung rechnen als andere Amerikaner, und das bei einem Bruchteil ihrer chronischen Krankheiten und Krebserkrankungen. Eine vegetarische Ernährung, so errechneten die Forscher, senkt das Risiko, an Typ-2-Diabetes zu erkranken, um 50 Prozent und das von koronaren Herzleiden um 60 Prozent. Dagegen haben Adventisten, die regelmäßig Fleisch essen, eine um 46 Prozent höhere Rate eines vorzeitigen Todes als diejenigen, die ihren Eiweißbedarf über Nüsse, Samen und Hülsenfrüchte decken. Zudem bringen Fleischesser im Schnitt etwa 10 Kilogramm mehr auf die Waage als Vegetarier.

Obwohl Veganer ziemlich sicher weniger wiegen als andere Teilnehmer der Studie, leben sie nicht am längsten, so die Forscher. Diese Auszeichnung ging an die Pesco-Vegetarier, also diejenigen, die zu ihrer pflanzlichen Kost täglich eine Portion Fisch essen.

Alle Familienmitglieder helfen bei der Zubereitung des Abendessens, zu dem auch eine Platte mit frischem Obst gehört.

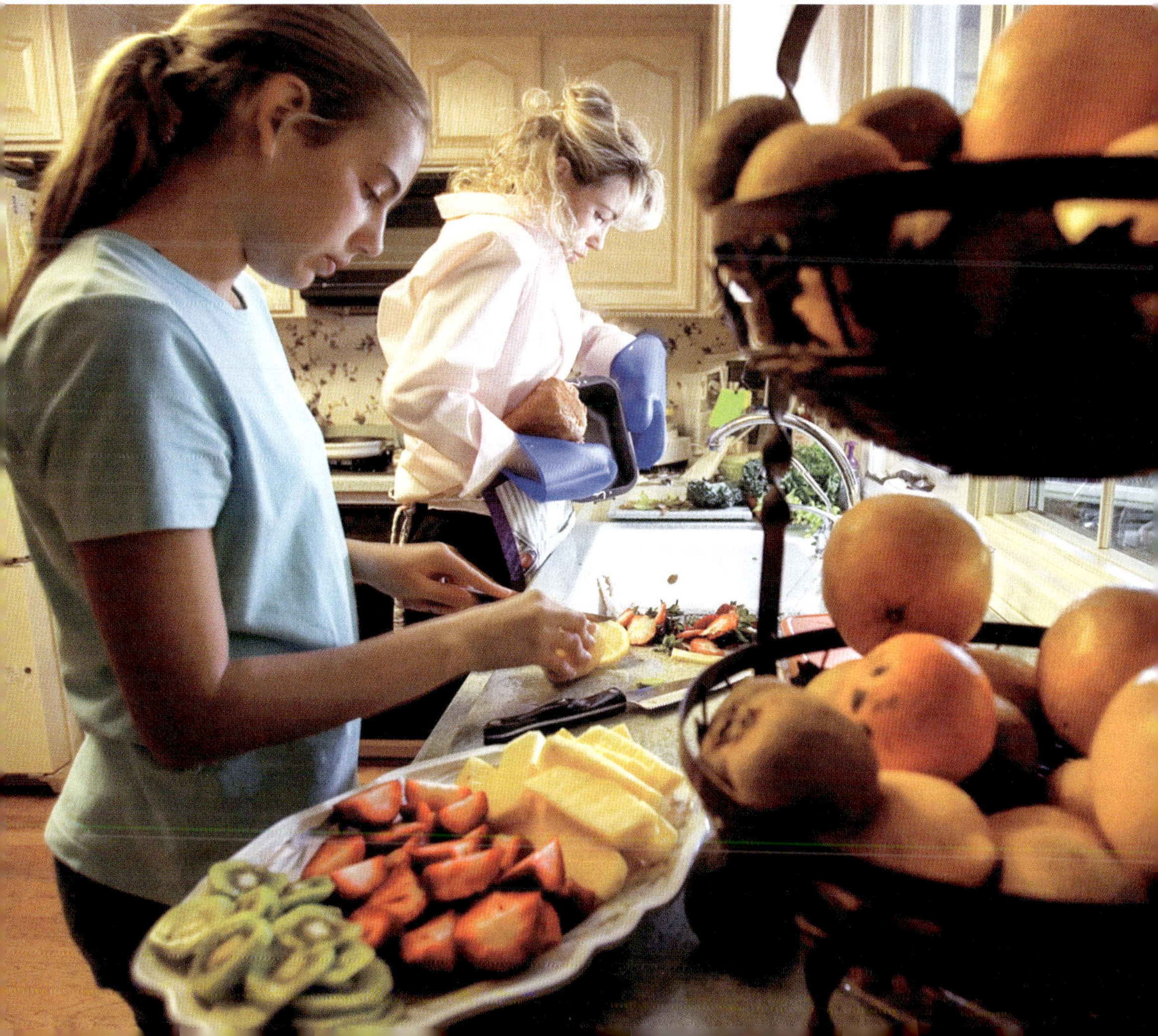

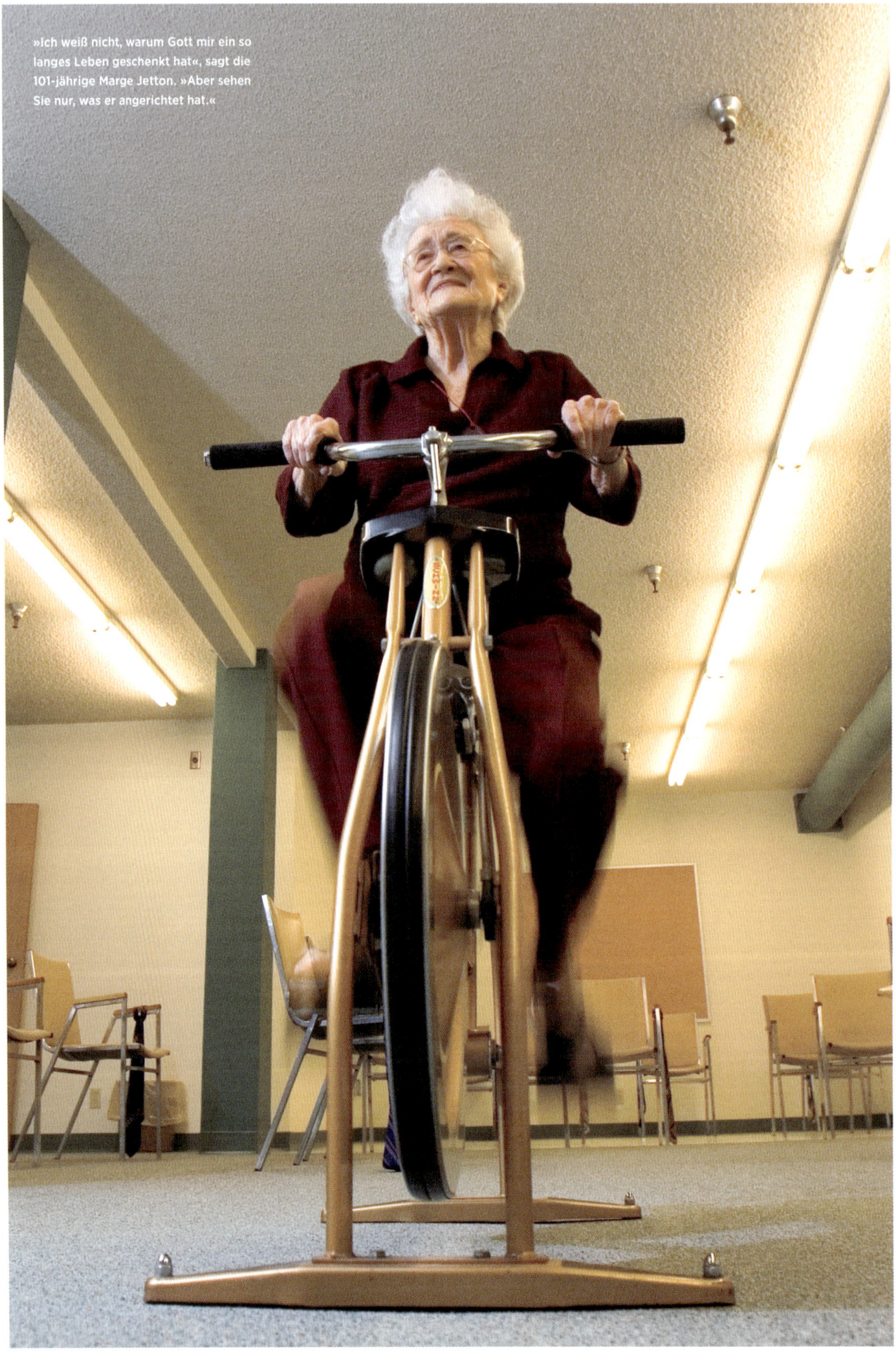

»Ich weiß nicht, warum Gott mir ein so langes Leben geschenkt hat«, sagt die 101-jährige Marge Jetton. »Aber sehen Sie nur, was er angerichtet hat.«

Fraser und sein Team entdeckten zudem einen alarmierenden Zusammenhang zwischen Milchkonsum und zwei Krebsarten. So fanden sie heraus, dass Männer, die pro Tag etwa 400 Milliliter Milch trinken, ein um 25 Prozent höheres Risiko haben, an Prostatakrebs zu erkranken, während bei Frauen bereits 60 Milliliter Milch täglich das Brustkrebsrisiko um 30 Prozent erhöhen. Eine Ursache für das erhöhte Risiko könnten die Hormone in der Milch von trächtigen Kühen sein, da Brustkrebs nachweislich hormonabhängig ist.

»Was heißt das nun alles, wenn wir länger leben wollen?« fragte ich.

»Das ist gar nicht so kompliziert«, antwortete Fraser. »Ich denke nicht, dass es da irgendein Geheimnis im Verhalten der Adventisten gibt. Wir setzen die Dinge nur in die Praxis um.«

Man müsse lediglich möglichst viele dieser Praktiken beherzigen, ergänzte er:

1) Ernähre dich vegetarisch, das bringt zwei zusätzliche Lebensjahre.
2) Bewege dich regelmäßig, es ist gut für das Herz.
3) Nicht rauchen – es ist eine der Hauptursachen für Lungenkrebs und Herzerkrankungen.
4) Achte auf dein Körpergewicht. Es hat großen Einfluss auf Herz-Kreislauf-Erkrankungen, Blutdruck, Cholesterin und Entzündungsprozesse.
5) Iss Nüsse, sie schützen das Herz und verlängern das Leben um weitere zwei Jahre.

Die Teilnehmer der Studie, die alle fünf Punkte befolgten, steigerten ihre Lebenserwartung um die vollen zehn Jahre, so Fraser. Und sie lebten nicht nur länger, sie lebten auch besser.

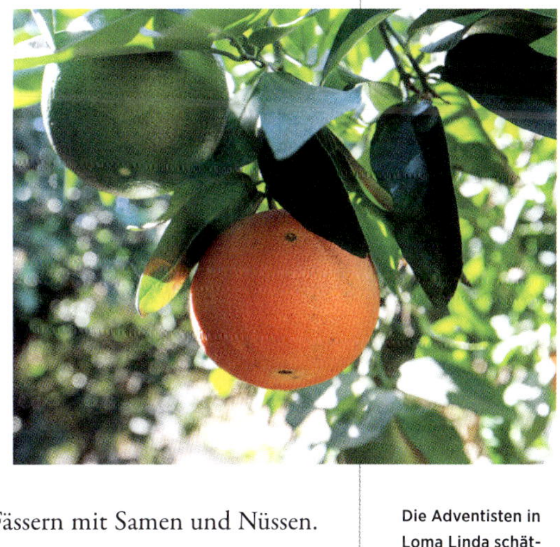

Die Adventisten in Loma Linda schätzen frische Produkte wie Orangen, die in den regionalen Hainen im Überfluss wachsen.

Als ich im Winter 2021 durch Loma Linda fuhr, war ich überrascht, wie wenig sich die Gemeinde seit meinem ersten Besuch verändert hatte. Abgesehen von einigen Neubauten an der Universität sah sie mit ihren ruhigen Wohnvierteln und gepflegten Grünflächen, die sich vom Klinikum den Hügel hinaufzogen, noch genauso aus wie 17 Jahre zuvor. Die *Wiener Hut* gegenüber dem Hauptkrankenhaus war verschwunden, wie ich feststellte, und einem *Carl's Jr.* gewichen. Aber den Loma Linda Market gab es noch, mit gängeweise Bio-Lebensmitteln und mehr als 80 Fässern mit Samen und Nüssen. Groß wie die meisten Supermarktketten des Landes bot er seinen Kunden veganes Jerky auf Sojabasis, »Fischfreie Fischstäbchen« und »Eifreie Eiscreme«.

Vielleicht mag das alles wenig überraschen. Die Siebenten-Tags-Adventisten sind seit jeher ein konservativer Menschenschlag. Ihre 1860 offiziell gegründete Kirche erstand aus dem *Second Great Awakening* (Zweite Große Erweckung), einer protestantischen

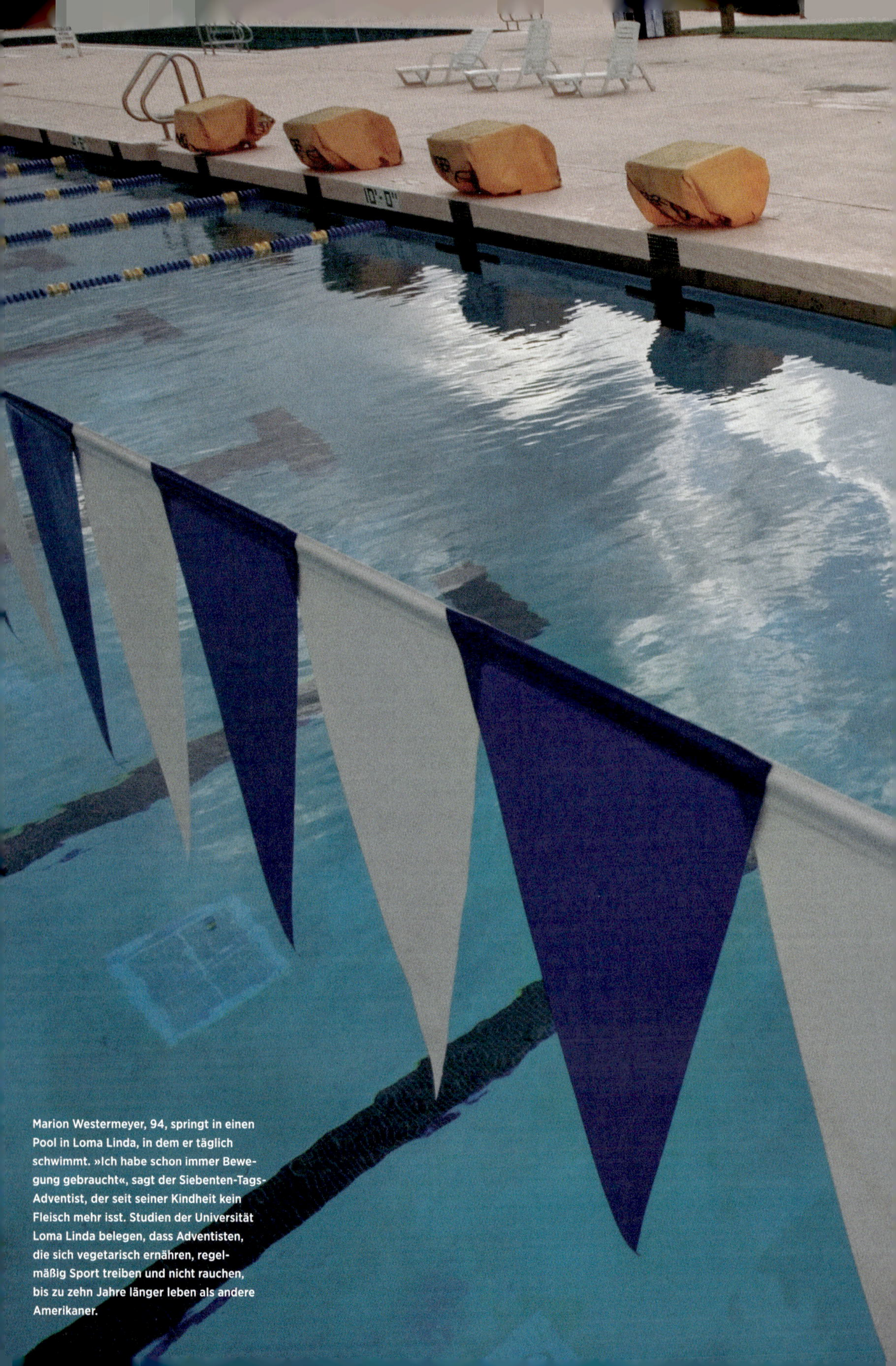

Marion Westermeyer, 94, springt in einen Pool in Loma Linda, in dem er täglich schwimmt. »Ich habe schon immer Bewegung gebraucht«, sagt der Siebenten-Tags-Adventist, der seit seiner Kindheit kein Fleisch mehr isst. Studien der Universität Loma Linda belegen, dass Adventisten, die sich vegetarisch ernähren, regelmäßig Sport treiben und nicht rauchen, bis zu zehn Jahre länger leben als andere Amerikaner.

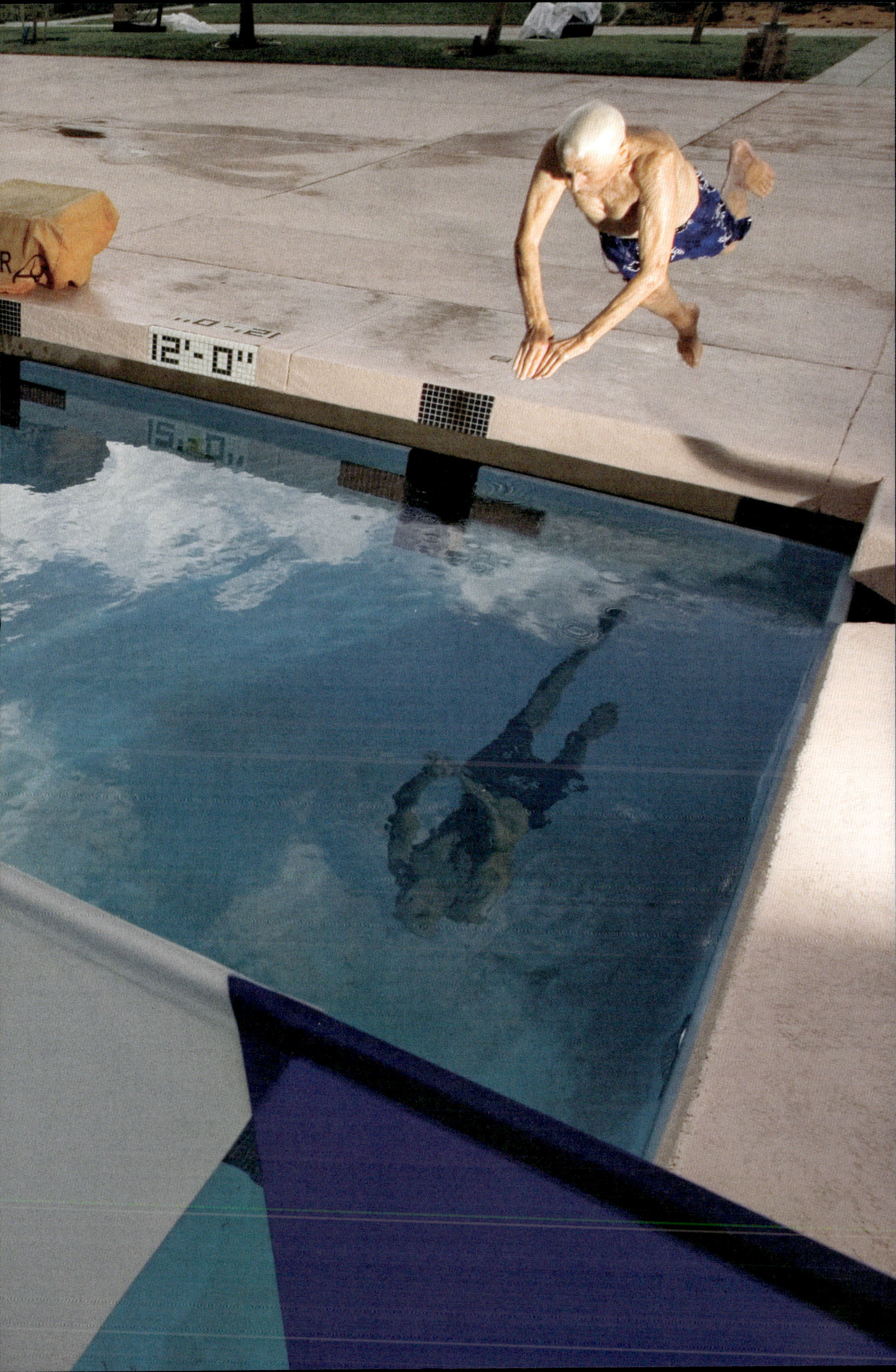
12'-0"

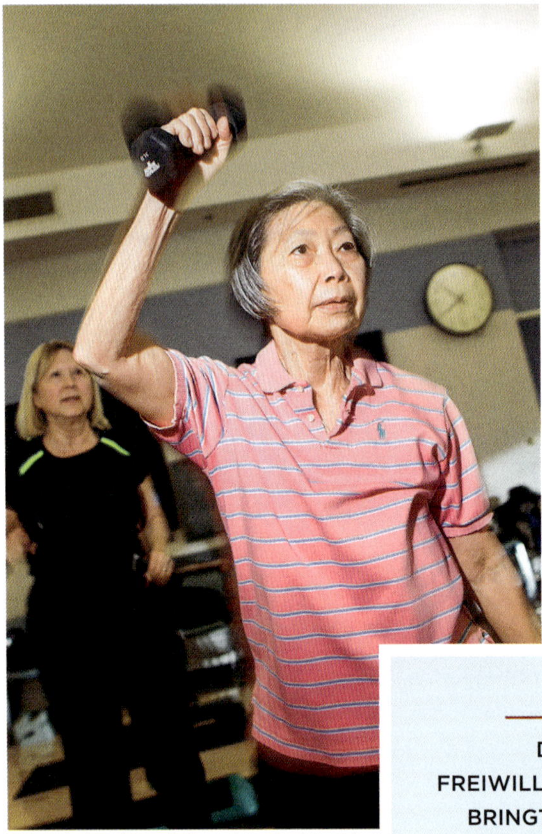

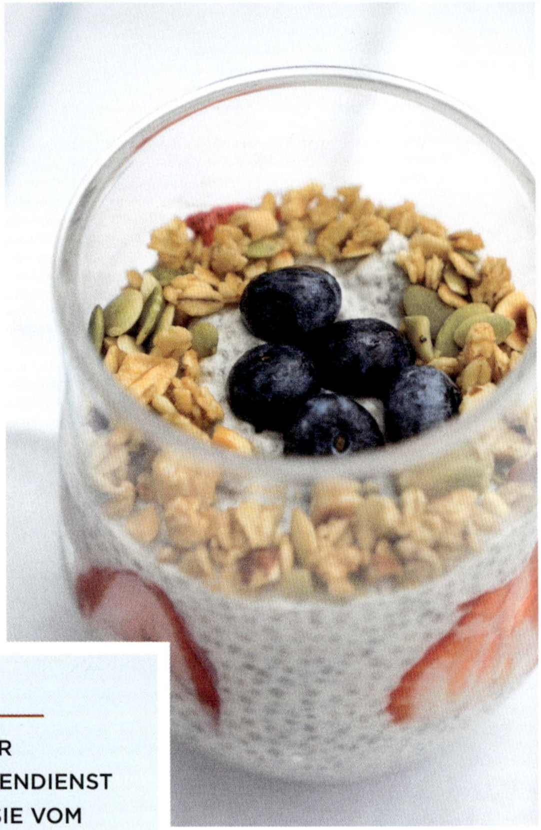

DER FREIWILLIGENDIENST BRINGT SIE VOM SOFA AUF DIE BEINE UND DEN GANZEN TAG LANG UNTER MENSCHEN.

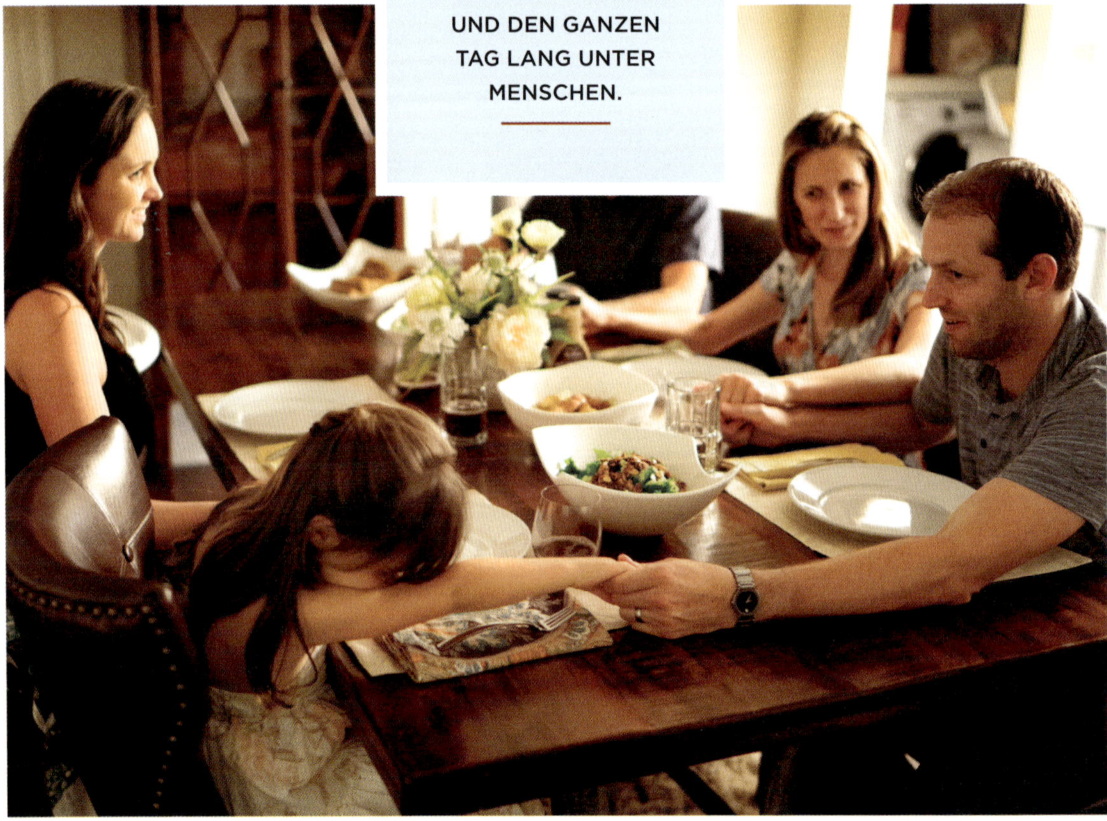

Erweckungsbewegung, die Camp Meetings veranstaltete, die Bibel- und Missionsarbeit und die Erlösung des Einzelnen förderte. Einige der frühen Kirchenführer verfochten den Verzicht auf Rauchen, Alkohol, Fleisch, Kaffee, Tee und Gewürze, noch bevor es Teil der kirchlichen Lehre wurde. Noch heute halten konservative Adventisten nichts von einem Kino- oder Theaterbesuch oder irgendeiner anderen Form der Populärkultur.

Es könnte zumindest ein Teil ihres Erfolgsrezeptes sein. Im Gegensatz zu anderen Blue Zones wie Okinawa und Nicoya, wo traditionelle Lebensformen auf dem Rückzug sind, hat diese kalifornische Gemeinde einen Weg gefunden, dem Wandel zu trotzen. Die Kirche der Siebenten-Tags-Adventisten ist ein Bollwerk gegen die Versuchungen der modernen Welt und hält ihre Mitglieder an, auf dem rechten Weg zu bleiben.

Gegenüber (im Uhrzeigersinn von oben links): Fitness-Training im Gemeindezentrum, gesunde Kost wie Kokos-Chia-Pudding, dazu enge Familienbande tragen zur hohen Lebenserwartung der Adventisten in Loma Linda bei.

Eines kühlen Morgens traf ich einige Vertreter der örtlichen Kampagne zur Errettung der Seelen, die sich in einer Garage in einem Vorort vorbereiteten, die Botschaft zu verbreiten. Paul Demazo, 96, half, den Ortsverband der Freiwilligen des Literaturdienstes in Loma Linda zu organisieren. Unterstützt wurde er an diesem sonnigen Februartag von Gary Gifford, Carl Schwelt und Terry Ingram. Der Literaturdienst besteht seit etwa 100 Jahren, erzählte Demazo. Die Verbreitung von Schriften, um ihren Glauben und das Wort hinauszutragen, hat eine lange Tradition bei den Adventisten, und diese Männer waren Teil des Teams. Einer macht die Runde, um Arztpraxen und Betriebe um die Genehmigung zu bitten, Ständer für Broschüren, Bücher und Zeitschriften wie *Signs of the Times* aufzustellen. Die anderen sorgten dafür, dass sie stets gefüllt waren. Die Garage, in der sie sich trafen war voller Kisten mit Lagerbeständen.

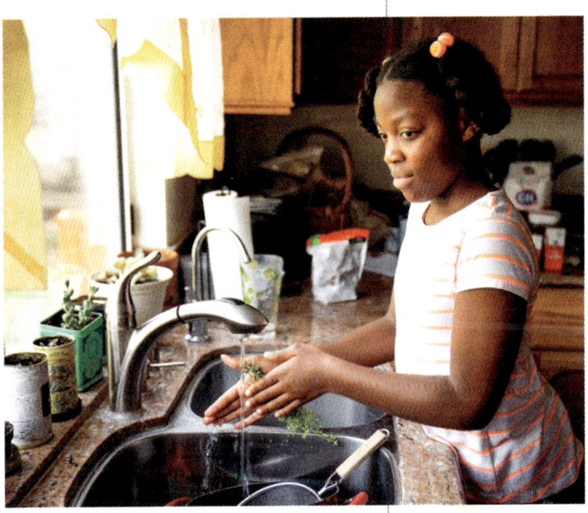

Oben: Matea Brooks wäscht Kräuter für ein Essen mit der Familie.

Die vier Männer, der jüngste unter ihnen 80, trugen im Literaturdienst ihren Teil zur Verbreitung des Glaubens bei. Vor allem aber brachte sie ihr Freiwilligendienst vom Sofa auf die Beine und den ganzen Tag lang unter Menschen. Außerdem machte sie ihr Engagement für die Kirche glücklich.

Demazo war fest von der Notwendigkeit überzeugt, aktiv zu bleiben. »Ich hatte viele Freunde, die sich mit 65 in den Ruhestand verabschiedeten«, sagte er. »Ein Drittel davon haben wir im ersten Jahr beerdigt.«

Als ich ihn nach seinem Geheimnis fragte, warum er mit 96 noch so viel Energie hat, verwies er auf die acht natürlichen Heilmittel, die in einer Prophezeiung von Ellen G. White, einer der Begründerinnen der Siebenten-Tags-Adventisten, offenbart wurden. White vertrat die Ansicht, dass die Pflege des Körpers eine religiöse Pflicht sei. In ihrem

Buch *The Ministry of Healing* aus dem Jahre 1905 definierte sie die Heilmittel der Natur als reine Luft, Sonnenlicht, Enthaltsamkeit, Ruhe, Bewegung, richtige Ernährung, den Nutzen des Wassers und Gottvertrauen. »Jeder Mensch sollte die Heilmittel der Natur kennen und wissen, wie man sie anwendet. Es ist wichtig, sowohl die grundlegenden Prinzipien der Behandlung Kranker zu verstehen als auch eine praktische Anleitung zu erfahren, die uns in die Lage versetzt, dieses Wissen richtig anzuwenden«, schrieb sie.

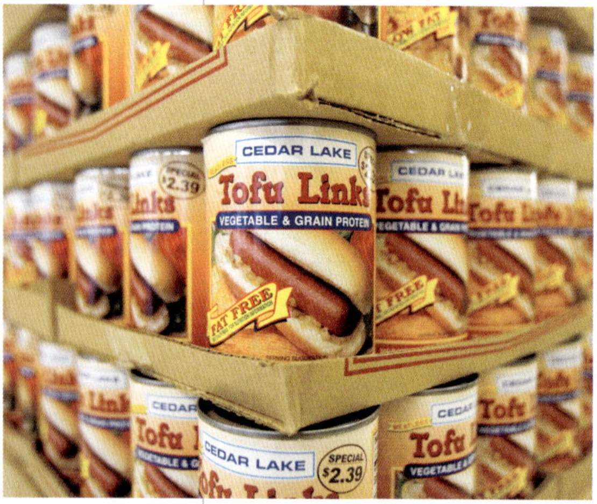

Fleischlose Produkte findet man in großer Vielfalt in den Supermärkten Loma Lindas, dazu ganze Regale mit Bio-Erzeugnissen, Körnern, Samen und Nüssen.

White ließ ihrer Theorie Taten folgen, indem sie bei der Gründung des Western Health Insitute half, einer Hydrotherapieklinik in Battle Creek, Michigan, wohin sie mit ihrem Mann James und ihrer Familie gezogen war. Überzeugt, dass die Leitung der Klinik einen professionellen Mediziner erforderte, warb sie einen jungen Adventisten namens James Harvey Kellogg an, der an der Universität von Michigan Medizin studierte. Als er 1876 nach Battle Creek zurückkehrte, verlagerte Kellogg den Schwerpunkt der Klinik von Wasserkuren auf die Präventivmedizin, die auf eine Kombination aus adventistischer Ernährung und Bewegung und den neuesten medizinischen und chirurgischen Methoden setzte. (Kellogg entwickelte später gemeinsam mit seinem Bruder W. K. Kellogg, der 1906 die Battle Creek Toasted Corn Flake Company gründete, ein Verfahren zur Herstellung von Getreideflocken). Heute gibt es weltweit unzählige adventistische Krankenhäuser.

Whites Empfehlungen für eine gesunde Lebensweise wirken bemerkenswert weitsichtig und spiegeln die Leitlinien der American Cancer Society, der American Heart Association und des Programms *Health Eating Plate* der Harvard University. In ihrem Buch *Counsels on Diets and Food* schrieb sie, dass »Getreide, Früchte, Nüsse und Gemüse

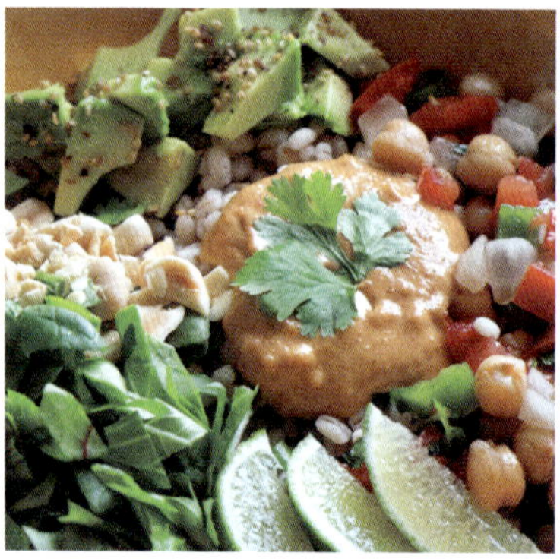

BOWLS MIT GETREIDE

Mühelos in der Zubereitung, leicht aufzubewahren und einfach zu genießen – die himmlischen »Grain Bowls« sind eine bequeme Möglichkeit, Körner, Bohnen und Gemüse zu einer appetitlichen, gesunden Mahlzeit zu kombinieren. Bei den Körnern haben Sie die Wahl zwischen braunem Reis, Farro, Couscous, Quinoa oder Weizen. Schwarze Bohnen, Linsen, Kidney- und Cannellini-Bohnen sorgen für Substanz, während Blattsalat, Grünkohl, Spinat, Zucchini und Tomaten einen frischen Akzent setzen. Alles mit Avocados, Sprossen, Kräutern, zerstoßenen Nüssen, Samen oder gerösteten Schalotten garnieren und mit Sriracha, Honig-Senf- oder Zitronen-Vinaigrette, Pesto, Harissa oder einer Salsa anmachen.

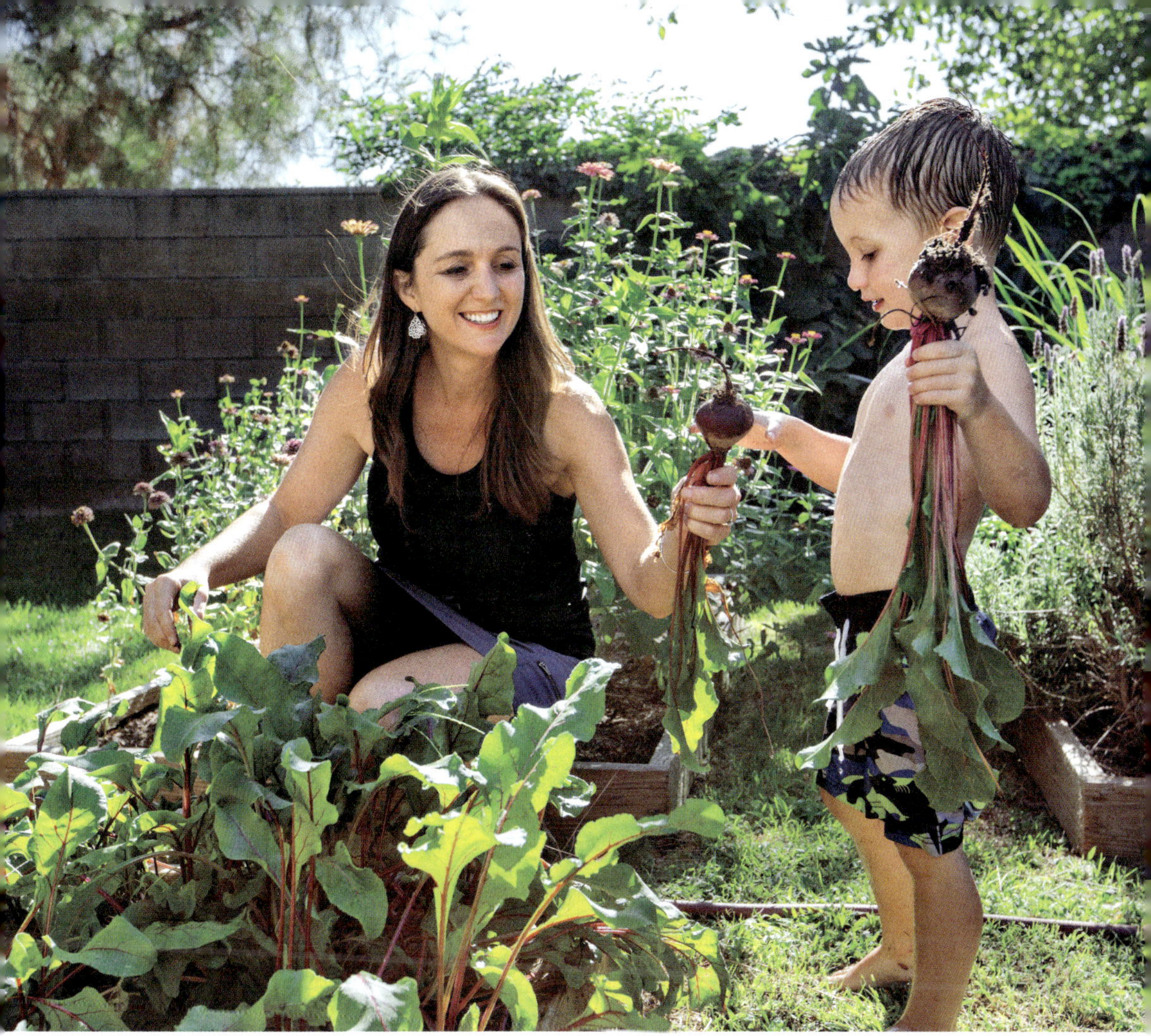

die vom Schöpfer für uns bestimmte Ernährung sind. So einfach und natürlich wie möglich zubereitet sind sie die gesündeste und nahrhafteste Nahrung. Sie spenden in einem Maße Stärke, Ausdauer und geistige Vitalität, wie es eine komplexere und stärker stimulierende Ernährung nicht vermag.« Sie riet nicht nur vom Kaffee- und Alkoholkonsum ab, sondern warnte auch vor der Verwendung von Fett, Gewürzen und Salz in der Küche sowie vor dem Verzehr von Zucker, der »Gärung auslöst, was das Gehirn vernebelt und zu Missmut führt«.

Um mehr über die wissenschaftliche Seite der Ernährungsweise der Adventisten zu erfahren, traf ich mich mit Dr. Joan Sabaté, dem Leiter der Abteilung Ernährung der Loma Linda University. Der gebürtige Spanier trug ein dezent getupftes Hemd, eine blaue Sportjacke und auffällige kobaltblaue Schuhe, als er mich in seinem Büro empfing. Als führender Architekt der vegetarischen Ernährungspyramide trug Sabaté zur Verbreitung der Auffassung bei, dass eine rein pflanzliche Ernährung entscheidende gesundheitliche

Der dreijährige Austin Gheen hilft seiner Mutter Krystal im Garten der Familie bei der Rübenernte.

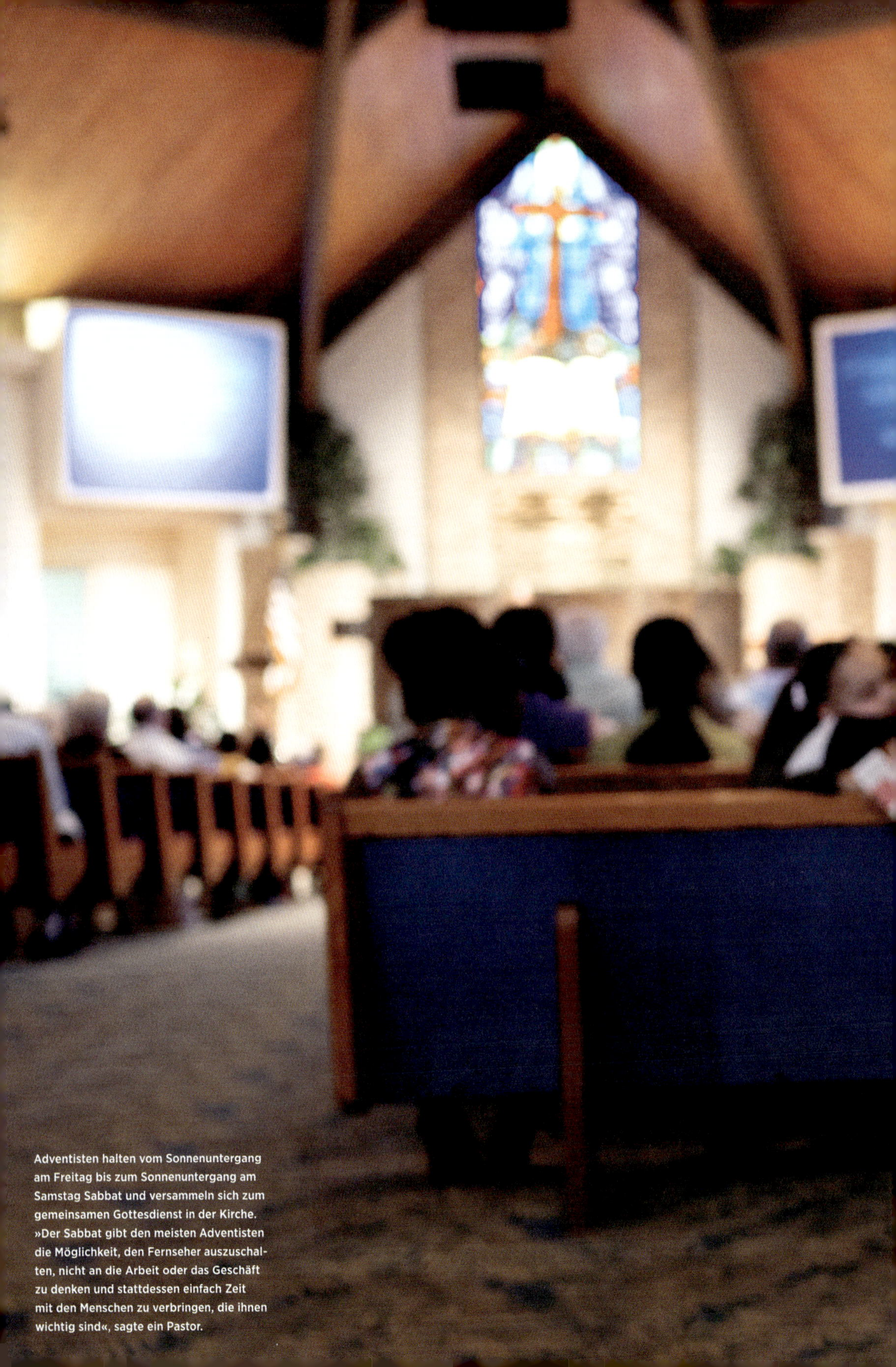

Adventisten halten vom Sonnenuntergang am Freitag bis zum Sonnenuntergang am Samstag Sabbat und versammeln sich zum gemeinsamen Gottesdienst in der Kirche. »Der Sabbat gibt den meisten Adventisten die Möglichkeit, den Fernseher auszuschalten, nicht an die Arbeit oder das Geschäft zu denken und stattdessen einfach Zeit mit den Menschen zu verbringen, die ihnen wichtig sind«, sagte ein Pastor.

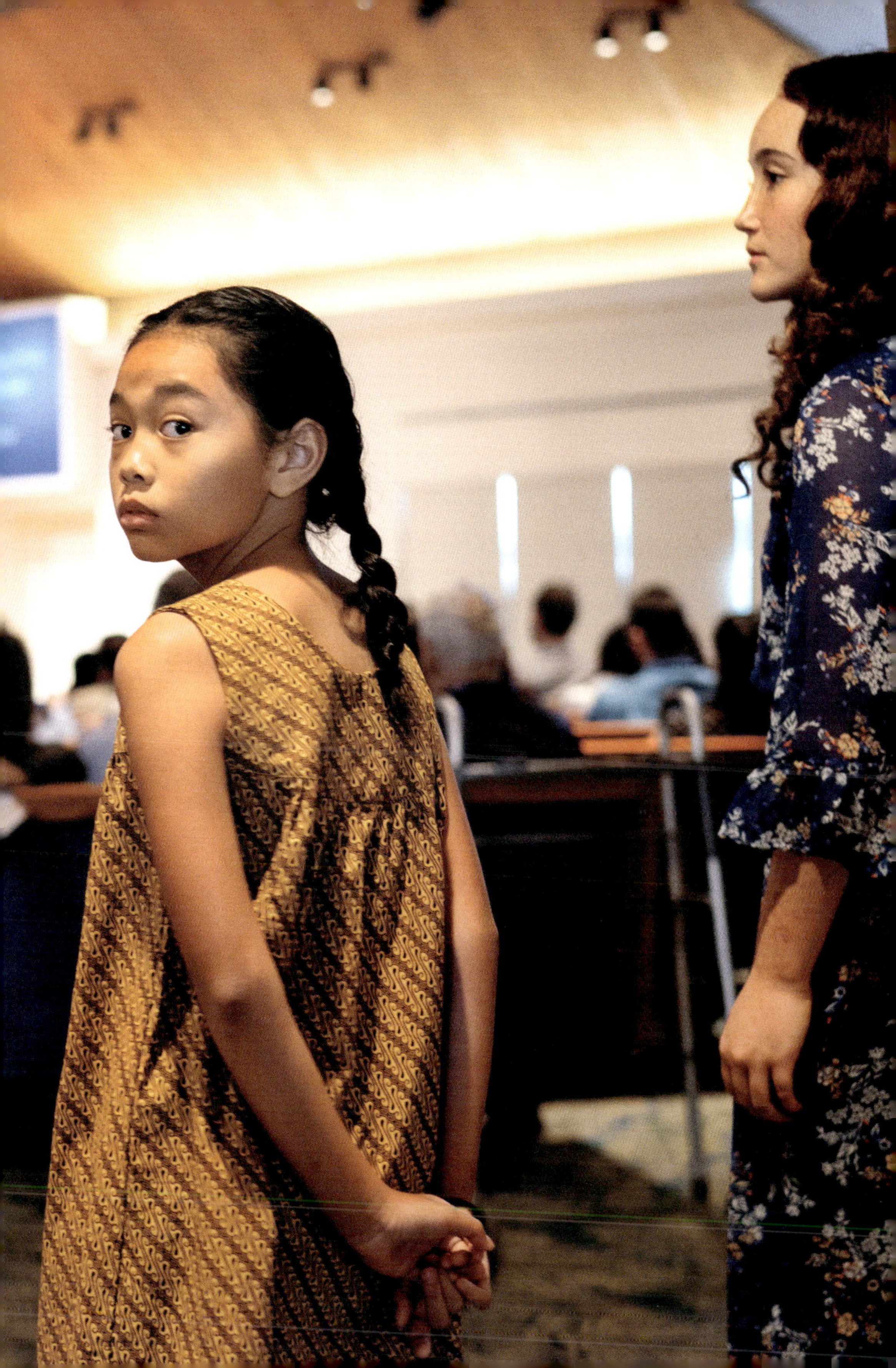

Geröstete Kartoffeln und grüne Bohnen mit Senfdressing

GARZEIT: 35 MINUTEN • FÜR 4 PERSONEN

Bei diesem einfachen Rezept unterstreicht das Senfdressing sämtliche Aromen und macht es zu einem spektakulären Gericht aus der Pfanne. Mit Bohnen, Kräutern und Kartoffeln vereint es viele der wichtigsten Grundnahrungsmittel der Blue Zone.

Für das gebratene Gemüse

500 g Kipfler- oder Hörnchen-Kartoffeln

3 Knoblauchzehen, abgezogen und in feine Scheiben geschnitten

3 EL frisch gehackte Petersilie oder andere Kräuter

2 EL natives Olivenöl extra

80 g gegarte Kichererbsen (oder aus der Dose, abgespült und abgetropft)

500 g grüne Bohnen, geputzt

Für das Dressing

1 EL Dijonsenf

1½ EL natives Olivenöl extra

1 EL Weißweinessig

2 TL Honig

Salz und Pfeffer (nach Belieben)

Den Backofen auf 220 °C vorheizen.

In einer großen Schüssel die ungeschälten Kartoffeln mit dem Knoblauch, den Kräutern und dem Olivenöl vermengen.

Die Kartoffeln in einer ofenfesten Bratpfanne verteilen und im Ofen 25 Minuten rösten, bis sie sich mühelos mit einer Gabel einstechen lassen. Zwischendurch ein- oder zweimal umrühren.

Die Kichererbsen und die grünen Bohnen dazugeben und weitere 10 Minuten rösten.

In einer kleinen Schüssel Senf, Olivenöl, Essig und Honig gründlich verrühren, bis das Dressing emulgiert ist. Nach Geschmack mit Salz und Pfeffer würzen.

Das geröstete Gemüse auf einer Platte anrichten, mit dem Dressing übergießen und warm servieren.

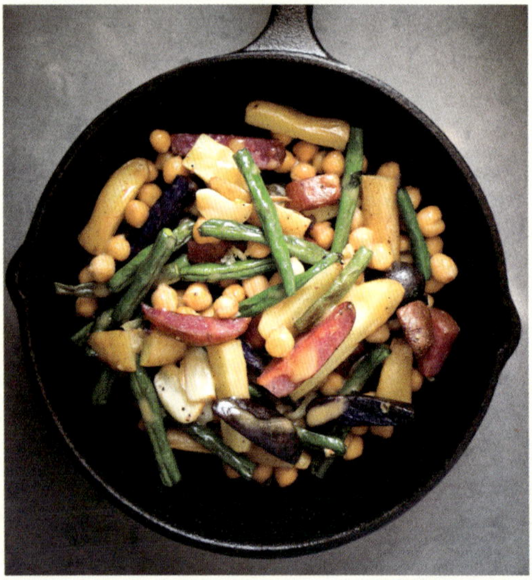

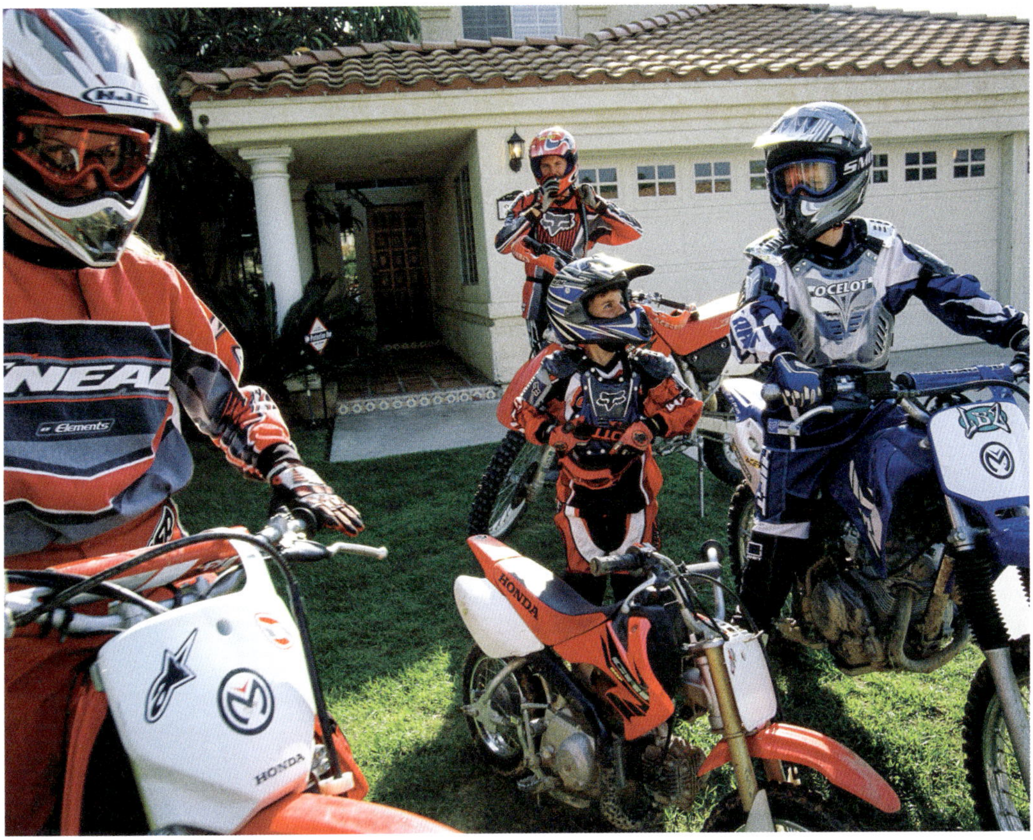

Die Familie Rawson aus Colton, Kalifornien, bereitet sich auf eine Spritztour mit ihren Dirt Bikes vor.

Vorteile hat. Gemeinsam mit Gary Fraser und einigen Kollegen verfasste er 1993 eine Studie, der zufolge der Genuss von Walnüssen, sei es als Snack, unter Salate oder Müsli gemischt oder gegart im Rahmen einer Mahlzeit, den Serum-Cholesterinspiegel bei Männern um mehr als 10 Prozent senken kann.

»Manche glauben, eine vegetarische Ernährung bestünde nur aus dem Verzicht auf Fleisch«, sagte er. »Doch wenn man eine Vielzahl pflanzlicher Nahrungsmittel zu sich nimmt wie Vollkornprodukte, Hülsenfrüchte und Soja, Gemüse, Obst, Nüsse und Samen und sich regelmäßig bewegt, kann dies tatsächlich eine schützende Wirkung haben. Der Verzehr von Bohnen zum Beispiel senkt das Darmkrebsrisiko, selbst bei Fleischessern.«

Man vergisst leicht, erinnerte er mich, dass trotz der heutigen Popularität der mediterranen Diät und anderer pflanzlich orientierter Kost noch vor gar nicht langer Zeit die Auffassung herrschte, eine fleischlose Ernährungsweise liefere nicht genug Nährstoffe, um gesund zu bleiben. Doch wie die *Adventist Health Studies* über die Jahre offenbarten, verhält es sich nahezu umgekehrt. Vollkornprodukte zeigten eine vorbeugende Wirkung gegen kardiovaskuläre Erkrankungen und Darmkrebs. Nüsse erwiesen sich als schützend vor Herzerkrankungen. Eine pflanzliche Ernährung stärkt generell das Immunsystem und erhöht die Lebenserwartung. Die Liste geht weiter.

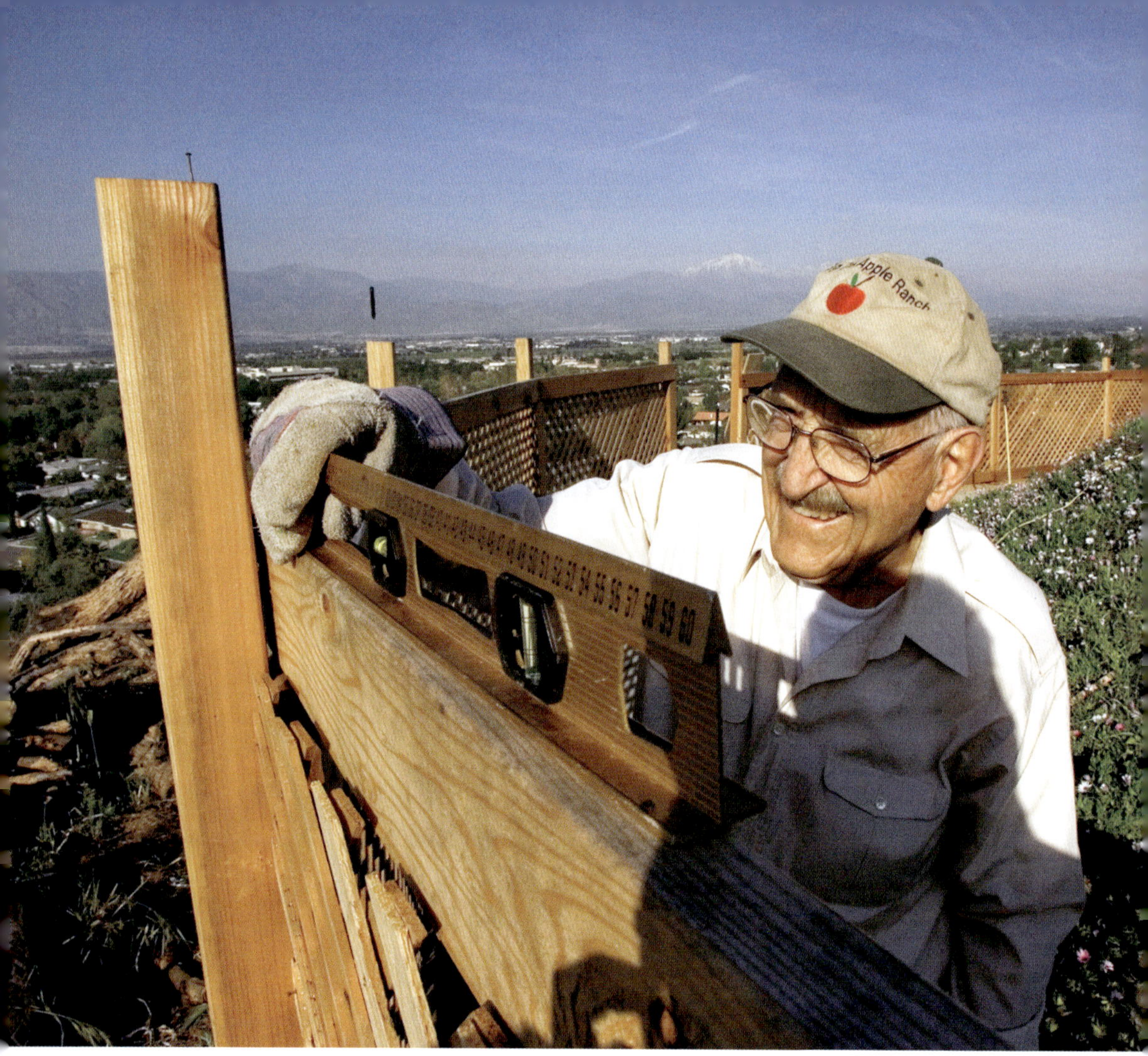

Der pensionierte Herzchirurg Ellsworth Wareham, 91, errichtet auf dem Hügel hinter seinem Haus einen Zaun.

Sabaté, selbst Adventist, wies darauf hin, dass die hohe Lebenserwartung seiner Gemeinde noch auf andere Faktoren zurückzuführen sei, nicht nur auf die Ernährung. Es sei ihre Lebensweise insgesamt, die darin bestünde, aktiv zu bleiben, nicht zu rauchen, den Sabbat als Ruhetag zu respektieren und auf Gott zu vertrauen. Vom Sabbat der Adventisten hatte ich bei einem meiner früheren Besuche in Loma Linda erfahren. Anders als andere Protestanten, die am Sonntag in die Kirche gehen, halten Adventisten von Sonnenuntergang am Freitag bis zum Sonnenuntergang am Samstag Sabbat. Nach dem Kirchgang am Samstag treffen sie sich mit ihren Glaubensbrüdern zum Potluck Lunch, gehen mit Freunden oder der Familie wandern oder treffen sich zu einer anderen Aktivität im Freien. Ziel ist, eine Art »Auszeit als Ruhepol« zu schaffen, in der man sich fernab der täglichen Verpflichtungen in stille Kontemplation begeben kann – jene »Ruhe«, die Ellen als ein wesentliches Heilmittel der Natur verschrieb.

Was den letzten Faktor auf Sabatés Liste betrifft – die Bedeutung des Glaubens –, so erhielt ich einen Auffrischungskurs von einem pensionierten Theologieprofessor in seinem Haus in einer ruhigen Sackgasse unweit der Universität. Dr. David Taylor stand in der offenen Tür zu seiner Garage, wo er seine Denk- und Schreibarbeit verrichtet, wie er sagte. Kein Auto oder Truck waren darin, nur mit Büchern und religiösen Publikationen gefüllte Regale.

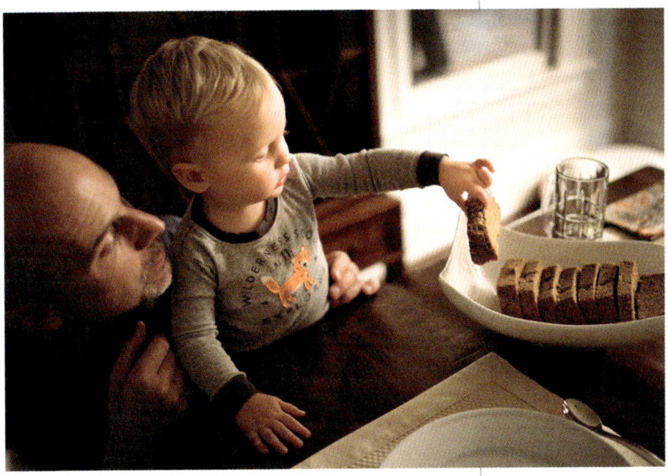

Ein Kind greift zu einer Scheibe Walnusskuchen aus Haferflocken, Semmelbröseln und Walnüssen.

»Warum sind all diese Bücher in der Garage«, fragte ich. »Hat Ihre Frau Sie hierher verbannt?«

Er lachte. »Drinnen ist kein Platz. Ich brauchte einen Raum, um mich auf meinen Unterricht und verschiedene Vorträge vorzubereiten. Ich möchte die alten grauen Zellen in Schuss halten.«

»Wie alt sind Sie, wenn ich fragen darf?«

»Im Juni werde ich 89«, antwortete er.

Taylor und seine Frau Maxine kamen 1995 nach Loma Linda, um an der Universität zu lehren, er im Fachbereich Religion, sie an der School of Allied Health. Zu jener Zeit gehörten sie zu den wenigen Schwarzen unter den Professoren im Kollegium.

Nach einigem Drängen erzählte er mir von seiner Zeit am Oakwood College, einer von der Adventistenkirche in Huntsville, Alabama, betriebenen Schule für Schwarze. Im März 1956 war er mit einigen Klassenkameraden nach Montgomery gefahren, um Reverend Dr. Martin Luther King bei den Protestkundgebungen nach der Verhaftung von Rosa Parks im Dezember 1956 zu unterstützen. King saß wegen seiner Rolle beim

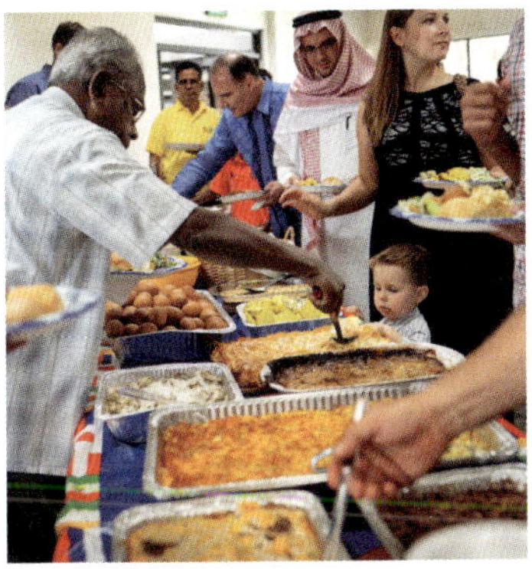

DER SABBAT-POTLUCK

Als lange Tradition der Adventisten, hier und andernorts im Land, bringt der Sabbat-Potluck die Mitglieder der Azure Hills Church zu einem gemeinschaftlichen Essen zusammen. Zu den beliebtesten Gerichten, die Familien zu solchen Anlässen in Loma Linda mitbringen, zählen vegetarischer Gumbo, Taco-Salat, *haystacks* – »Heuhaufen« – genannt, fleischlose Fleischbällchen und verschiedene Nussbrote. Neben dem Kirchenbesuch am Sabbat nutzen Adventisten den Tag, um sich mit Freunden und Familie zu treffen, sich für wohltätige Zwecke zu engagieren und den Kontakt zur Natur zu pflegen, sei es durch Wandern, eine Radtour oder einen Spaziergang im Park.

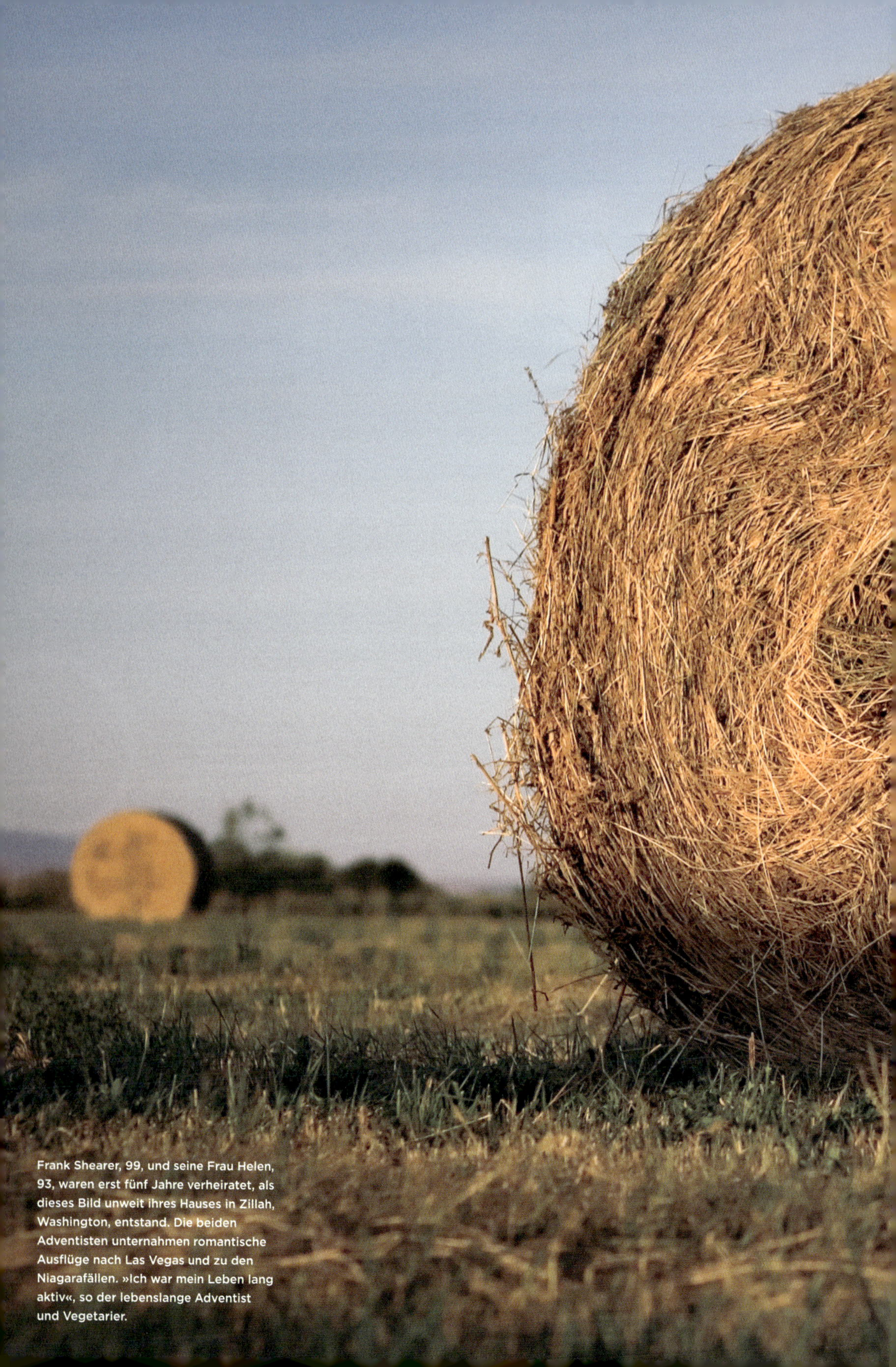

Frank Shearer, 99, und seine Frau Helen, 93, waren erst fünf Jahre verheiratet, als dieses Bild unweit ihres Hauses in Zillah, Washington, entstand. Die beiden Adventisten unternahmen romantische Ausflüge nach Las Vegas und zu den Niagarafällen. »Ich war mein Leben lang aktiv«, so der lebenslange Adventist und Vegetarier.

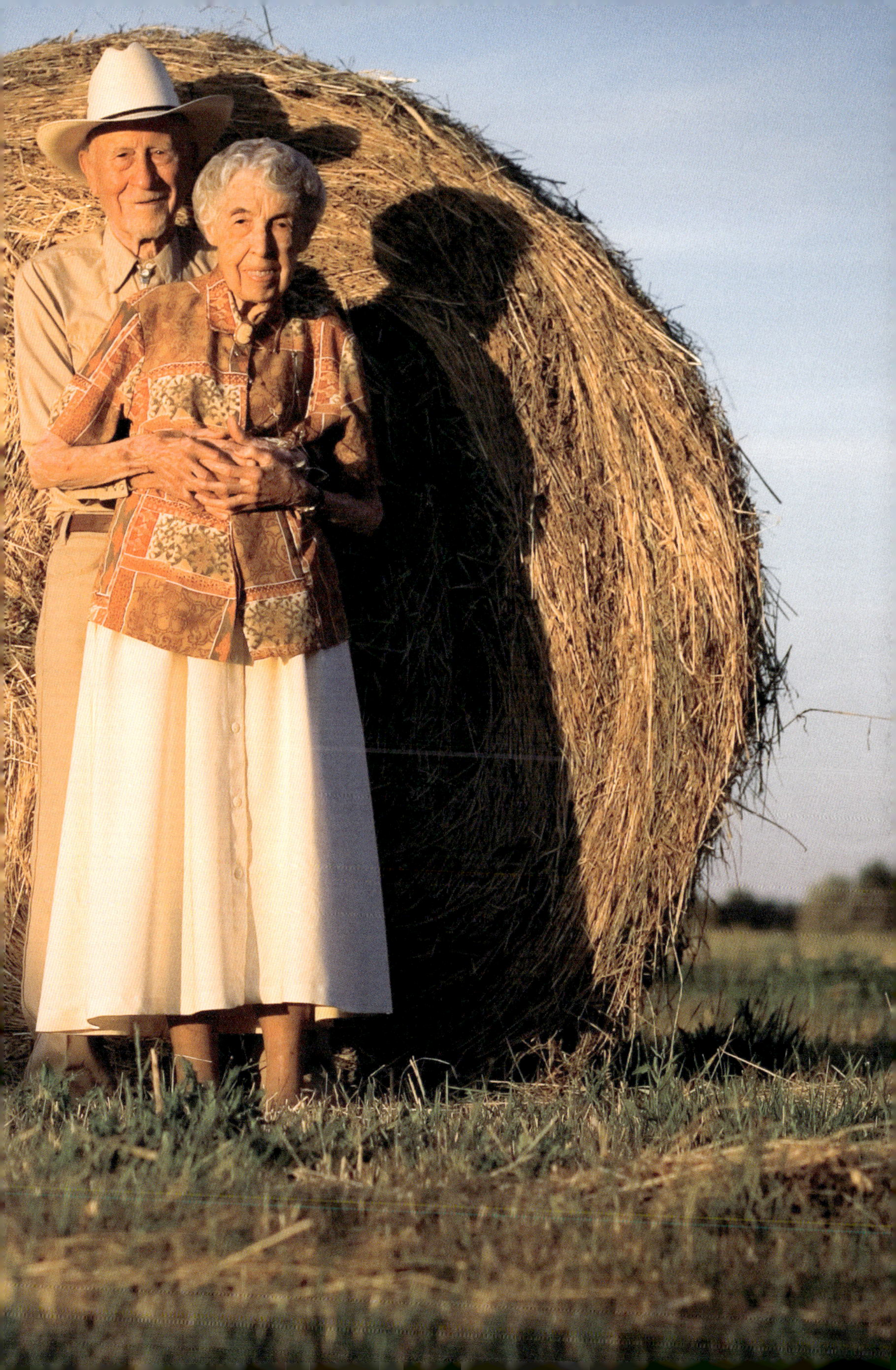

Busboykott in Montgomery auf der Anklagebank und Taylor hatte für den Prozess einen Platz im Gerichtsgebäude ergattert.

Als King den Gerichtssaal betrat, bemerkte er zufällig den ganz vorne sitzenden Taylor und fragte ihn, woher er komme. »Ich komme aus Huntsville. Ich bin Student«, entgegnete Taylor.

King fragte ihn, ob er schon gegessen und eine Bleibe für die Nacht habe. Taylor sagte, sie hätten Sandwiches dabei und wollten nach dem Prozess nach Huntsville zurückfahren. Und dann schüttelte King seine Hand. »Hätte ich um die Bedeutung gewusst, ich hätte diese Hand wohl nie wieder gewaschen«, sagte Taylor.

Sicher hat Taylor diese Geschichte bereits Hunderte Male erzählt, doch sie hatte wegen einer Unterhaltung, die wir über Langlebigkeit geführt hatten, eine besondere Bedeutung. Taylor hatte mir ein paar Dinge aus seinem Leben erzählt, darunter Vorfälle von Diskriminierung, und ich hatte gefragt, ob er gern länger leben würde. Hatte er ein bestimmtes Alter als Ziel?

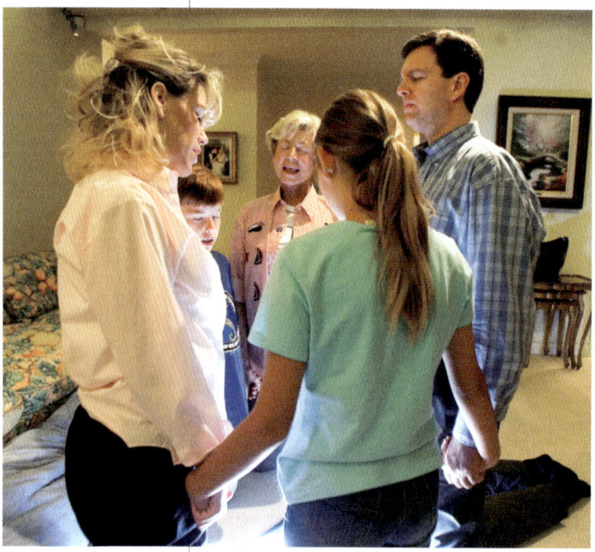

Eine Adventisten-familie versammelt sich zu Hause zum Gebet.

»Eigentlich nicht«, antwortete er. Als gläubiger Mensch habe er keine Angst vor dem Tod.

Aber wenn das so ist, fragte ich, warum dann die ganze Mühe, das Richtige zu essen, Sport zu treiben, Sabbat zu halten und all die Dinge zu beherzigen, die das Leben verlängern, wie die Adventisten bewiesen haben.

»Ich tue es nicht, um nicht zu sterben«, sagte er. »Wenn du eine Beziehung zu Jesus Christus hast, findest du Frieden.« Er erinnerte sich daran, was King am Tag vor seiner Ermordung in Memphis gesagt hatte: Ich war auf dem Gipfel des Berges. »In der Sprache und Kultur der Schwarzen Kirche bedeutet es, dass du siehst, was Gott für dich vorsieht«, sagte Taylor. »Du hast keine Angst vor dem Tod.«

»Hat Ihnen der Adventismus zu dieser Lebenseinstellung verholfen?«

Er nickt und erzählte eine weitere Geschichte aus dem Leben der Ellen White, und mir fiel auf, wie viel Kraft die Adventisten aus ihrem Glauben schöpften. Selbst angesichts eines Lebens voller Herausforderungen, einschließlich rassistischer Diskriminierung, fand Taylor die Kraft, auf dem rechten Weg zu bleiben.

Kein Wunder also, dass Adventisten den vielen Versuchungen des Lebens so gut widerstehen, sei es die Zigarette, der Cheeseburger oder das Wochenende auf der Couch

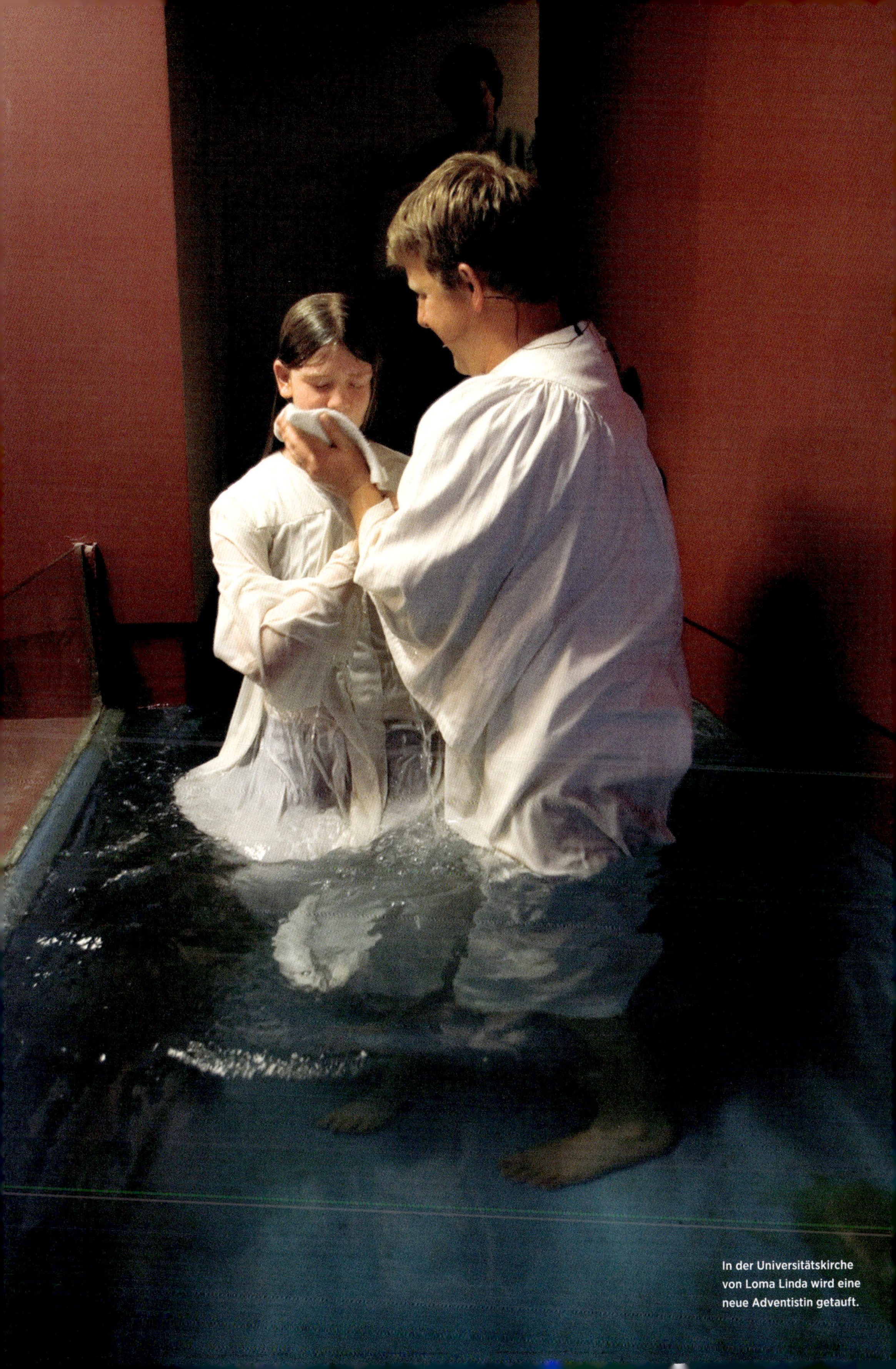

In der Universitätskirche von Loma Linda wird eine neue Adventistin getauft.

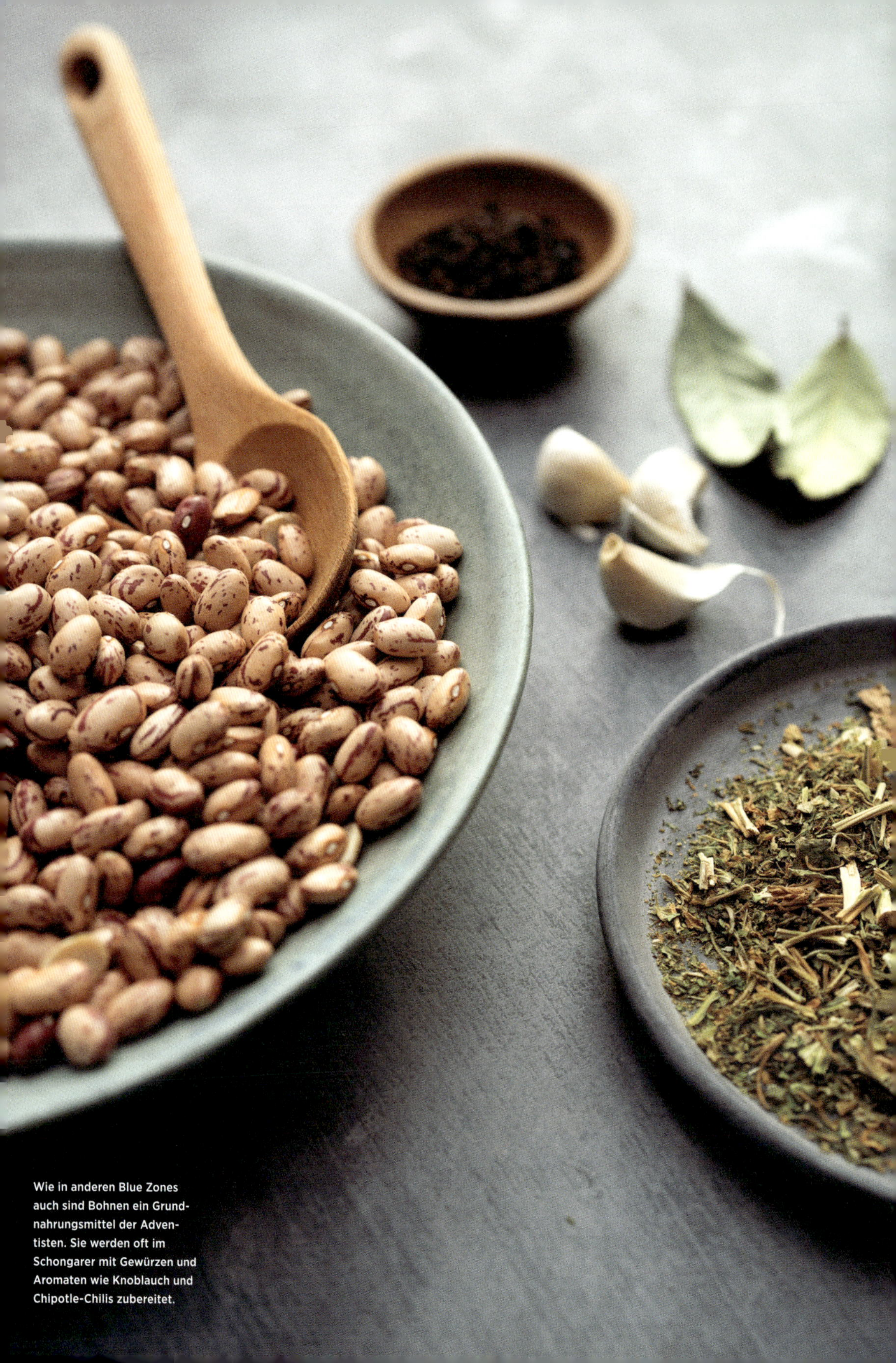

Wie in anderen Blue Zones auch sind Bohnen ein Grundnahrungsmittel der Adventisten. Sie werden oft im Schongarer mit Gewürzen und Aromaten wie Knoblauch und Chipotle-Chilis zubereitet.

Loma Lindas
Zutaten für ein langes Leben

Mehr als die Hälfte des adventistischen Speiseplans besteht aus Obst und Gemüse. Eine Studie der Universität Loma Linda belegt, dass Adventisten, die sich streng vegetarisch ernähren, fast ein Jahrzehnt länger leben als andere Amerikaner und dabei seltener an chronischen Krankheiten leiden oder an Krebs erkranken. Ihre pflanzliche Ernährungsweise trägt die Handschrift von Ellen G. White, Mitbegründerin der adventistischen Kirche im 19. Jahrhundert, die schrieb: »Getreide, Früchte, Nüsse und Gemüse sind die vom Schöpfer für uns bestimmte Ernährung. So einfach und natürlich wie möglich zubereitet sind sie die gesündeste und nahrhafteste Nahrung.«

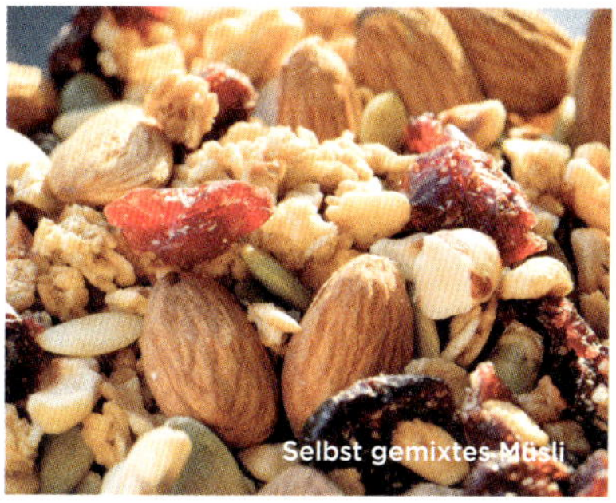
Selbst gemixtes Müsli

AVOCADOS | Sie sind reich an Kalium, salzarm, wirken blutdrucksenkend und verringern das Schlaganfallrisiko. Avocados enthalten 30 Prozent mehr Kalium als Bananen.

BIERHEFE | Diese Nahrungsergänzung enthält Chrom, das zur Regulierung des Blutzuckerspiegels beiträgt und die Glukosetoleranz verbessert. Zudem stärkt Bierhefe die Immunabwehr.

BOHNEN | Wie in allen Blue Zones spielen Bohnen die erste Geige. Für vegetarische Adventisten sind Bohnen, Linsen und Erbsen eine wichtige tägliche Eiweißquelle.

CORNFLAKES | Sie sind eine feste Größe auf dem Frühstückstisch der Adventisten und reich an Vitaminen und Mineralien wie Folsäure und Thiamin.

HAFERFLOCKEN | Ein Grundnahrungsmittel der Adventisten, das schonend gegart eine ausgewogene Mischung aus Fetten, komplexen Kohlenhydraten und pflanzlichen Proteinen sowie eine gute Dosis Eisen und Vitamine der B-Gruppe liefert.

NÜSSE | Nüsse und Nussbutter sind wichtiger Bestandteil der adventistischen Ernährung und erhöhen, wie man herausfand, die Lebenserwartung um zwei bis drei Jahre, sofern man mindestens fünfmal pro Woche eine Handvoll davon isst.

SOJAMILCH | Sie ist reich an Eiweiß, fettarm und wird als Alternative zu Milchprodukten verwendet – nicht die gesüßte und aromatisierte Variante. Sojamilch enthält Phytoöstrogene, die vor einigen Krebsarten schützen sollen.

SPINAT | Grünes Gemüse wie Spinat und Brokkoli liefert wichtige Vitamine, Mineralien und Ballaststoffe.

VEGEMITE | Dieser australische Brotaufstrich aus Bierhefe, Salz und Pflanzenextrakt ist ideal für Vollkorntoast und eine ausgezeichnete Quelle für Vitamine, die die Gesundheit des Gehirns fördern.

WEETABIX | Weetabix sind vornehmlich in England verkaufte Zerealien, die als Vollkornprodukt die Loma-Linda-Diät ergänzen. Weetabix fördert gesunde Haut und Knochen und die Verdauung.

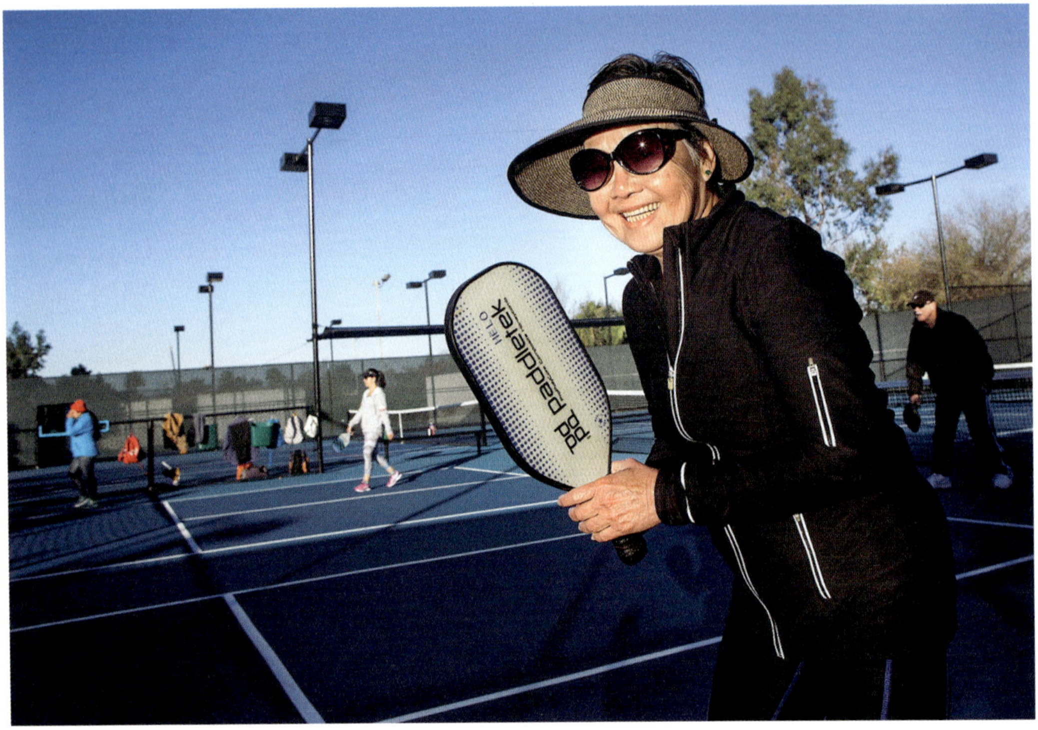

Lee Maxwell, 66, spielt während eines Seniorenkurses im Drayson Center der Loma Linda University Pickleball.

vor dem Fernseher. Sie haben eine doppelte Motivation, sich vollwertig und pflanzlich zu ernähren, weil es zugleich gesund und heilig ist. Sie wissen, es ist besser für sie, doch sie glauben auch, dass ihr Körper ein Tempel des Herrn ist, den sie rein und bei Kräften halten müssen.

Zudem finden Adventisten Sinn und Orientierung in ihrer Beziehung zu Jesus Christus, der ihnen einen klaren Lebensweg weist. Sie erfahren Erholung im Sabbat, der mit Zeit für Freunde und Familie und mit frischer Luft ihre Batterien auflädt. Sie engagieren sich ehrenamtlich, was ältere Menschen auf die Beine bringt und ihrem Leben Sinn verleiht. Und sie treffen sich mit anderen Adventisten, wobei sie ihre gesunden Verhaltensmuster gegenseitig festigen, sei es beim Pickleball spielen, beim Zumba-Kurs oder bei einem gemeinsamen Potluck-Essen.

»In welchem Maße führen Sie Ihre Gesundheit, Vitalität und Geisteskraft auf Ihren Glauben und Ihr Vertrauen in Gott zurück?«, fragte ich Taylor. »Und wie viel macht Ihre eigene Mühe, sich richtig zu ernähren, zu schlafen, Sport zu treiben und so weiter, aus?«

Anstelle einer Antwort erzählte er eine weitere Geschichte.

Als er kürzlich bei seinem Hausarzt war, hatte er bemerkt, wie sich ein seltsamer Ausdruck in das Gesicht des Doktors schlich.

»Stimmt etwas nicht«, hatte Taylor gefragt.

Der Doktor hatte gelächelt. »Wussten Sie, dass Sie über einen halben Zentimeter gewachsen sind?«

Taylor war überrascht. »Ich gab ihm eine sehr theologische Antwort«, sagte er. Er sagte zu seinem Arzt, dass sich Menschen in seinem Alter oft beugen, um nach einem Loch im Boden Ausschau zu halten. »Als Adventist, der den Herrn liebt, suche ich im Himmel nach dem Loch.«

Taylor lachte, als er die Geschichte beendete.

»Sie sollten Prediger werden«, sagte ich.

Während des Potlucks, zu dem sich die Adventisten nach dem Gottesdienst versammeln, herrscht in der Kirchenküche reges Treiben.

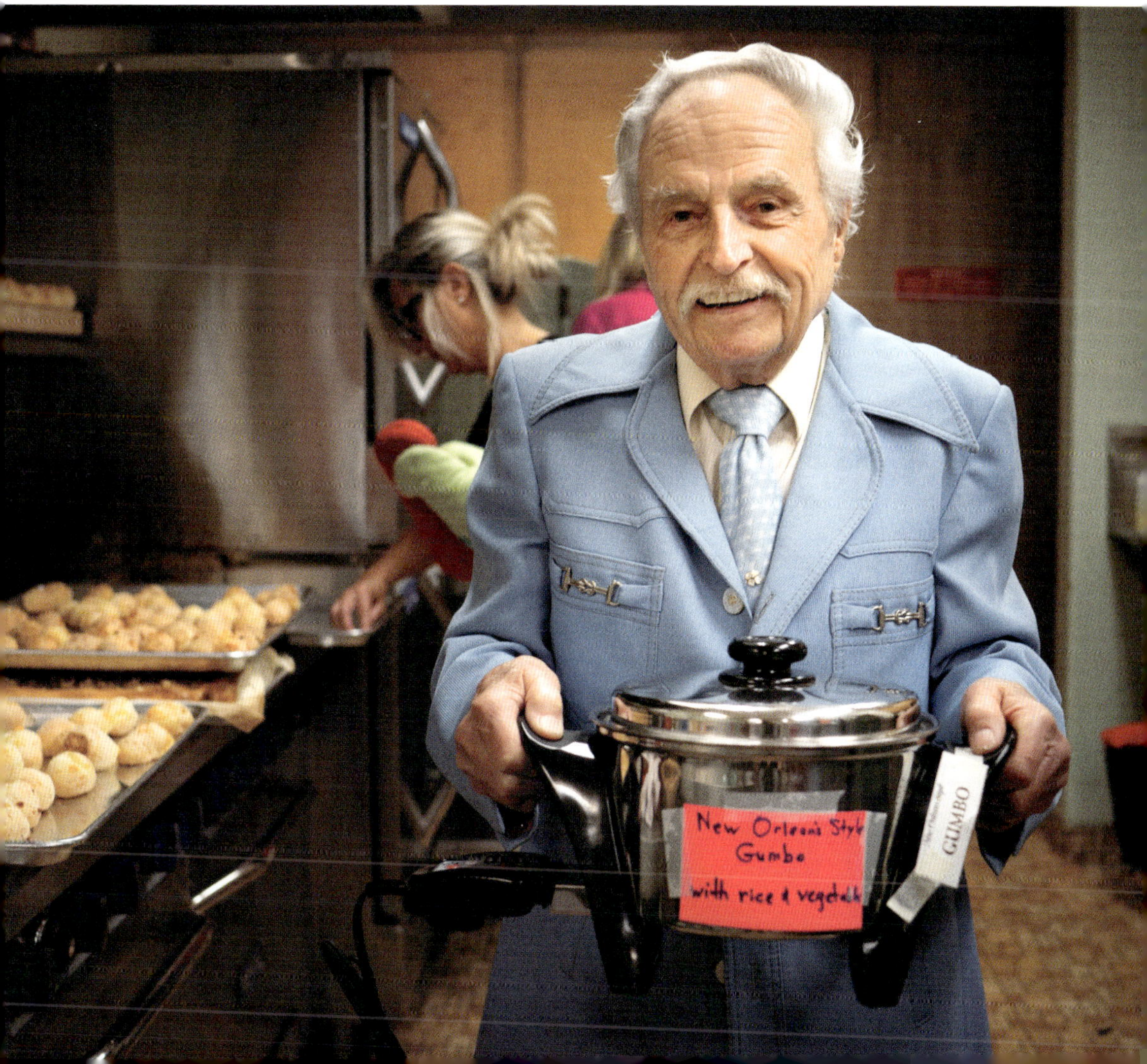

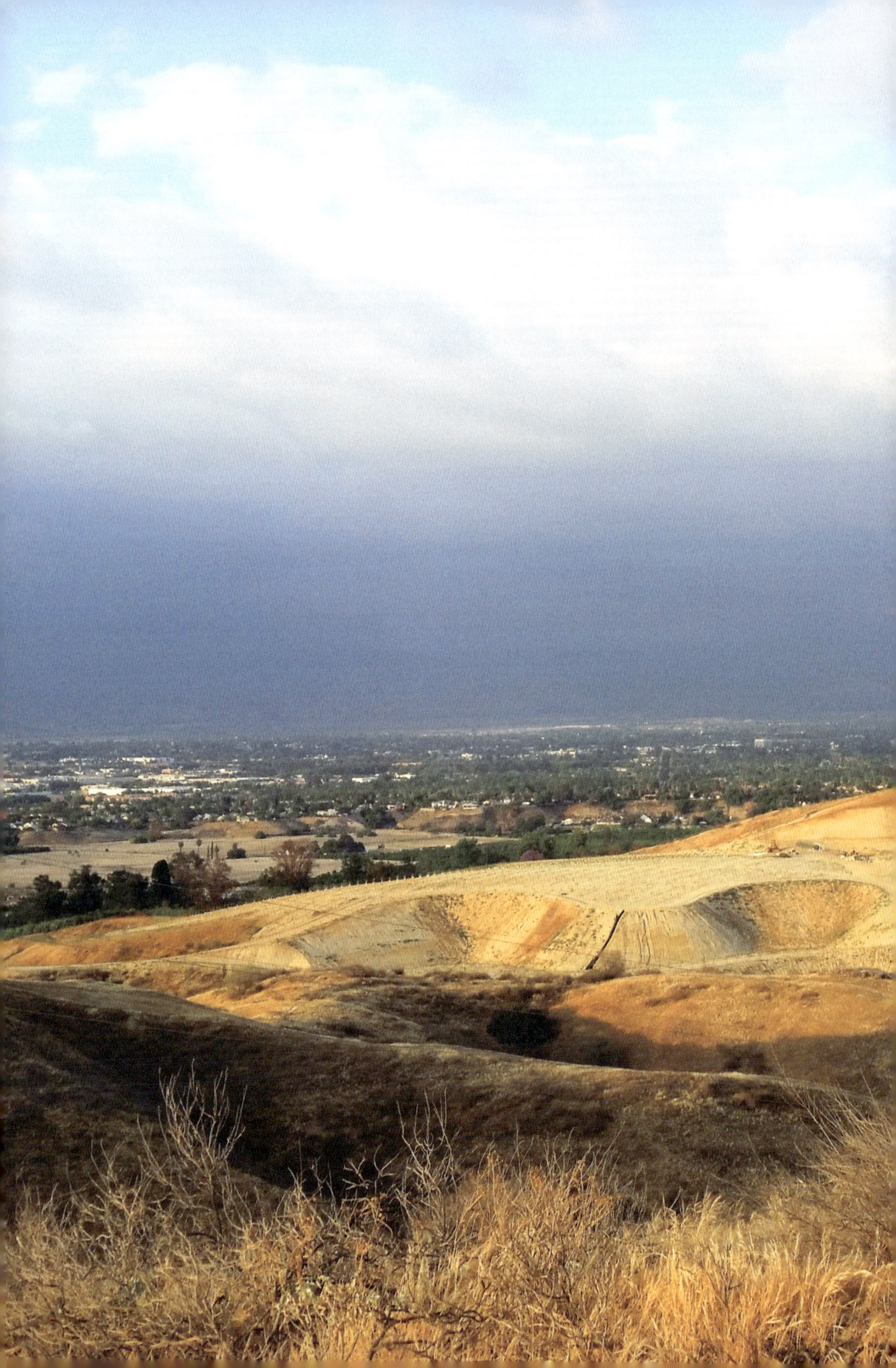

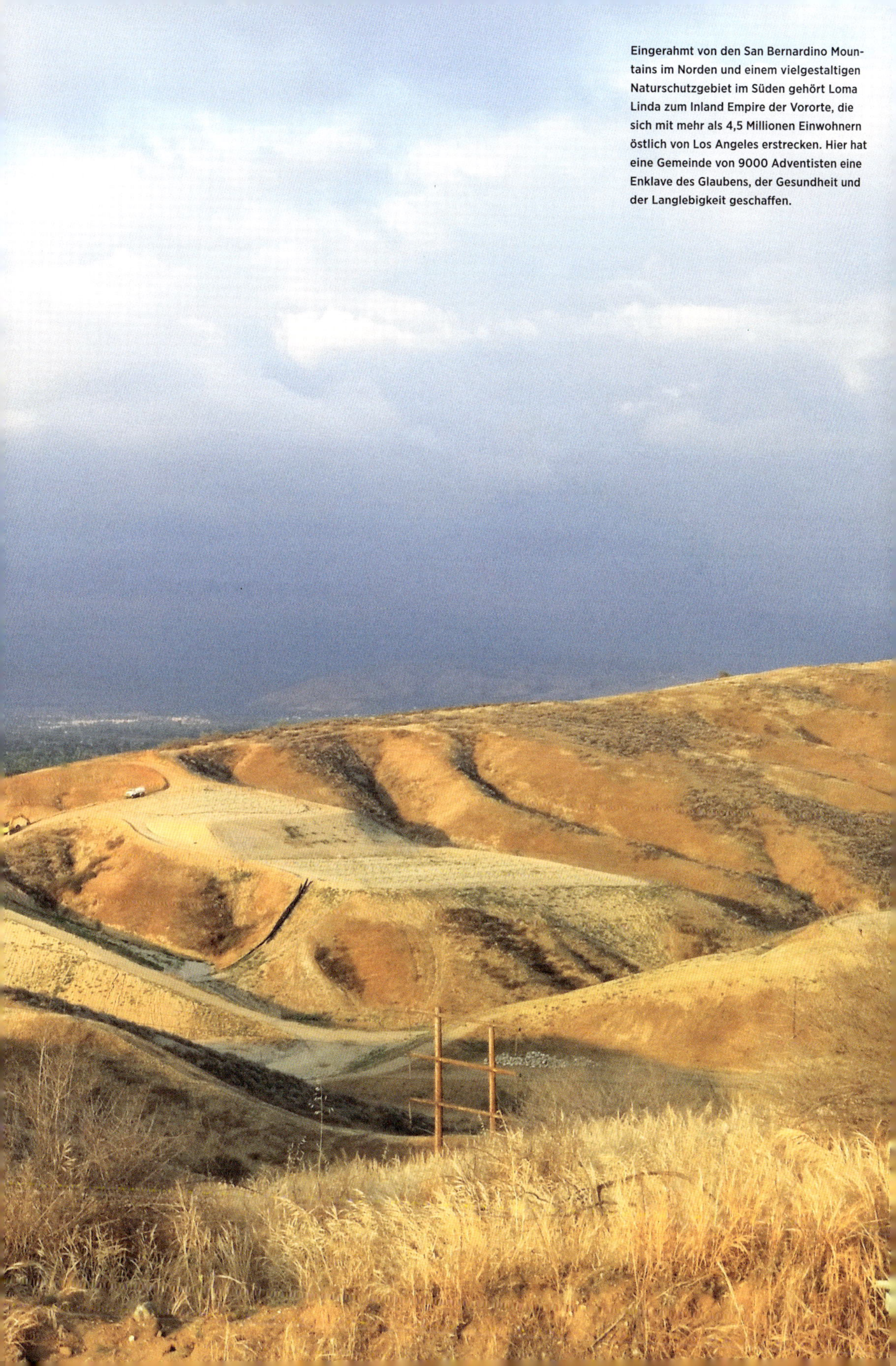

Eingerahmt von den San Bernardino Mountains im Norden und einem vielgestaltigen Naturschutzgebiet im Süden gehört Loma Linda zum Inland Empire der Vororte, die sich mit mehr als 4,5 Millionen Einwohnern östlich von Los Angeles erstrecken. Hier hat eine Gemeinde von 9000 Adventisten eine Enklave des Glaubens, der Gesundheit und der Langlebigkeit geschaffen.

LEHREN AUS LOMA LINDAS BLUE ZONE

Ruhepol Auszeit

Der Sabbat gewährt die Zeit, sich auf die Familie, Gott, die Kameradschaft und die Natur zu besinnen. Er hilft, Stress abzubauen, soziale Netzwerke zu stärken und sich regelmäßig zu bewegen.

Auf den Body-Mass-Index (BMI) achten

Adventisten haben einen gesünderen BMI als der Durchschnittsamerikaner. Übergewicht erhöht das Risiko für Herzinfarkt, Schlaganfall, Bluthochdruck, Diabetes, Arthritis und verschiedene Krebsarten.

Regelmäßig moderate Bewegung

Studien zeigen, dass regelmäßige körperliche Anstrengung von geringer Intensität wie tägliche Spaziergänge das Risiko von Herz- und Krebserkrankungen senkt.

Zeit mit Freunden

Adventisten verbringen gern Zeit mit ihren Glaubensgenossen. Dieselben Werte und Überzeugungen mit anderen zu teilen, stärkt ihr Wohlbefinden.

Nüsse essen

Adventisten, die mindestens fünfmal pro Woche Nüsse essen, haben ein um die Hälfte geringeres Risiko einer Herzerkrankung und leben etwa zwei Jahre. Mindestens vier umfassende Studien bestätigen, dass der Verzehr von Nüssen positiven Einfluss auf die Gesundheit und die Lebenserwartung hat.

Etwas zurückgeben

Wie viele Glaubensrichtungen ermuntert der Adventismus zu ehrenamtlichem Engagement. Viele der Hundertjährigen, mit denen wir sprachen, bleiben aktiv, finden eine sinnvolle Aufgabe und beugen Depressionen vor, indem sie anderen helfen.

Fleisch meiden

Viele Adventisten ernähren sich vegetarisch oder vegan. Studien zeigen, dass der Verzehr von Obst, Gemüse und Vollkornprodukten vor einer Vielzahl von Krebsarten schützt. Viele der ältesten Adventisten sind Vegetarier und Pescetarier.

Früh und leicht zu Abend essen

»Frühstücken wie ein König, Mittagessen wie ein Fürst und Abendessen wie ein armer Schlucker«, soll die amerikanische Ernährungswissenschaftlerin Adelle Davis empfohlen haben. Ein leichtes, frühes Abendessen verhindert, dass der Körper in der inaktiven Phase mit Kalorien überschwemmt wird, und fördert einen besseren Schlaf und einen niedrigeren BMI.

Reichlich Wasser trinken

Die AHS-Studien legen nahe, dass Männer, die täglich fünf bis sechs Gläser Wasser trinken, ein um 60 bis 70 Prozent geringeres Risiko für einen tödlichen Herzinfarkt aufwiesen als Männer, die deutlich weniger tranken.

Adventisten feiern samstags den Sabbat und versammeln sich in der Loma Linda University Church zum Gottesdienst.

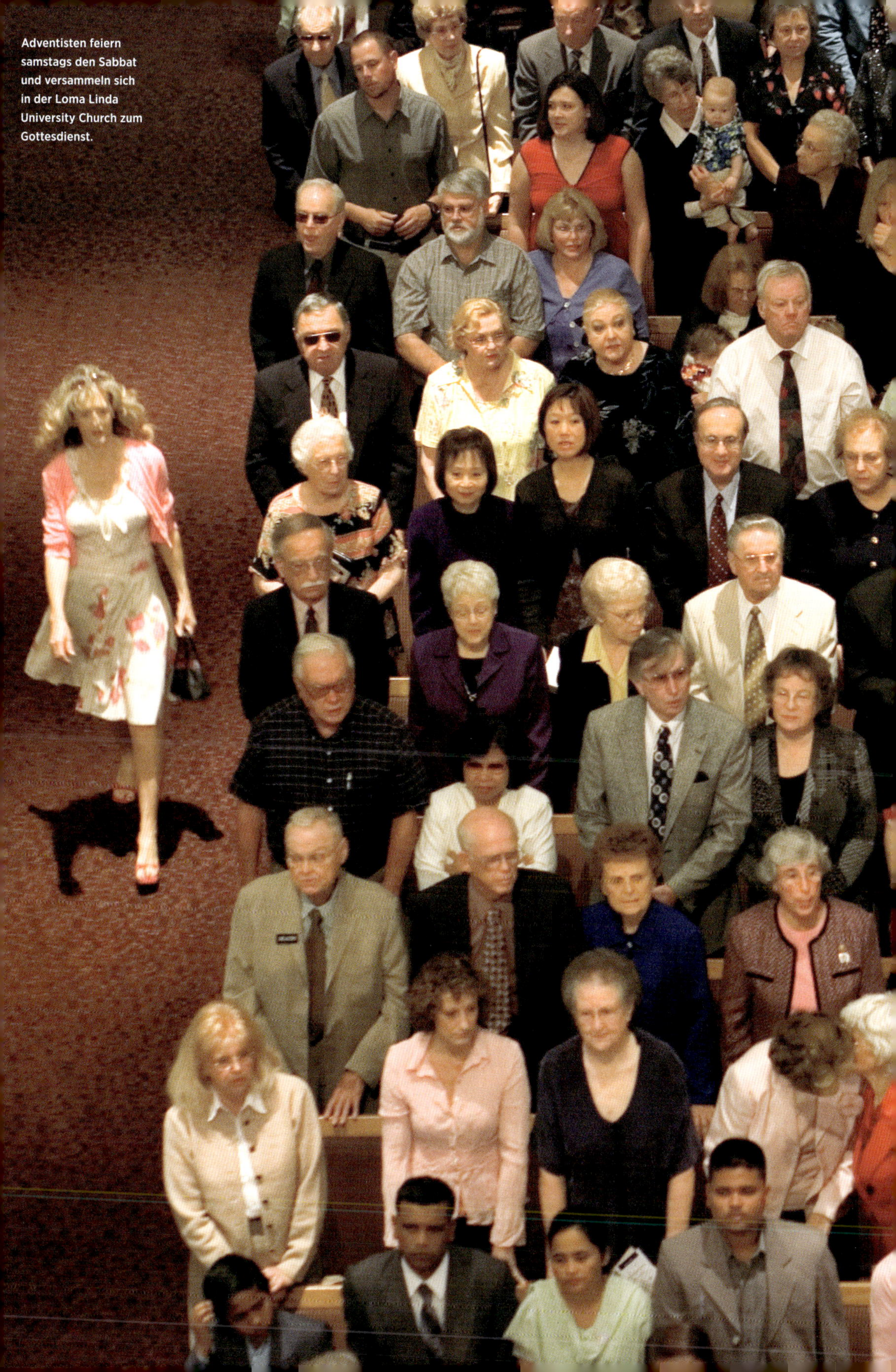

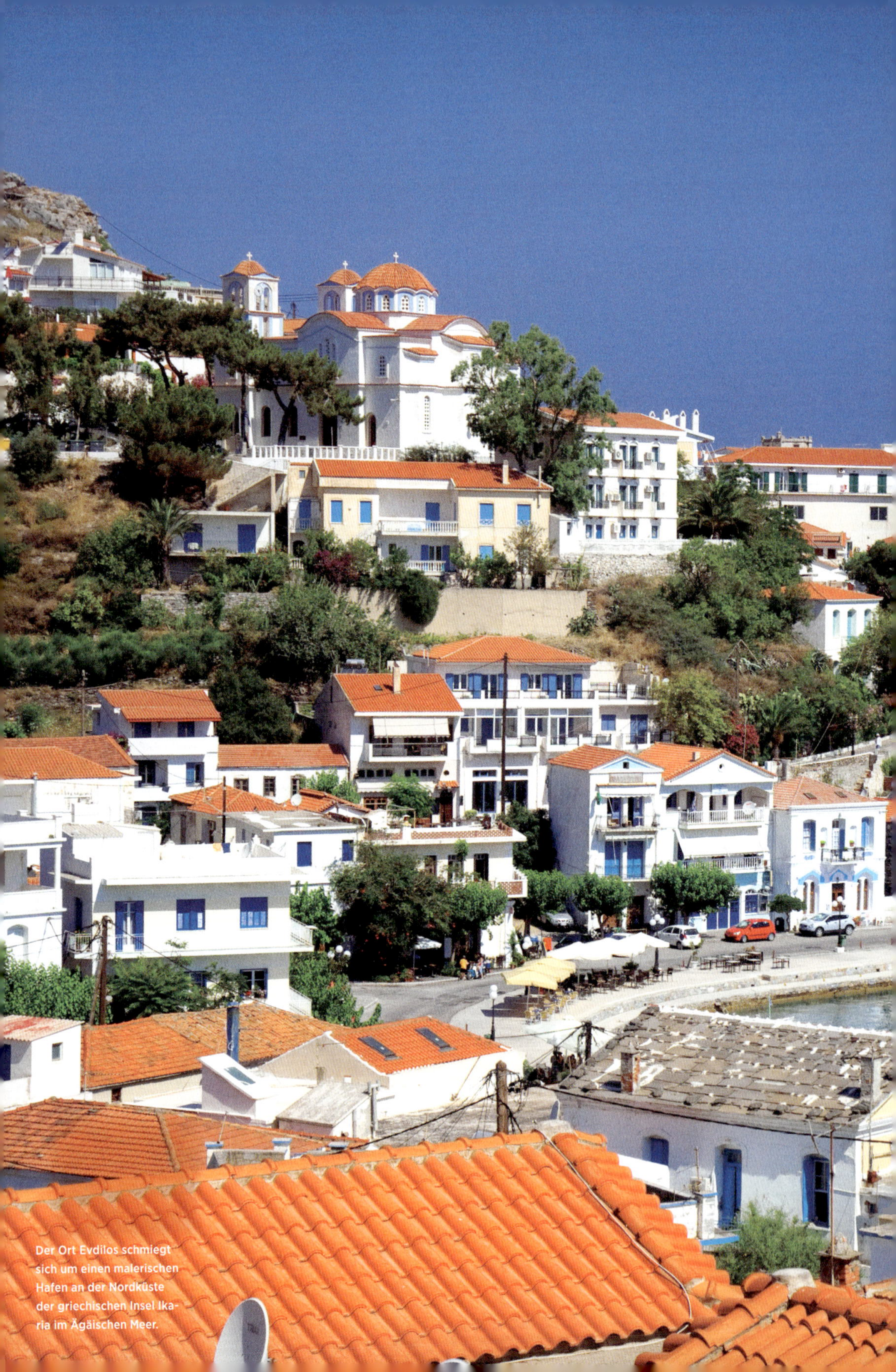

Der Ort Evdilos schmiegt sich um einen malerischen Hafen an der Nordküste der griechischen Insel Ikaria im Ägäischen Meer.

KAPITEL 4

Ikaria

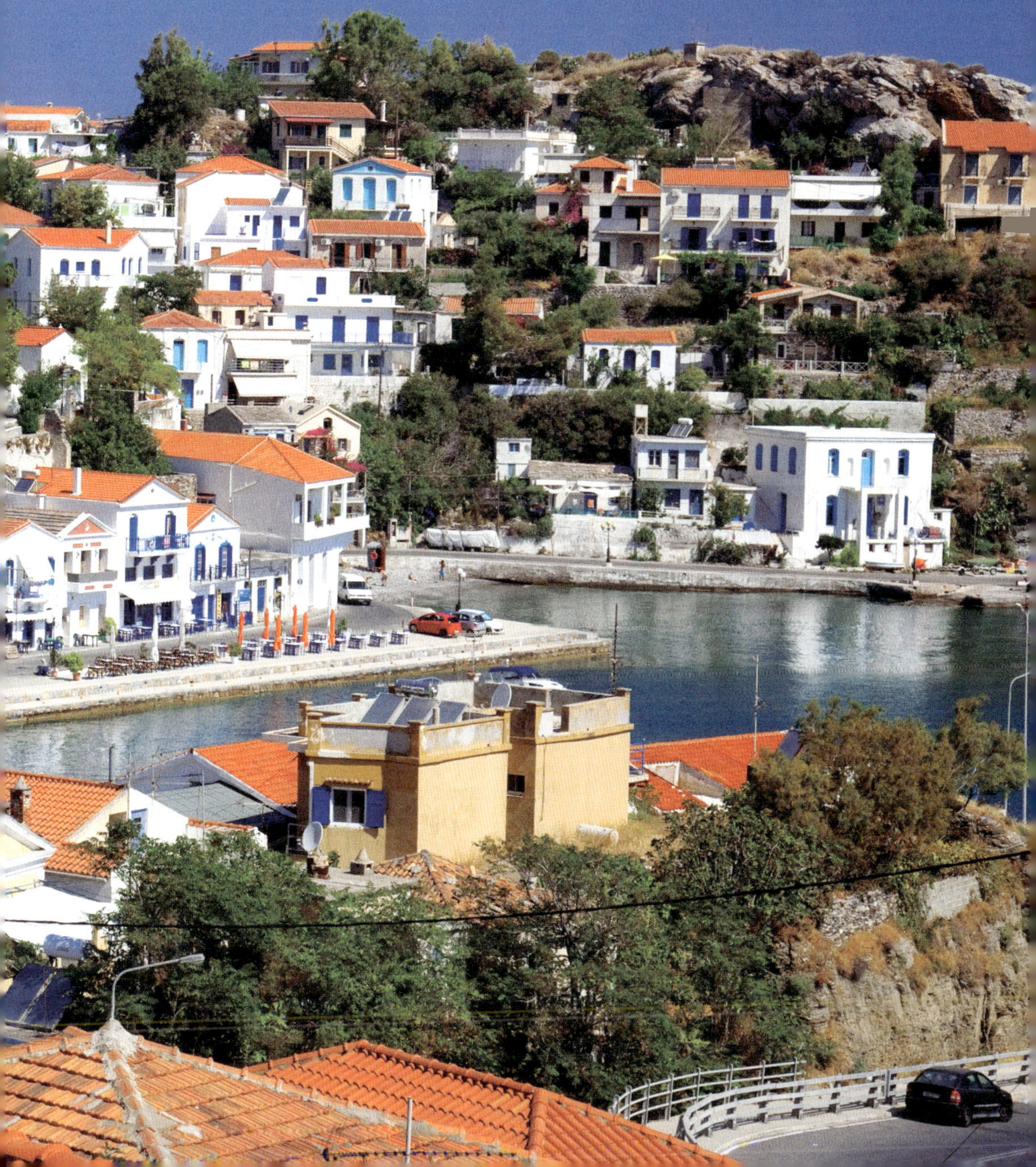

Eleni Mazari, Inhaberin einer Real-Estate-Firma auf Ikaria, macht auf einer Wanderung oberhalb des Dorfes Karkinagri eine Pause.

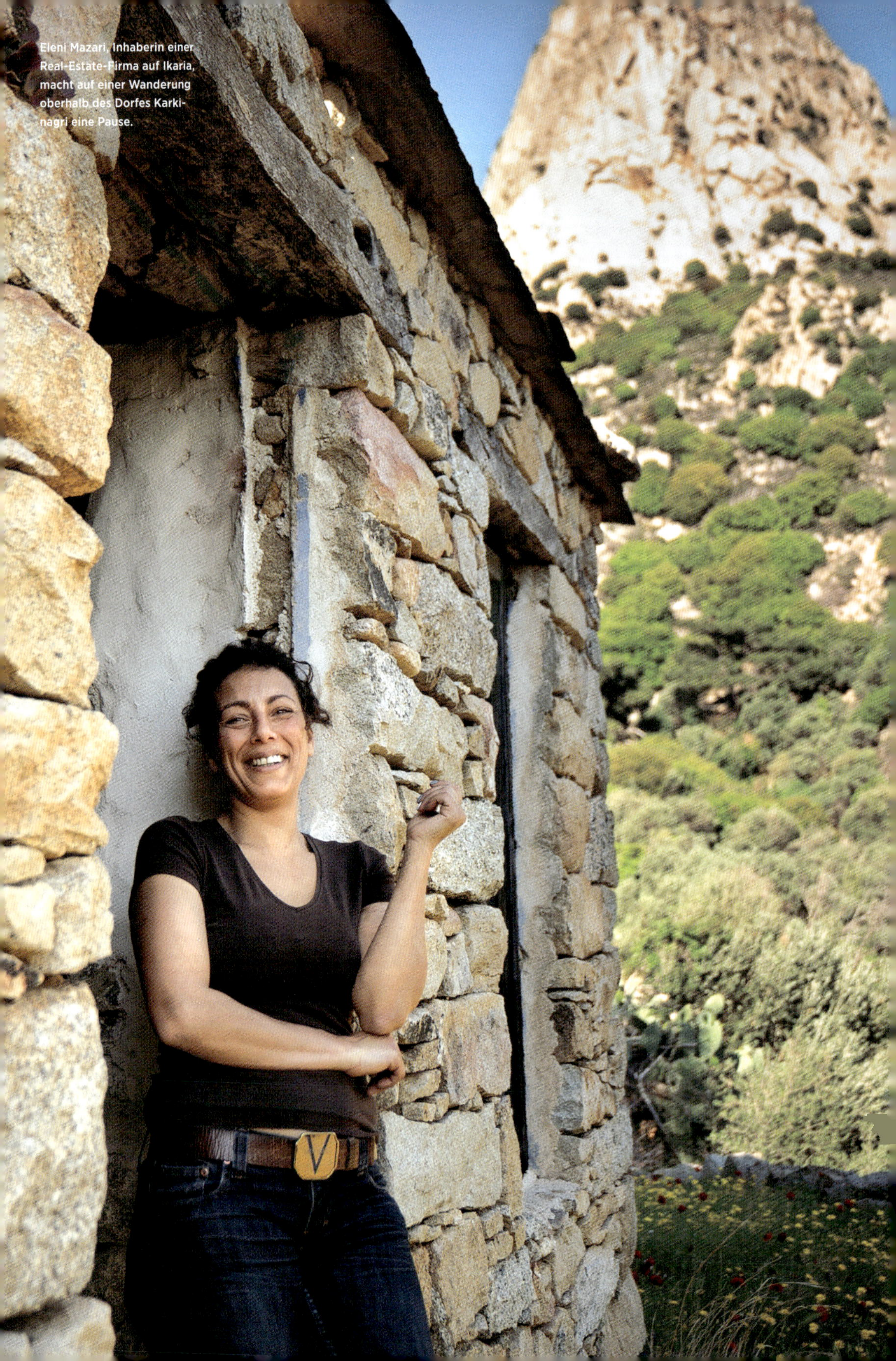

Wo Menschen »vergessen zu sterben«

Die unergründliche Insel Ikaria sieht aus wie ein halb im Meer versunkener Brontosaurus, der von der türkischen Küste durch die östliche Ägäis gewatet ist, um sich für ein Nickerchen auszustrecken. Hier, in abgelegenen Gehöften über steil terrassierten Gärten und Weinbergen, treffen wir auf eine weitere bemerkenswerte Gruppe langlebiger Menschen – Griechen, die im Durchschnitt acht Jahre länger leben als die Mehrzahl der Amerikaner und dabei nur halb so häufig an Herzerkrankungen leiden und kaum ein Fünftel unserer Demenzrate erreichen.

Abgeschottet durch Zeit, Tradition und stürmische Winde haben die 10 000 Einwohner dieser kleinen Insel eine einzigartige Kultur hervorgebracht, geprägt von gesunder Ernährung aus Wildkräutern, Bohnen, Olivenöl, Sauerteigbrot und kräftigem Rotwein, Dominopartien bis spät in die Nacht und einem gemächlichen Gang der Dinge, der wenig auf die Uhr achtet.

Wie die meisten Blue Zones ist Ikaria ein abgeschiedener Ort, seine Menschen pflegen altüberlieferte Traditionen, die ihnen halfen, schwere Zeiten zu überstehen und schädliche moderne Einflüsse abzuwehren. Junkfood ist hier so gut wie unbekannt und die Menschen stolpern nicht auf ihre Smartphones stierend durch den Tag. Vielmehr locken sie saubere Luft, eine warme Brise und die wilde Natur ins Freie und animieren zu einem aktiven Lebensstil, der jeden Dritten die Neunziger erreichen lässt.

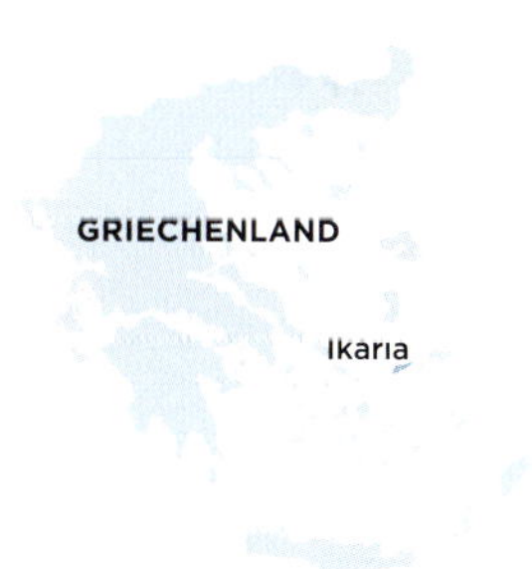

- Ikaria liegt in der östlichen Ägäis unweit der Türkei.
- Die Inselbewohner pflegen eine Art der Mittelmeer-Diät.
- Jeder dritte Einwohner erreicht die 90.
- Die Ikarier erleiden nur halb so oft Herzerkrankungen wie die Amerikaner.

Anders als in anderen Blue Zones leben die Inselbewohner eher in kleinen, entlegenen Gehöften als in Dörfern. Zwar gibt es mit Christos Raches, Evdilos und Agios Kyrikos drei Siedlungszentren, doch die meisten Menschen leben auf dem Land. Diese vor Jahrhunderten entstandenen Strukturen setzen Familien in die Lage, sich bei ausreichend Grundbesitz für einen Garten und vielleicht einen Weinberg nahezu selbst zu versorgen. Die Feldarbeit fordert sie bis spät in den Tag hinein, sodass die Geschäfte in den nahe gelegenen Dörfern bis in die Abendstunden geschlossen sind. Die Menschen bleiben lange auf, besonders im Sommer, und die Älteren halten ein Nickerchen, was als Grund für eine um ein Drittel geringere Herzerkrankungsrate gilt.

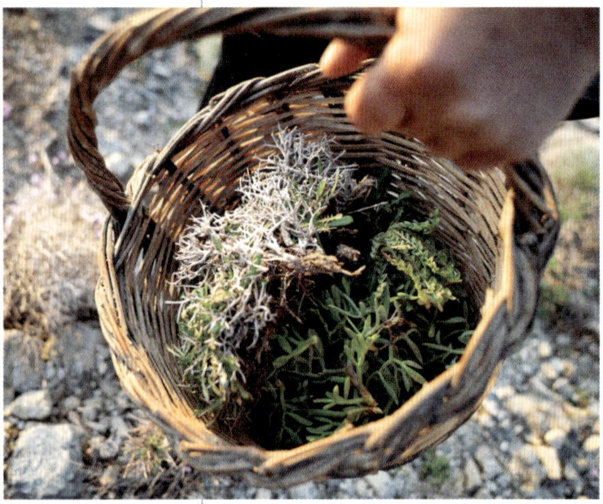

An den zerklüfteten Hängen wachsen viele verschiedene Wildkräuterarten.

Die einfache Lebensweise und außergewöhnlich hohe Lebenserwartung der Ikarier erregte bereits vor Jahrhunderten die Aufmerksamkeit von Joseph Georgirenes, dem Erzbischof von Samos und Ikaria. So schrieb er 1677: »Das höchst Rühmenswerte an dieser Insel ist ihre Luft und ihr Wasser, beides ist derart gesund, dass die Menschen sehr lange leben und der Anblick eines Hundertjährigen völlig normal ist, was ein großes Wunder ist, bedenkt man, wie mühsam ihr Leben ist.«

Als »gebirgig und voller Felsen« beschrieb er Ikaria und stellte fest, es gebe »eine große Zahl kleiner, über die ganze Insel verstreuter Dörfer«. Die Menschen seien so arm, dass weder die Türken noch Piraten sie als lohnendes Ziel erachteten. Ihr Essen und ihre Kleider seien schlechter als die der Bettler in anderen Ländern. Und doch, so schloss er, seien die Menschen auf Ikaria die glücklichsten in der Ägäis. »Der Boden ist karg, aber die Luft ist gesund, ihr Reichtum ist gering, aber ihre Freiheit und Sicherheit sind groß.«

Gemäß dieser Tradition der Entbehrung – die Arbeitslosigkeit lag in den letzten Jahren bei bis zu 40 Prozent – ernten die Ikarier einen Großteil ihrer Nahrungsmittel noch immer auf eigenem Grund und Boden oder sammeln sie in der Natur. Neben den Erzeugnissen aus dem eigenen Garten verzehren die Insulaner auch Dutzende Gemüsesorten, die in den nahe gelegenen Hügeln wild wachsen. Während meiner Besuche sehe ich oft Frauen am Straßenrand, in der einen Hand ein Messer, in der anderen ein Sack, prall gefüllt mit Fenchelgrün, Petersilie, Meerfenchel, wildem Löwenzahn oder Chicorée. Ihrer Erscheinung nach würden Städter diesen Pflanzen nur mit dem Unkrautstecher zu Leibe rücken. Doch diese Wildkräuter enthalten eine Fülle von Antioxidantien, zehnmal so viel wie Rotwein, dazu sind sie gekocht, in Pasteten verbacken oder in Salaten äußerst schmackhaft.

Die relative Abgeschiedenheit Ikarias ist auch ein Grund für den ausgeprägten Zusammenhalt unter den Bewohnern. Ihre Loyalität gilt zuerst der Familie, dann den Mitmenschen im Sinne der gegenseitigen Fürsorge (erst an dritter Stelle folgt mit einigem Abstand Griechenland). Statt auf der Couch vor dem Fernseher zu sitzen, trifft man sich regelmäßig mit Freunden und Familie und kümmert sich umeinander.

Das gilt insbesondere für die Älteren. Romain Legrand vom Universitätsklinikum Dijon und ein französisches Forschungsteam berichteten kürzlich, dass mehr als drei Viertel der über 90-Jährigen Ikarier täglich soziale Kontakte zu Nachbarn, Freunden und der Familie haben. »Die Befragten trafen sich oft mit Freunden im Kafenion oder gingen einer Beschäftigung in einem der Dorfläden nach«, schrieben sie in einer Studie aus dem Jahre 2021. Derlei soziale Kontakte wirkten sich »positiv auf die Gesundheit aus und verbessern die Prognose von kardiovaskulären und neurovaskulären Erkrankungen wie Herzinfarkt oder Schlaganfall, senken das Sterberisiko und fördern die mentale Gesundheit«.

Niemand musste Aleka und Paniote Mazari, die mich vor Kurzem in ihrem heimeligen kleinen Häuschen, umgeben von Olivenbäumen, einem Garten und einem Weinberg, willkommen hießen, den Segen von Liebe und Freundschaft erklären. Ihre Küche war

Auf dem jährlichen Panigiri-Fest tanzen die Dorfbewohner Arm in Arm den Ikariotikos.

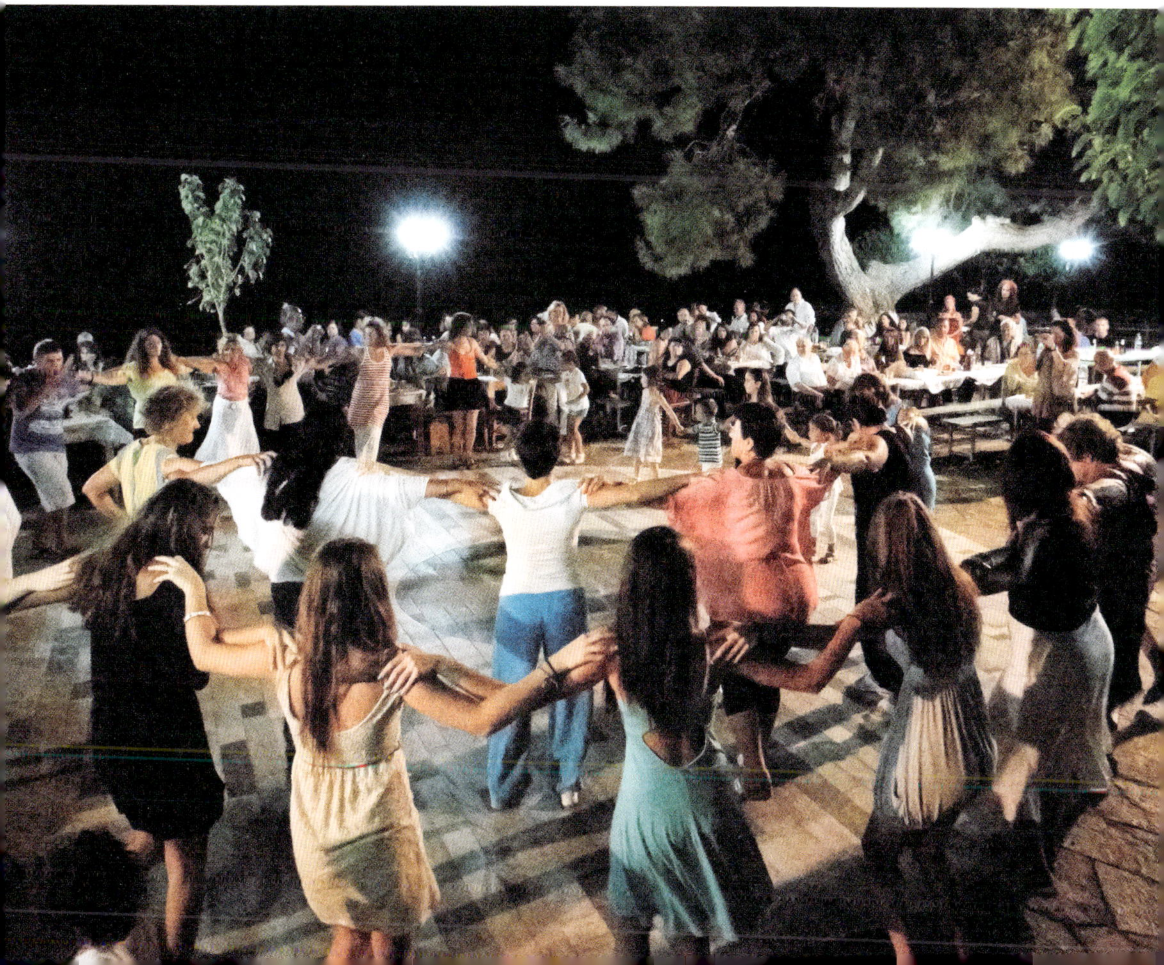

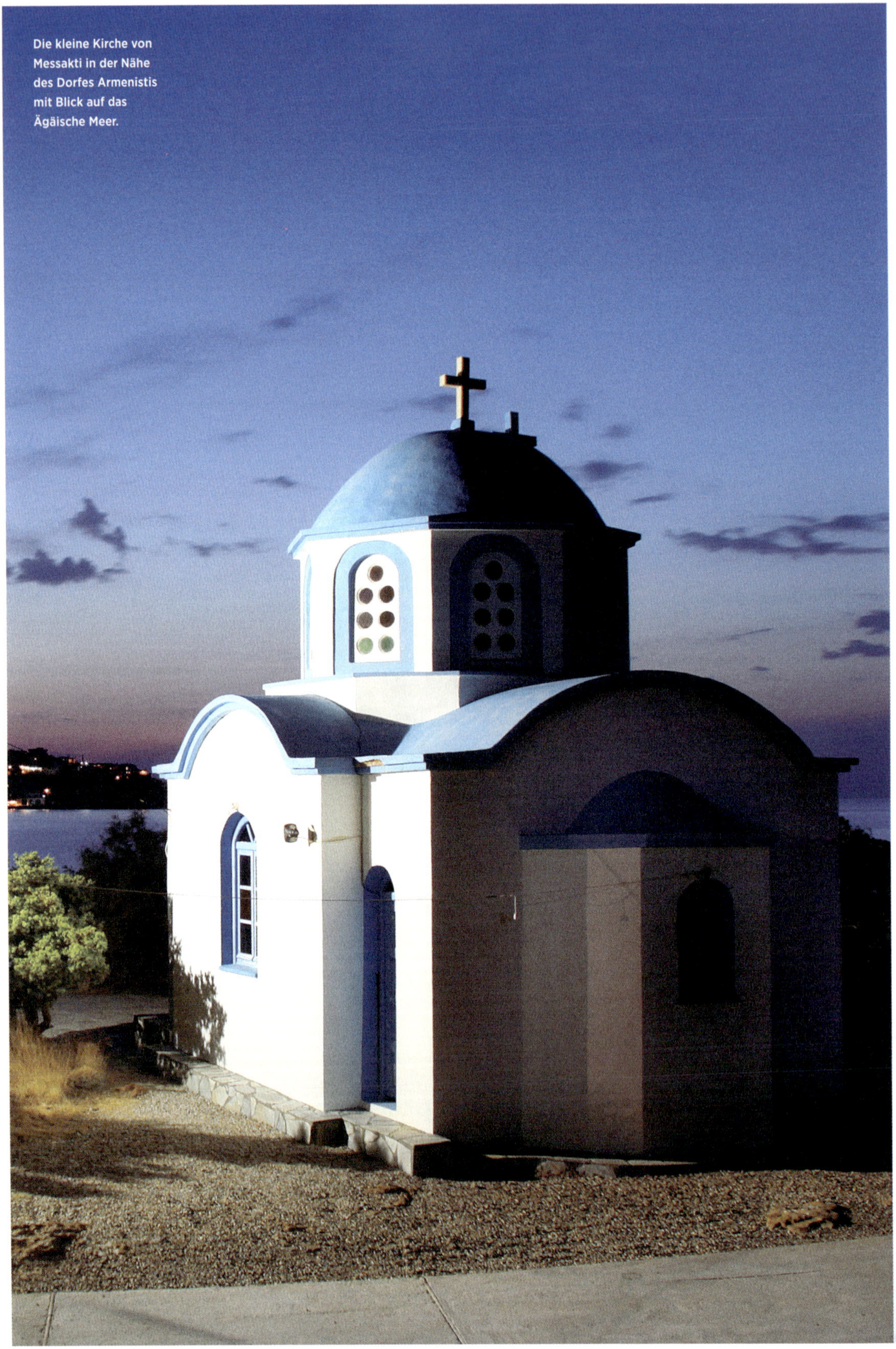

Die kleine Kirche von Messakti in der Nähe des Dorfes Armenistis mit Blick auf das Ägäische Meer.

kompakt und sauber, Nippes zierte das Regal über der offenen Feuerstelle. Aleka, 85, hatte anlässlich meines Besuchs einen wunderschönen Kuchen und einen Teller Kekse gebacken. Ihr blondes Haar war zu einem wirren Dutt hochgesteckt. Ein brauner Schal schlang sich um ihren Hals, voller Elan bewegte sie sich durch die Küche.

»Wie bewahren Sie sich Ihre Energie?«, fragte ich, als sie sich endlich setzte. Paniote, 97, legte den Arm um seine Frau und küsste sie.

»Ich zeige es Ihnen«, sagte er.

Sie lachte, als er sie tätschelte.

Paniote trug eine blau-grüne Strickjacke. »Wenn sie nicht wäre, wäre ich nicht hier«, sagte er. »Sie gibt mir all ihre Fürsorge und die Liebe und das süße Leben.«

Sie hätten sich spät im Leben kennengelernt. Beide waren schon verheiratet gewesen. Doch Paniote erinnerte sich, Aleka schon vor vielen Jahren am Strand gesehen zu haben, demselben Strand, an dem sie ihr ganzes Leben lang geschwommen war und noch heute schwimmt. Nach dem Tod seiner Frau sah Paniote sie bei einer Zusammenkunft wieder. Es war wie ein elektrischer Schlag, als sie hereinkam, erzählte er. Er fasste den Mut, sie anzusprechen, was wie »ein Kribbeln in der Seele« war, wie sie sagte. Aleka war 57, Paniote 69.

Dennoch dauerte es über einen Monat, bis sie bereit war mit ihm auszugehen.

»Sie war eine harte Nuss«, sagte er. Anfangs trafen sie sich heimlich. Er holte sie mit seinem Lkw ab und sie hielten sich fern vom Rest des Dorfes, doch seine Kinder

Studien beweisen, dass die tägliche Kletterei der Hirten in den Bergen lebensverlängernd wirkt.

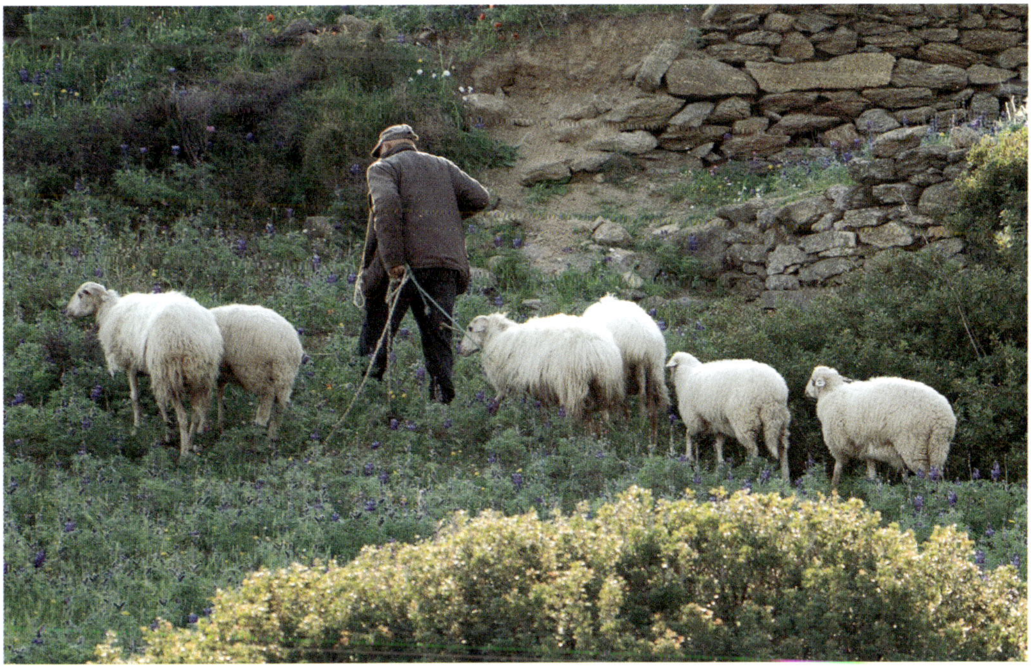

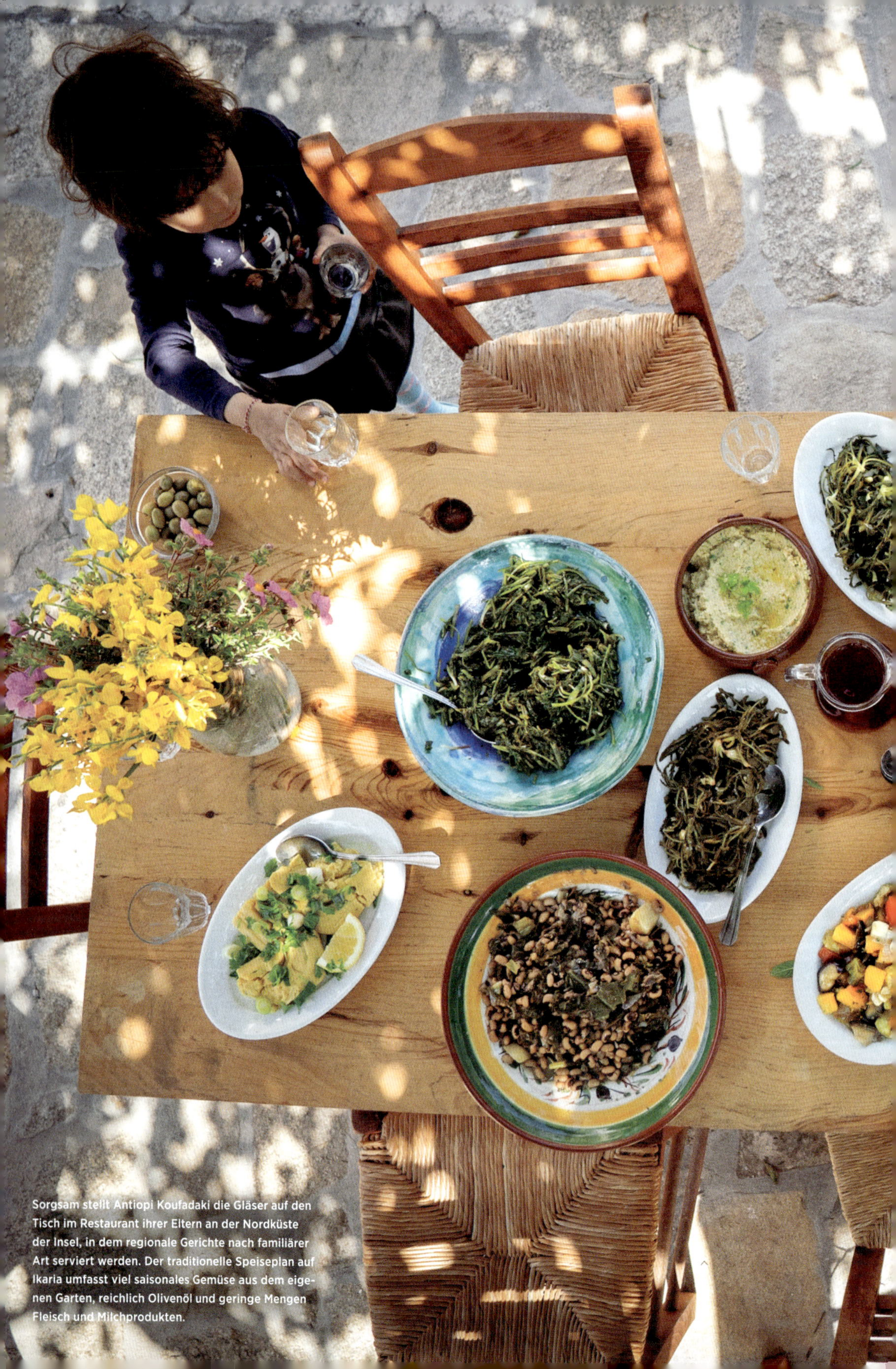

Sorgsam stellt Antiopi Koufadaki die Gläser auf den Tisch im Restaurant ihrer Eltern an der Nordküste der Insel, in dem regionale Gerichte nach familiärer Art serviert werden. Der traditionelle Speiseplan auf Ikaria umfasst viel saisonales Gemüse aus dem eigenen Garten, reichlich Olivenöl und geringe Mengen Fleisch und Milchprodukten.

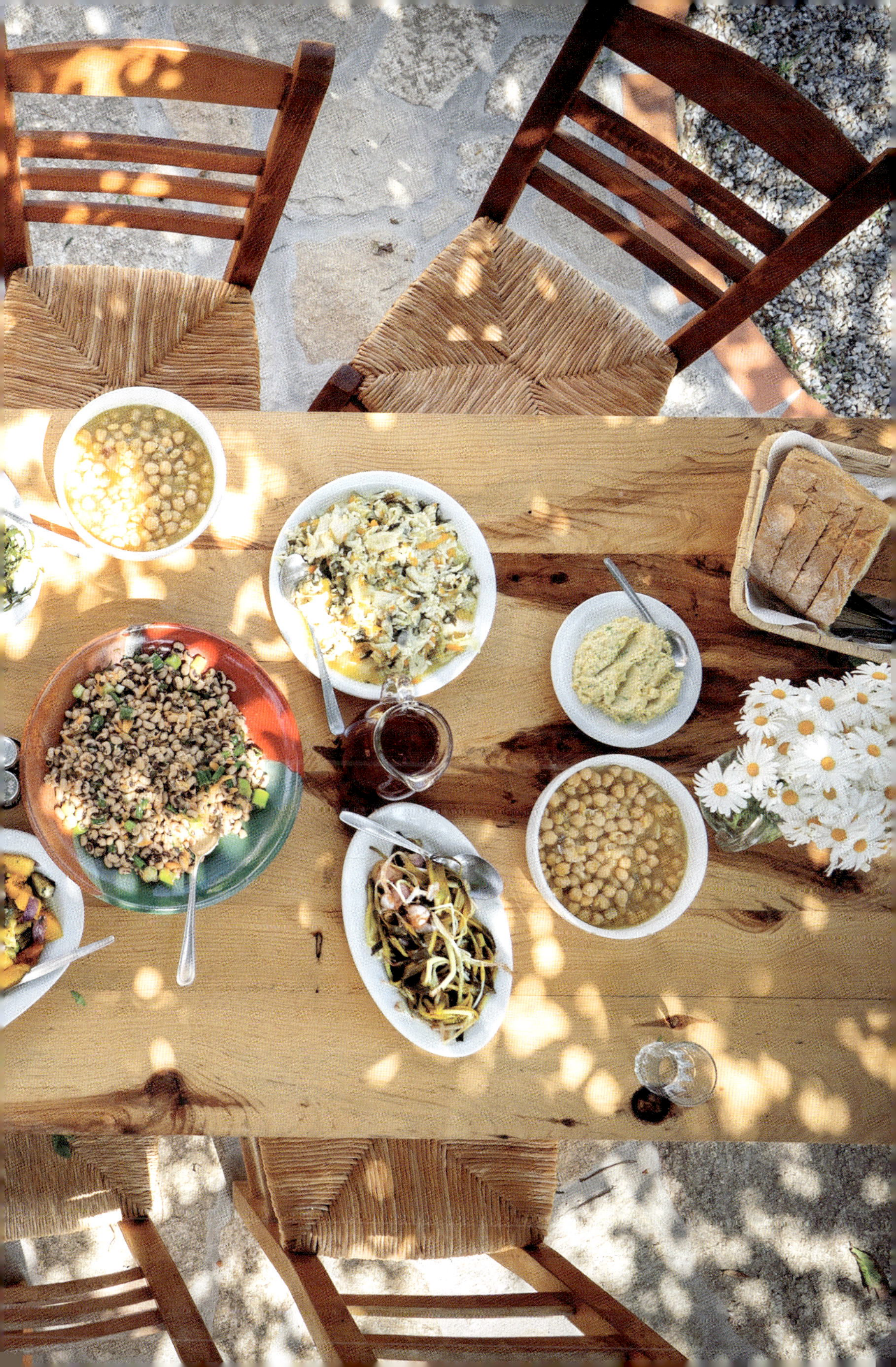

fanden es schließlich heraus. Sieben Jahre später heirateten sie. Trotz ihres fortgeschrittenen Alters, so sagen sie, sind sie immer noch diejenigen auf Festen, die alle anderen zum Tanzen bringen.

»Sie hat mich ins Leben zurückgeholt«, sagte Paniote.

Die Wissenschaft gibt ihm Recht. Verheiratete leben nachweislich länger und glücklicher. In der vor Kurzem durchgeführten französischen Studie waren die meisten Männer in ihren Neunzigern auf Ikaria verheiratet, was auch den sonderbaren Umstand erklären mag, wie Forscher spekulieren, dass auf der Insel keine Depressionen auftreten.

Unten: Ein Ziegenhirte mit einem jungen Zicklein aus seiner Herde unter dem Arm.

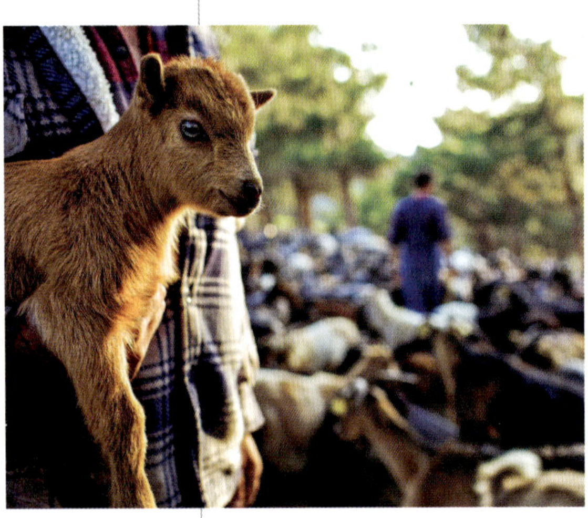

Aktiv zu bleiben, hilft ebenfalls. Wie Aleka Mazari gingen 80 Prozent der vom Forscherteam befragten Senioren auch nach ihrem 75. Lebensjahr noch im Meer schwimmen. Fast drei Viertel der Befragten gaben an, mit mäßiger bis intensiver körperlicher Betätigung aktiv zu bleiben, sei es durch die Arbeit im familieneigenen Weinberg oder den Fußmarsch zur Kirche oder ins Dorf die steilen Hügel hinauf und hinab. Wie man weiß, verringern derartige Aktivitäten das Risiko von Herz-Kreislauf-Erkrankungen, Diabetes, Krebs und Depressionen. »Von besonderer Wichtigkeit für ältere Menschen ist, dass körperliche Aktivität das Risiko von Verletzungen infolge von Stürzen verringert und kognitive Beeinträchtigungen und Invalidität vorbeugt oder verzögert«, schreiben die Forscher.

Diese beiden Zutaten für eine gute Gesundheit – soziale Bindungen und Bewegung – kommen jeden Sommer auf den berühmten Dorffesten Ikarias, den Panigiria, zusammen. Auf den ursprünglich zur Feier der Namenstage christlich-orthodoxer Heiliger veranstalteten Festen kommen Inselbewohner jeden Alters zusammen, um gemeinsam zu essen, zu trinken und Arm in Arm den Ikariotikos zu tanzen.

Gegenüber (im Uhrzeigersinn von oben): Dan stößt mit den Freunden und der Familie seiner Gastgeber an – Thea Paroikos (in Lila) und ihr Mann Ilias, die ein Gästehaus besitzen. Eleni Karimalis zaubert in ihrer Küche etwas Schmackhaftes. Viele Familien bewirtschaften Obstgärten und Weinberge.

Mehr als 90 dieser Panigiria finden zwischen Mai und September auf Ikaria statt. Vor einigen Jahren nahm ich in Lefkada an einem solchen fröhlichen Fest teil. Die Männer grillten Ziegen, während die Frauen Salate jeglicher Art und reichlich Wein aus den umliegenden Weinbergen auftrugen. Der geringe Eintritt floss in ein Gemeindeprojekt.

Das Fest dauerte die ganze Nacht, und was mich am meisten beeindruckte, war, dass von Acht bis Achtzig alle mitmachten. Männer und Frauen, alle waren sie auf den Beinen, legten einander die Arme um die Schultern und tanzten in hypnotisierenden Kreisen, ein sanftes Ausschreiten in fließender Bewegung, bis alle mit glasigem Blick in einem Gefühl aus Gemeinschaft, Familie und Inselstolz vereint waren.

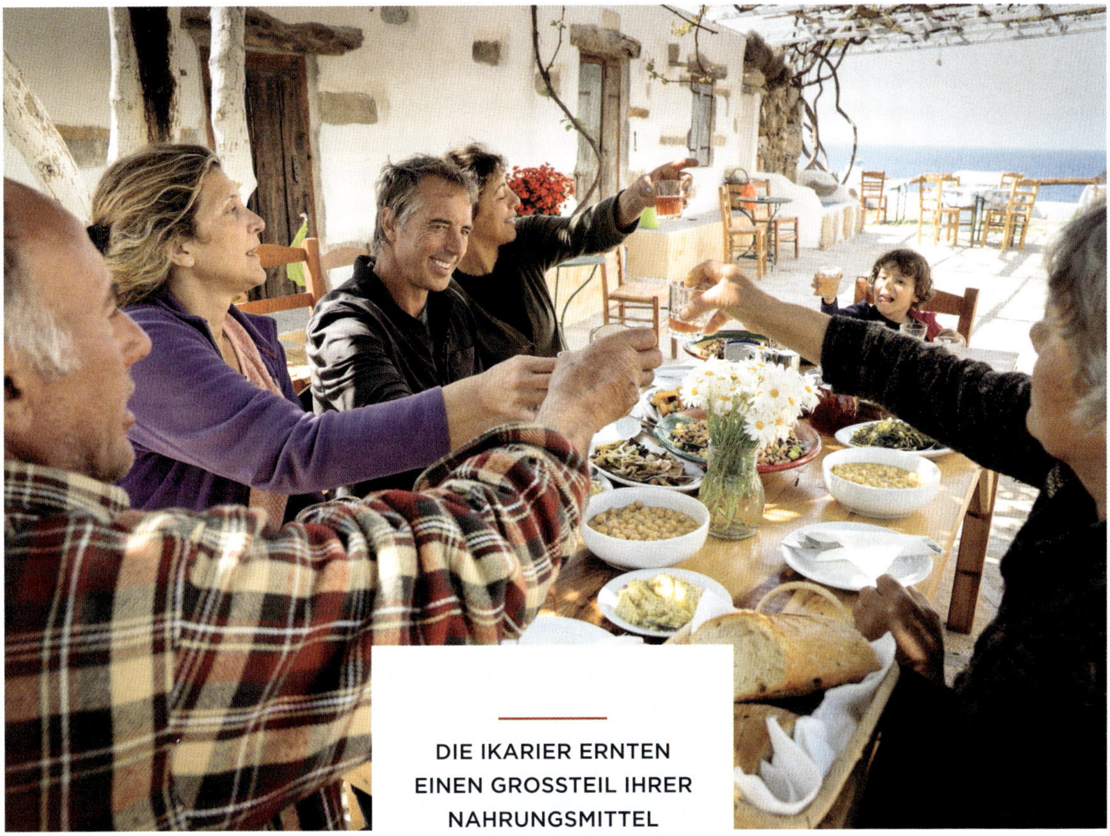

DIE IKARIER ERNTEN EINEN GROSSTEIL IHRER NAHRUNGSMITTEL NOCH IMMER AUF EIGENEM GRUND UND BODEN ODER SAMMELN SIE IN DER NATUR.

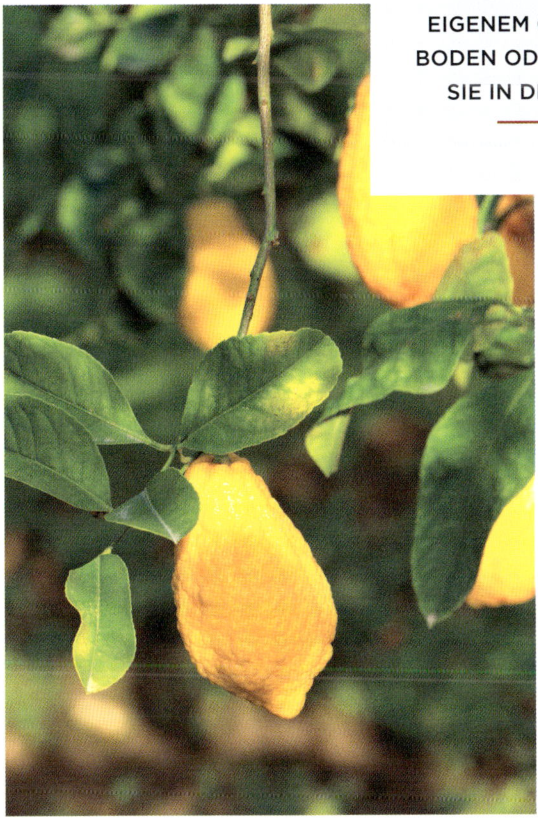

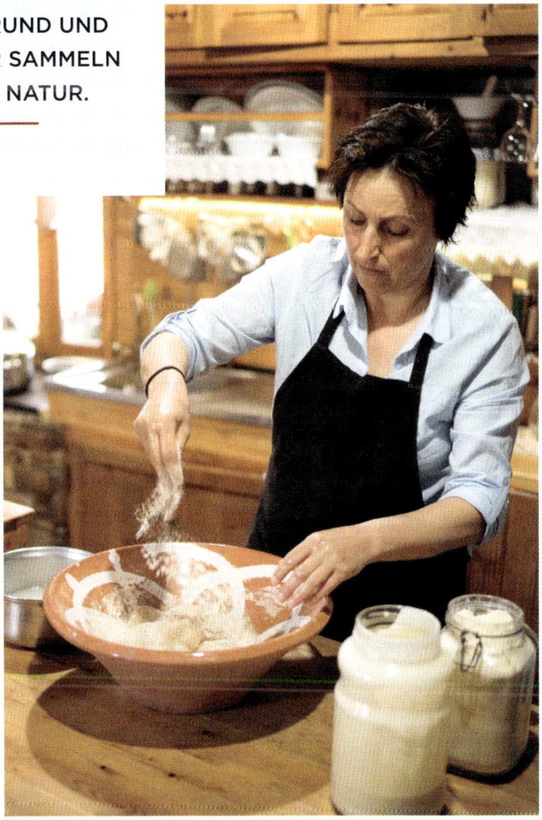

Ein für Ikaria positives Signal ist, dass die jüngere Generation ein wachsendes Interesse an der Erhaltung und Wiederbelebung solcher Traditionen zeigt, anders als in anderen Blue Zones, wo die alten Bräuche zunehmend den modernen Gepflogenheiten zum Opfer fallen.

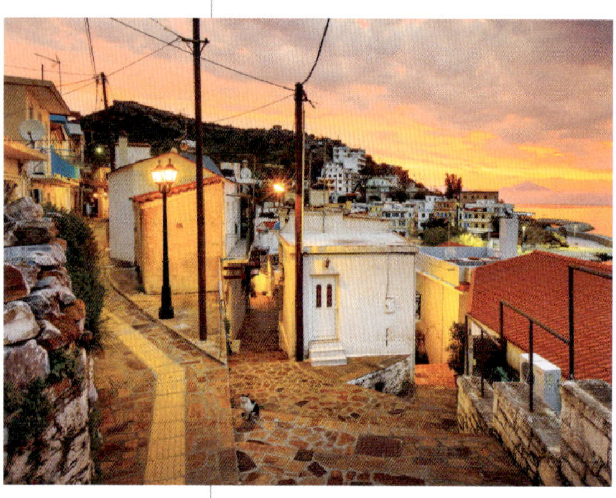

Agios Kirykos im Licht der untergehenden Sonne.

»Wir wurden dazu erzogen, Ikaria zu lieben«, so Philipo Karimalis, ein 47-jähriger Rechtsanwalt. »Doch in den 1980er- und 1990er-Jahren galt das ländliche Leben als uncool. Die jungen Leute hatten keine Lust mehr, zu den Panigiria zu gehen. In den 2000ern kamen sie jedoch wieder. Die Feste ließen auch das Interesse an den alten Bräuchen wiederaufleben.

Als wir gemeinsam auf seiner Veranda saßen, schenkte Philipo von seinem hausgemachten Wein ein, gekeltert aus einer alten Rebsorte, die er im Weinberg seines Großvaters entdeckt hatte. Der Wein wurde nicht in Fässern, sondern in Amphoren vergoren und mit Bienenwachs versiegelt. Wir genossen ihn mit Sauerteigbrot, hausgemachtem Käse und einem griechischen Salat mit Minze.

Ich fragte, ob diese Kost auch ein Rezept für die Langlebigkeit der Ikarier sei.

»Natürlich«, sagte er. »Ikarier sind aus Wein, Honig und Olivenöl gemacht. Den Garten zu bestellen, den eigenen Wein zu keltern und die Nachbarn zu unterstützen – all das trägt dazu bei, dass die Menschen hier länger leben.«

Dr. Christina Chrysohoou pflichtet dem bei. Die Kardiologin an der medizinischen Fakultät der Universität Athen gehörte zu den ersten Wissenschaftlern, die die Ernährungs- und Lebensgewohnheiten der Ikarier unter die Lupe nahmen. 2009 initiierten sie und Demosthenes B. Panagiotakos von der Universität Harokopio die Ikaria-Studie,

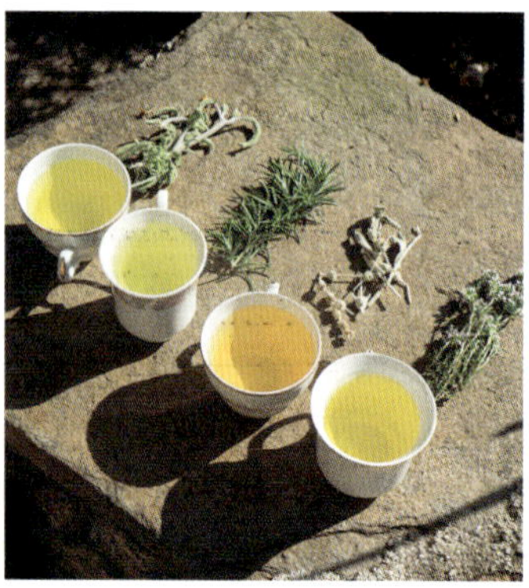

KRÄUTERTEES

Viele Ikarier trinken täglich Kräutertee, oft zubereitet aus wilden Kräutern, die auf der felsigen Insel gesammelt werden, und gesüßt mit dem regionalen Honig. Mohntee gilt als mildes Relaxans, Zichorien-Tee wirkt energetisch, Rosmarintee ist gut für die Haut und Thymiantee wird zur Linderung von Allergien und Husten getrunken. Salbeitee soll gegen Erkältungen helfen und sogar wie ein natürliches Viagra wirken, während Bergtee (Kräuter der Gattung *Sideritis*) gut gegen Grippe, Kopfschmerzen und Erkältungen hilft. Viele gebräuchliche Kräuter gelten als mildes Diuretikum, enthalten Antioxidantien, wirken entzündungshemmend, was womöglich mitverantwortlich für das geringe Auftreten von Herz-Kreislauf-Erkrankungen und Demenz auf Ikaria ist.

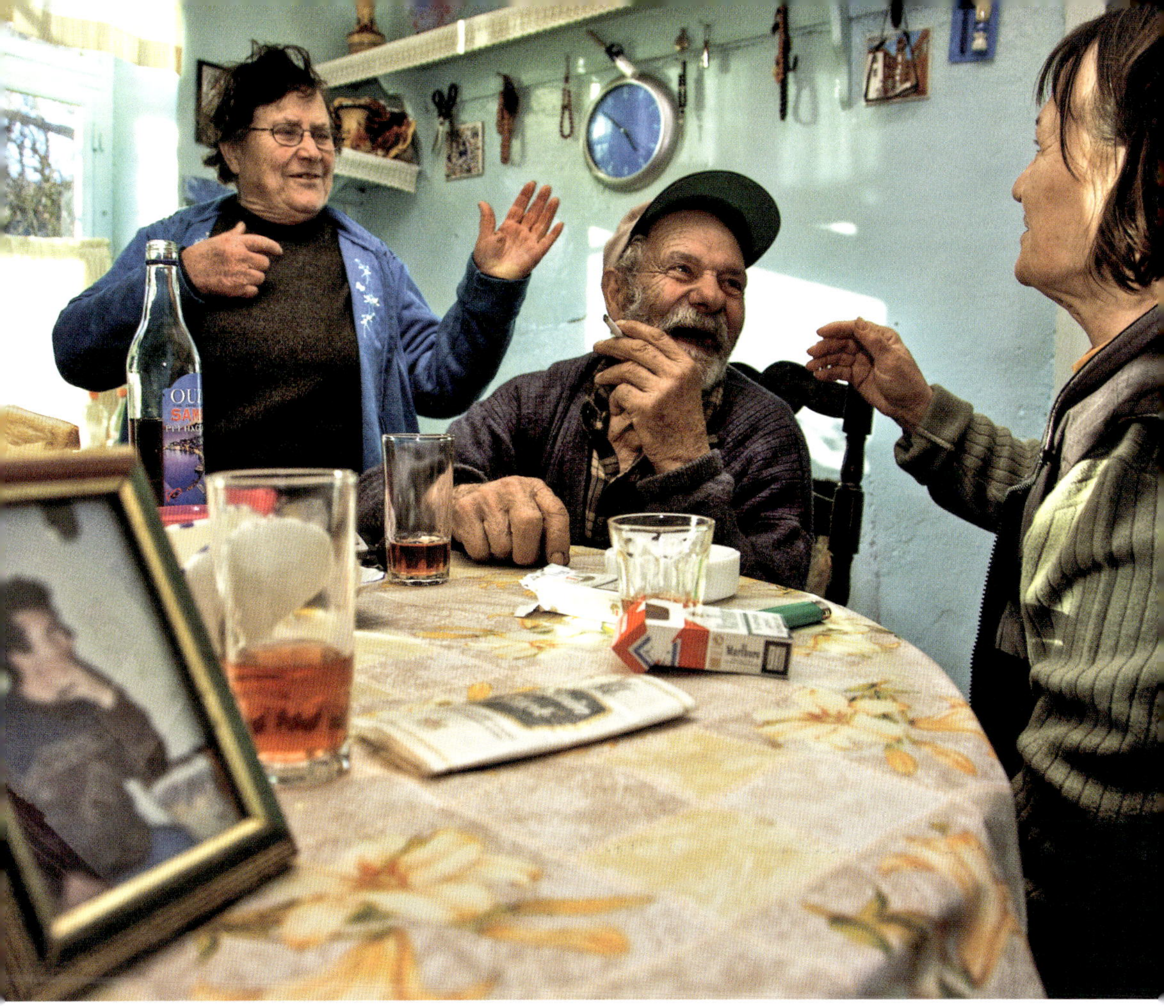

in deren Rahmen 1410 Ikarier befragt wurden, darunter 79 über 90-Jährige – deutlich mehr als angesichts des europäischen Durchschnitts zu erwarten war.

Sie und ihr Forschungsteam bestätigten, dass die Ikarier eine extreme Form der mediterranen Diät praktizieren, die Gemüse, Obst, Vollkornprodukte, Fisch, Olivenöl, Ziegenmilch und -käse sowie Wein einschließt. Das Besondere war, dass die Inselbewohner weniger Fisch aßen als andere in der Region, dafür aber einen größeren Appetit auf Kartoffeln und Hülsenfrüchte wie Bohnen, Kichererbsen, Linsen und Schwarzaugenbohnen sowie auf Wildgemüse wie Löwenzahn, Zichorien und wilden Fenchel hatten, das sie auf ihren Dächern trockneten oder den Überschuss zur Lagerung in Netzsäcken aufhängten.

Doch die Ikaria-Studie ging noch weiter. Neben der gesunden Ernährung der Insulaner hob sie hervor, dass die Älteren körperlich wie sozial aktiv blieben, regelmäßig ein Nickerchen hielten und weiterhin Sex hatten. Wie andere Untersuchungen zeigten, kann ein halbstündiges Nickerchen mindestens fünfmal pro Woche Stresshormone abbauen

Ein Hundertjähriger mit seinen Schwestern hat bei einer Zigarette und einem Gläschen gut lachen.

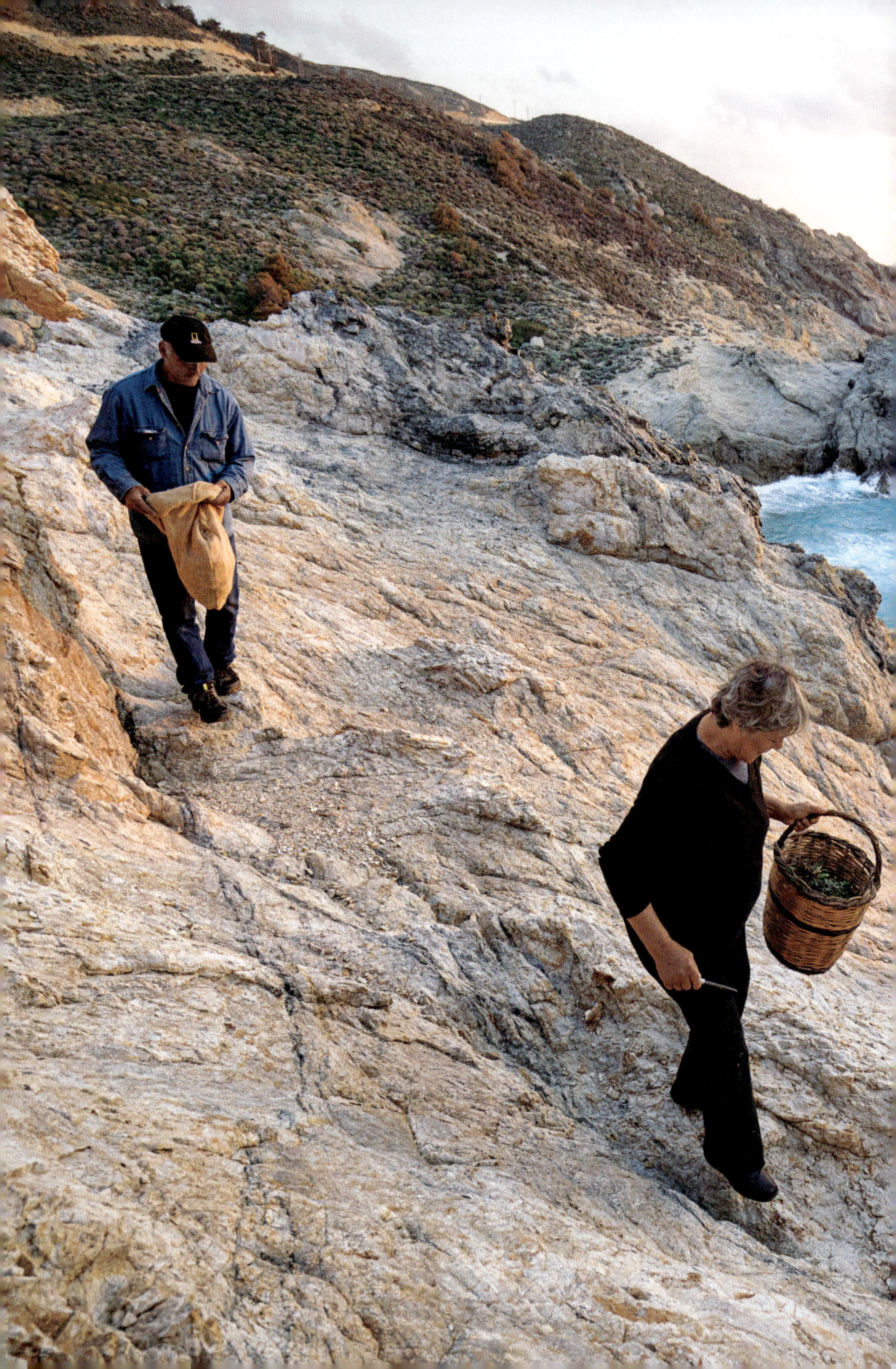

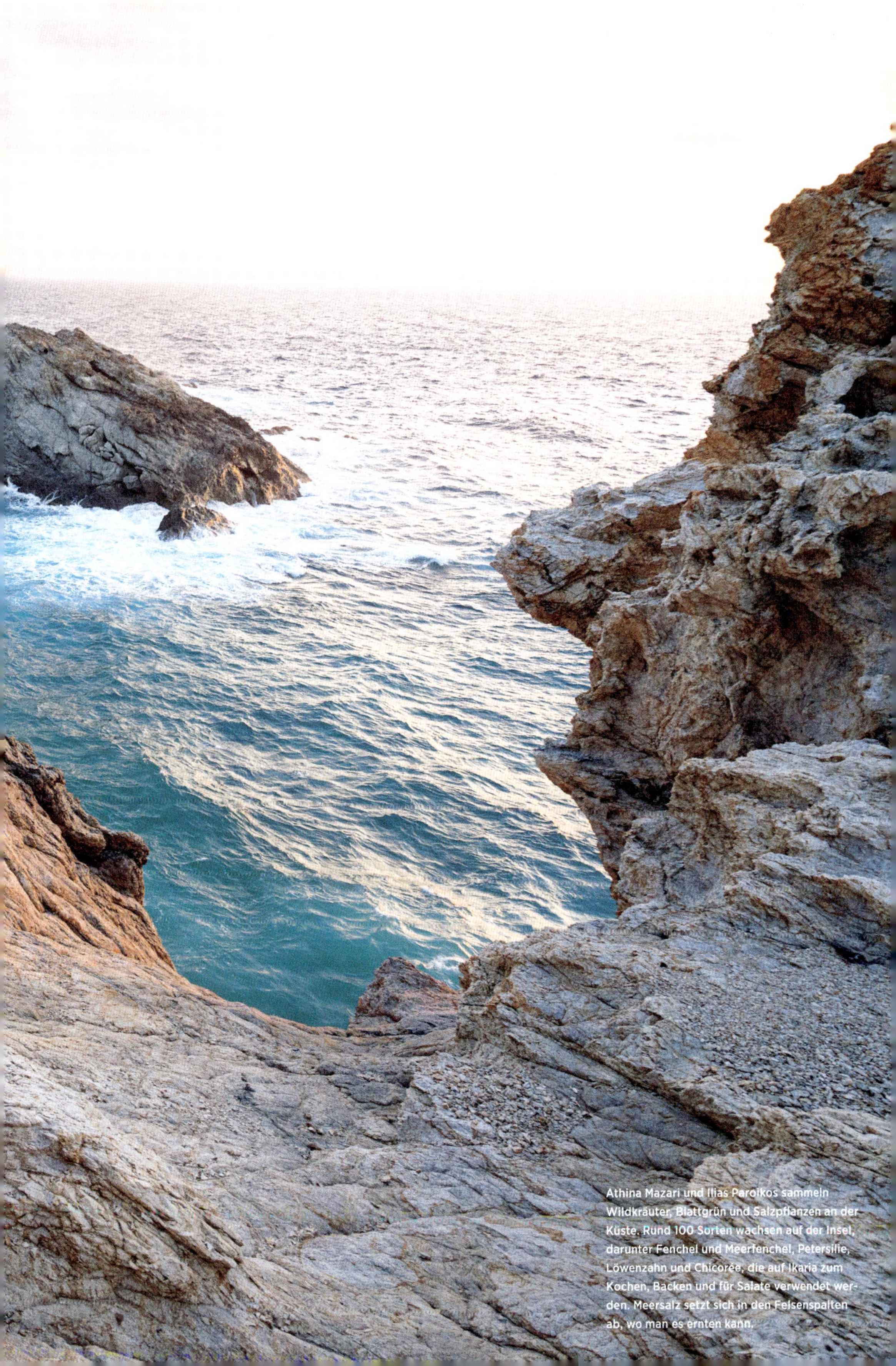

Athina Mazari und Ilias Paroikos sammeln Wildkräuter, Blattgrün und Salzpflanzen an der Küste. Rund 100 Sorten wachsen auf der Insel, darunter Fenchel und Meerfenchel, Petersilie, Löwenzahn und Chicorée, die auf Ikaria zum Kochen, Backen und für Salate verwendet werden. Meersalz setzt sich in den Felsenspalten ab, wo man es ernten kann.

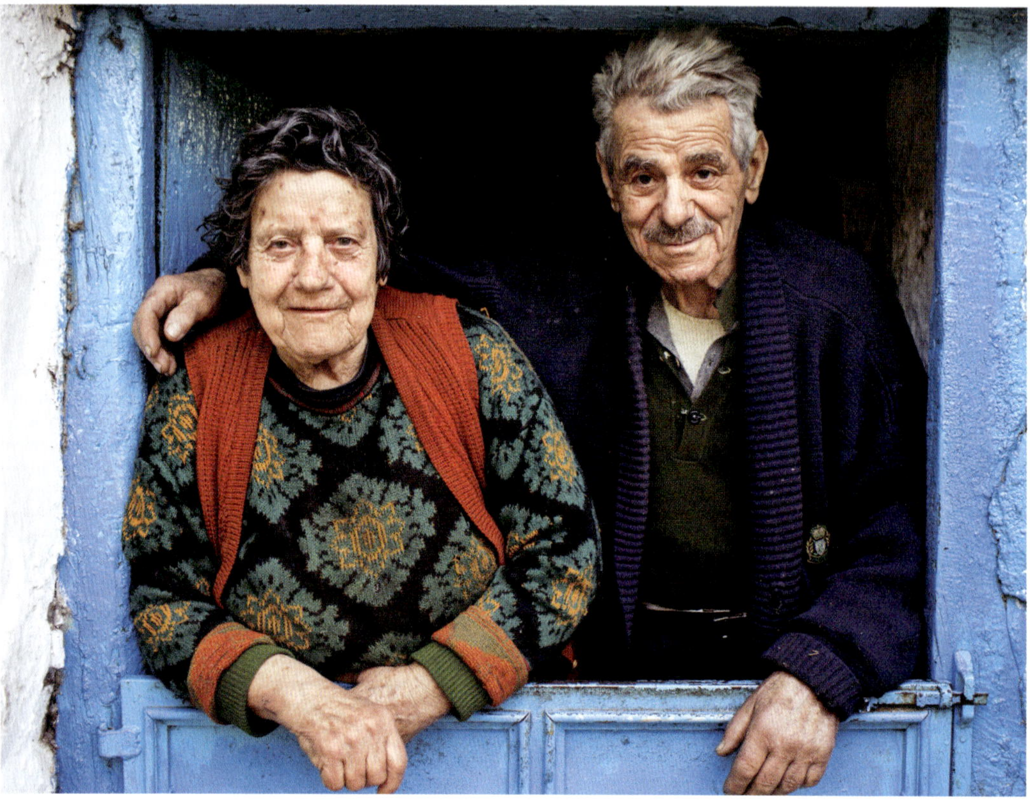

Vlasis Glakis, 98, und seine Frau Elevtheria posieren in ihrem Hauseingang. Eine kürzlich durchgeführte Studie ergab, dass die meisten über 90-jährigen Männer auf Ikaria verheiratet sind.

und das Herzinfarktrisiko um mehr als ein Drittel senken. Ikarier leben etwa acht Jahre länger als die Menschen anderswo, ohne Herzkrankheiten, Diabetes, Schlaganfälle oder Demenz zu erleiden. Die 90-Jährigen auf Ikaria erkrankten nicht häufiger als die meisten Menschen in ihren Sechzigern, wie Chrysohoou und ihre Kollegen berichten.

Mehr über die Wirkung der Ernährungsweise der Ikarier auf ihre Gesundheit erfuhren wir von Ioanna Chinou, einer führenden Expertin auf dem Gebiet der bioaktiven Eigenschaften von Kräutern an der Universität Athen. Die Inselbewohner trinken den ganzen Tag über Kräutertees, zubereitet aus Oregano, Minze, Rosmarin, Majoran und anderen Pflanzen aus dem Garten oder vom Feld. Bei einer früheren Reise nach Ikaria habe ich Proben dieser Tees an Chinou geschickt, um sie im Labor testen zu lassen.

Sie alle verfügen über antioxidative Eigenschaften, zudem wirken sie leicht harntreibend, berichtete sie. Sie enthalten also nicht nur wirksame Antioxidantien, sie könnten auch hilfreich sein, Abfallprodukte aus dem Körper auszuschwemmen und den Blutdruck leicht zu senken. Als Teil gegarter Zubereitungen bieten frische Kräuter ähnliche gesundheitliche Vorzüge.

So viel zu den wissenschaftlichen Aspekten der Lebensweise der Ikarier. Am Ende eines Besuchs kürzlich auf der Insel kehrte ich zum Haus eines alten Freundes zurück, dessen Geschichte wie keine andere die Magie dieses Ortes einfängt.

Kichererbsensuppe mit Zitrone und Kräutern

GARZEIT: 2 STUNDEN; 30 MINUTEN BEI VERWENDUNG VON KICHERERBSEN AUS DER DOSE • FÜR 6 PERSONEN

Die Griechen und allen voran die Ikarier wissen Zitrone, Olivenöl und Kräuter meisterhaft zu kombinieren. Diese einfache Suppe ist im Winter eine wärmende Alternative zu Hühnersuppe und eine schmackhafte Möglichkeit, aus Hülsenfrüchten köstliche Gerichte zuzubereiten und in den Speiseplan einzubauen. Kichererbsensuppe ist klassische Hausmannskost auf Ikaria und in ganz Griechenland, es gibt sie fast in jedem Haus und jeder Taverne.

500 g getrocknete Kichererbsen, über Nacht eingeweicht (oder 1 Dose Kichererbsen à 400 g) und abgetropft

1 mittelgroße Zwiebel, abgezogen und grob gehackt

1 Knoblauchzehe, abgezogen und gehackt

1 Lorbeerblatt

125 ml natives Olivenöl extra, plus mehr zum Servieren

Salz und Pfeffer

Saft von 3 Zitronen, zum Servieren

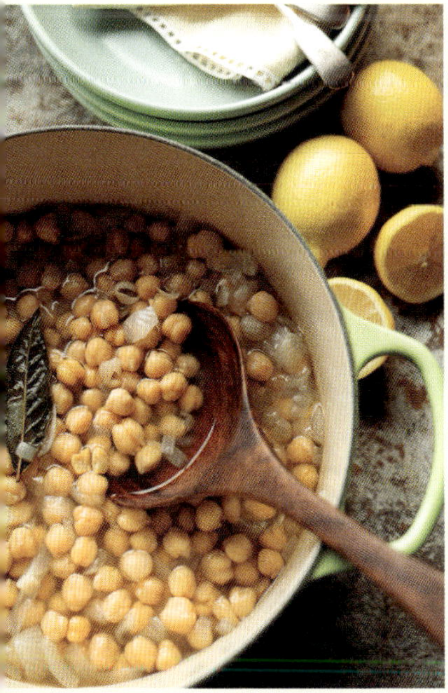

Die abgetropften Kichererbsen in einem Topf mit Wasser bedecken und zum Kochen bringen. Vom Herd nehmen, abgießen, abbrausen und in einen sauberen Topf geben.

Die Zwiebel, den Knoblauch, das Lorbeerblatt und das Olivenöl hinzufügen, alles mit Wasser bedecken und umrühren.

Zum Kochen bringen und getrocknete Kichererbsen etwa 2 Stunden garen, bis sie weich sind. Bei Kichererbsen aus der Dose die Mischung 30 Minuten köcheln lassen und bei Bedarf esslöffelweise weiteres Wasser dazugeben.

Vom Herd nehmen, das Lorbeerblatt wegwerfen und die Suppe mit Salz und Pfeffer abschmecken.

Die Suppe in Schalen schöpfen und großzügig mit Zitronensaft und Olivenöl beträufeln.

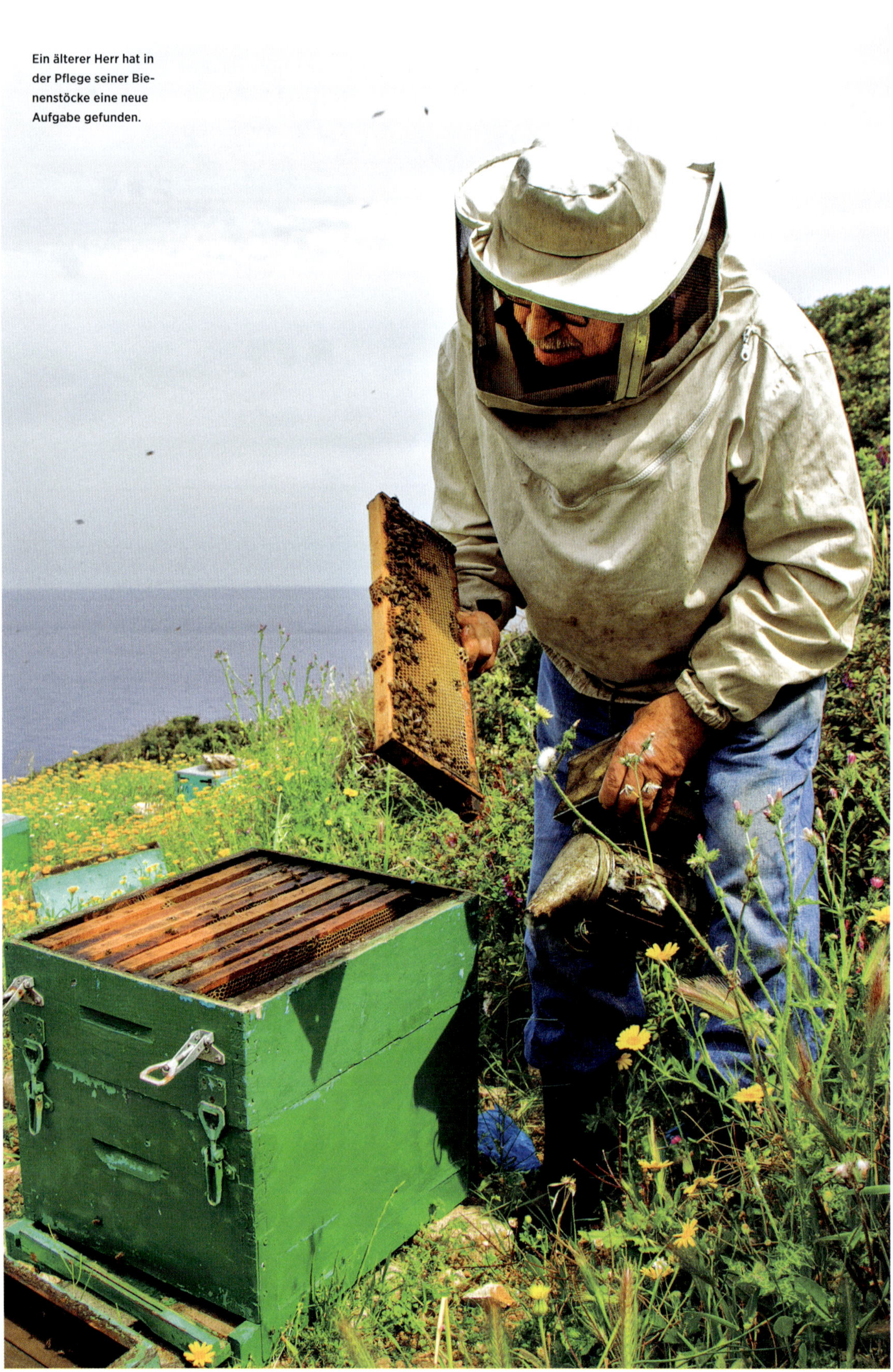

Ein älterer Herr hat in der Pflege seiner Bienenstöcke eine neue Aufgabe gefunden.

Sein Name war Stamatis Moraitis, der mit Mitte Sechzig in den Vereinigten Staaten lebte und arbeitete, als bei ihm Lungenkrebs diagnostiziert wurde. Seine Ärzte gaben ihm noch sechs bis neun Monate. Sich dem Schicksal ergebend kehrte er mit seiner Frau Elpeniki in seine Heimat Ikaria zurück und zog bei seinen Eltern in der Nähe von Evdilos ein, um sich nach seinem Tod bei seinen Ahnen auf einem schattigen Friedhof mit Blick auf die Ägäis beerdigen zu lassen.

Die Monate vergingen, während er den Weinberg seiner Eltern in Ordnung brachte und den Garten bestellte. Ohne dass es ihm wirklich bewusst war, fügte er sich dem Takt des ikarischen Lebens, hielt am Nachmittag ein Schläfchen und schlenderte später in die Taverne, um Domino zu spielen. Er renovierte das Haus seiner Eltern und kelterte ihre Trauben. Der Krebs schien verschwunden. Als ich ihn 2012, dreieinhalb Jahrzehnte später, wiedertraf, war er 97 und quicklebendig.

Kurz darauf starb Moraitis, nach wie vor krebsfrei. Weder hatte er sich einer Chemotherapie unterzogen, noch war er sonstwie behandelt worden. Er war schlicht nach Ikaria zurückgekehrt.

Im vergangenen Frühjahr besuchte ich sein kleines, weiß getünchtes Haus. Der Ort wirkte verlassen, in seinem Olivenhain wucherte Gestrüpp und war von Unkraut übersät. Ich erinnerte mich daran, wie ich mit ihm zwischen denselben Obstbäumen spazierte und reife Orangen und Zitronen pflückte, während er seine Lieblingsgeschichten zum Besten

Vier Generationen: Eleni Mazari genießt mit ihrer Tochter Antiopi, ihrer Mutter Athina und Großmutter Katerina Karoutsou eine Mahlzeit.

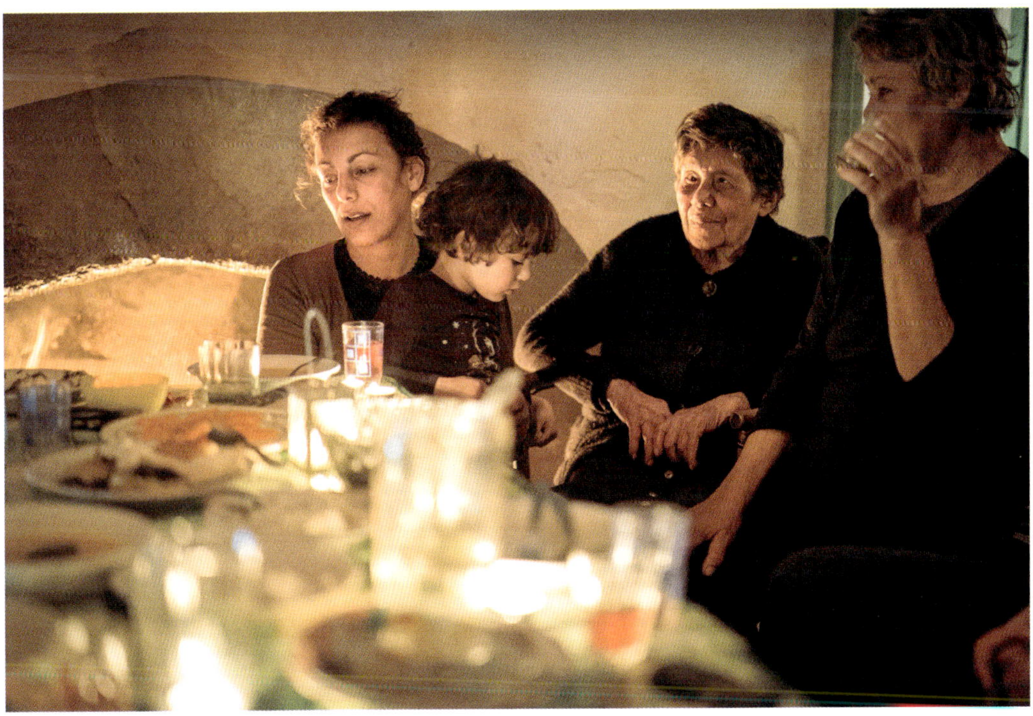

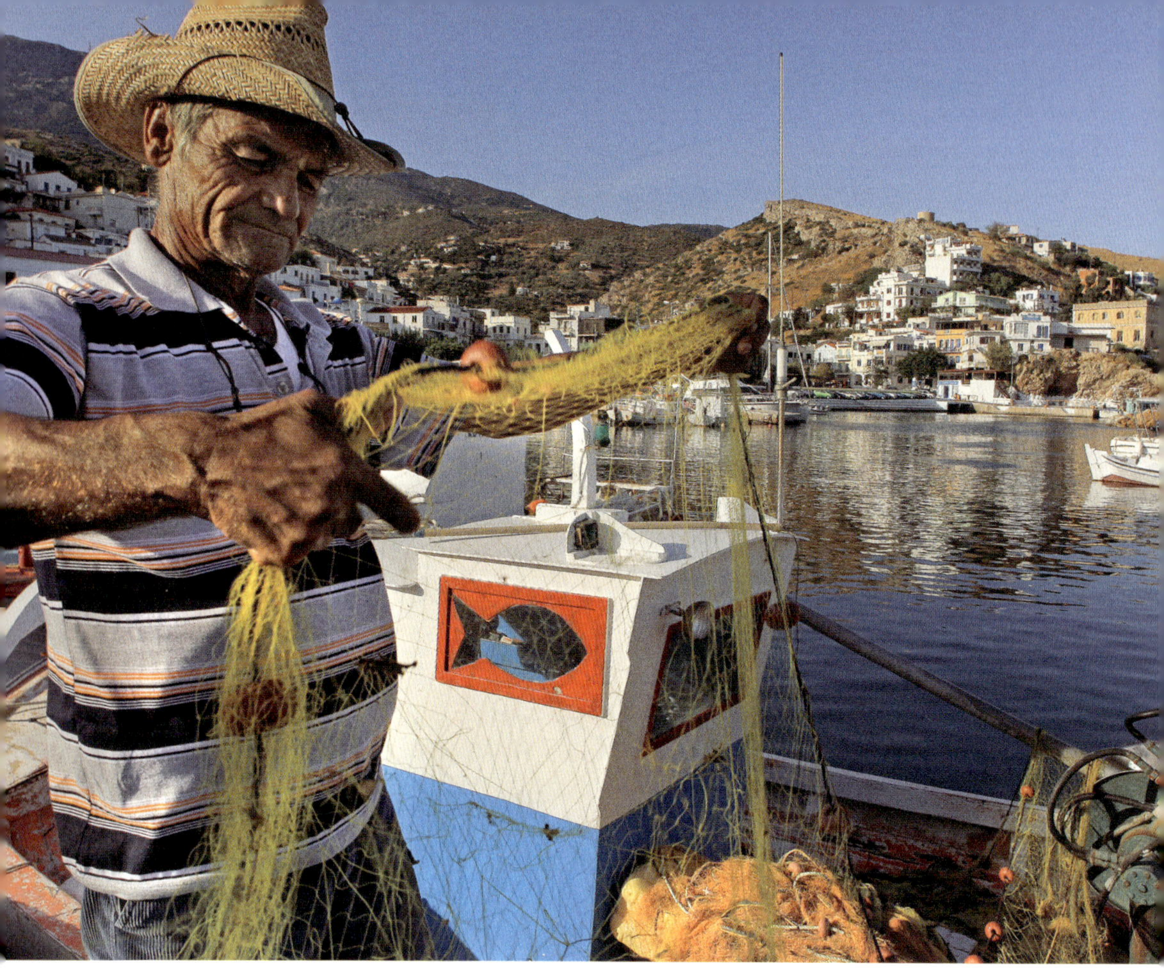

Ikarias malerische Häfen sind Arbeitsplatz vieler Fischer.

gab. Moraitis war klein und fast kahl, bis auf einige widerspenstige Strähnen, die sich auf seiner Kopfhaut tummelten, er hatte stets ein schelmisches Lächeln auf den Lippen.

Sein Enkel Christoforos Yeralis ließ mich ins Haus. Er trug Jeans, Turnschuhe, ein T-Shirt und Halsketten. Er sah Moraitis erschreckend ähnlich, abgesehen von seinem vollen Haarschopf. Er hatte denselben Sinn für Humor wie sein Großvater und erzählte, was für ein Feierbiest Moraitis gewesen sei und wie er in seinem altersschwachen Lada-Kombi über die kurvenreiche Insel gerast sei.

Das Haus war nahezu leer geräumt, die Bilder von den Wänden genommen. Bis auf das Schlafzimmer von Moraitis, das unberührt geblieben war. Wir stießen auf eine kleine verschlossene Truhe, die Yeralis zuvor übersehen hatte, und öffneten sie. Darin fanden wir einen Schatz an alten Fotos, die Moraitis und Mitglieder seiner Familie zeigten. Yeralis erinnerte sich, wie er mit seinem Großvater fischen ging und bei der Arbeit in dem kleinen Olivenhain und im Weinberg half.

Wir öffneten das Fenster und ließen das goldene Licht der Nachmittagssonne herein. Ich hatte erwartet, dass mich die Umstände meiner Rückkehr zu Moraitis' Haus melancholisch stimmen würden. Seltsamerweise geschah es nicht. Er hatte fast ein Jahrhundert ein erfülltes Leben geführt, 63 Jahre mit einer liebenden Frau, und er hatte auf der Insel sein Glück gefunden, bei der Arbeit mit seinem Obst, seinem Wein und seinen Oliven. Er lag begraben auf dem Friedhof, wo auch seine Vorfahren lagen, ganz so wie er es sich gewünscht hatte.

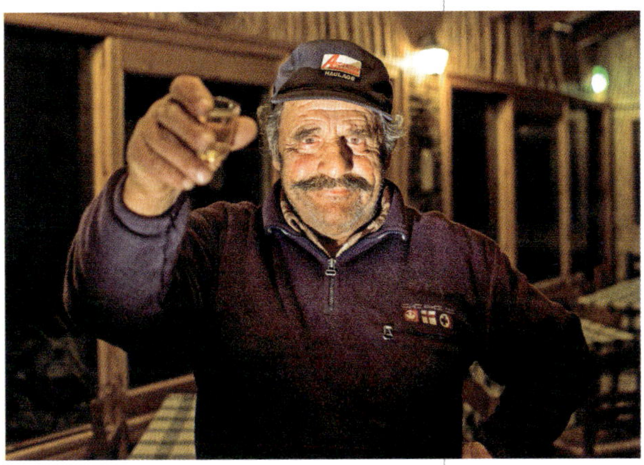

Ein Toast auf die Gesundheit von Giannis Karimalis, 78.

Ich fand den Friedhof am Ende einer unbefestigten Straße am Rande einer Klippe im Schatten von Zedern mit einem fantastischen Blick auf die Ägäis. Über seinem Grabstein geht jeden Tag die Sonne unter. Darauf hatte jemand in einer Glasvitrine ein Bild von ihm aufgestellt. Ich musste lächeln, als ich Moraitis in seinem schlecht sitzenden blau karierten Hemd und den braun karierten Shorts wiedersah, im Gesicht sein schelmisches Grinsen.

Ich dachte daran, was mein Freund Gianni Pes, der Medizinstatistiker von der Universität Sassari, einmal über die ikarische Art zu sterben sagte. Pes hatte die wichtigsten Daten über die außergewöhnlich hohe Lebenserwartung auf der Insel analysiert und war zu einem sehr ikarischen Schluss gekommen. Den Menschen gelingt es lange Zeit, den Krankheiten zu entgehen, an denen die meisten anderen sterben, sagte er. »Aber irgendwann müssen sie ja sterben, also tun sie es auf die ikarische Art – sie lassen sich Zeit. Und so leben sie länger.«

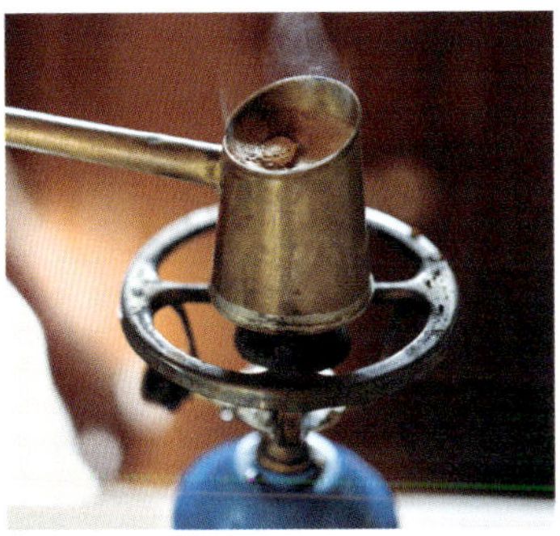

IKARISCHER KAFFEE

Für viele ist der schäumende, kräftige Kaffee, den man mit Freunden und Familie im Café genießt, ein tägliches Ritual. Er wird in einer kleinen Kanne namens Briki nach einem ähnlichen Verfahren gebrüht, wie man es in der Türkei und im Nahen Osten kennt. Beim Kochen des gemahlenen Kaffees, der sich anschließend langsam setzt, so nimmt man an, werden gesunde Verbindungen in den Bohnen freigesetzt, darunter Antioxidantien und Polyphenole. Außerdem enthält der in dieser Weise gebrühte Kaffee weniger Koffein als gewöhnlicher Filterkaffee, was unerwünschte Nebenwirkungen des Koffeins reduziert.

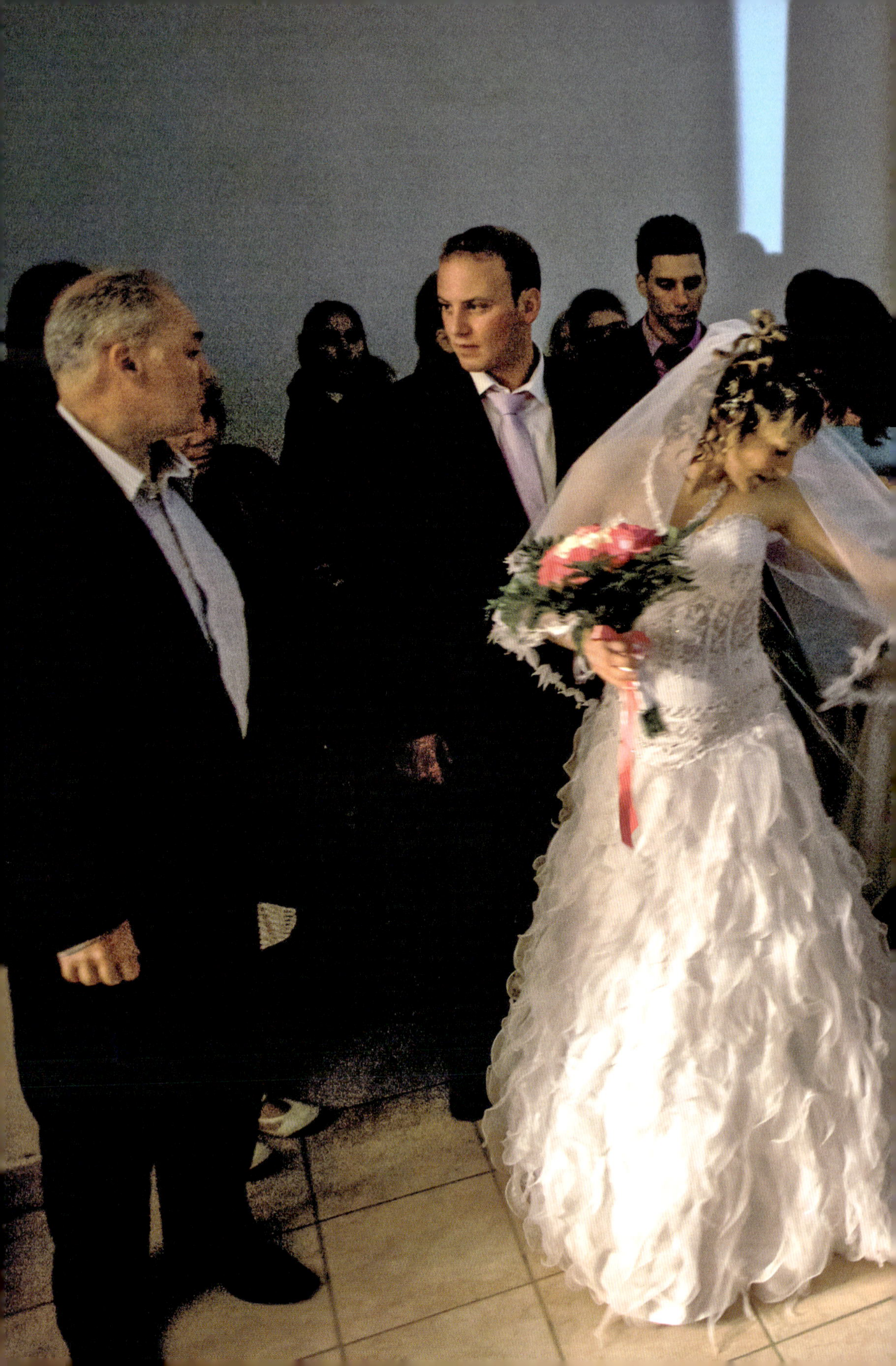

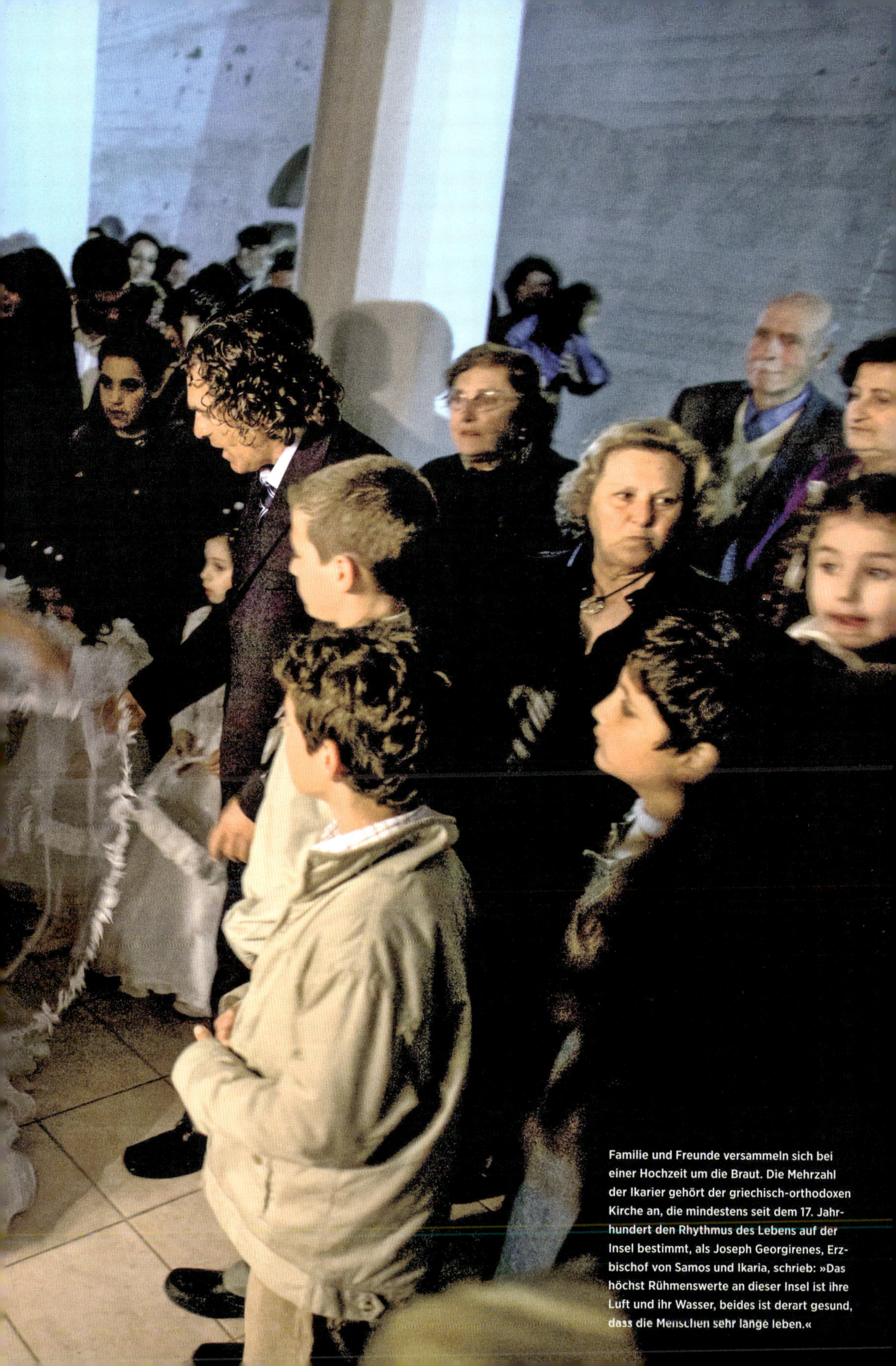

Familie und Freunde versammeln sich bei einer Hochzeit um die Braut. Die Mehrzahl der Ikarier gehört der griechisch-orthodoxen Kirche an, die mindestens seit dem 17. Jahrhundert den Rhythmus des Lebens auf der Insel bestimmt, als Joseph Georgirenes, Erzbischof von Samos und Ikaria, schrieb: »Das höchst Rühmenswerte an dieser Insel ist ihre Luft und ihr Wasser, beides ist derart gesund, dass die Menschen sehr lange leben.«

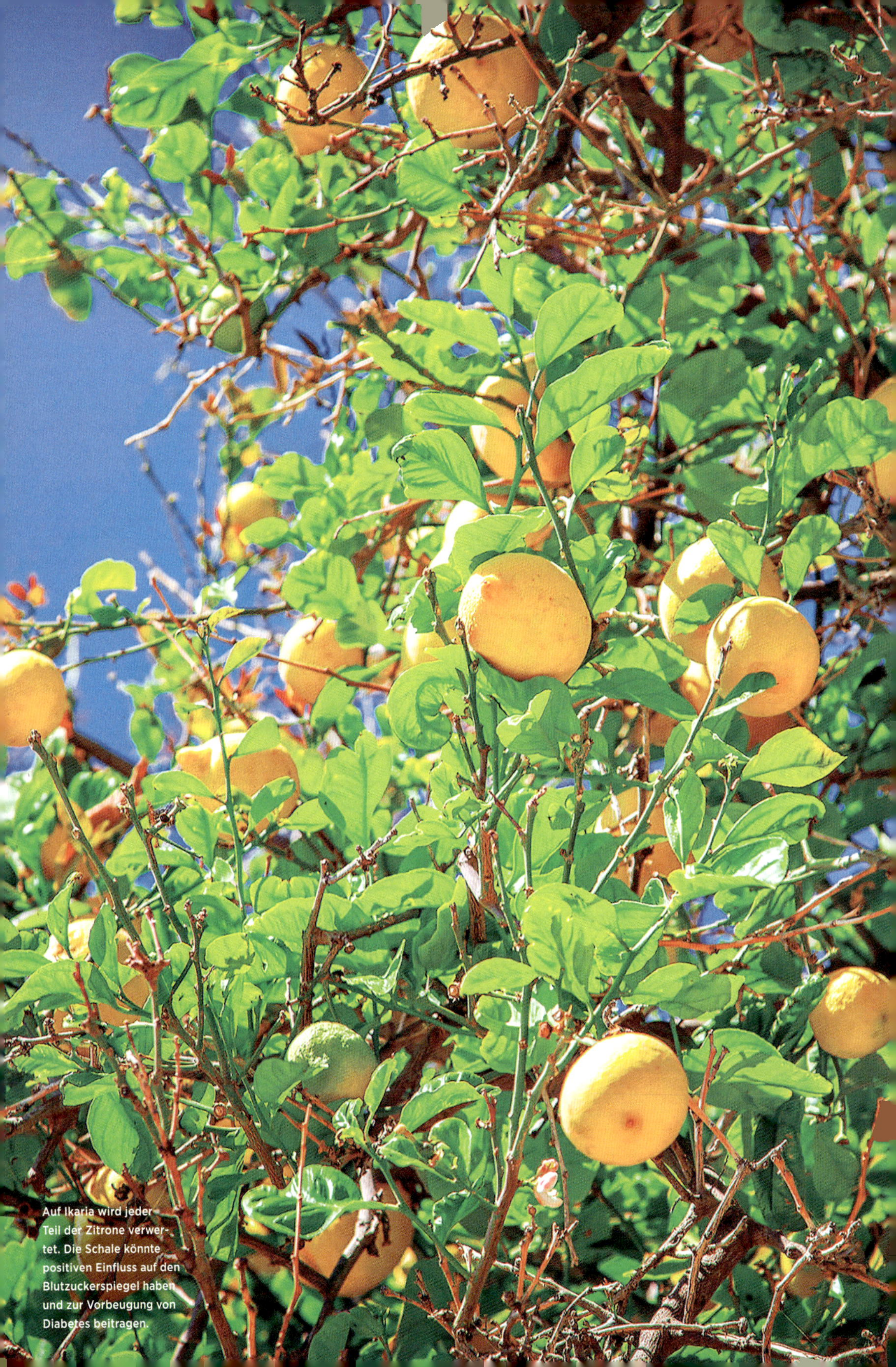

Auf Ikaria wird jeder Teil der Zitrone verwertet. Die Schale könnte positiven Einfluss auf den Blutzuckerspiegel haben und zur Vorbeugung von Diabetes beitragen.

Ikarias Zutaten für ein langes Leben

Ältere Ikarier pflegen die reinste Form der mediterranen Diät – mit einem höheren Anteil an Bohnen und Blattgemüse bei weniger Fisch und Fleisch als anderswo üblich. Gemüse und Kräuter machen mit Bohnen und Obst 64 Prozent der täglichen Nahrungsaufnahme aus, Milchprodukte und Getränke wie Kräutertee nicht eingerechnet. Mehr als die Hälfte der durch Fette zugeführten Energie entfällt auf Olivenöl, das als gesundheitsfördernd gilt. Den größten gesundheitlichen Nutzen hat natives Olivenöl extra. Stellen Sie eine Flasche auf den Tisch, um das Öl über jede Art von Gemüse zu träufeln.

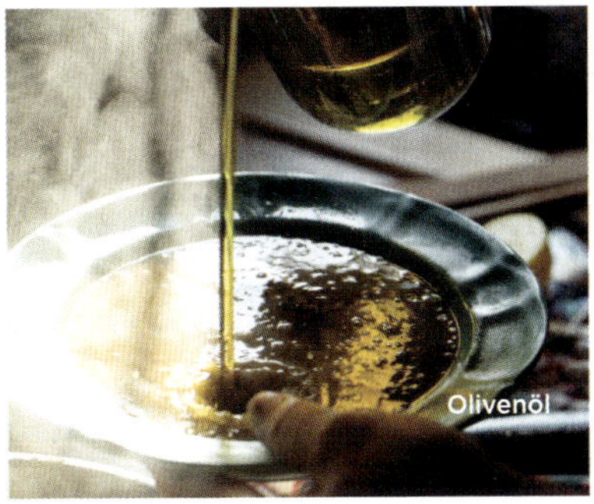

FENCHEL | Das Gemüse strotzt von der Knolle bis zu dem Samen vor Nährstoffen, darunter Kalzium, Eisen, Mangan und Kalium. Die Ikarier verarbeiten Fenchel sowohl in der Küche als auch für ihre Kräutertees.

HONIG | Ältere Ikarier rühren ihn nicht nur in den Kaffee, sie nehmen auch morgens und abends vor dem Essen einen Löffel Honig zu sich. Auch zur Behandlung von Erkältungen und Wunden wird er verwendet.

HÜLSENFRÜCHTE | Kichererbsen sowie Schwarzaugen- und andere Bohnen werden als Snack gegessen oder zu Suppen und Eintöpfen verarbeitet. Zwar sind Kichererbsen reich an Fetten, der überwiegende Teil ist jedoch ungesättigt.

KARTOFFELN | Ikarier essen sie täglich, anders als andere, die eine mediterrane Ernährungsweise pflegen. Studien legen nahe, dass Kartoffeln den Blutdruck senken sowie Diabetes und Entzündungen vorbeugen.

OLIVENÖL | Ikarier nehmen täglich mindestens vier Esslöffel Olivenöl zu sich, was möglicherweise vor Erkrankungen des Herzens schützt. Einer Studie zufolge könnte dies auch erklären, warum die Ikarier eine um 50 Prozent geringere Mortalitätsrate haben.

OREGANO | Als eines unter den vielen verwendeten Küchenkräutern auf Ikaria ist Oregano reich an Antioxidantien und Verbindungen, die nachweislich antibakteriell wirken.

ROSMARIN | Er wird für Kräutertees verwendet und fördert nachweislich die Verdauung und die Gedächtnisleistung.

SALBEI | Dieses Kraut könnte dafür verantwortlich sein, dass die Ikarier weniger oft an Alzheimer und Demenz erkranken. Es hat zudem knochenstärkende Eigenschaften.

WILDES BLATTGEMÜSE | Portulak, Löwenzahn, Rucola und andere wild wachsende Kräuter und Blattgemüse sind eine gute Quelle für Mineralien und Carotinoide, Pigmente, die der Körper in Vitamin A umwandelt.

ZITRONEN | Die Ikarier essen sie ganz, samt Schale und allem. Die Schale kann positiv auf den Blutzuckerspiegel wirken und hilft Krankheiten einzudämmen und abzuwehren.

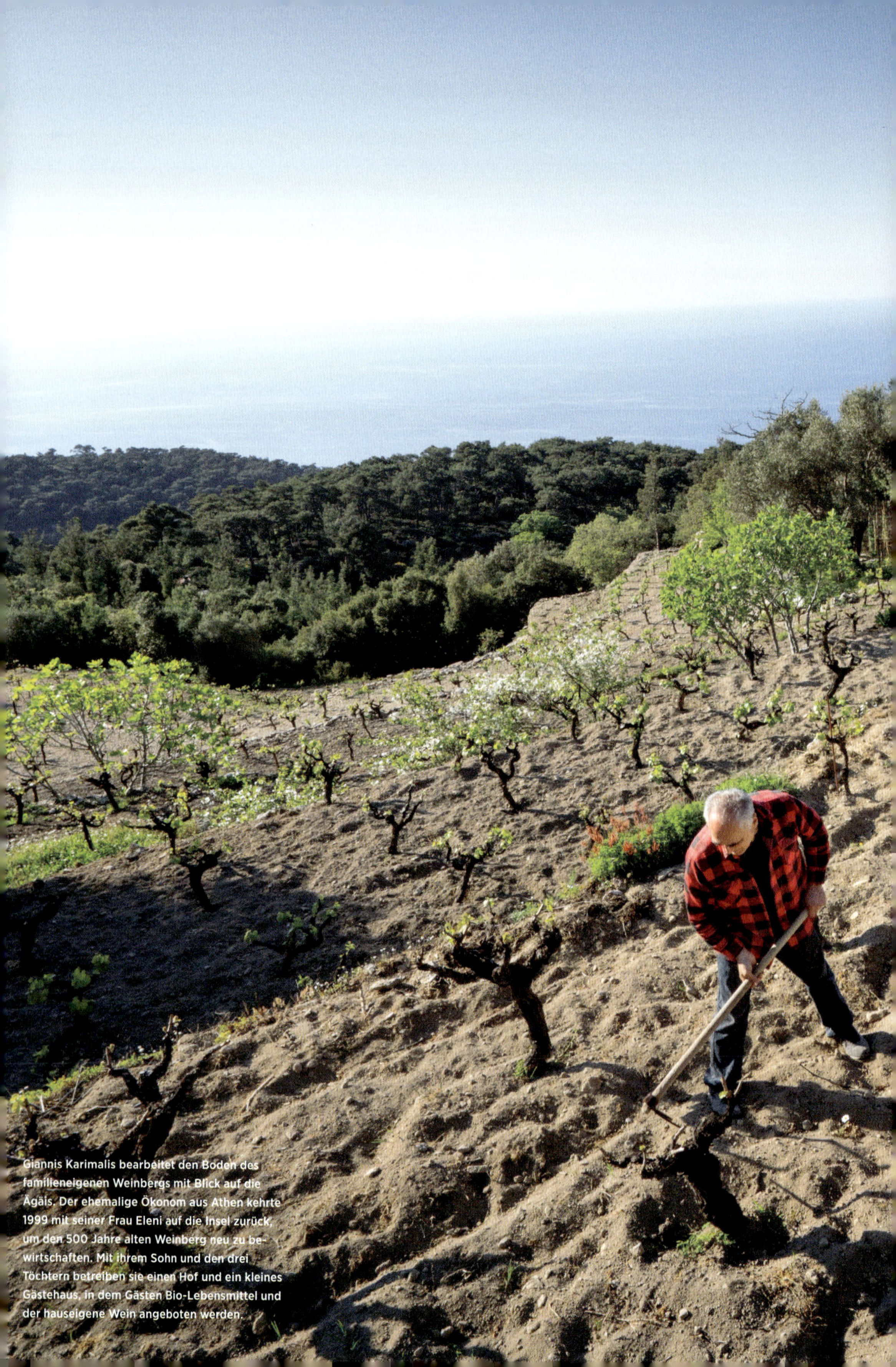

Giannis Karimalis bearbeitet den Boden des familieneigenen Weinbergs mit Blick auf die Ägäis. Der ehemalige Ökonom aus Athen kehrte 1999 mit seiner Frau Eleni auf die Insel zurück, um den 500 Jahre alten Weinberg neu zu bewirtschaften. Mit ihrem Sohn und den drei Töchtern betreiben sie einen Hof und ein kleines Gästehaus, in dem Gästen Bio-Lebensmittel und der hauseigene Wein angeboten werden.

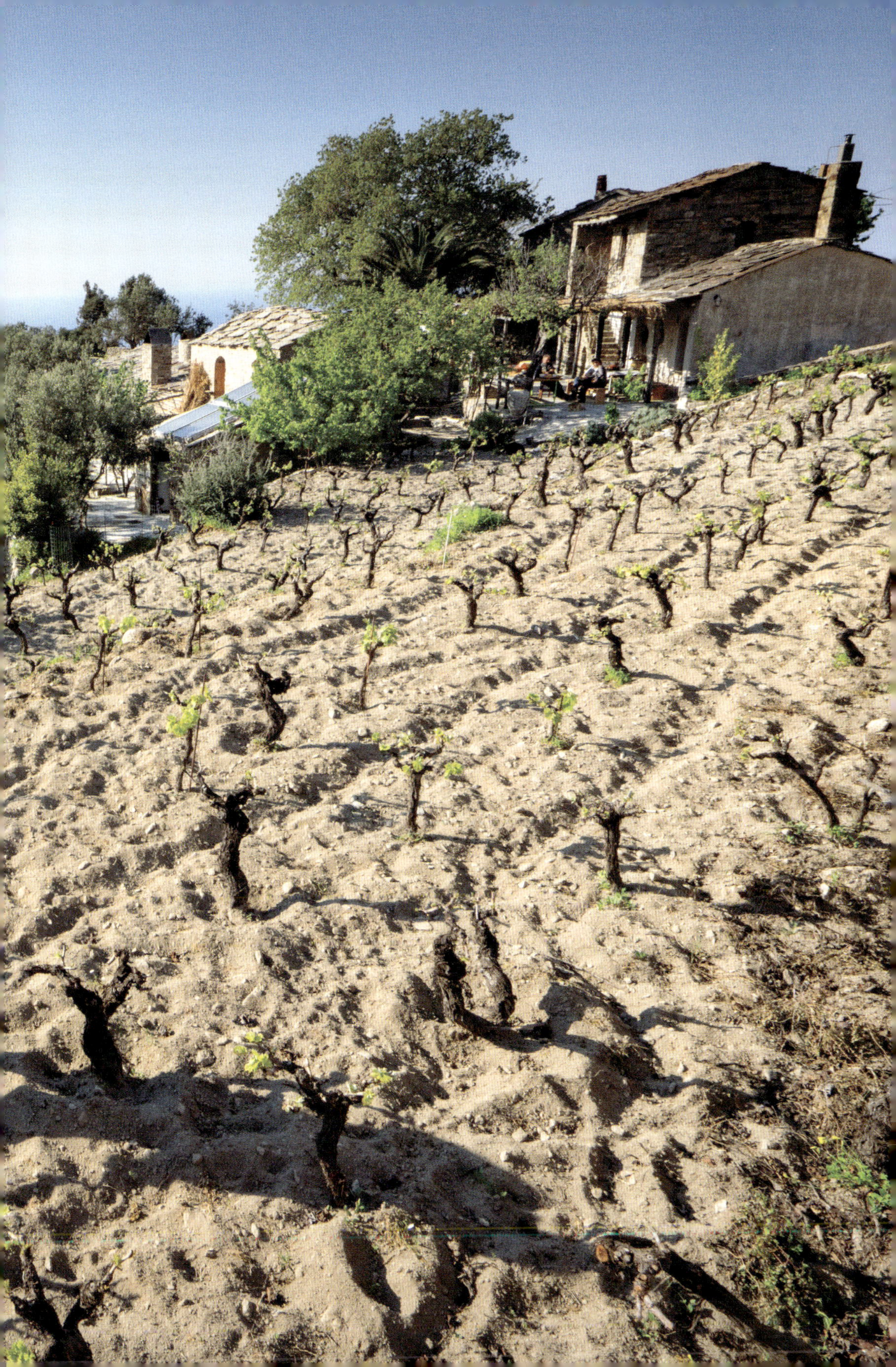

LEHREN AUS IKARIAS BLUE ZONE

■ Leben wie in den Bergen

Die Ikarier, die am längsten leben, sind in der Regel arm. Das steile Gelände der Insel zwingt sie zu täglicher Bewegung, sei es bei der Gartenarbeit oder um zum Nachbarhaus oder ins Dorf zu laufen. Die Lektion: Sorgen Sie für mehr Bewegung im Leben.

■ Die Blue-Zone-Diät

Die Ikarier pflegen eine Form der mediterranen Ernährung mit viel Obst und Gemüse, Vollkornprodukten, Hülsenfrüchten und Olivenöl, allerdings mit mehr Kartoffeln, Wildgemüse und Bohnen als anderswo. Verwenden Sie zum Braten – nicht Frittieren – Olivenöl, das cholesterinsenkende einfach ungesättigte Fette enthält.

■ Mehr Kräuter

Ikarier trinken gern Kräutertee mit Familie und Freunden. Wissenschaftler fanden heraus, dass sie eine stark antioxidative Wirkung haben. Wilder Rosmarin, Salbei und Oregano wirken harntreibend und halten den Blutdruck niedrig, indem sie überschüssiges Natrium ausschwemmen.

■ Täglich ein Nickerchen

Man nehme sich ein Beispiel an den Ikariern und mache ein Päuschen am Nachmittag. Menschen, die regelmäßig ein Schläfchen halten, haben ein bis zu 35 Prozent geringeres Risiko, an einer Herzerkrankung zu sterben. Möglicherweise weil ein Nickerchen Stresshormone senkt und dem Herz Ruhe gönnt.

■ Gelegentlich fasten

Die Ikarier sind seit jeher gläubige griechisch-orthodoxe Christen. Ihr Kirchenkalender hält sie fast die Hälfte des Jahres zum Fasten an. Kalorische Restriktion – eine Art des Fastens, bei der etwa 30 Prozent der Kalorien einer normalen Ernährung eingespart werden – ist die einzige wissenschaftlich nachgewiesene Methode, den Alterungsprozess von Säugetieren zu verlangsamen.

■ Familie und Freunde zuerst

Ikarier pflegen soziale Kontakte, die sich nachweislich positiv auf die allgemeine Gesundheit und die Lebenserwartung auswirken. Also raus aus dem Haus und Leute treffen.

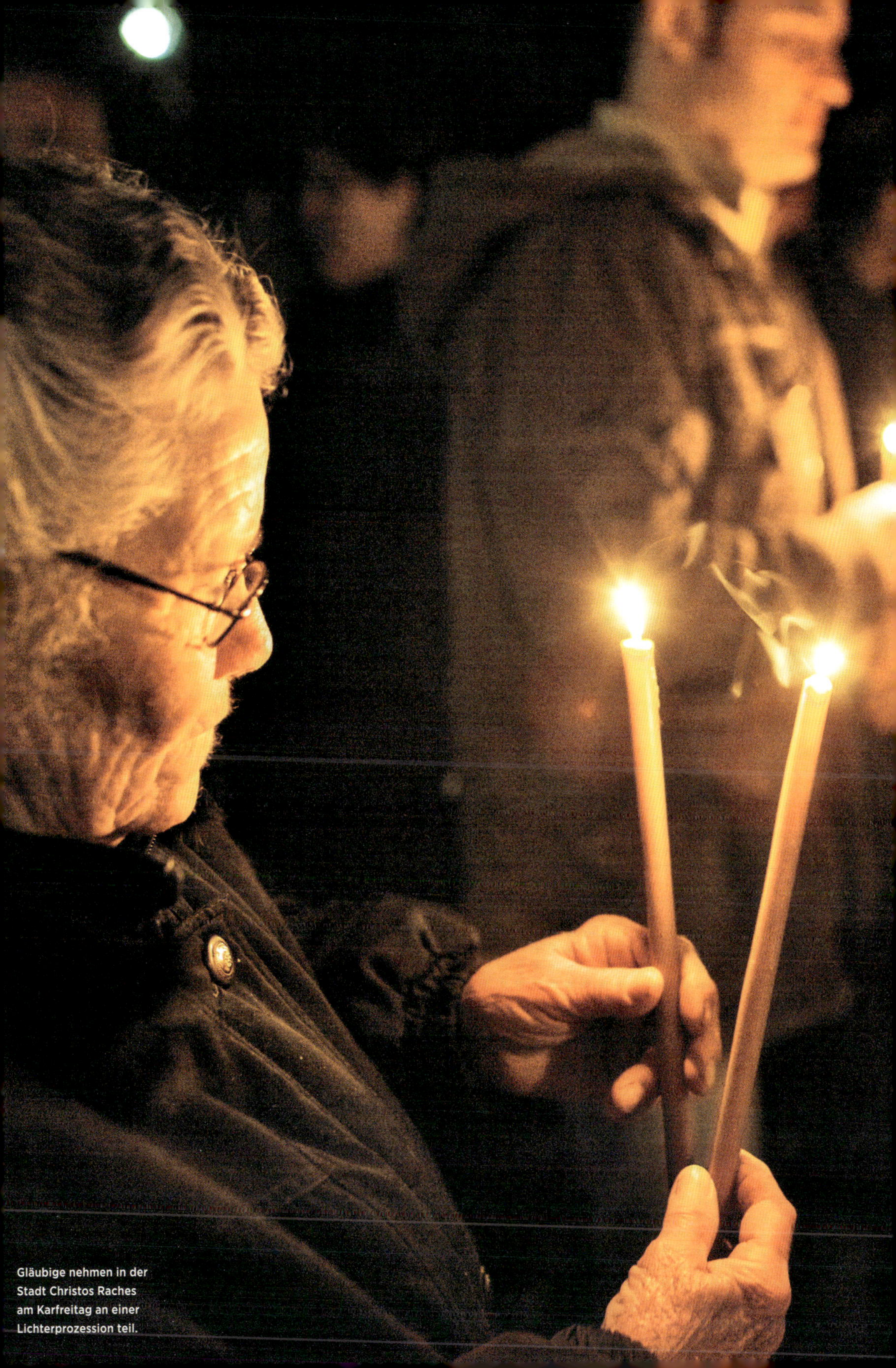

Gläubige nehmen in der Stadt Christos Raches am Karfreitag an einer Lichterprozession teil.

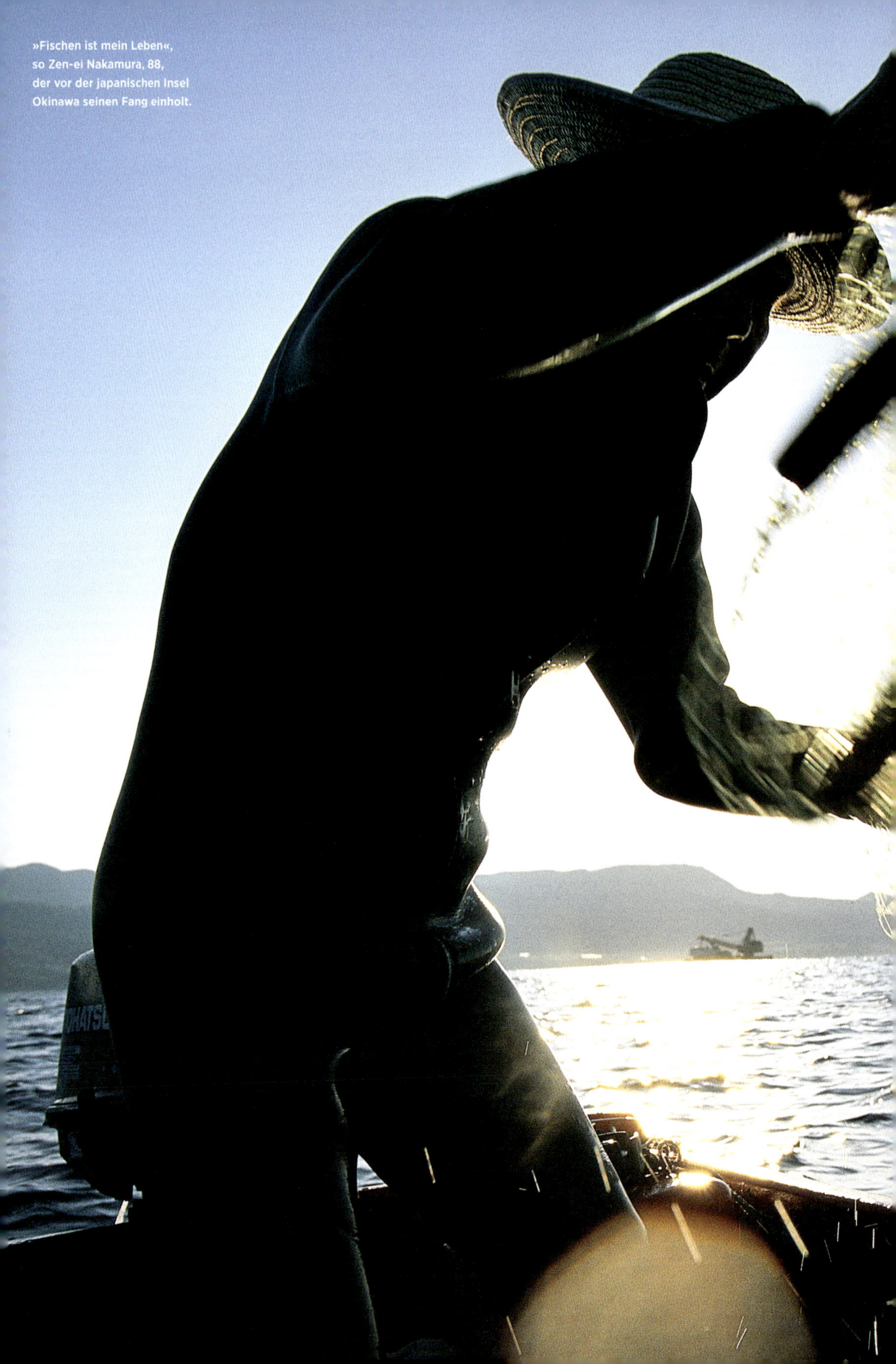

»Fischen ist mein Leben«, so Zen-ei Nakamura, 88, der vor der japanischen Insel Okinawa seinen Fang einholt.

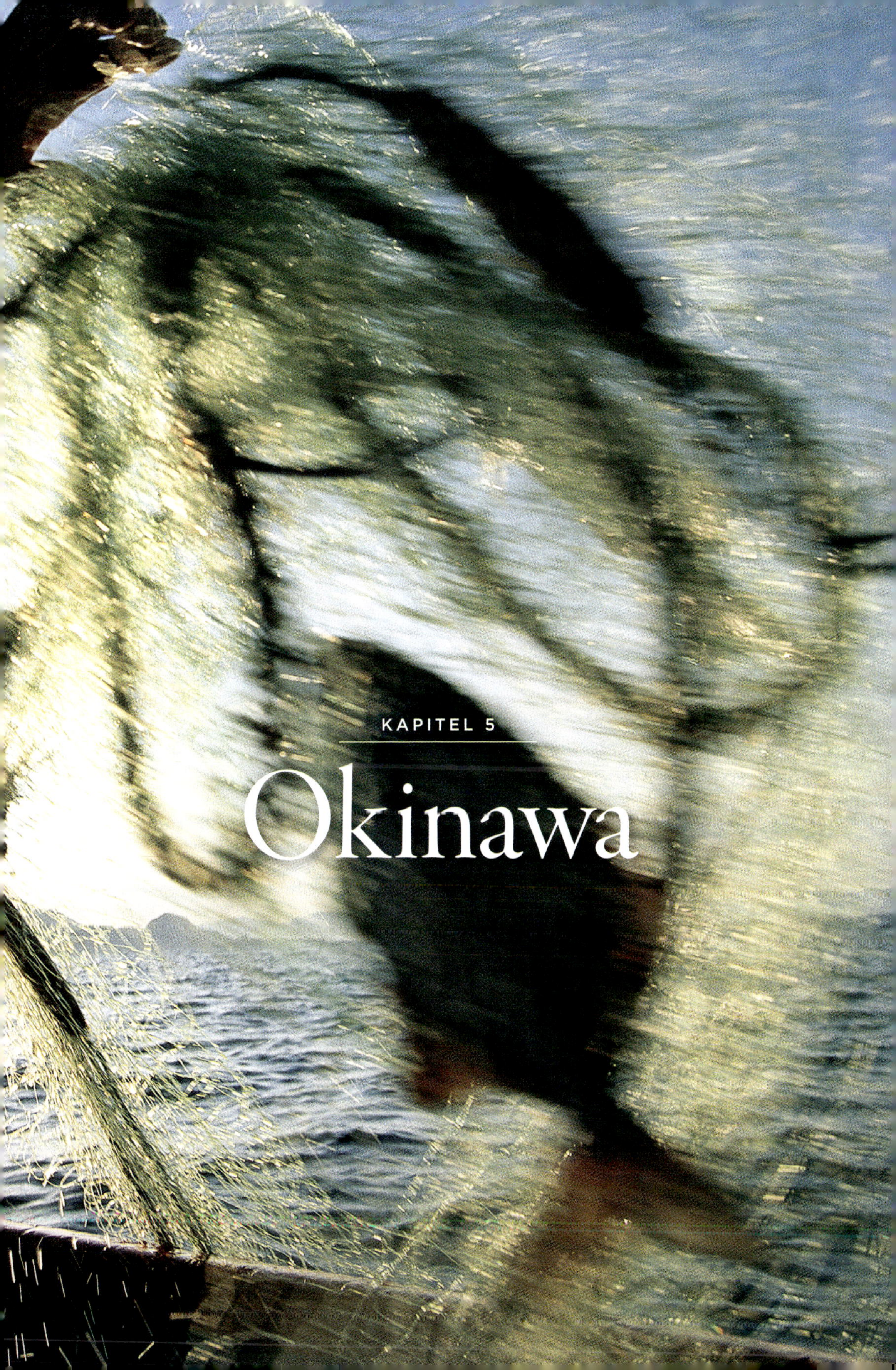

KAPITEL 5

Okinawa

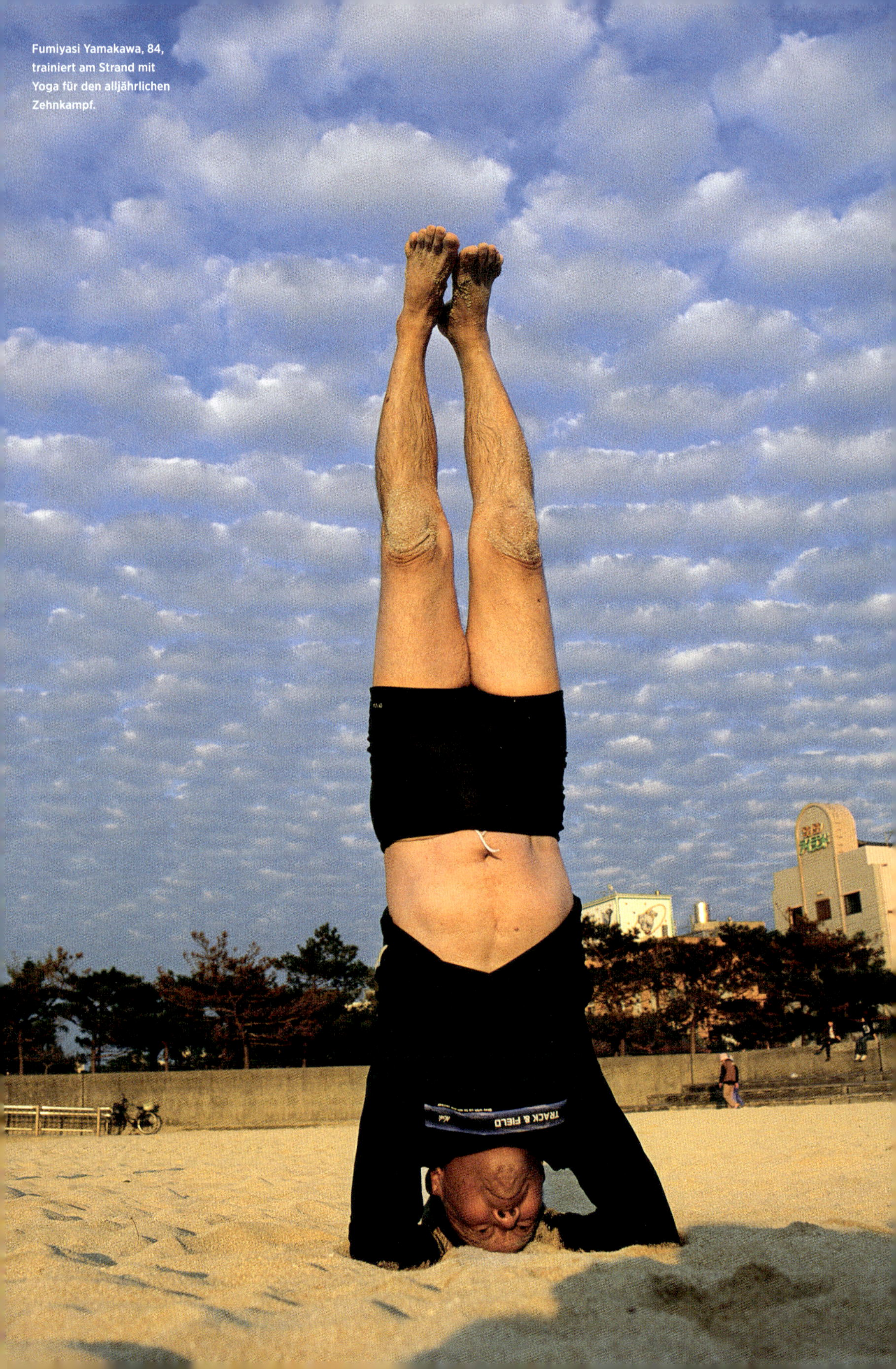

Fumiyasi Yamakawa, 84, trainiert am Strand mit Yoga für den alljährlichen Zehnkampf.

Die schwindende Blue Zone

Seit fast tausend Jahren sind die Menschen auf den Ryūkyū-Inseln für ihre hohe Lebenserwartung bekannt. Chinesische Forscher, die den Archipel vor Jahrhunderten besuchten, nannten es das »Land der Unsterblichen«, und bis vor Kurzem machte es diesem Ruf auch alle Ehre.

In der Tat genießen die Frauen auf Okinawa, der größten Insel der subtropischen Inselkette, den Ruf, die langlebigsten der Welt zu sein. Mit einer Lebenserwartung von 87,4 Jahren leben sie sieben Jahre länger als US-amerikanische Frauen. Auch die Lebenserwartung der Männer Okinawas liegt mit 80,3 Jahren um vier Jahre höher als die amerikanischer Männer.

Insgesamt haben die Okinawaner eine dreimal höhere Wahrscheinlichkeit, 100 Jahre alt zu werden, als die Amerikaner, dazu leiden sie im hohen Alter weit weniger an Krankheiten. Okinawa-Frauen erkranken nur halb so oft an Brustkrebs wie amerikanische Frauen, und bei beiden Geschlechtern beträgt die Rate der Herzerkrankungen und Alzheimer-Demenz nur ein Bruchteil jener in den Vereinigten Staaten.

Dennoch ist das Phänomen der Langlebigkeit auf Okinawa im Rückzug begriffen, seit die jüngere Generation mehr und mehr Abschied vom Lebensstil der Älteren nimmt. Bei der Volkszählung in Japan 2020 verloren die Frauen Okinawas unter den 47 Präfekturen des Landes erstmals den Spitzenplatz bei Gesundheit und Lebenserwartung und fielen auf Platz sieben zurück. Die Männer kamen nur auf Platz 36.

Was ist da im Gange?

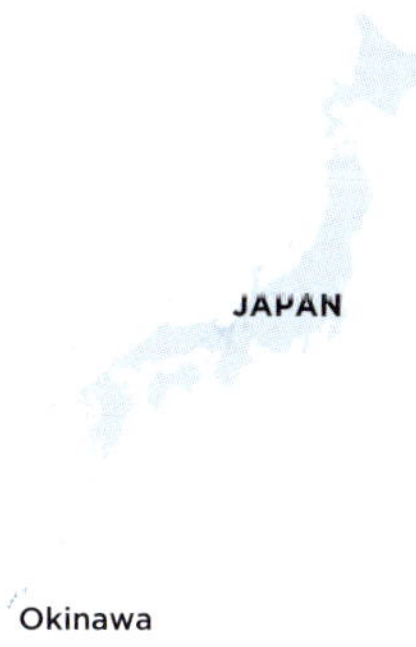

- Die Präfektur Okinawa umfasst 48 bewohnte Inseln. Etwa 95 Prozent der insgesamt 1,4 Millionen Einwohner leben auf der Hauptinsel Okinawa.
- Seit Jahrzehnten haben die Frauen auf Okinawa mit 87,4 Jahren – sieben Jahre mehr als amerikanische Frauen – die höchste Lebenserwartung weltweit.
- Auf Okinawa leben 55 000 US-Soldaten und ihre Familienangehörigen.

Die Antwort fällt nicht schwer. Fährt man vom Flughafen durch die Hauptstadt Naha, kämpft man sich durch dichten Verkehr, vorbei an bunkerartigen Betonbauten. Sie sind Teil einer Strategie der Stadt, taifunsicher zu bauen, aber auch Indiz dafür, dass die okinawanische Kultur zunehmend modernen Einflüssen weichen muss. Man findet in der Stadt kaum noch ein traditionelles okinawanisches Restaurant. Stattdessen beherrschen McDonald's, A&W Root Beer, TGI Fridays, Burger King, KFC und Red Lobster das gastronomische Angebot.

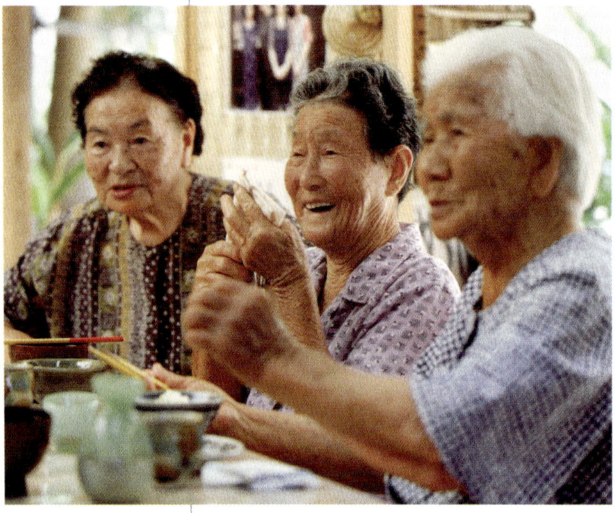

Mit guten Freunden zu lachen hält den Geist wach, verhindert Einsamkeit und stiftet auch im hohen Alter Sinn.

So etwas passiert, wenn die Bewohner eines langen, schmalen Eilands, das an der breitesten Stelle 24 Kilometer misst, unter fast 30 000 US-Militärs und ihren 25 000 Familienangehörigen leben. Die Insulaner, die ausgezehrt und arm aus Hungersnot und Weltkrieg hervorgegangen waren, fanden sich plötzlich inmitten gehaltvoller, industriell verarbeiteter Lebensmittel. Sie entwickelten eine Vorliebe für Spam, das von den GIs eingeführte Dosenfleisch, das von der Weltgesundheitsorganisation im selben Maße als krebsfördernd eingestuft wird wie das Rauchen. Weißer Reis verdrängte die nahrhafte Süßkartoffel, die die Insel über Jahrhunderte ernährt hatte.

Ihre neue Kost erwies sich als toxisch. Junge Okinawaner sterben jetzt häufiger an Herzkrankheiten als die meisten anderen Japaner. Ein niedriges Geburtsgewicht ist auf der Insel um 20 Prozent häufiger als im Rest des Landes. Und die Männer unter 55 auf Okinawa gelten als die fettleibigsten in ganz Japan.

Vermutlich ist es für die Blue Zone zu spät. Die älteste Generation wird irgendwann verschwinden und mit ihr das Phänomen der Langlebigkeit. Umso dringlicher ist es, das Rezept für ihr erfolgreiches Altern zu entschlüsseln, solange es noch möglich ist.

Ich besuche Okinawa seit dem Frühjahr 1999. Damals führte ich ein Bildungsprojekt namens »Quest« durch. Mit einem Expertenteam machte ich mich auf den Weg über die Insel, um, unterstützt von einem Online-Publikum von etwa einer Viertelmillion Schulkindern, das Geheimnis der hohen Lebenserwartung ihrer Bewohner zu lüften. Die Schüler sollten jeden Morgen darüber abstimmen, wen wir an diesem Tag interviewen und auf welche Fragen wir uns konzentrieren sollten. Abends schickten wir kurze Videos und Berichte über unsere Ergebnisse. Man bedenke, dass das Internet noch in den Kinderschuhen steckte. Facebook und Twitter gab es noch nicht. Bei früheren Quests waren wir in Mexiko, Belize und Guatemala mit dem Fahrrad durch den Dschungel gefahren, um herauszufinden, warum die Zivilisation der Maya verschwunden war. Wir tauchten vor den Galapagos-Inseln, um etwas über die Umweltbedrohung zu erfahren. Wir radelten quer durch China, um die wahre Seidenstraße zu finden.

Diesmal machten wir uns unter der Regie unseres Online-Publikums daran, das Geheimnis zu lüften, warum die Okinawaner die damals höchste invaliditätsfreie Lebenserwartung der Welt hatten. Wir setzten uns mit 13 Hundertjährigen zusammen und lauschten ihren Geschichten. Sie erzählten von ihrer Begeisterung für die Gartenarbeit, ihrer Verehrung der Vorfahren und ihrer gemüsereichen Ernährung. Wir trafen uns mit zahlreichen Experten, um weiteres Material zusammenzutragen. An Ende des zehntägigen Projekts hatten wir 18 »Zutaten« für Okinawas Rezept eines langen Lebens identifiziert, die die Schüler nun in ihrem eigenen Leben beherzigen können.

Seitdem war ich regelmäßig zu Besuch auf Okinawa, zumal meine Faszination für die Blue Zones noch gewachsen ist. Begleitet wurde ich oft von dem Fotografen David McLain. Als David und ich 2017 auf die Insel zurückkehrten, um für das Kochbuch *The Blue Zone Kitchen* zu recherchieren, war auch mein 85-jähriger Vater dabei. Er wuchs auf einer Farm in Minnesota auf und kannte den Hang der Okinawaner zu harter Arbeit, ihre Liebe zur Gärtnerei und zum Einmachen und ihr eher ärmliches Leben, wenn man so will. Mit Fleisch und Kartoffeln aufgewachsen, so dachte ich, könnte er uns bei der

Die Insel Okinawa liegt etwa 1600 Kilometer südlich von Tokio und ist Teil eines subtropischen Archipels.

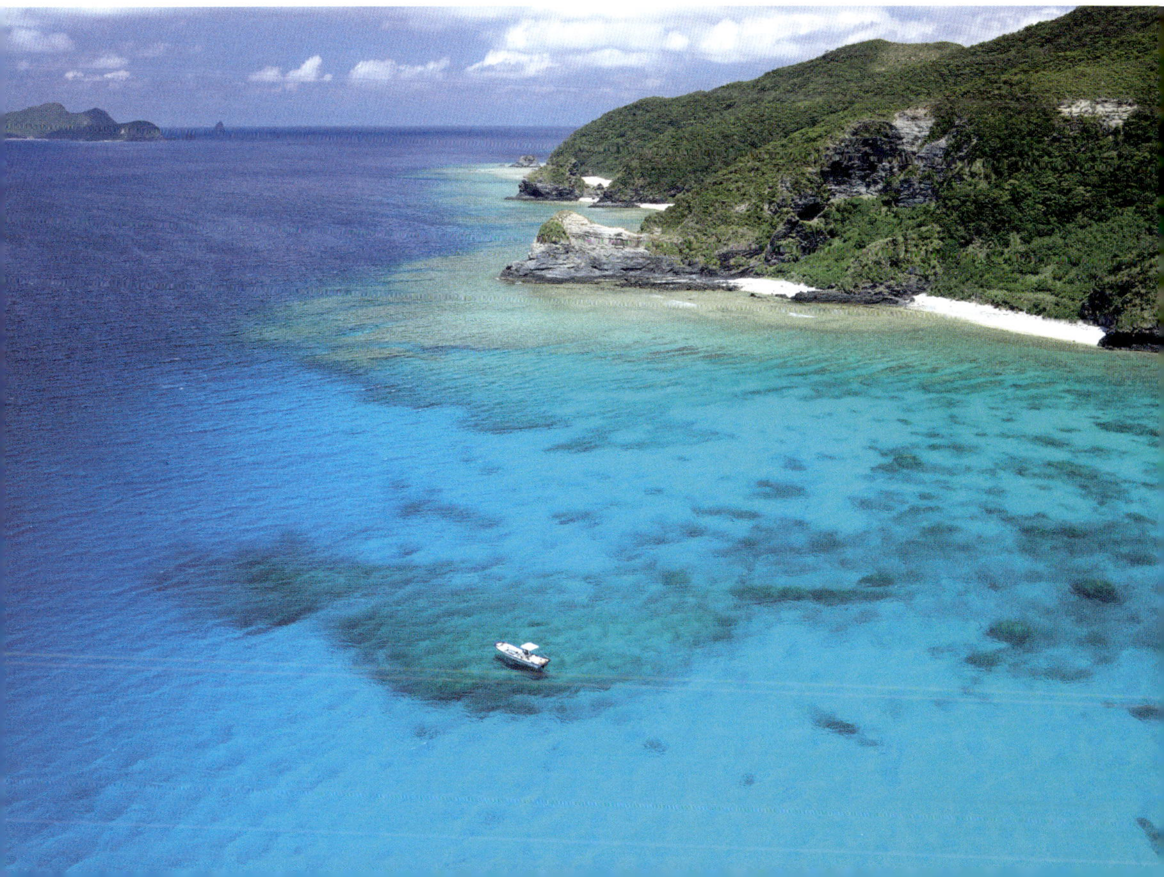

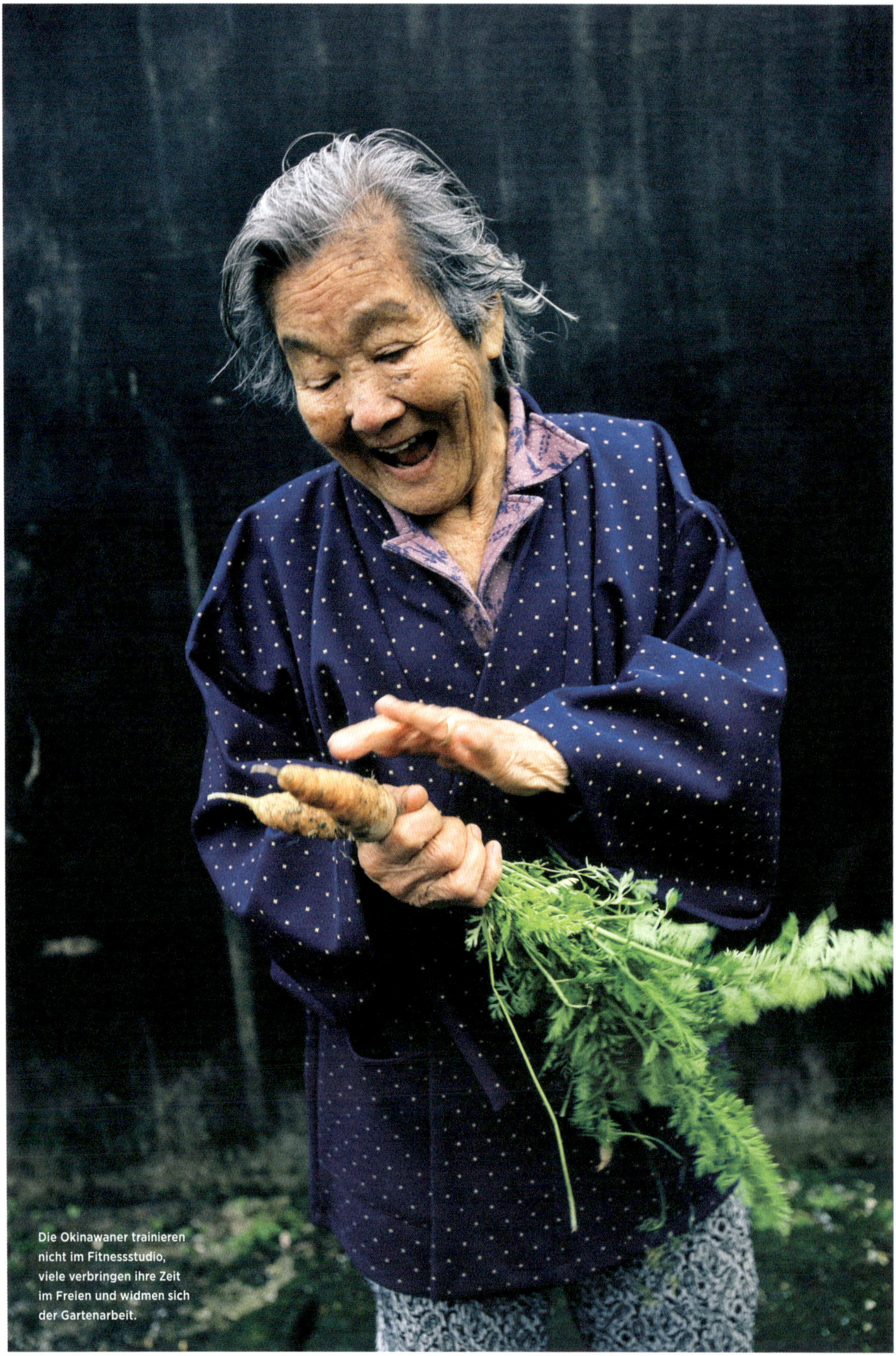

Die Okinawaner trainieren nicht im Fitnessstudio, viele verbringen ihre Zeit im Freien und widmen sich der Gartenarbeit.

Auswahl der Rezepte helfen, und als er fermentierten Tofu und blanchierte Bittergurken (Goya) ablehnte, strichen wir sie von der Liste.

In Kunigami, einem Dorf am nördlichen Ende der Insel, trafen wir Miyo Oshiro, die uns in ihrem Garten zeigte, was sie anbaute. Oshiro war weit über 90 und erstaunlich agil, mühelos bückte sie sich, um den Boden zu bearbeiten und Unkraut zu jäten. Selbst mein Vater war beeindruckt. Anschließend lud sie uns zu sich nach Haus ein, wo sie eine Mahlzeit aus Nudeln, Miso, Knoblauch und Zwiebeln aus ihrem Garten bereitete. Mein Vater, der Prototyp eines Mittelamerikaners, gab dem Gericht ein »Daumen hoch«.

Wie viele Frauen in den Blue Zones, die ich im Laufe der Jahre getroffen habe, strahlte Oshiri eine positive Einstellung zum Leben und ein Gefühl von Erfülltheit aus. Mehr noch, sie hatte unleugbar Charisma, wie so viele Hundertjährige, die ich hier kennengelernt habe. Als ich 2005 zum ersten Mal Kamada Nakazato interviewte, war die 102-Jährige in einen Kimono gehüllt, ihr wolliges, weißes Haar war streng nach hinten gekämmt und unterstrich ihre hohen Wangenknochen und die tiefbraunen Augen. Als wir ihr Haus auf der Halbinsel Motobu betraten, strahlten ihre Augen, vergnügt reckte sie die Hände in die Höhe und begann sich hin und her wiegend zu singen. Wie auf ein Stichwort klatschten ihre Kinder im Takt dazu. Ich empfand augenblicklich Zuneigung für sie.

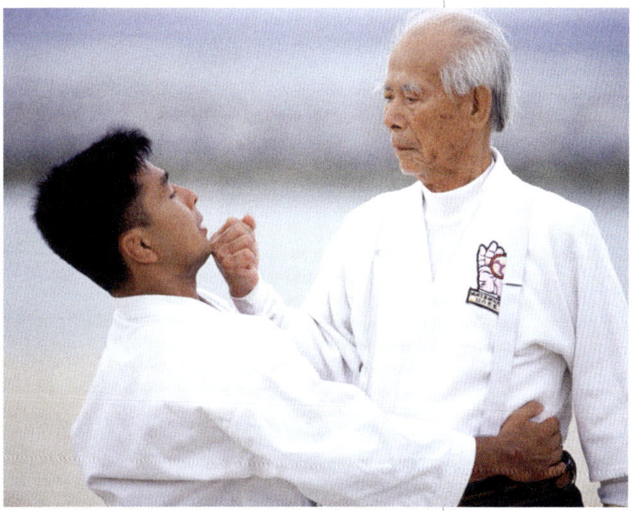

Aktivitäten wie Karate verleihen den Okinawanern auch im hohen Alter ein Gefühl von Sinn und Lebensinhalt.

In Kamadas Haus gab es außer einem Bett kaum Möbel, typisch für die Häuser auf Okinawa, wie ich erfuhr. Abgesehen von einrollbaren Futons, Kissen und einem niedrigen Tisch zum Essen sind sie vollkommen leer. Die geringere Unfallgefahr durch fehlende Möbel ist der Grund dafür, dass sich alte Menschen auf der Insel weniger häufig verletzen oder gar sterben, was auch auf die hohe, sonnenbedingte Vitamin-D-Zufuhr, die relativ geringe Einnahme von Medikamenten, ihr gutes Gleichgewicht und ihren gut trainierten Unterkörper zurückzuführen ist. Anderswo zählen Stürze bei älteren Menschen zu den häufigsten Todesursachen.

Als Noro (Dorfpriesterin) empfinde sie eine große Verantwortung für die Gemeinschaft, sagte Kamada. »Ich gehe in den heiligen Hain, um für die Gesundheit des Dorfes zu beten und den Göttern zu danken, dass sie es sicher gemacht haben.« Der Hain war eine Lichtung in einem nahe gelegenen Wald, wo sie Zwiesprache mit den Göttern und

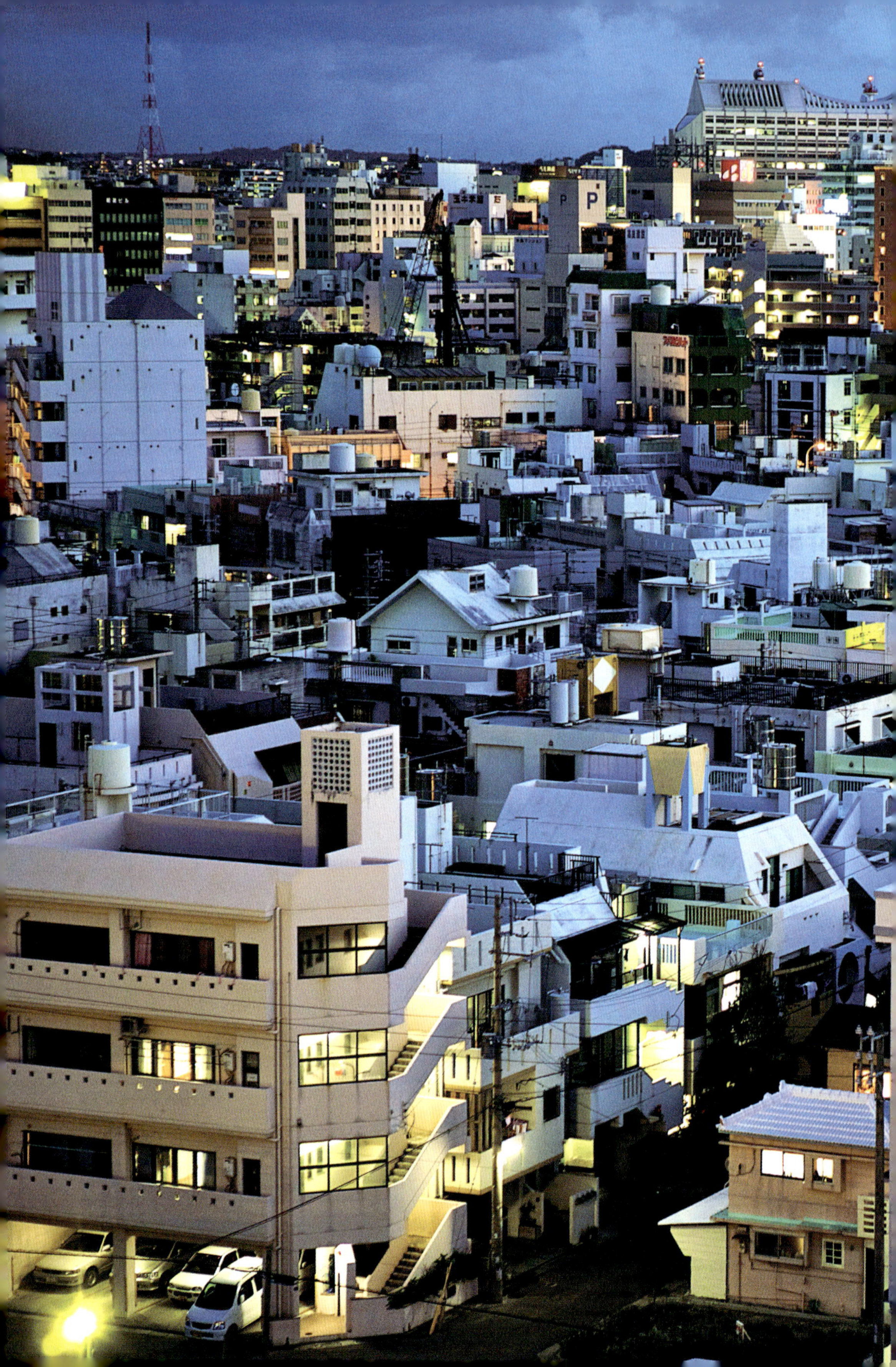

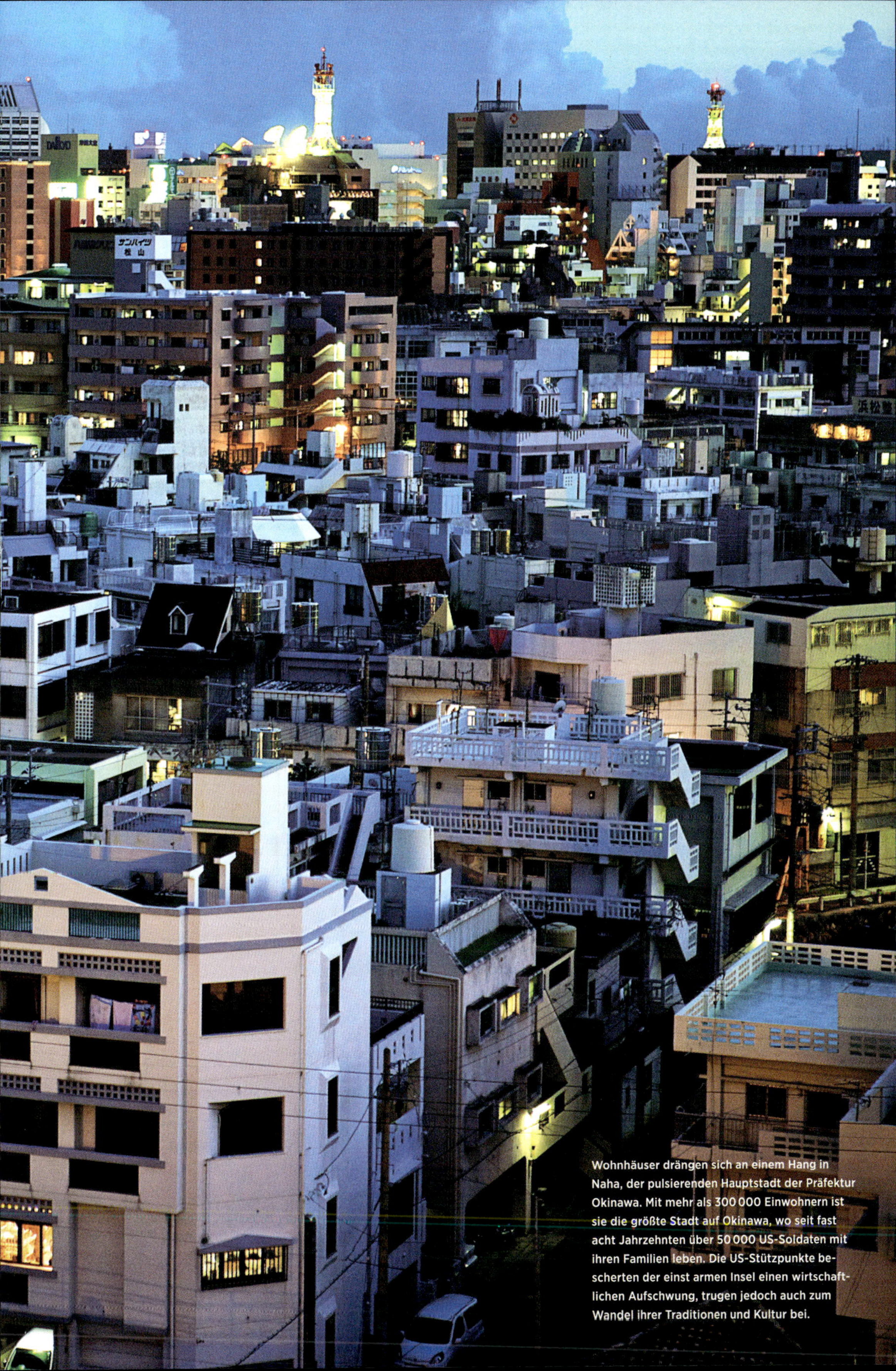

Wohnhäuser drängen sich an einem Hang in Naha, der pulsierenden Hauptstadt der Präfektur Okinawa. Mit mehr als 300 000 Einwohnern ist sie die größte Stadt auf Okinawa, wo seit fast acht Jahrzehnten über 50 000 US-Soldaten mit ihren Familien leben. Die US-Stützpunkte bescherten der einst armen Insel einen wirtschaftlichen Aufschwung, trugen jedoch auch zum Wandel ihrer Traditionen und Kultur bei.

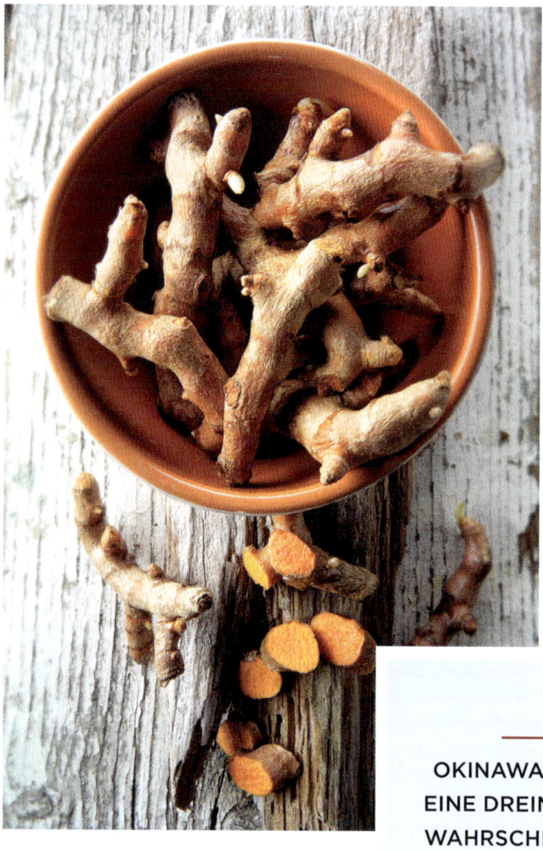

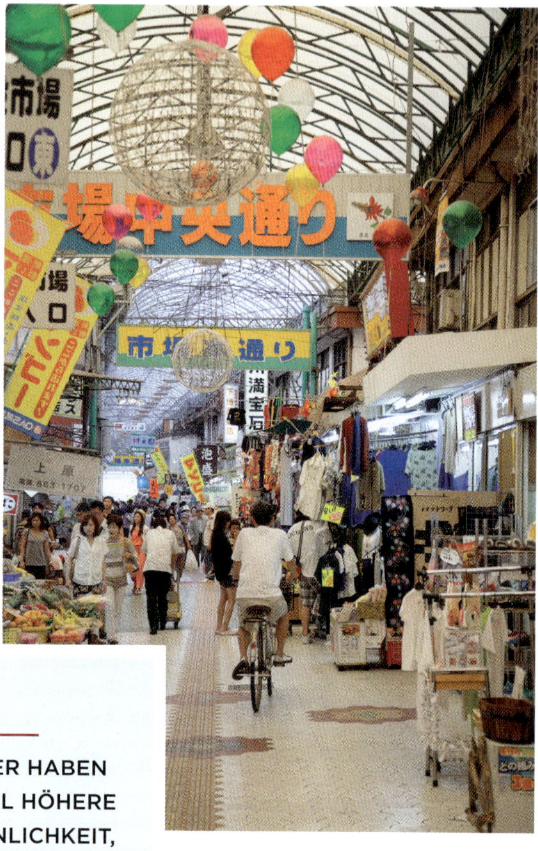

OKINAWANER HABEN EINE DREIMAL HÖHERE WAHRSCHEINLICHKEIT, 100 JAHRE ALT ZU WERDEN ALS DIE AMERIKANER.

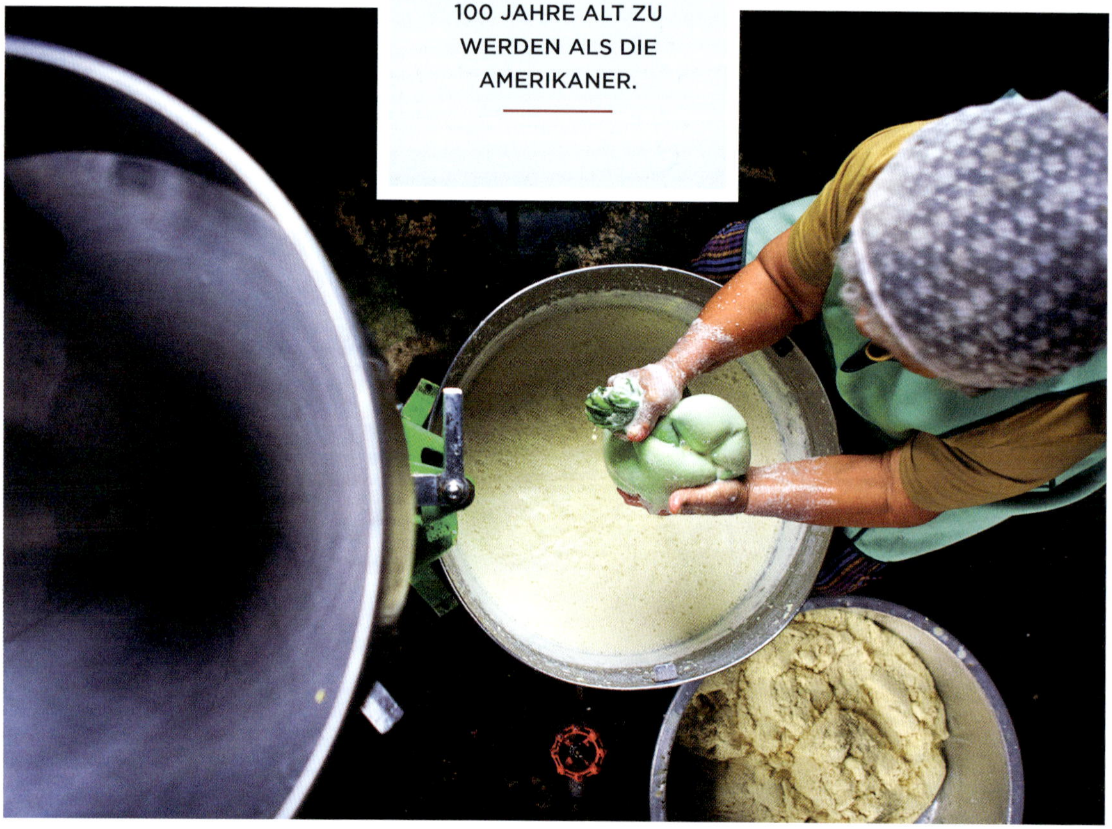

ihren Ahnen hielt, die ihr bei ihren Pflichten als spirituelle Beraterin des Dorfes helfen sollten. Das war ihr »*ikigai*«, ihr Lebenssinn.

Als ich Kamada nach dem Geheimnis für ihr hohes Alter fragte, sagte sie etwas, das mich seither nicht mehr loslässt. »Ich war früher sehr schön«, sagte sie. »Ich hatte langes Haar, das mir bis zur Taille reichte. Es hat lange gedauert, bis ich begriff, dass Schönheit von innen kommt. Sie entsteht, wenn man sich nicht so viele Gedanken über die eigenen Probleme macht. Manchmal ist es das Beste für einen selbst, wenn man sich um andere kümmert.«

»Noch irgendetwas anderes?«, fragte ich.

»Gemüse essen, positiv denken, freundlich zu den Menschen sein und lächeln.«

Das Blue-Zone-Rezept für ein langes Leben in einem einzigen kurzen Satz.

Zu den ersten Hundertjährigen, die ich auf Okinawa kennenlernte, gehörte auch Ushi Okushima. Als ich sie im Jahr 2000 traf, lebte sie in dem winzigen Fischerdorf Ogimi, noch heute höre ich ihr unverwechselbares Lachen. Es kam tief aus dem Bauch der 104-Jährigen, polterte bis zu ihren Schultern empor und entlud sich in einem Wiehern, das den ganzen Raum mit Freude erfüllte.

Ushi erzählte, dass sie sich hauptsächlich von Gemüse ernährte und vor dem Schlafengehen eine Tasse Beifuß-Sake trank. Wie die meisten Okinawaner war sie in einer Zeit der Not aufgewachsen, als viele Kinder hungrig zu Bett gingen. Es gab sogar Phasen, in denen Menschen verhungerten. Die einzige Nahrung, die ihnen blieb, war die okinawanische Süßkartoffel, eine mit der orangefleischigen Sorte verwandte Varietät. Manchmal gab es sie zum Frühstück, Mittag- und Abendessen. Zum Glück für die Insulaner ist sie zufällig eines der gesündesten Nahrungsmittel auf dieser Welt, reich an Vitamin C, Ballaststoffen, Carotinoiden, Flavonoiden und langsam verbrennenden Kohlenhydraten.

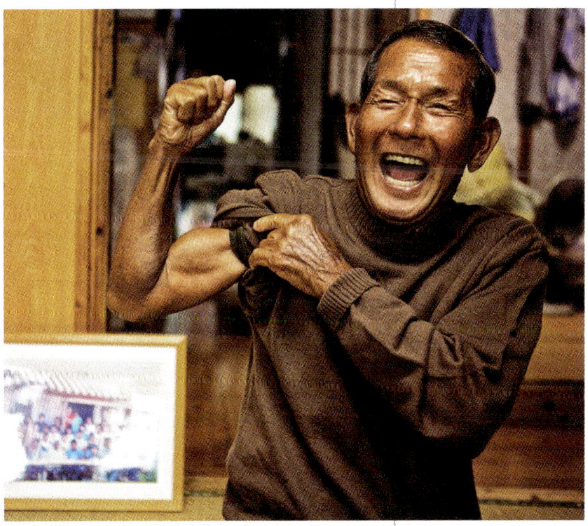

Wie Bradley und Craig Willcox in jahrzehntelanger Forschung dokumentierten, entfielen mehr als 60 Prozent der Kalorien, die die Bewohner Okinawas vor 1940 zu sich nahmen, auf Süßkartoffeln. Bradley, Arzt und Dozent an der Universität von Ryūkyū, und Craig, Professor für öffentliche Gesundheit und Gerontologie an der Okinawa International University, schrieben zusammen mit Makoto Suzuki, der 1975 an der Gründung der ersten medizinischen Hochschule mitgewirkt hatte, den *Okinawa Diet Plan*. Es war Suzuki, der 1995 auf einer internationalen Konferenz berichtete, dass

Gegenüber (im Uhrzeigersinn von oben links): Kurkuma, der goldgelbe Cousin des Ingwers, ist ein starkes Antioxidans, das man auf Okinawa für Tees und Suppen verwendet. Im Wettbewerb zwischen Moderne und Tradition ist Okinawa sowohl Heimat belebter Einkaufspassagen als auch dieser 73-jährigen Frau, die Tofu noch auf traditionelle Weise herstellt.

Oben: Harte Arbeit und gesunde Ernährung haben sich für diesen rüstigen 89-jährigen Fischer ausgezahlt.

er auf Okinawa 40 Hundertjährige ausgemacht habe, eine erstaunlich hohe Zahl für einen so kleinen Ort.

Wie die Willcoxes bei späteren Studien feststellten, bestand die traditionelle Kost der Okinawaner aus Gemüse, geringen Mengen an Getreide, Soja in Form von Tofu und gelegentlich Eiern und Fisch, so verfügbar. Die traditionelle Hauptspeise war Champuru, pfannengerührtes Gemüse, darunter Goya-Gurken, Daikon-Rettich, chinesische Okra, Kürbis, Klettenwurzel oder grüne Papaya. Die nährstoffreiche, aber kalorienarme Kost war ideal zur Stimulierung der kalorischen Restriktion, ein die Verdauung betreffender Überlebensmodus, der nachweislich die Langlebigkeit fördert. In einer Studie aus dem Jahre 2007 wiesen die Willcoxes und ihre Kollegen darauf hin, dass Okinawaner, die in ihren Siebzigern waren, von der Jugend bis ins mittlere Alter 10 bis 15 Prozent weniger Kalorien zu sich nahmen als normal. Dies war das Resultat eines aktiven Lebensstils als Bauern und ihrer nährstoffreichen, aber energiearmen Ernährungsweise. Die Willcoxes spekulierten auch darüber, dass bestimmte Nahrungsmittel wie Kurkuma, Süßkartoffeln und Seetang die reduzierte Kalorienzufuhr in einer Weise ergänzten, die den Alterungsprozess verzögerte.

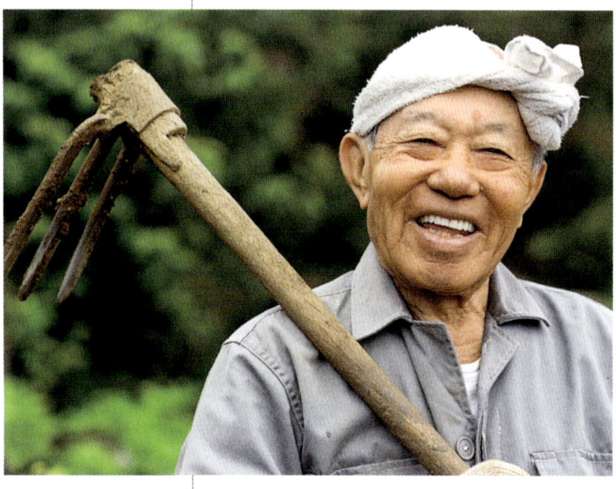

Hoei Tobaru, 90, bei der Arbeit in seinem Garten auf der Insel Taketomi im äußersten Süden der Ryūkyū-Inseln.

Doch es gab noch etwas, das die Alterung der Okinawaner verlangsamte: ihr Brauch, sich in schweren Zeiten gegenseitig zu helfen. Auf Uruma, einer Okinawa vorgelagerten Insel, besuchte ich Mitsu Iha, Mitsuko Matayoshi und Tomi Ito, die seit über 40 Jahren demselben »Moai«, einem engagierten sozialen Kreis, angehören. In jener Zeit trafen

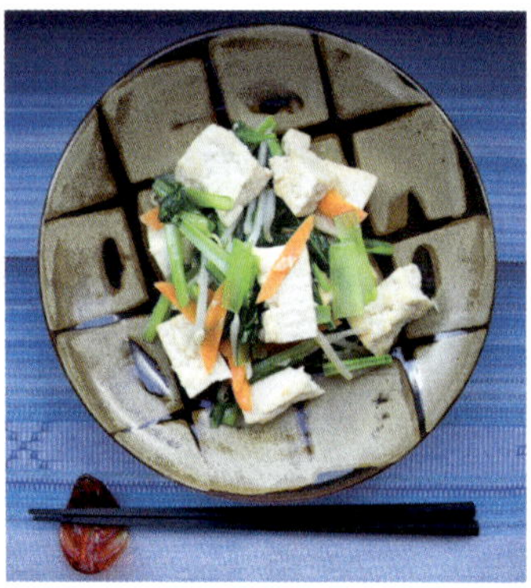

OKINAWANISCHER TOFU

Die Okinawaner essen doppelt so viel Tofu wie andere Japaner, in der Regel zweimal pro Tag. Die traditionelle Inselvariante des japanischen Grundnahrungsmittels, Shima-Tofu genannt, ist fester als die luftige, ungepresste Form, die Yushi-Tofu genannt wird und im Rest des Landes beliebter ist. Darum ist Shima-Tofu ideal für die meisten Wokgerichte. Tofu wird gewöhnlich aus Sojabohnen hergestellt, die gemahlen, gekocht und in Form gepresst werden. Er ist fettarm, reich an Eiweiß und Kalzium und senkt, wie bei Vegetariern erwiesen, das Risiko von Herzerkrankungen. In den meisten Orten der Insel findet man noch handgemachten Tofu, der in den Läden und Supermärkten oft warm angeboten wird.

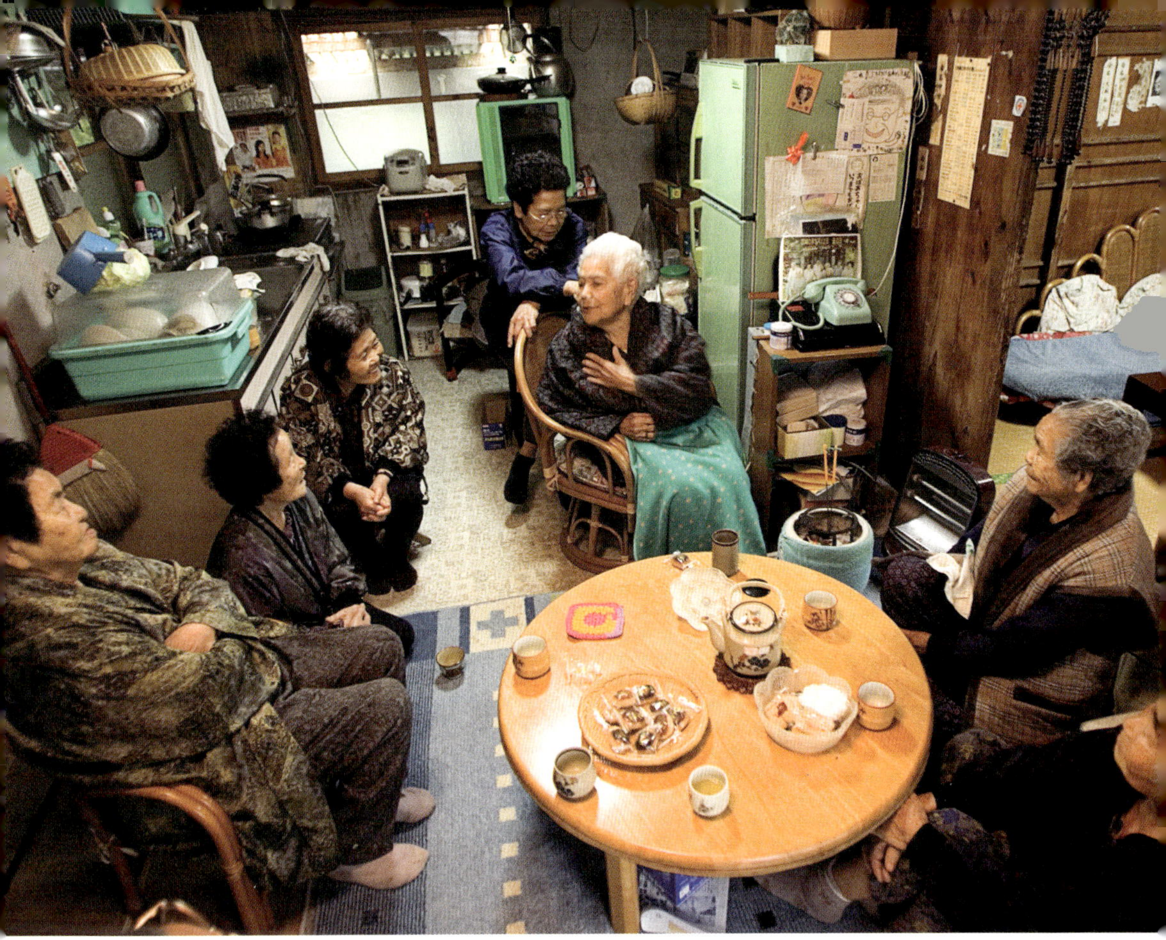

sie sich zweimal im Monat untereinander oder mit anderen Mitgliedern der Gruppe, um kleine Geldbeträge zu sammeln und sie an Bedürftige weiterzuleiten oder einfach nur umzuverteilen. Früher waren 60 Frauen in ihrem Moai, erzählten sie, heute sind es nur noch 30.

Die drei Frauen saßen auf einer Tatami-Matte um einen niedrigen Tisch herum, hinter ihnen ein Fernseher und gegenüber eine Galerie gerahmter Fotos an der Wand, aus denen ihre Vorfahren herabblickten. Einige ihrer Ahnen sahen in ihren Kimonos und Armeeuniformen aus wie aus dem 19. Jahrhundert, während andere eher den 1970er-Look hatten, mit Hornbrillen und Buddy-Holly-Frisuren. Als ich sie auf den Platz der Porträts ansprach, lachten die Frauen und sagten, die Fotos hingen dort, damit ihre Vorfahren fernsehen könnten.

Ich wusste, dass die okinawanischen Moai ursprünglich der finanziellen Absicherung gedient hatten. Früher hatten die Bauern keinen Zugang zu Bankkrediten. Die Zugehörigkeit zu einem Moai versetzte Bauern in die Lage, Saatgut zu kaufen, oder Mütter, die Arztrechnung für ihr krankes Kind zu bezahlen. Doch als ich sah, wie die Frauen miteinander scherzten, wurde klar, dass der Moai auch einen wichtigen sozialen

Kamada Nakazato, 102, umringt von Familie und Freunden. Ihr Rezept für ein langes Leben: »Gemüse essen, positiv denken, freundlich zu den Menschen sein und lächeln.«

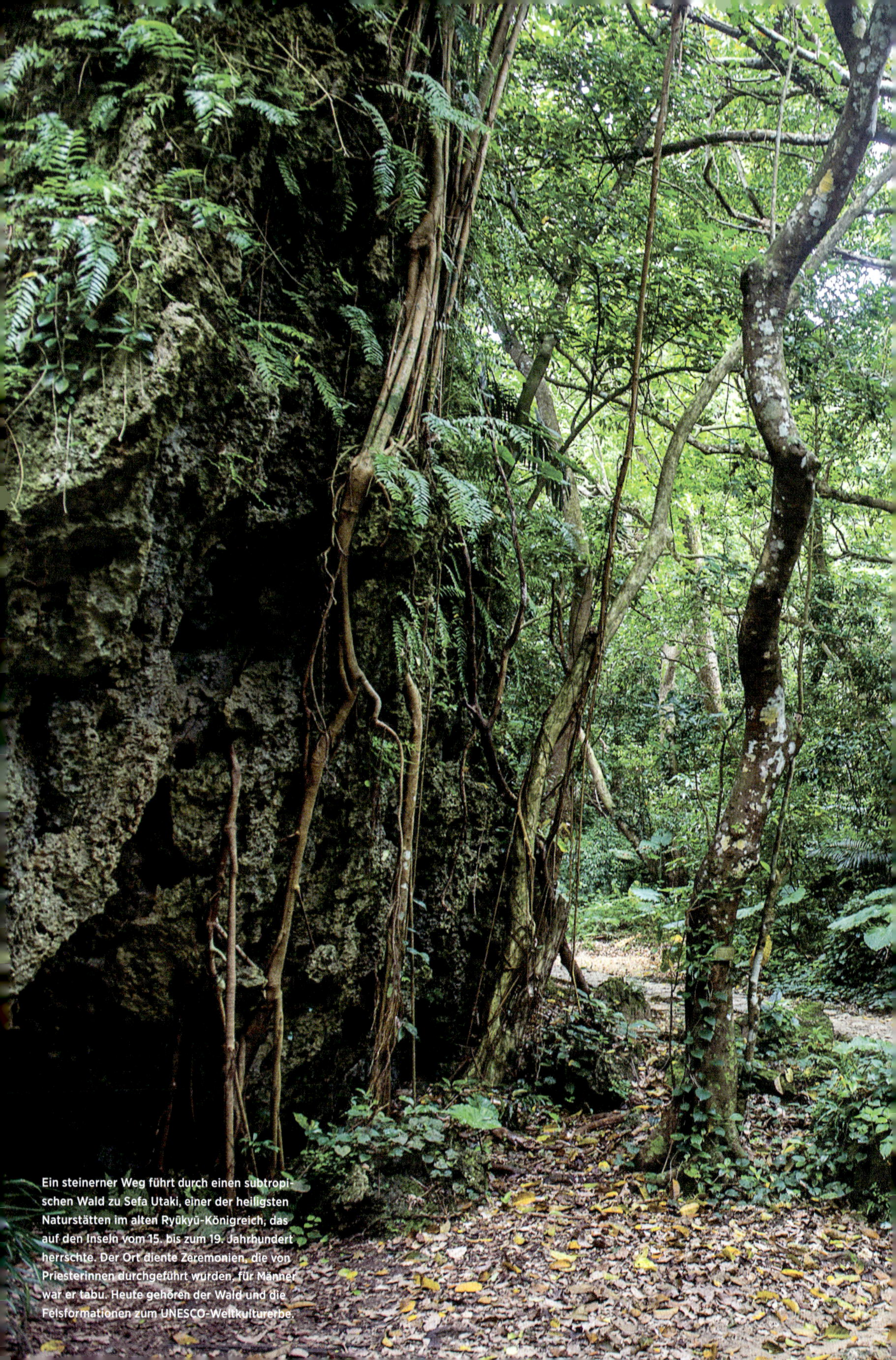

Ein steinerner Weg führt durch einen subtropischen Wald zu Sefa Utaki, einer der heiligsten Naturstätten im alten Ryūkyū-Königreich, das auf den Inseln vom 15. bis zum 19. Jahrhundert herrschte. Der Ort diente Zeremonien, die von Priesterinnen durchgeführt wurden, für Männer war er tabu. Heute gehören der Wald und die Felsformationen zum UNESCO-Weltkulturerbe.

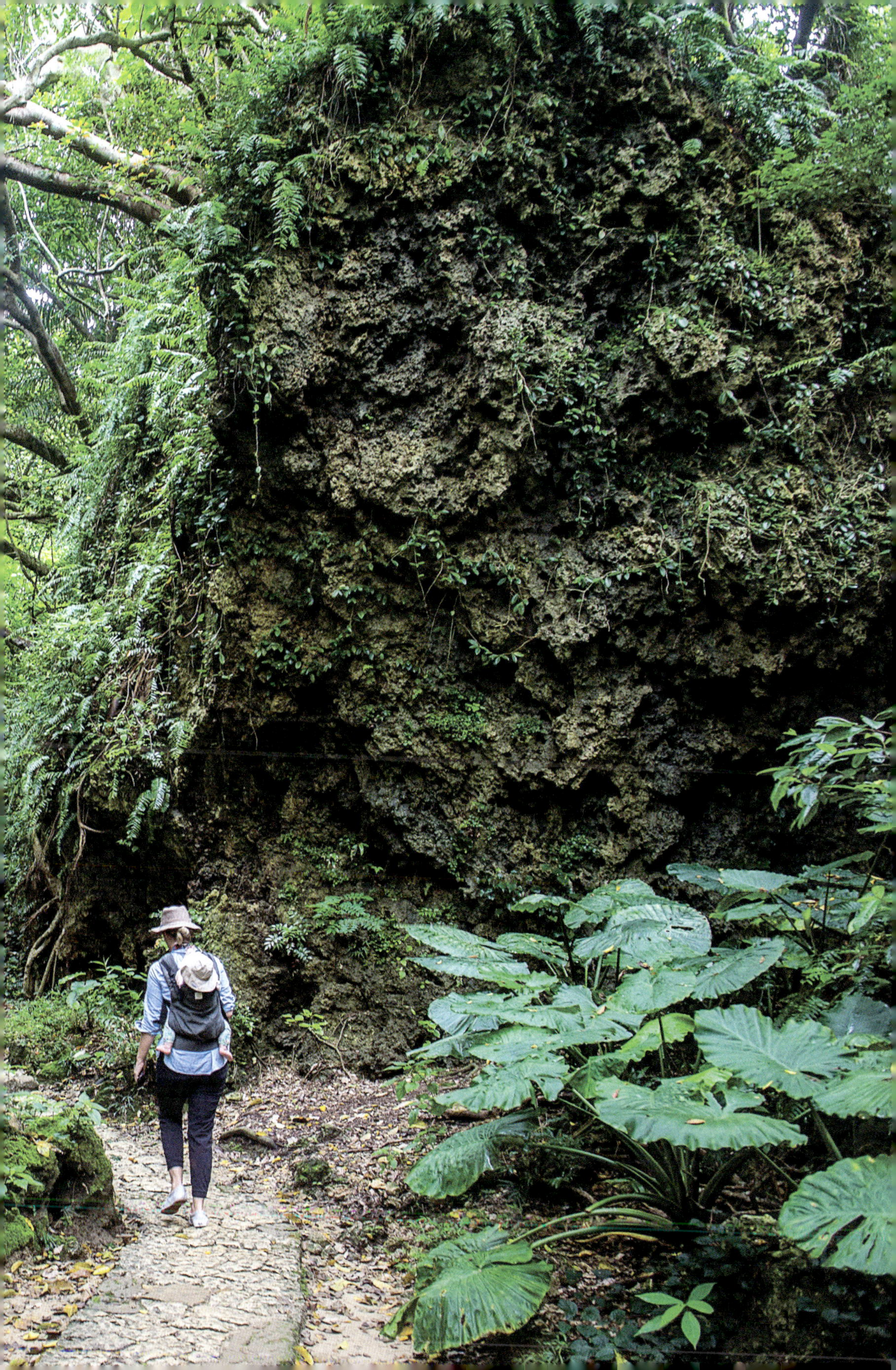

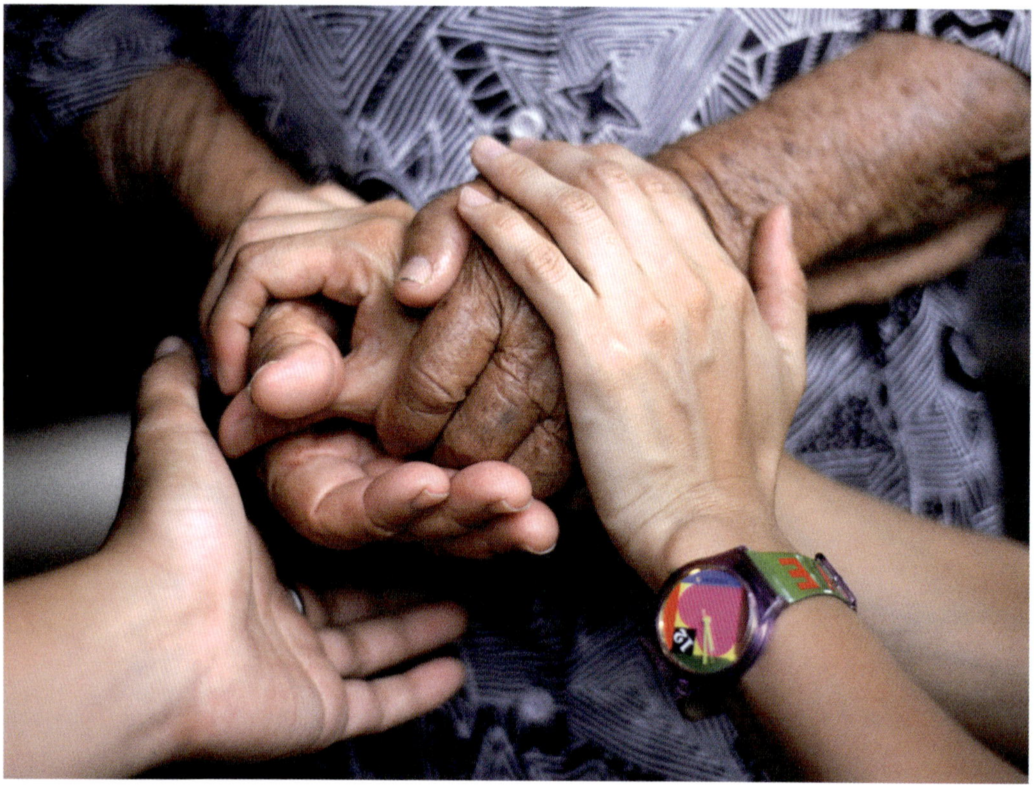

Eine Hundertjährige hält die Hände ihrer erwachsenen Enkel, deren Liebe und Unterstützung ihr Leben um Jahre verlängert haben.

Zweck erfüllte. Er bewahrte sie vor der Einsamkeit und förderte ein aktives Leben bis ins hohe Alter.

Ob es stimme, dass ihr Moai zu ihrem hohen Alter beigetragen habe, fragte ich. Perplex starrten sie mich an. Nein, wir hängen hier doch nur herum, antworteten sie.

Es ist kaum zu erahnen, welchen Entbehrungen die Frauen ihrer Generation ausgesetzt waren. Im Zweiten Weltkrieg, als die meisten Männer Okinawas in die Armee eingezogen wurden und US-Kriegsschiffe die Insel bombardierten, flohen viele Frauen mit ihren Kindern in die Berge, wo sie von Beeren und was immer sie fanden lebten. Schätzungsweise 80 000 Frauen, Kinder und ältere Männer suchten vor den Kämpfen, die im April 1945 mit dem Einmarsch der US-Streitkräfte begannen, in Höhlen Zuflucht. Ihnen fielen innerhalb von 82 Tagen 100 000 bis 150 000 Zivilisten zum Opfer, ein Drittel der Inselbevölkerung, dazu 12 520 US-Amerikaner sowie 110 000 japanische Soldaten und okinawanische Wehrpflichtige. Es war die größte Schlacht des Krieges im Pazifik.

Der Krieg war für alle hart, sagte Miyo Oshiro, als ich sie im vergangenen Frühjahr wieder traf. Knapp 1,40 Meter groß, ging sie jetzt an Stöcken. Seit unserem letzten Gespräch war ihre Tochter zurückgekehrt, um sich um sie zu kümmern.

Oshiro wurde kürzlich bei einer Kajimaya-Feier geehrt. Der 97. Geburtstag wird bei den Okinawanern oft mit einer besonderen Feier begangen. Kajimaya bedeutet

Tofu-Steak mit Pilzen

GARZEIT: 15 MINUTEN • FÜR 2 PERSONEN

Dieses Rezept stammt aus dem Okinawa-Programm (ein von Wissenschaftlern der *Okinawan Centenarian Study* verfasster Plan), doch haben wir Sensei Yukie Miyaguni, den Leiter einer Kochschule in Okinawa, gebeten, es aufzupeppen. Ideal als Hauptgericht, das Vegetarier ebenso begeistern wird wie Fleischesser. Produkte auf Sojabasis wie Miso und Tofu sind eine feste Größe auf dem traditionellen Speiseplan der Okinawaner. Sie sind reich an Nährstoffen und Antioxidantien, haben jedoch wenig Kalorien und Fett.

250 g fester Tofu, in vier rechteckige Scheiben geschnitten

1 EL Mehl

1 EL Pflanzen- oder Sojaöl

1 EL Sesamöl

225 g Shiitake-Pilze

1 EL Mirin

1 TL geriebener frischer Ingwer

1 EL rote Miso-Paste

½ TL rote Chiliflocken

50 g Lauch oder Frühlingszwiebeln, in feine Ringe geschnitten

4 Kirschtomaten, halbiert, zum Garnieren

In einer Schüssel den Tofu in dem Mehl wenden.

Das Pflanzen- oder Sojaöl in einer Pfanne bei mittlerer bis hoher Temperatur erhitzen und die Tofu-Scheiben von jeder Seite 3–4 Minuten bräunen.

In einer weiteren Pfanne das Sesamöl bei mittlerer Temperatur erhitzen. Die Shiitake-Pilze sowie Mirin, Ingwer, Miso und Chiliflocken hineingeben und 3–4 Minuten sautieren, bis die Pilze gar sind.

Wenn die Pilze so weit sind, den Herd ausschalten und den Lauch oder die Frühlingszwiebeln untermengen.

Pro Person 2 Tofu-Scheiben auf die Teller legen und die Shiitake-Pilze darauf anrichten.

Mit den Tomatenhälften garnieren und servieren.

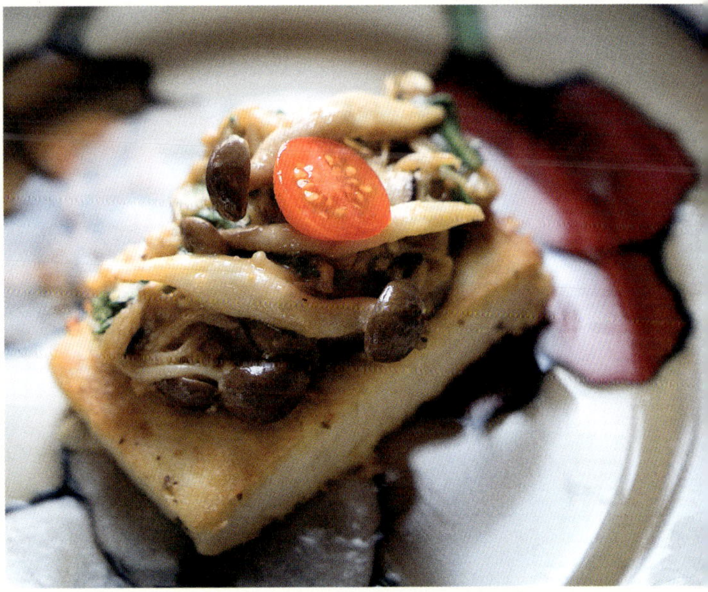

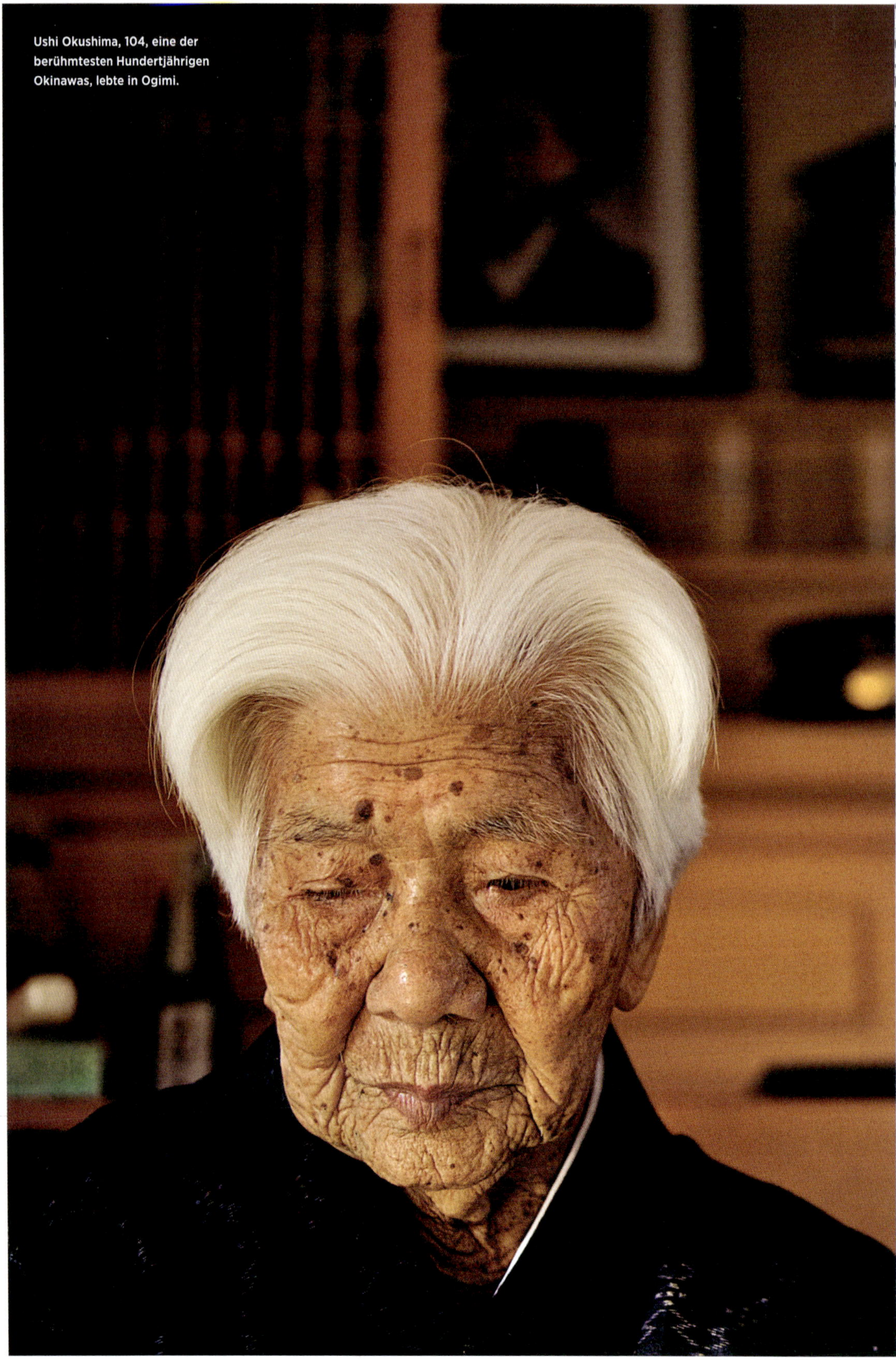

Ushi Okushima, 104, eine der berühmtesten Hundertjährigen Okinawas, lebte in Ogimi.

»Windmühle«, eine Anspielung auf die zyklische Natur des Lebens. Wer die 97 erreicht, so sagt man, hat viele Erfahrungszyklen durchlaufen und ist auf dem Weg zu Weisheit gelangt und am Ende zur Unschuld der Kindheit zurückgekehrt. Für die Zeremonie gibt es eigens einen speziellen roten Kimono. Doch Oshiro erzählte ihrer Familie von einem Traum, in dem sie für die Zeremonie ein Hochzeitskleid trug. »Gut«, sagte die Familie, »wenn du willst, kannst du für deine Kajimaya ein weißes Hochzeitskleid tragen.«

Sie weinte wieder, als sie es erzählte. Unser Besuch hatte gute und schlechte Erinnerungen aus ihrem langen Leben wachgerufen und ich bewunderte die Fähigkeit ihrer Generation, eine schmerzhafte Vergangenheit hinter sich zu lassen und den Moment zu leben. Nach einer langen Pause lächelte sie und sagte: »Dies ist der denkwürdigste Tag meines Lebens.«

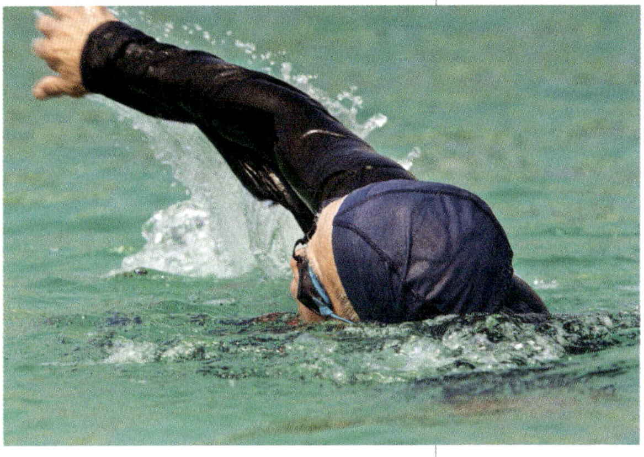

Der 84-jährige Fumiyasu Yamakawa macht jeden Morgen am Strand Yoga und geht im Meer vor Naha, Okinawa, schwimmen.

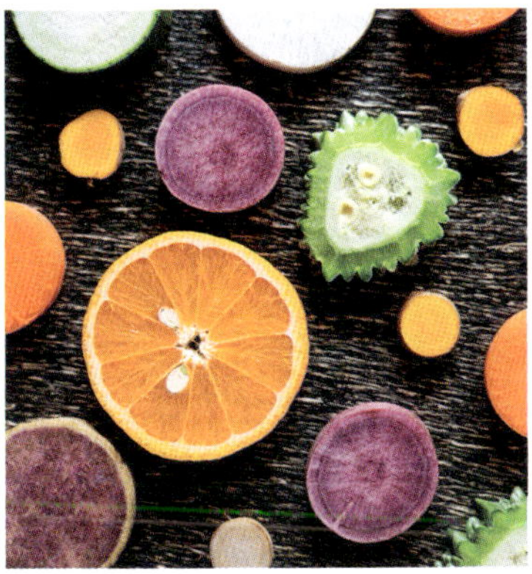

SUPERFOOD AUS OKINAWA

Einige leuchtende Vertreter aus dem Sortiment der Langlebigkeitskost wachsen im Garten der Familie, darunter die violette Süßkartoffel, die reich an Antioxidantien ist, und Kurkuma, der goldgelbe Cousin des Ingwers, die sowohl als Gewürz wie auch für Tees verwendet wird und entzündungshemmende Eigenschaften hat. Die grünen, knotigen Bittermelonen, auch als Goya-Gurken bekannt, wandern häufig scheibenweise in den Champuru, ein okinawanisches Wokgericht. Als ein Hauptnahrungsmittel der Insel gelten sie zudem als Antidiabetikum. Im Vergleich zu US-amerikanischen Essgewohnheiten ist die pflanzlich orientierte Ernährungsweise Okinawas nährstoffreich und kalorienarm.

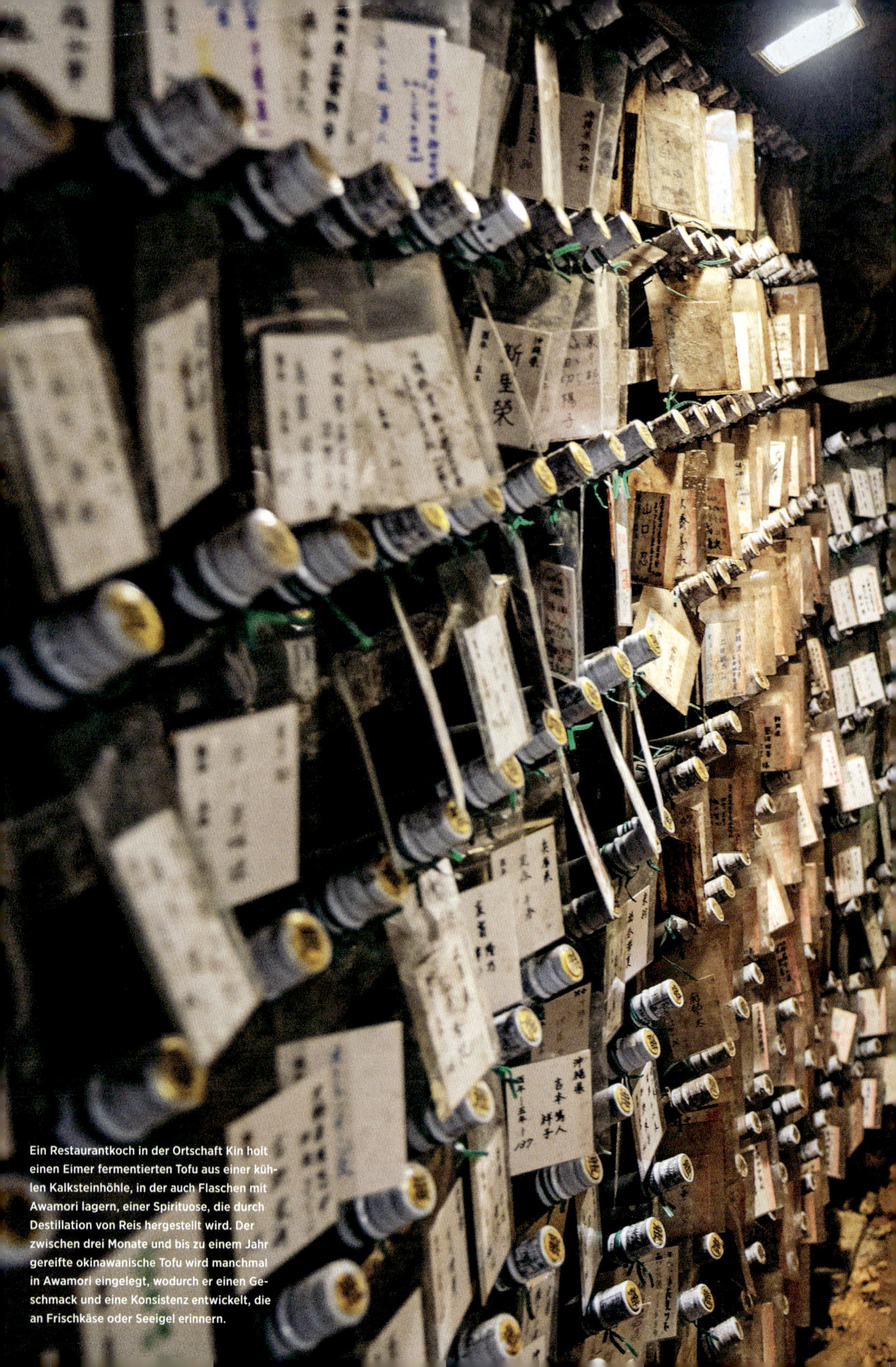

Ein Restaurantkoch in der Ortschaft Kin holt einen Eimer fermentierten Tofu aus einer kühlen Kalksteinhöhle, in der auch Flaschen mit Awamori lagern, einer Spirituose, die durch Destillation von Reis hergestellt wird. Der zwischen drei Monate und bis zu einem Jahr gereifte okinawanische Tofu wird manchmal in Awamori eingelegt, wodurch er einen Geschmack und eine Konsistenz entwickelt, die an Frischkäse oder Seeigel erinnern.

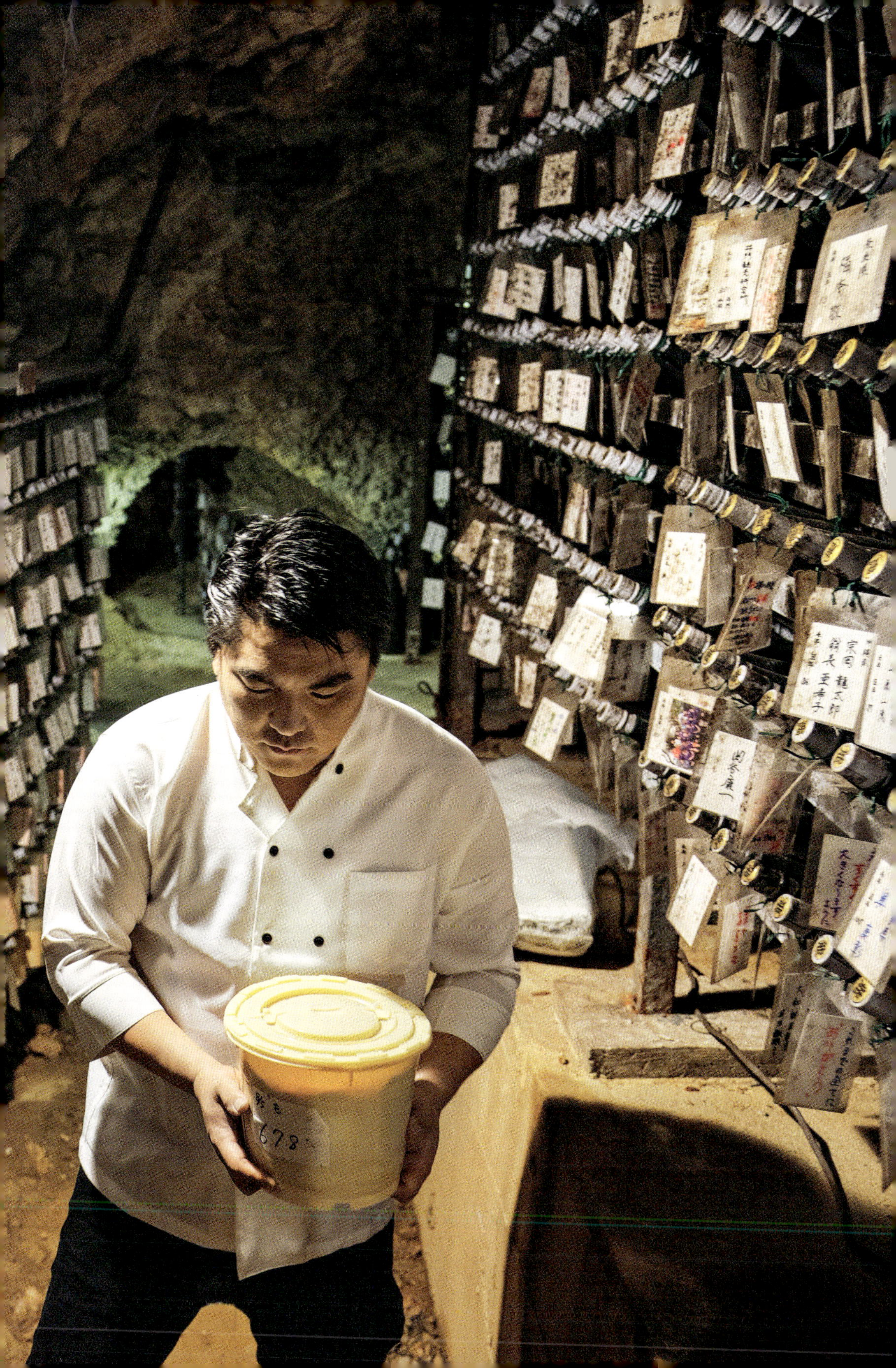

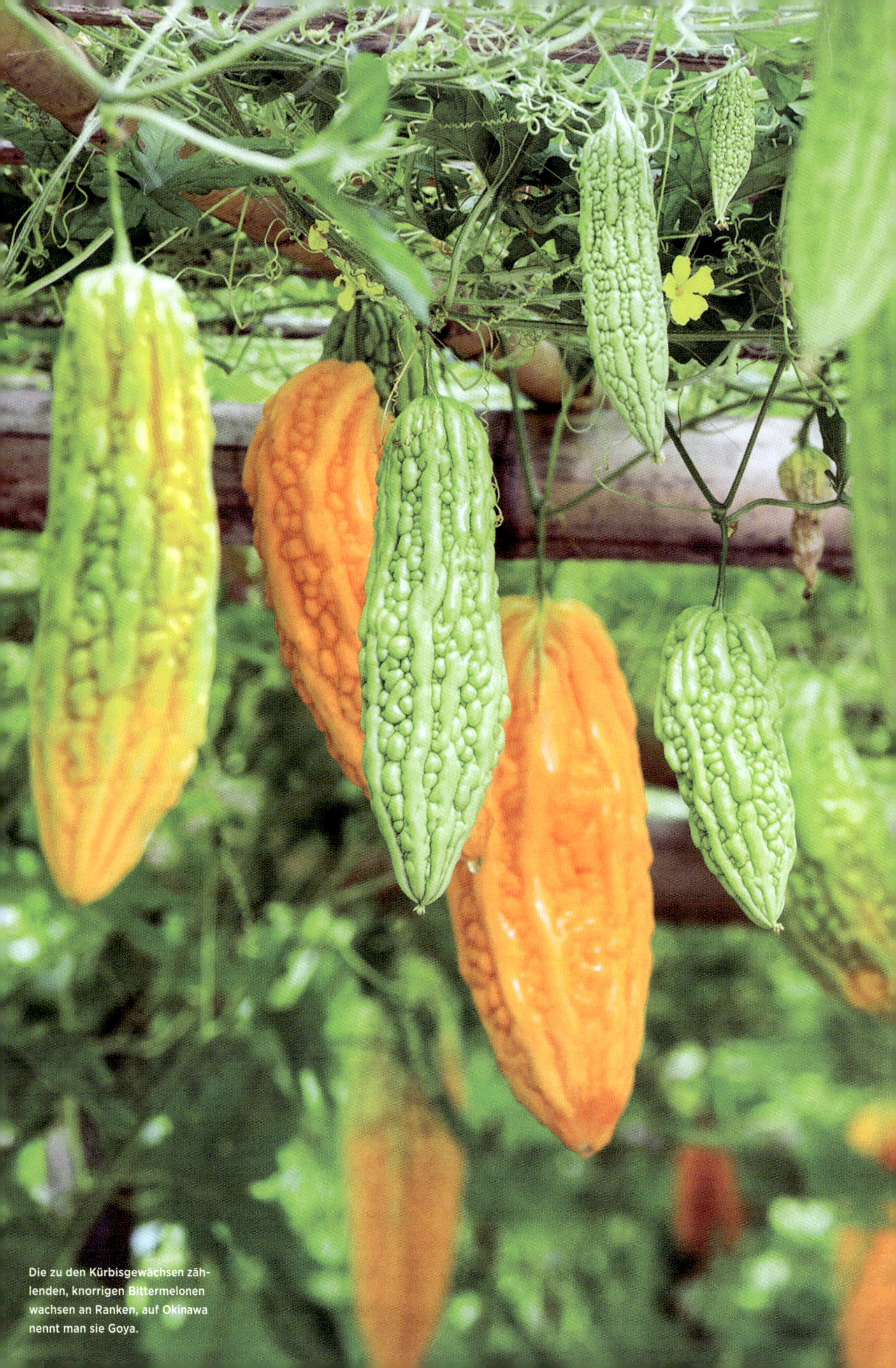

Die zu den Kürbisgewächsen zählenden, knorrigen Bittermelonen wachsen an Ranken, auf Okinawa nennt man sie Goya.

Okinawas Zutaten für ein langes Leben

Die meisten Hundertjährigen auf Okinawa deckten im ersten Drittel ihres Lebens den Kalorienbedarf zum größten Teil durch die violette oder gelbe Süßkartoffel, Imo genannt. Sie ist mit der bekannteren orangefleischigen Varietät verwandt, reich an Vitamin C, Ballaststoffen, Carotinoiden, Flavonoiden und langsam verbrennenden Kohlenhydraten und gehört zu den gesündesten Nahrungsmitteln der Welt. Die Okinawaner konsumieren zudem tendenziell mehr Fleisch als andere Japaner, vor allem Schweinefleisch, jedoch weniger Fisch, Salz und zugesetzten Zucker. In den letzten Jahrzehnten hat eine westlich geprägte Ernährung mit Fast-Food und industriell verarbeiteten Lebensmitteln die traditionelle Esskultur verdrängt, wodurch Okinawa seinen Spitzenplatz verlor.

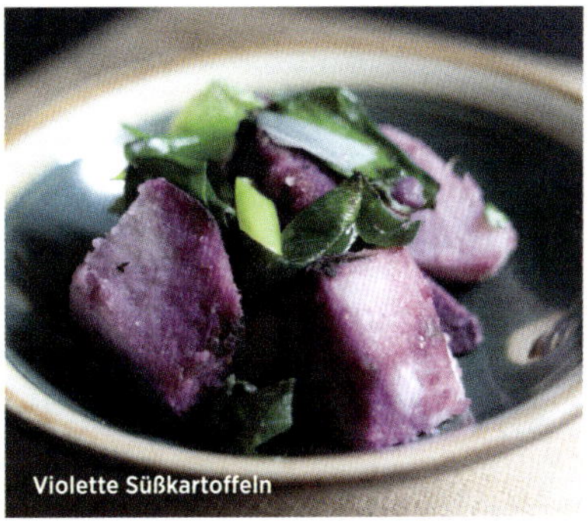

Violette Süßkartoffeln

BITTERMELONEN | Die auch als Goya-Gurke bekannte Bittermelone ist ein wirksames Antidiabetikum und hilft bei der Regulierung des Blutzuckers. Sie ist die Basis vieler Champuru- und Wokgerichte.

DASHI-BRÜHE | Sie ist reich an Aminosäuren, die für einen gesunden Körper unerlässlich sind.

FRÜHLINGSZWIEBELN | Eine hervorragende Quelle für die Vitamine K und C und restlos verwertbar.

IMO | Die sehr nährstoffreiche violette Süßkartoffel lässt den Blutzucker nicht so stark ansteigen wie herkömmliche Kartoffeln.

KURKUMA | Der goldgelbe Cousin der Ingwerwurzel ist ein starker Antikrebswirkstoff, Antioxidans und entzündungshemmend.

MISO | Miso ist fermentiert, enthält zahlreiche Vitamine und liefert nützliche Darmbakterien.

PILZE | Shiitake und andere Pilze enthalten mehr als 100 immunstärkende Verbindungen.

SEETANG UND MEERESALGEN | Algen und Seetang sind reich an Carotinoiden, Folsäure, Magnesium, Eisen, Kalzium und Jod und liefern einen sättigenden, kalorienarmen Nährstoffschub.

SESAMÖL | Es ist reich an Zink und Kupfer, stärkt das Herz und fördert den Blutkreislauf.

TOFU | Die Okinawaner essen Tofu wie die Franzosen ihr Brot. Studien belegen, dass der Verzehr von Sojaprodukten anstelle von Fleisch den Cholesterinspiegel und damit das Risiko von Herzerkrankungen senkt.

LEHREN AUS OKINAWAS BLUE ZONE

■ Sein *ikigai* finden

Ältere Okinawaner wissen, warum sie morgens aufstehen. Ihr zielorientiertes Leben gibt ihnen eine klare, verantwortungsvolle Rolle und das Gefühl, auch im hohen Alter gebraucht zu werden.

■ Sich pflanzlich ernähren

Die älteren Okinawaner haben sich ihr Leben lang überwiegend pflanzlich ernährt. Ihre Kost aus pfannengerührtem Gemüse, Süßkartoffeln und Tofu ist nährstoffreich und kalorienarm. Bittermelonen liefern Antioxidantien und blutzuckersenkende Inhaltsstoffe.

■ Mehr Soja essen

Sojaprodukte wie Tofu und Miso-Suppe enthalten Flavonoide, die vor Herzerkrankungen und Brustkrebs schützen. Fermentiert fördert Soja eine gesunde Darmflora und bietet einen noch höheren Nährwert.

■ Glückspender Garten

Fast alle Hundertjährigen auf Okinawa haben oder hatten einen Garten. Tägliche körperliche Aktivität trainiert die Beweglichkeit trainiert und baut Stress ab.

■ Die Geborgenheit des *maoi*

Die traditionellen *maoi* der Okinawaner sind eine Art soziales Sicherheitsnetz, das die Mitglieder in Zeiten der Not auffängt und finanzielle und moralische Unterstützung bietet. Die Gewissheit, dass immer jemand für einen da ist, vermittelt ein Gefühl der Sicherheit. Wie man einen *maoi* aufbaut, erfahren Sie auf Seite 231.

■ Die Sonne genießen

Vitamin D trägt zur Stärkung der Knochen bei, fördert die Gesundheit und mindert das Risiko von Depressionen. Ältere Menschen auf Okinawa verbringen viel Zeit im Freien.

■ Aktivposten Wohnraum

Ältere Menschen auf Okinawa nehmen ihre Mahlzeiten auf Tatami-Matten sitzend auf dem Boden ein. Der Umstand, dass sie sich ein Dutzend Mal am Tag vom Boden erheben und wieder niederlassen, stärkt ihren Körper und fördert den Gleichgewichtssinn.

■ Küchenkräuter kultivieren

Beifuß, Ingwer und Kurkuma gehören in jeden okinawanischen Garten und besitzen nachweislich heilkräftige Eigenschaften. Auch baut man Kräuter direkt in der Küche an, ihr täglicher Verzehr schützt möglicherweise vor Krankheiten.

■ Interessiert und interessant bleiben

Ältere Okinawaner haben eine Offenherzigkeit und liebenswürdige Art, die die Menschen anzieht. Sie bieten Gästen sofort eine Tasse Tee und einen Snack an, stellen interessiert Fragen und erzählen gern ihre Lebensgeschichte.

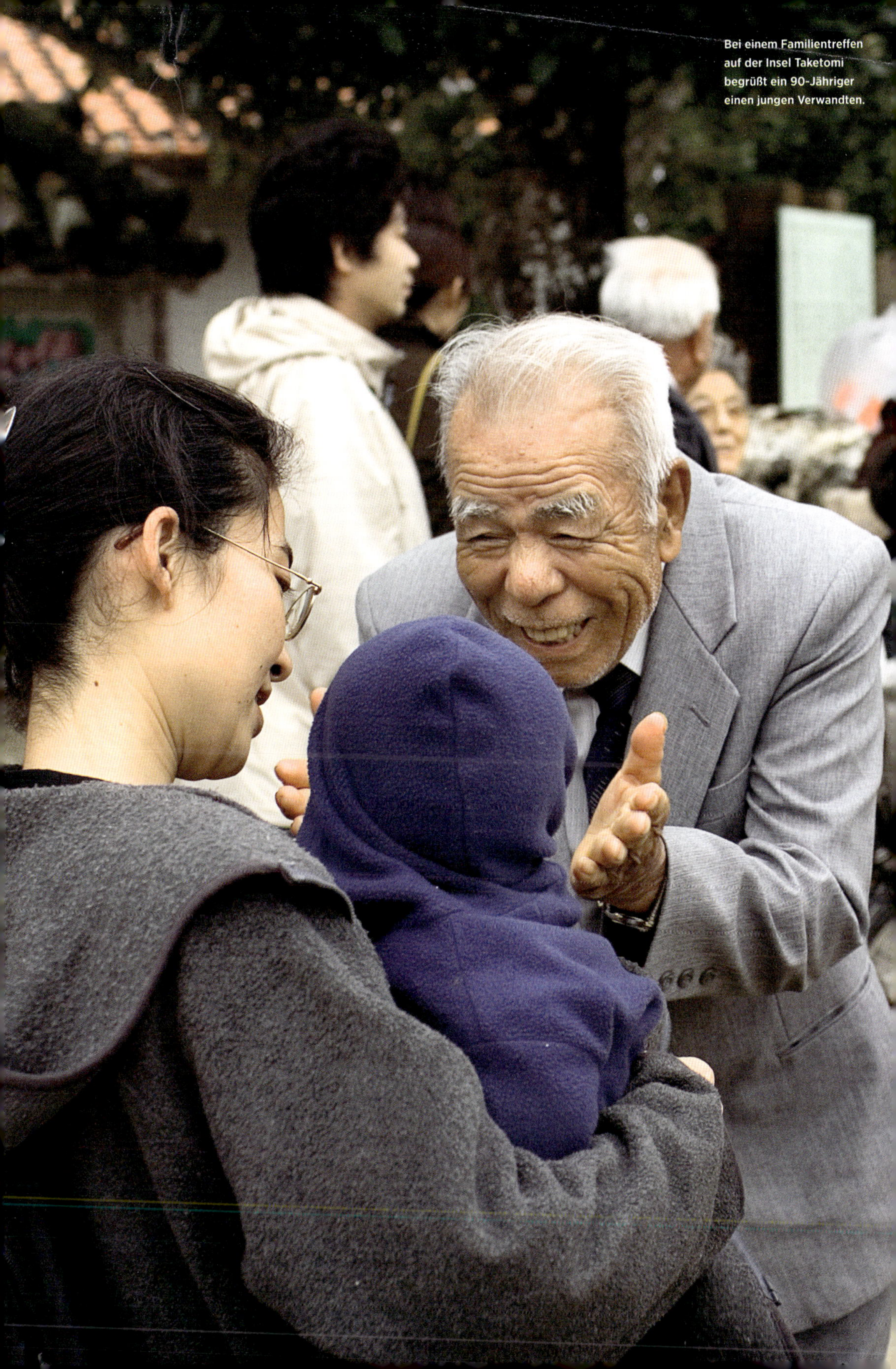

Bei einem Familientreffen auf der Insel Taketomi begrüßt ein 90-Jähriger einen jungen Verwandten.

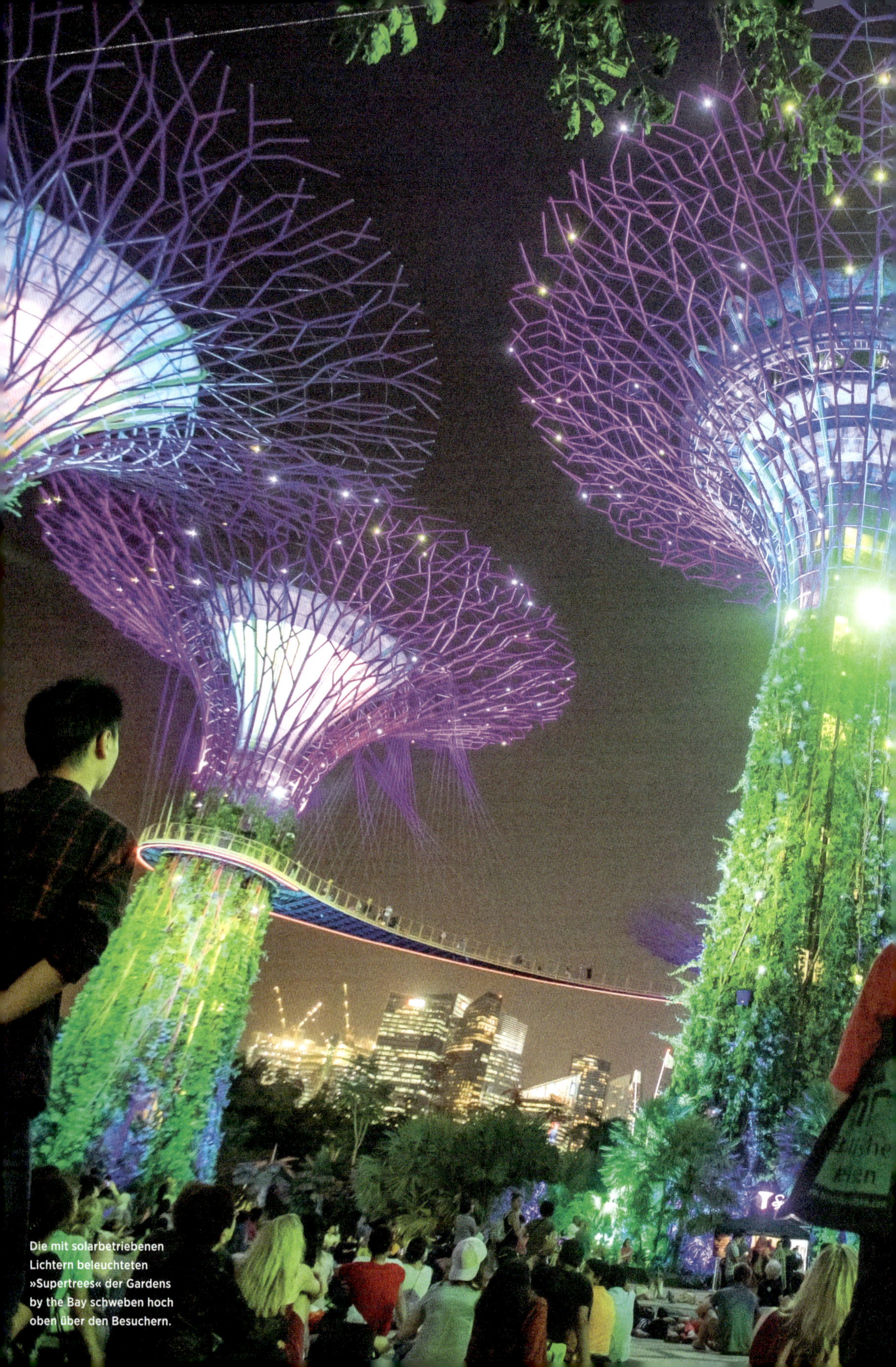

Die mit solarbetriebenen Lichtern beleuchteten »Supertrees« der Gardens by the Bay schweben hoch oben über den Besuchern.

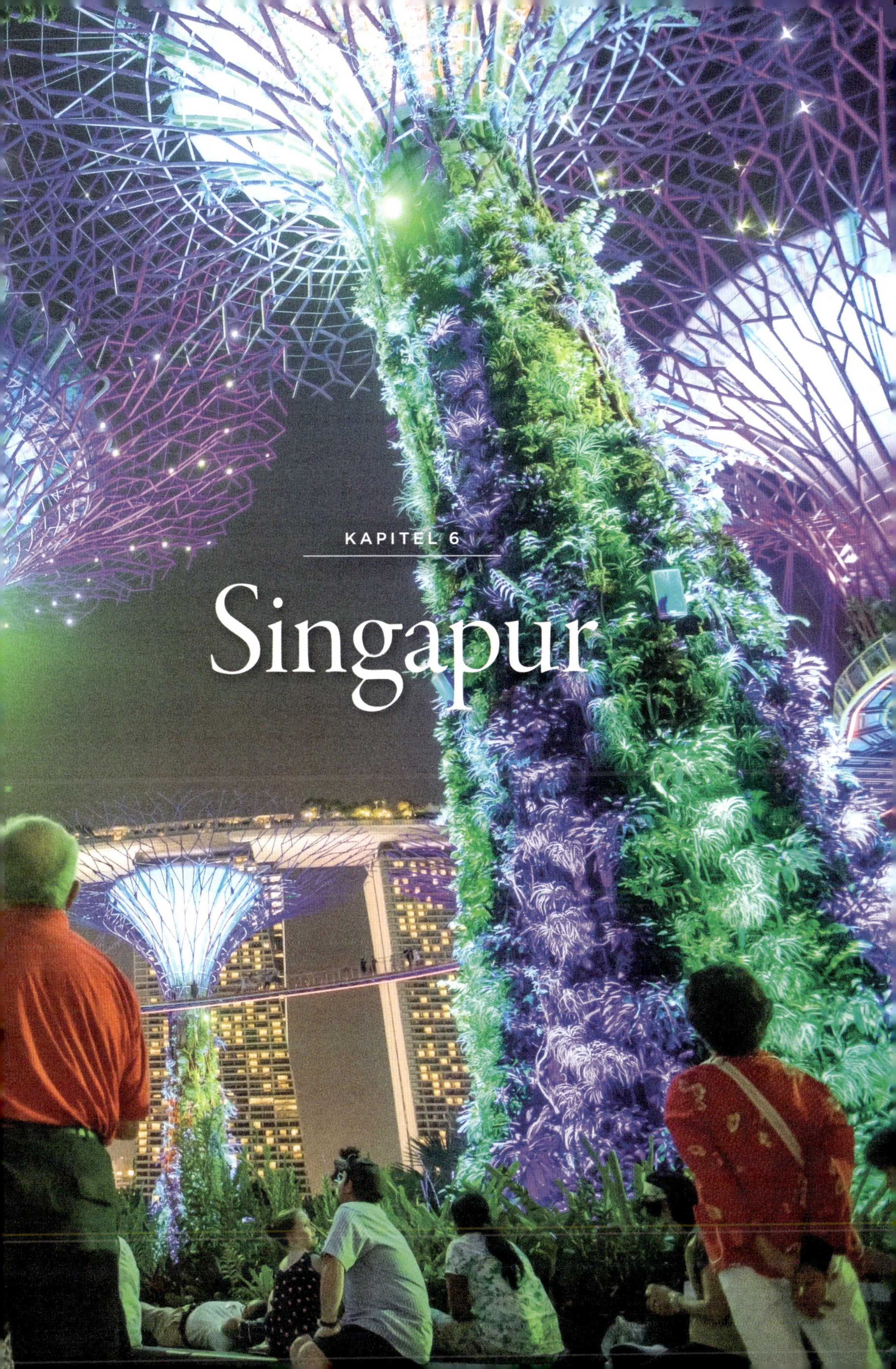

KAPITEL 6

Singapur

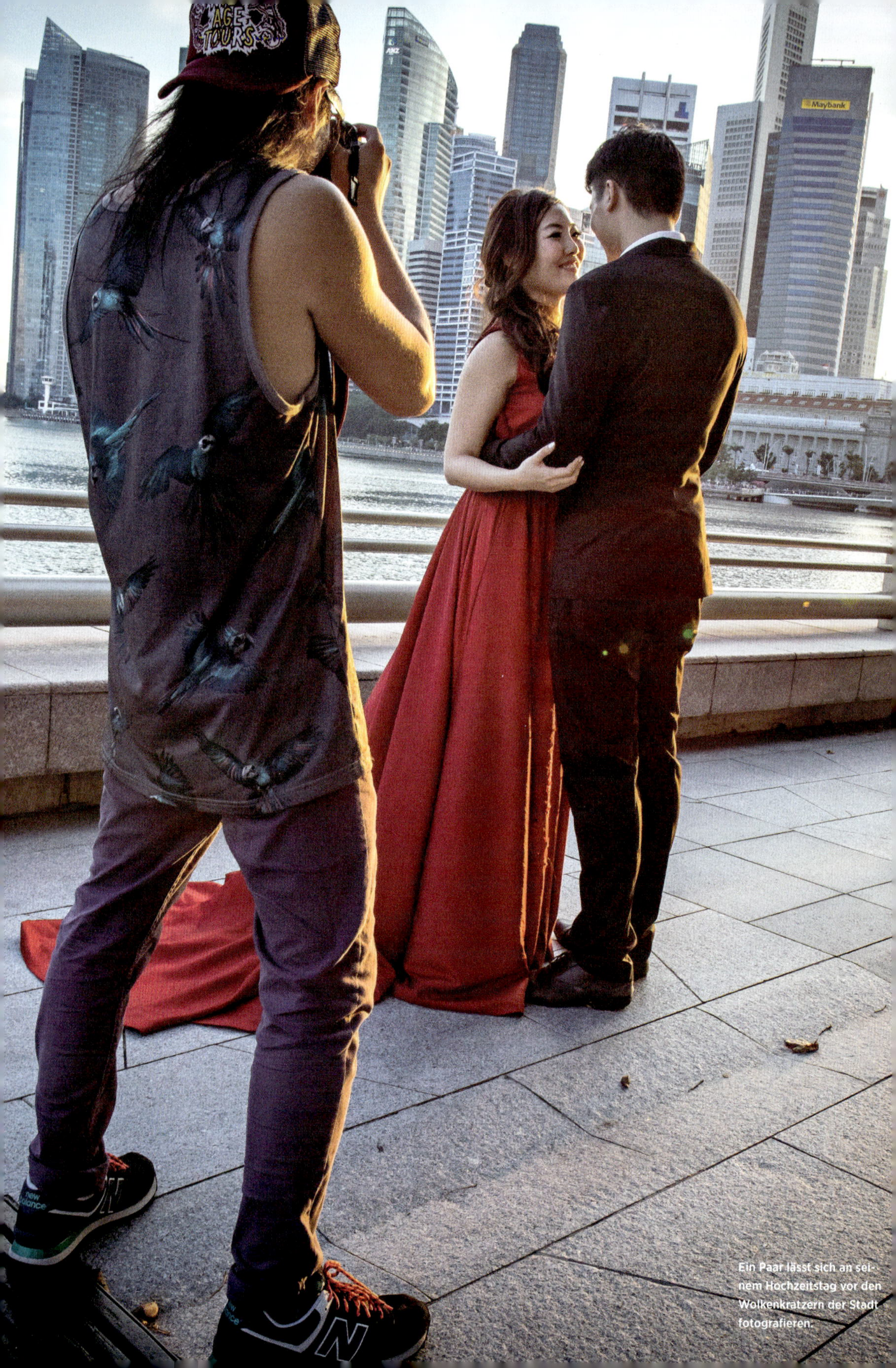

Ein Paar lässt sich an seinem Hochzeitstag vor den Wolkenkratzern der Stadt fotografieren.

Blue Zone 2.0

Douglas Foo erschien mit Stil. Er brachte seinen schnittigen Hybrid-Sportwagen vor meinem Hotel zum Stehen, öffnete die Flügeltür und stieg in seinem blauen Maßanzug aus, ein strahlendes Lächeln im Gesicht.

»Sind Sie bereit?«, fragte er.

Mit seiner ansteckenden Begeisterung und unbändigen Energie verkörpert Foo den Prototyp des singapurischen Erfolgs. Im Jahr 1997 gründete er im Alter von 28 Jahren Sakae Sushi, eine Fast-Food-Kette mit weltweit mehr als 200 Restaurants. In seiner Freizeit engagierte er sich ehrenamtlich in Dutzenden Wohltätigkeitsorganisationen und Wirtschaftsverbänden und war sogar als Mitglied des Parlaments nominiert. Und dennoch, als ich ihn vor ein paar Jahren fragte, ob er stolz auf das Erreichte sei, antwortete er, er sei immer noch nicht zufrieden.

»Singapur hat mir so viel gegeben und ich tue nicht genug, um etwas zurückzugeben«, sagte er.

Foos winzige, ehrgeizige Nation, die selbst kaum sechs Jahrzehnte alt ist, erscheint zuweilen wie eine Anhäufung von Widersprüchen. Seit seiner Gründung im Jahr 1965 hat sich Singapur von einem Fischerdorf zu einer komplexen urbanen Metropole mit 5,8 Millionen Einwohnern, Tausenden Hochhäusern und 150 Shopping-Malls entwickelt. Die hoch gebildete, multiethnische Bevölkerung ist eine Mischung aus Chinesen, Malaien und Indern.

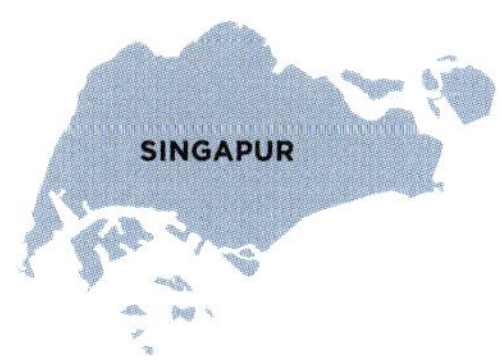

- In Singapur leben fast 6 Millionen Menschen.
- Etwa 74 Prozent der Singapurer sind chinesischer Abstammung, 13 sind Malaien und 9 Prozent Inder.
- Der Hafen von Singapur ist einer der geschäftigsten der Welt.
- Die Regierungspolitik reguliert das Leben der meisten Bürger.

Wenngleich eher bekannt für seine drakonischen Gesetze, die so triviale Dinge wie das Ausspucken und Kaugummikauen regeln, zählt Singapur zu den glücklichsten, gesündesten und langlebigsten Orten der Welt. Doch das war nicht immer so.

Im Jahr 1960 betrug die durchschnittliche Lebenserwartung eines Neugeborenen in Singapur gerade mal 65 Jahre. Heute, eine Lebensspanne später, liegt sie um 20 Jahre darüber. Unter allen Nationen dieser Welt lag Singapur 2019 mit einer Lebenserwartung von 84,9 Jahren auf Platz eins. Wichtiger noch, die Singapurer standen auch bei der Gesundheitserwartung an erster Stelle, sie haben die weltweit niedrigste kardiovaskuläre Sterblichkeitsrate und das weltweit beste Gesundheitssystem. Die Zahl der Hundertjährigen hat sich auf der Insel im letzten Jahrzehnt von 700 auf 1500 mehr als verdoppelt, ebenso wie die Zahl der 80- und 90-Jährigen. Offenbar hat Singapur etwas für seine alternde Bevölkerung getan – und zwar auf ganz eigene Weise.

Selbst nachts fühlen sich Familien beim Spaziergang am Singapore River in der Nähe des Esplanade Parks sicher.

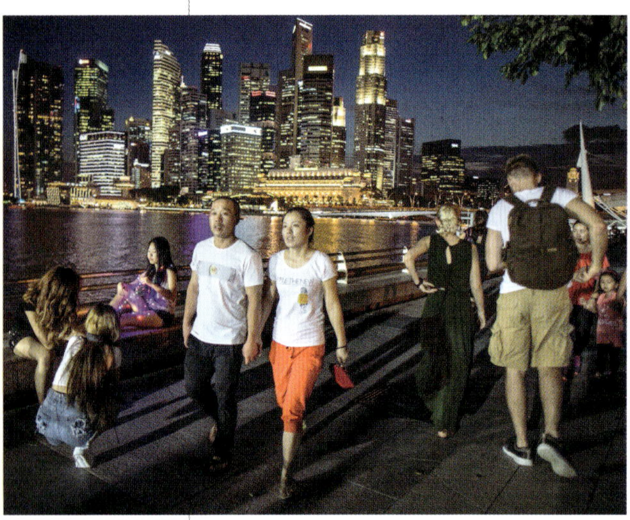

Im Gegensatz zu anderen Blue Zones war Singapur keine isolierte Region, in der kulturelle Traditionen über Jahrhunderte eine die Langlebigkeit begünstigende Lebensweise hervorgebracht haben. Vielmehr war es eine geschäftige Drehscheibe des Handels, deren führende Köpfe von Beginn an das Ziel verfolgten, einen Lebensraum der Gesundheit und des Wohlbefindens zu schaffen. Man könnte sie glatt als Blue Zone 2.0 bezeichnen – auf zu neuen Ufern des Alterns.

»Steig ein, wir sind spät dran«, sagte Foo, nachdem er mir einen guten Morgen gewünscht hatte. Er brachte mich nach Yishun, einer Stadt im Norden der Insel, um das Khoo Teck Puat Hospital zu besuchen, in dem er natürlich im Vorstand saß.

Das KTPH, wie es kurz genannt wird, wurde 2010 mit großem Tamtam als Einrichtung eröffnet, die bereits beim Betreten des waldähnlichen Areals »den Blutdruck senkt«. Für sein innovatives Design gelobt, lässt es die Patienten in eine beruhigende natürliche Atmosphäre eintauchen, mit üppiger Vegetation, die sich über die Balkone ergießt, einem Wasserfall und weitläufigen Dachgärten.

Mich erinnerte der Komplex eher an ein Four-Seasons-Hotel als an ein Krankenhaus. Tatsächlich erzählte mir Foo, als wir durch die luftige untere Etage schlenderten, dass man bei der Gestaltung der Zimmer und der Planung der Essensversorgung Luxushotels und Singapore Airlines zu Rate gezogen hatte.

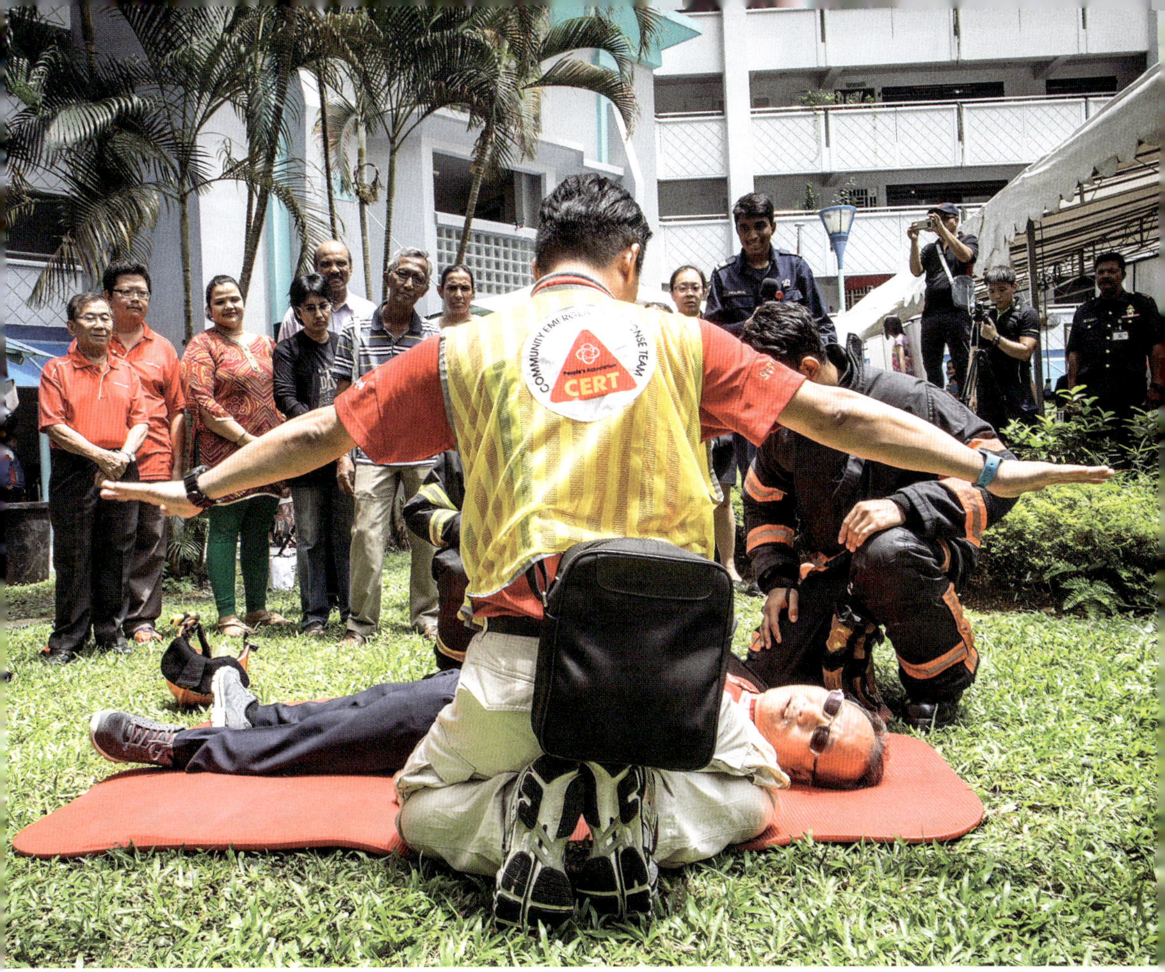

Und dabei dachte man nicht nur an die Patienten und das Personal, das Krankenhaus wollte auch die Nachbarschaft einbeziehen. Man ermunterte die Öffentlichkeit, das Areal ebenfalls zu nutzen, die gesunde Küche der Krankenhausrestaurants zu genießen und an Tai-Chi- und Zumba-Kursen teilzunehmen. Anwohner aus der Nachbarschaft genossen ihren Lunch in Picknickbereichen, während Patienten im Rollstuhl durch einen künstlichen Regenwald geschoben wurden, statt in ihren Zimmern vor sich hin zu dämmern. Auf dem Dach bestellten Freiwillige den einen Hektar großen Garten, in dem Bio-Gemüse, Kräuter und Obst für Patienten und die Allgemeinheit angebaut wurden.

Foo führte mich durch die himmelhohe Hauptlobby, um Dr. Wong Sweet Fun zu treffen, stellvertretende Vorsitzende der Ärztekammer und zuständig für ältere Menschen. Die schlanke Frau mit freundlichem Lächeln sprach voller Enthusiasmus über die Aktivitäten des Krankenhauses.

Das Grundproblem sei, dass die Menschen in Singapur zwar länger lebten, in den letzten Jahren jedoch nicht besonders gesund seien. Frauen litten tendenziell 13 Jahre lang an einer chronischen Krankheit wie Herzerkrankungen, Diabetes oder Krebs, bei

Ein Team-Mitglied der Community Emergency Response demonstriert Anwohnern Erste Hilfe.

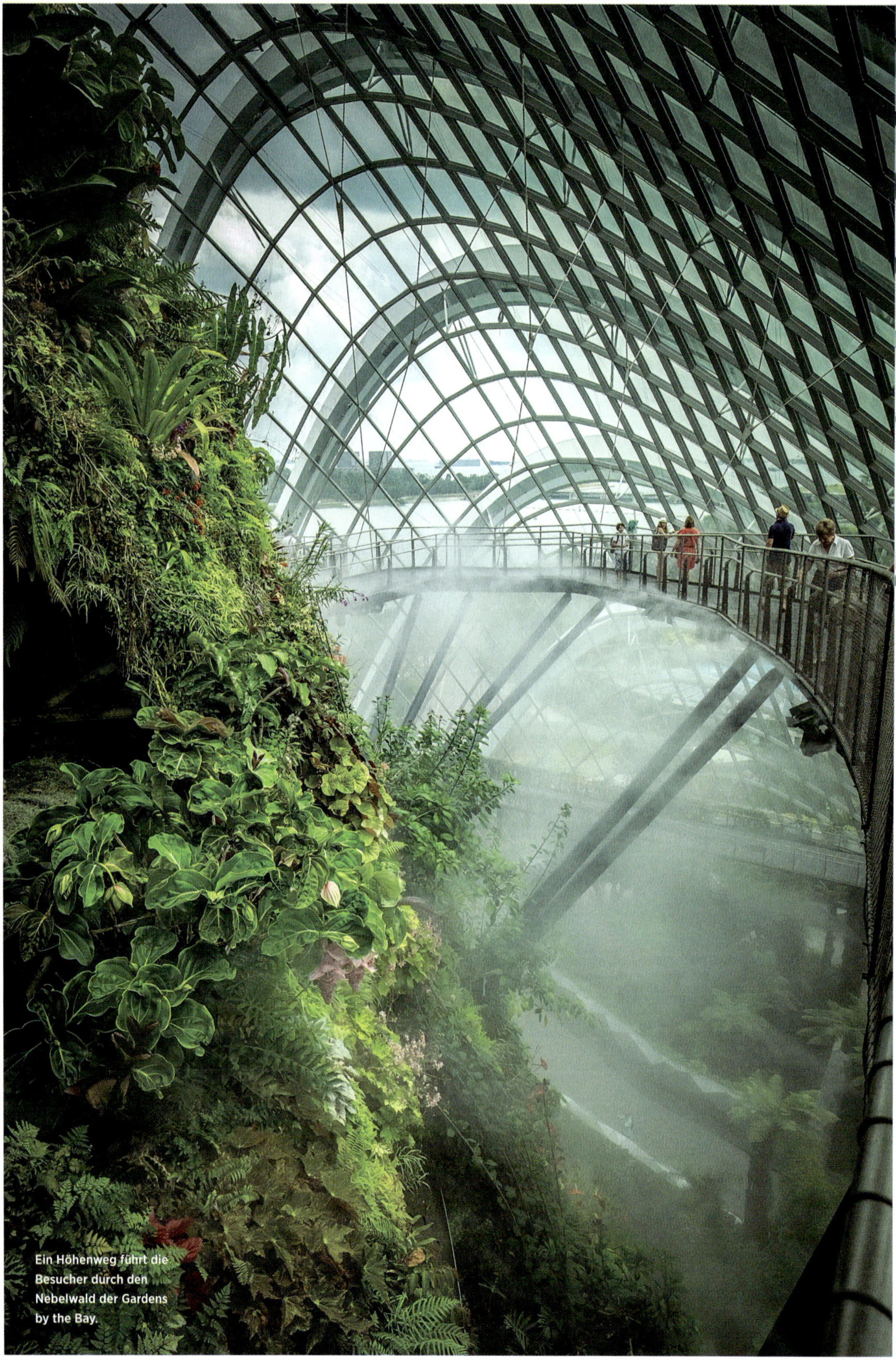

Ein Höhenweg führt die Besucher durch den Nebelwald der Gardens by the Bay.

Männern seien es zehn Jahre. Die Hauptursachen seien schlechte Ernährung, Bewegungsmangel und Stress. Ziel des Krankenhauses sei es, durch Prävention, Aufklärung und eine Umstellung der Lebensweise einen Wandel zu bewirken.

»Wenn Menschen mit einer chronischen Krankheit leben, müssen sie nicht zu uns kommen«, sagte sie. »Wir gehen zu ihnen.«

Das Hospital schickte Schwestern in die Gemeinde, um kostenlose Untersuchungen durchzuführen und mit den Bewohnern zu sprechen. Sie brachten alleinlebende Menschen zusammen und gaben Kochkurse in gesunder Ernährung. Eine der Lieblingsinitiativen von Wong ist das »Share a Pot«-Programm, bei dem Freiwillige auf dem Markt reduziertes Gemüse für eine Suppe kaufen. Weitere Freiwillige übernehmen die Zubereitung. Senioren wurden in ein Gemeindezentrum oder eine Schule zu einer kostenlosen Mahlzeit, etwas Bewegung und einen Check-Up eingeladen. Dabei entwickelten sich auch neue Freundschaften.

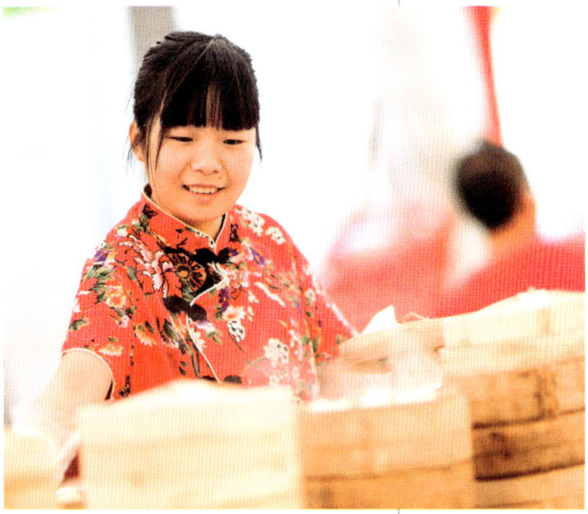

Auf einer Neujahrsfeier kostet ein Mädchen das Essen.

»Wir konzentrierten uns nicht auf ihre Gebrechen«, sagte sie. »Wir konzentrierten uns auf ihre Stärken. Wir setzten den Akzent auf Würde, nicht auf Mitleid.«

Wie ich wusste, sind die Singapurer insgesamt recht gesund. Im jährlichen Bloomberg-Index der gesündesten Nationen der Welt rangiert die Insel regelmäßig unter den Top Ten. Im Vergleich zu den Vereinigten Staaten, die 2022 Platz 35 belegten, gab Singapur auf Platz 8 nur einen Bruchteil des BIP für das Gesundheitswesen aus, stellte damit jedoch die medizinische Versorgung von mehr als 92 Prozent der Bevölkerung sicher.

Als ich jedoch mit Vertretern des Health Promotion Board, zuständig für die Gesundheitsvorsorge auf der Insel, sprach, waren sie der Meinung, dass Singapur mehr tun müsse.

»Wie viele andere Gesundheitsbehörden haben wir uns zunächst auf die Aufklärung konzentriert«, sagte Shyamala Thilagaratnam, Leiterin der Beratungsstelle. »Aber das hat nicht so funktioniert wie wir es erhofft hatten. Also beschlossen wir, stattdessen das Umfeld zu verändern, um gesunde Entscheidungen zu erleichtern.«

In Kooperation mit Getränkeherstellern reduzierten sie den Zuckergehalt der in Singapur angebotenen gesüßten Getränke. Sie verpflichteten Restaurants, gesündere Gerichte anzubieten und führten in Supermärkten ein »Healthy Choice«-Label für Produkte ein, die weniger Zucker, Fett oder Salz enthielten. Gleichzeitig warben sie für mehr Gemüse in der Ernährung und subventionierten das Angebot von braunem Reis.

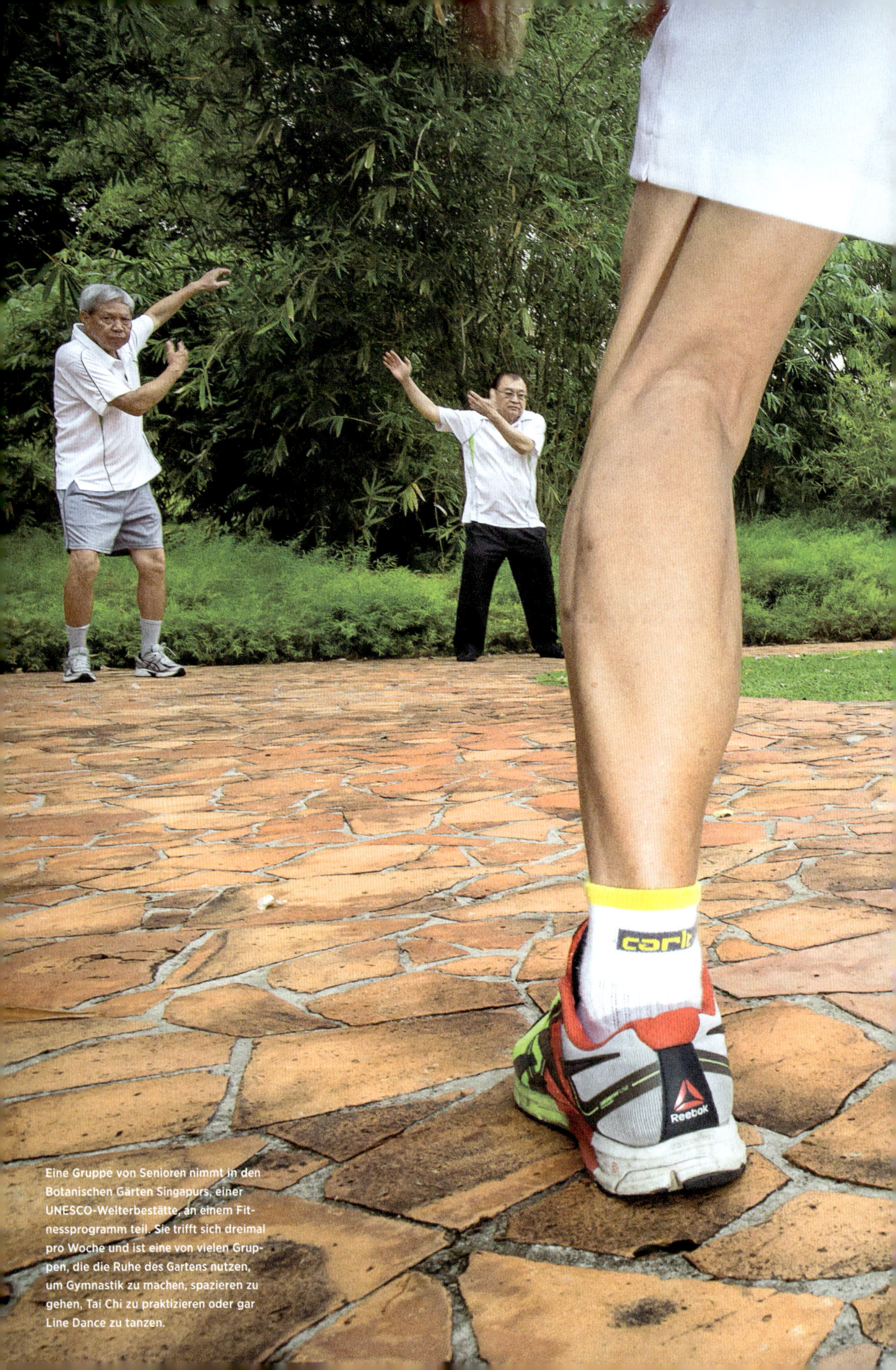

Eine Gruppe von Senioren nimmt in den Botanischen Gärten Singapurs, einer UNESCO-Welterbestätte, an einem Fitnessprogramm teil. Sie trifft sich dreimal pro Woche und ist eine von vielen Gruppen, die die Ruhe des Gartens nutzen, um Gymnastik zu machen, spazieren zu gehen, Tai Chi zu praktizieren oder gar Line Dance zu tanzen.

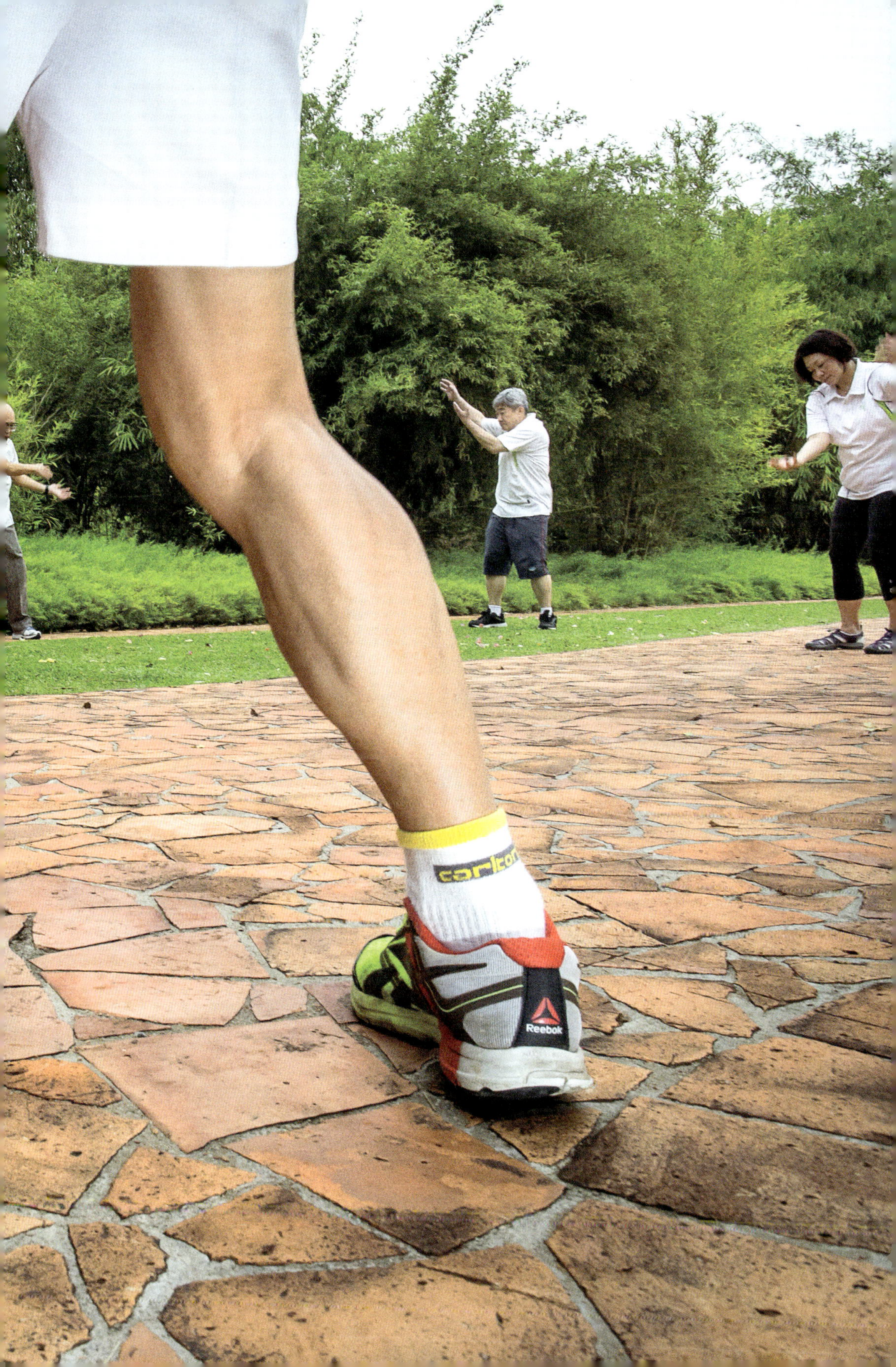
Reebok

Eine der populärsten Ideen war die *National Steps Challenge*, der spielerische Weg zu mehr Bewegung. Wer täglich 10 000 Schritte auf seinem Mobilgerät verzeichnete, strich Gesundheitspunkte ein, die er gegen Gutscheine für Restaurants, Kinos oder öffentliche Verkehrsmittel eintauschen konnte. Im achten Jahr des Programms hatten bereits mehr als 1,7 Millionen Menschen an der Aktion teilgenommen.

Man musste die »Silver Seniors« nicht bestechen, damit sie trainierten. Ich traf ein Trio von Möchtegern-Muskelmännern, allesamt in den Siebzigern, auf dem Spielplatz eines Wohnkomplexes. Es war ein heißer Morgen, auf dem Platz herrschte reges Treiben. Der eine hatte einen kugelrunden, glattrasierten Schädel, in seinem Trainings-Outfit trug er die Entschlossenheit eines vom Militärdienst gestählten Mannes zur Schau. Der zweite hatte volles silbernes Haar, trug ein hellblaues T-Shirt und eine Brille mit Drahtgestell, die ihm eine gewisse Nachdenklichkeit verlieh. Der dritte hatte schütteres schwarzes Haar, schlanke Beine und wirkte etwas älter als seine Freunde. Sie kämen jeden Tag in den Park, erzählten sie. Zum Beweis machte der Kahlrasierte einen Spagat, die beiden anderen lachten. Sie könnten nicht nur mehr Klimmzüge machen als ich, behaupteten sie, sondern auch eine Minute lang den Unterarmstütz halten.

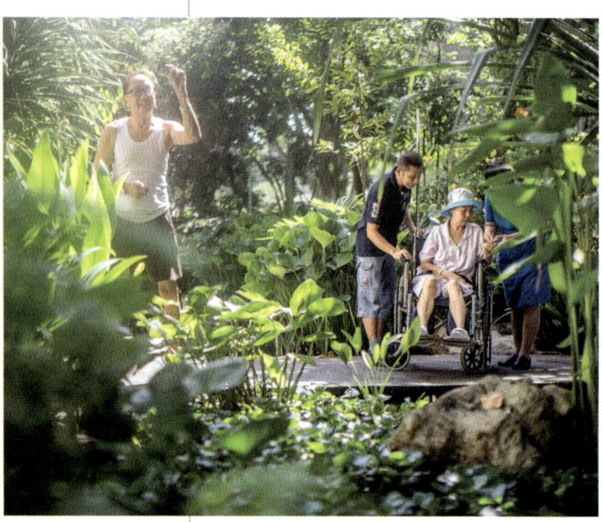

Umgeben von tropischen Pflanzen füttern Patienten und Besucher die Fische in den Grünanlagen des Khoo Teck Puat Hospital.

Der Kerl mit der Brille sagte, er komme aus China, wo man nicht so viel Wert auf körperliche Fitness lege. Als er nach Singapur gekommen sei, habe er mehr zu trainieren begonnen, weil es in den Wohnanlagen Fitnessbereiche gäbe, die es einem leichter machten.

Auf mein Drängen gaben sie zu, dass nicht nur ihr Fitnessdrang sie jeden Tag in den Park treibe, sie schätzten auch ihre Freundschaft. Meine Frage, ob sie ein Auto besäßen, bejahte nur der Schwarzhaarige, aber er würde es nicht oft benutzen.

»Wie bewegen Sie sich dann fort«, fragte ich.

»Wir nehmen den Bus oder die U-Bahn«, sagte der Mann mit der Brille. »Oder wir gehen zu Fuß.«

Meine vorsichtige Nachfrage ergab, dass sie jeder zwischen 8000 und 14 000 Schritte pro Tag gingen – was etwa fünf bis acht Kilometern entspricht –, was sie zu überraschen schien.

»Dann trainieren Sie beim Gehen vermutlich genauso wie beim Workout im Park«, warf ich ein.

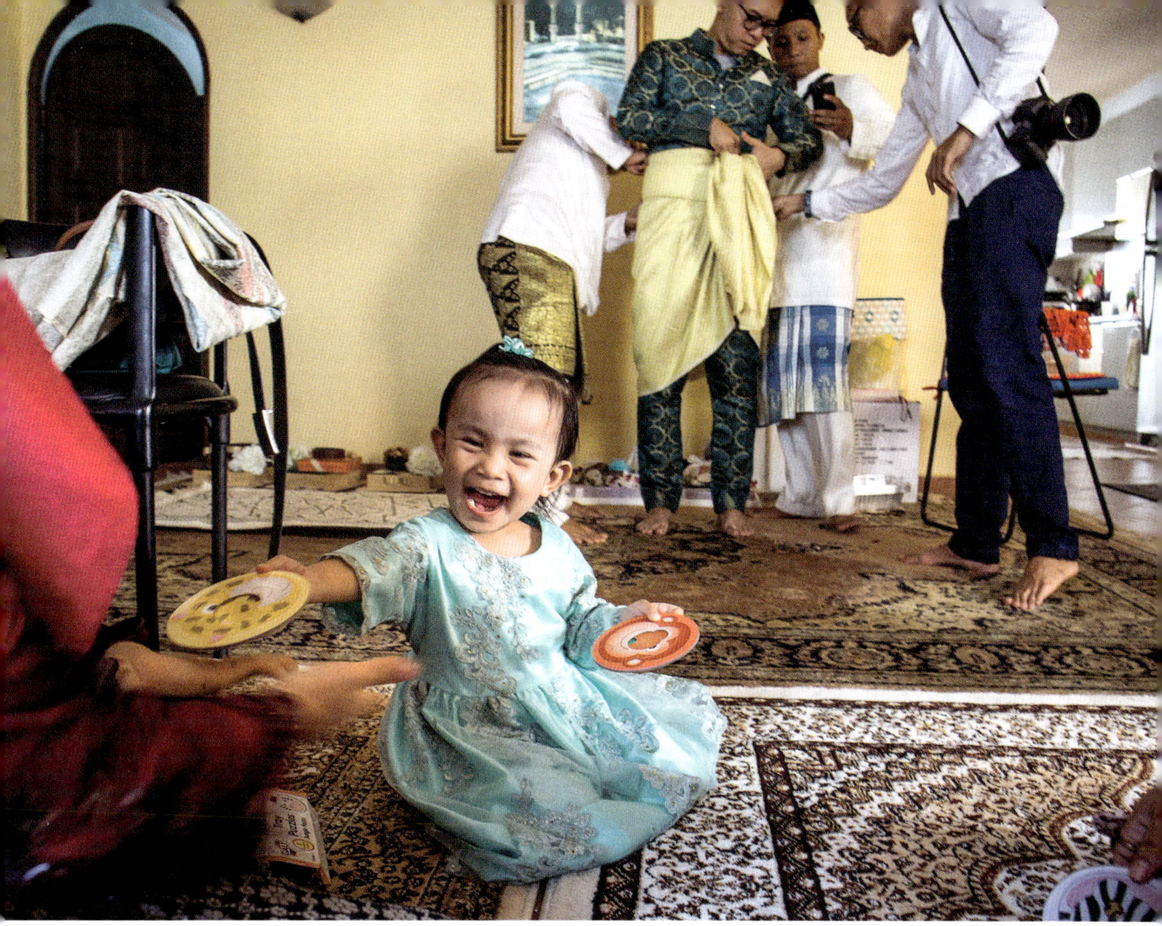

Sie schauten mich skeptisch an, als hätte ich sie nicht richtig verstanden. Sie gingen nicht, um sich fit zu halten. Sie taten es, weil es in Singapur jeder tut. Gehen war normal.

Das war kein Zufall. Wie fast alles in Singapur war es das Ergebnis einer zielgerichteten Politik. Um die Stadt fußgängerfreundlicher zu machen, hatte die Regierung in überdachte Gehwege investiert – seit 2018 mehr als 200 Kilometer –, die Schutz vor der sengenden Sonne und tropischen Regenfällen boten. Sie sorgte für Bürgersteige, auf denen sich die Menschen sicher fühlten und schnell vorankamen, sowie für ein schnelles, günstiges und leistungsfähiges U- und S-Bahn-Netz, das von keinem Haus weiter als 400 Meter entfernt lag. Auf mehr als 45 Prozent der Fläche Singapurs wachsen schattenspendende Bäume und Pflanzen, und ein beispielloses System von 350 Parks umgibt die Insel, sodass 90 Prozent der Bevölkerung innerhalb von 10 Minuten zu Fuß einen Park erreichen. Den Einkauf oder einen Besuch bei einem Freund erledigt man in Singapur in der Regel zu Fuß.

Ein besonders beeindruckendes Beispiel dafür, wie Singapur eine Umwelt zu gestalten versucht, die ein gesundes Leben fördert, ist ein Seniorenwohnprojekt namens Kampung Admiralty. Der 2018 errichtete Komplex befindet sich auf einem ehemaligen

Eine Familie versammelt sich zu Hause, um sich für die Hochzeit eines jungen malaiischen Paares zu kleiden.

Marinestützpunkt – daher »Admiralty« – und wurde nach dem Vorbild eines Kampung, eines malaiischen Dorfes, konzipiert. Die Idee war, ältere Menschen mit Natur und anderen Menschen in Kontakt zu bringen.

Wie die meisten Gebäude in Singapur lag auch der elfstöckige Komplex eingezwängt zwischen anderen Hochhäusern. Doch als ich hineinging, eröffnete sich im Erdgeschoss ein luftiger, großzügiger Platz, der meine Stimmung gleich aufhellte. Neben einem Supermarkt gab es einen Bereich für Ausstellungen und Veranstaltungen, eine Bühne für Aufführungen und ein Areal für Zumba- und Tai-Chi-Kurse. Menschen aller Altersgruppen und Ethnien liefen herum wie in einem Indoor-Park.

Eine Rolltreppe brachte mich in den ersten Stock, wo ich ein Hawker-Center, eine Art Food-Court, vorfand, auf dem Händler malaiisches Fladenbrot, chinesische Wokgerichte und indische Currys anboten. Das Center war für die Öffentlichkeit zugänglich, doch an diesem Tag waren die Tische mit älteren Leuten verschiedenster Ethnien besetzt, die vermutlich aus ihren Wohnungen in den oberen Geschossen heruntergekommen waren, um Domino zu spielen und beim Tee zu plaudern.

Unten: Eines der populärsten Gerichte in Singapur ist scharfes Huhn.

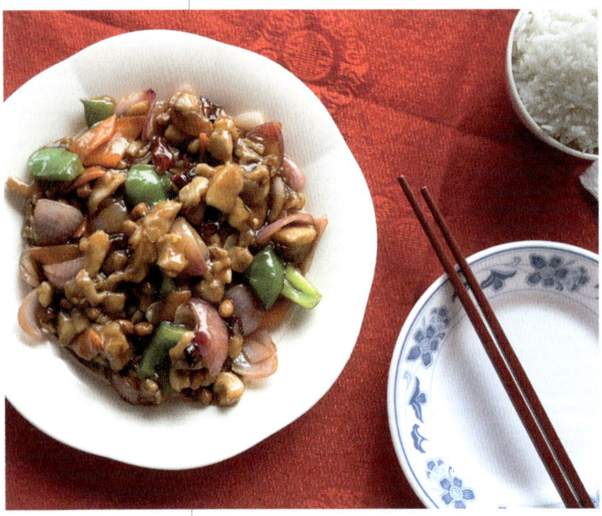

An einem kleinen Tisch empfing mich Pearl Chee, die leitende Architektin des Projekts, mit einem freundlichen Lächeln. Die Mittvierzigerin mit schulterlangem schwarzem Haar schilderte, wie sie und ihr Team neue Wege gingen, um einen generationsübergreifenden Ort der Begegnung zu schaffen.

»Wir wählten einen Club-Sandwich-Ansatz«, sagte sie.

Wegen der relativ kleinen Fläche, die ihnen zur Verfügung stand – etwas mehr als ein Hektar – stapelten sie alles in drei Hauptebenen vertikal in die Höhe. Die erste umfasste die Plaza und den Food-Court, die ich bereits gesehen hatte. Über uns befanden sich im dritten und vierten Stock das medizinische Zentrum für Arztbesuche und kleinere Operationen. Auf der dritten Ebene lag ein Gemeinschaftspark, wo sich die Generationen treffen oder in Kontakt kommen konnten. Eine Vorschule und ein Altenpflegezentrum lagen nebeneinander, und ganz in der Nähe, eingebettet in einen tropischen Garten, gab es einen Spielplatz.

Gegenüber: Ein balancierender Junge in einer Vorschule in der Innenstadt (oben rechts), nicht weit entfernt vom Tekka Wet Market (unten), der frische Früchte wie die stacheligen Durians (oben links) anbietet.

Flankiert wird der Park von schlossartigen Türmen mit 104 altersgerecht gestalteten Seniorenwohnungen und Notrufsäulen, über die Hilfe von den medizinischen Einrichtungen darunter angefordert werden kann. Strategisch platzierte »Buddy Bänke«

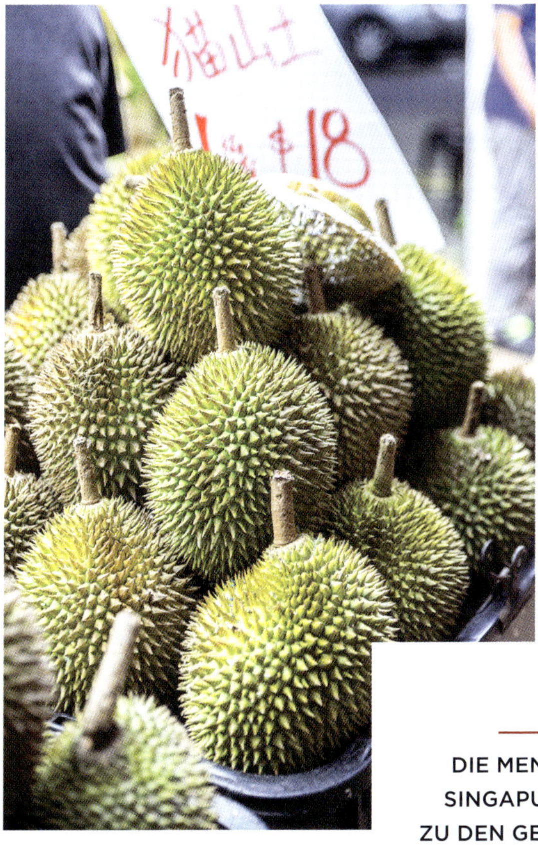

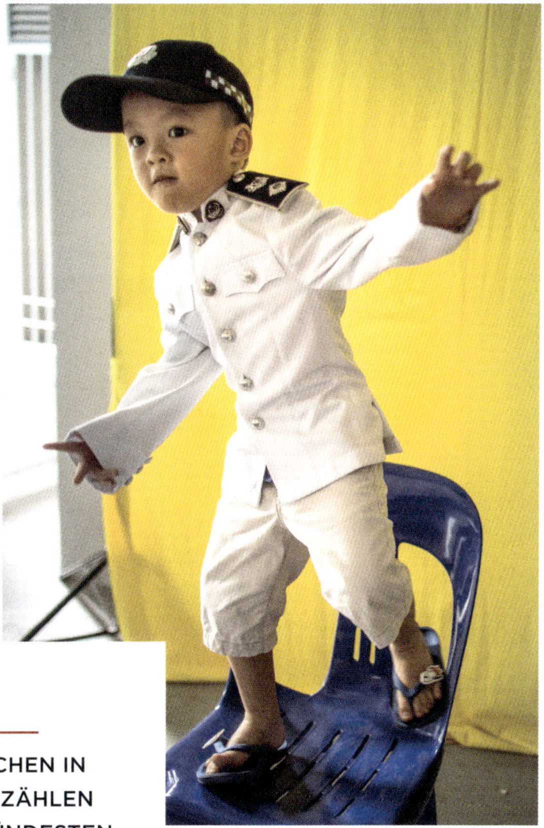

DIE MENSCHEN IN SINGAPUR ZÄHLEN ZU DEN GESÜNDESTEN, GLÜCKLICHSTEN UND LANGLEBIGSTEN DER WELT.

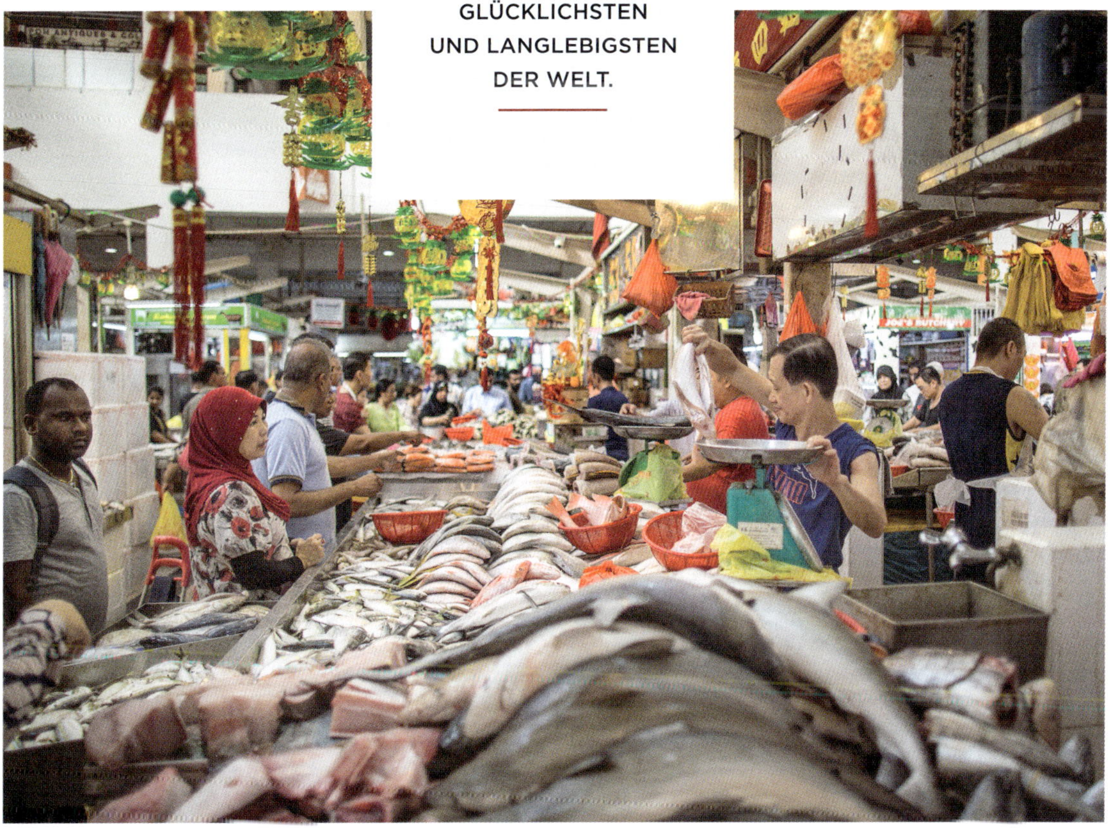

Vegetarisches Chili-Crab

GARZEIT: 20 MINUTEN • FÜR 2 PERSONEN

Das in den 1950er-Jahren von Küchenchef Cher Yam Tian erfundene Chili Crab gilt gemeinhin als Nationalgericht Singapurs. Es ist in ganz Südostasien verbreitet und wird in der Regel mit Krebsfleisch zubereitet (in Singapur verwendet man Mangroven-Krebs), das in einer süßscharfen Tomatensauce pfannengerührt wird. Diese Version bietet alle Aromen der gehaltvollen, dicken Sauce, der Krebs wird jedoch durch Tofu als pflanzliche Alternative ersetzt.

1 EL Maisstärke

2 EL natives Olivenöl extra

2 EL geriebener frischer Ingwer

4 Knoblauchzehen, abgezogen und gehackt

4 Bird's-Eye-Chilis, gehackt

1 Frühlingszwiebel, fein gehackt, plus mehr zum Garnieren

120 g Tomatenmark

¼ TL weißer Pfeffer

1 EL Zucker

375 ml Gemüsebrühe

500 g gewürfelter Tofu

125 ml Chili-Knoblauch-Sauce

Die Stärke in einer kleinen Schüssel mit 2 EL warmem Wasser verrühren und beiseitestellen.

In einer großen Pfanne das Olivenöl bei mittlerer Temperatur erhitzen. Ingwer, Knoblauch, Chilis und Frühlingszwiebel hineingeben und 30 Sekunden pfannenrühren, bis die Mischung aromatisch duftet. Achtgeben, dass sie nicht verbrennt.

Tomatenmark, Pfeffer und Zucker hinzufügen und weitere 2–3 Minuten rühren, bis alles sorgfältig vermengt ist. Die Gemüsebrühe zugießen und zum Kochen bringen.

Den Tofu unterrühren und 5–10 Minuten leise köcheln, bis er durch und durch heiß ist.

Die Chili-Knoblauch-Sauce zugeben und 1 weitere Minute köcheln. Sorgfältig die aufgelöste Stärke unterrühren, zum Kochen bringen und die Sauce unter Rühren 3–4 Minuten eindicken lassen.

In Schalen schöpfen, mit Frühlingszwiebeln garnieren und warm servieren.

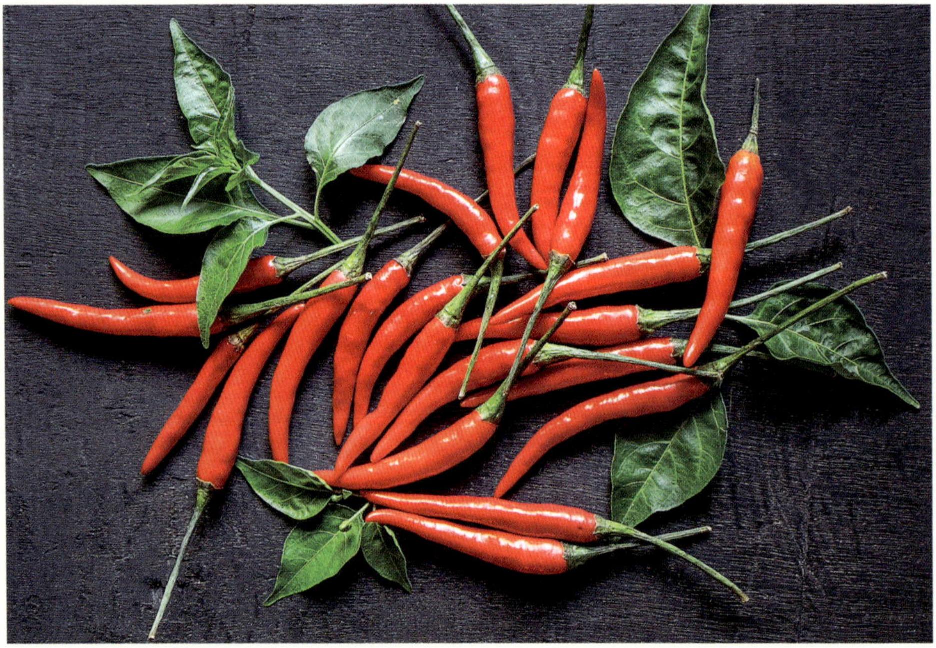

sollen den Kontakt untereinander fördern. Gemeinschaftsgärten laden dazu ein, hinaus zu gehen und sich in der Natur aufzuhalten.

Um ein so ehrgeiziges Projekt wie die Kampung Admiralty zu verwirklichen, musste ihr Team ein breites Spektrum an Interessengruppen zufriedenstellen. Ich konnte mir die bürokratischen Hürden lebhaft vorstellen. Und doch schienen die Singapurer mit einem besonderen Talent für Zusammenarbeit gesegnet. Was sie und ihr Team erreicht hatten, war das für mich bislang beste Beispiel der Insel für eine künstlich erschaffene Blue-Zone-Welt, in der verschiedene Generationen in Kontakt kommen und Teilnahme am Leben erfahren konnten.

Was aber war es, das Singapur und seine Menschen zu solch beherzten Anstrengungen befähigte? Was können wir von ihnen lernen, um unser eigenes Leben zu verbessern? Um eine Antwort zu finden, wandte ich mich an eine der qualifiziertesten Persönlichkeiten des Landes. Chan Heng Chee war von 1996 bis 2012 die Botschafterin Singapurs in den Vereinigten Staaten. In dieser Funktion gewann sie einzigartige Einblicke in die Gemeinsamkeiten und Unterschiede beider Länder.

Ich traf Chan in ihrem Büro an der Universität Singapur, wo sie als Professorin am Lee Kuan Yew Centre for Innovative Cities arbeitete. Die 80-Jährige sprach mit aller Offenheit und Klarheit über die Stärken und Herausforderungen ihres Landes.

Freiwillige geben in einer Einrichtung des öffentlichen Wohnungsbaus Kochkurse für Senioren, um ein gesundes, aktives Leben im Alter zu fördern.

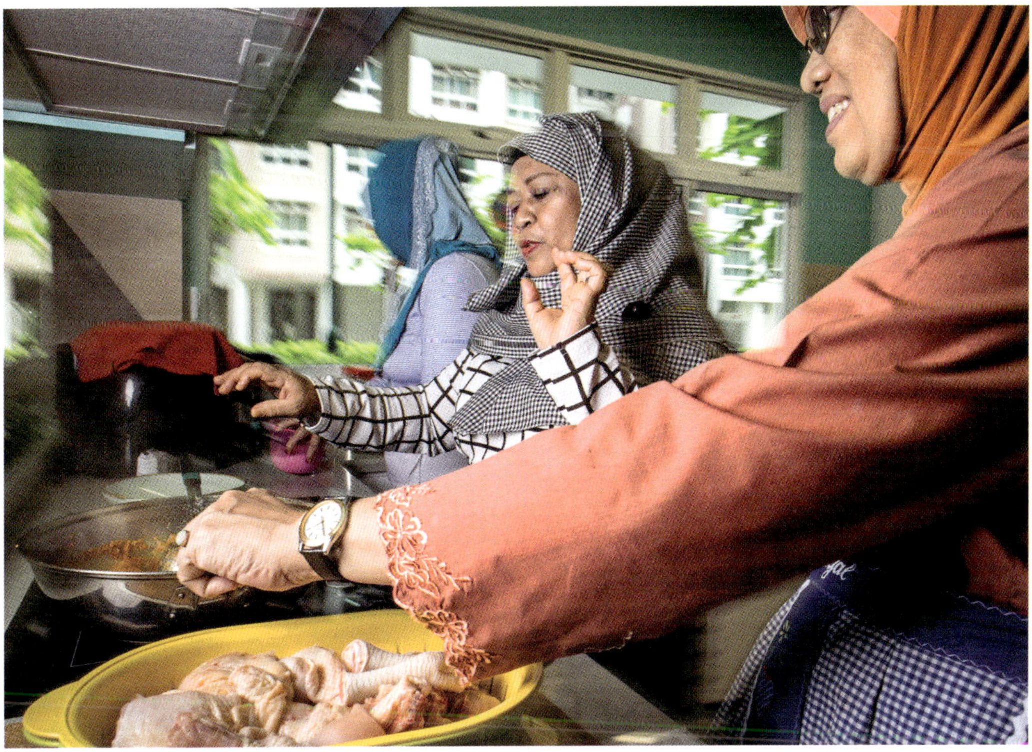

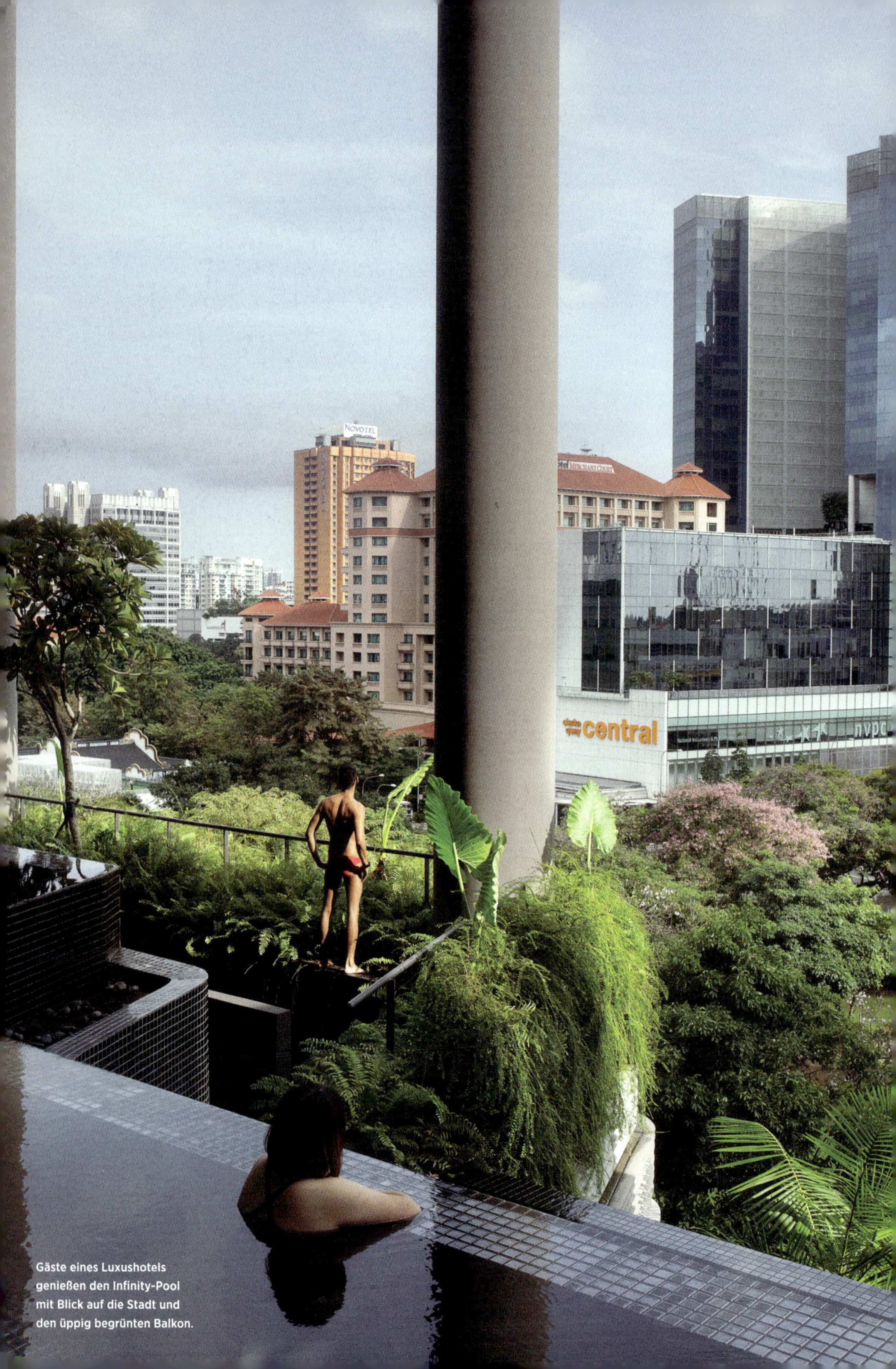

Gäste eines Luxushotels genießen den Infinity-Pool mit Blick auf die Stadt und den üppig begrünten Balkon.

»Wir sind eine kleine Nation. Wir können uns nicht viele Fehler leisten«, sagte sie. »Darum sind wir gezwungen, strategisch zu denken.«

Aus diesem Grunde sprachen die Singapurer ständig über Politik. Es gibt für alles eine Politik und im Allgemeinen bejahen die Menschen sie. »Nicht, weil wir ein willfähriges Volk sind«, sagte sie. »Wir sind so eine Art »Show-me«-Gesellschaft: Du sagst mir, ich soll das und das tun – erkläre mir, warum.« Politiker legen die Fakten auf den Tisch und vertrauen darauf, dass die Öffentlichkeit versteht und zustimmt.

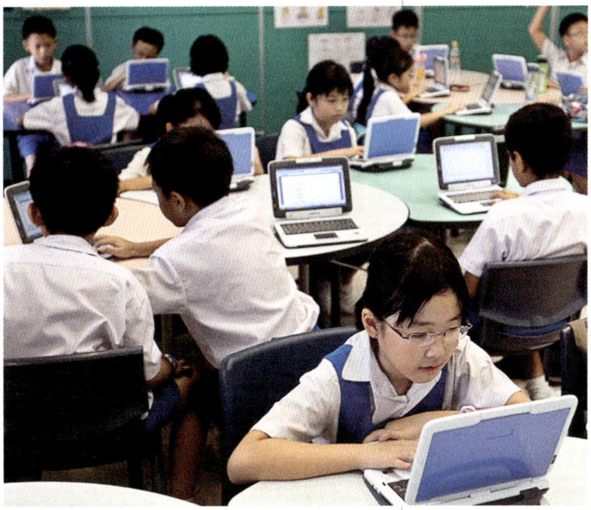

Das Bildungssystem in Singapur, wo bereits Grundschüler am Computer arbeiten, genießt hohes Ansehen.

In den späten 1990er-Jahren erkannten die Behörden, dass die Bevölkerung des Landes zunehmend altert. Bis 2030 würde voraussichtlich ein Viertel der Menschen über 60 Jahre sein. In Singapur, so wusste man, würde das eine Finanzkrise auslösen. So begann man sich vermehrt auf das Problem der Alterung zu konzentrieren. Ministerienübergreifend kamen alle Ressorts zusammen – Finanzen, Gesundheit, Wohnen – und erarbeiteten einen landesweiten Plan, bei dem alle an einem Strang zogen. Das Ergebnis war eine Reihe von neuen Programmen und Fördermitteln für Krankenversicherung und Gesundheitsfürsorge.

Was nicht heißt, dass es keinen Widerstand gegeben hätte. In einer komplexen multiethnischen Gesellschaft, in der Erfolg und Geldverdienen einen hohen Stellenwert haben, waren Spannungen und Stress unausweichlich. Vor allem Stress.

Doch wenn es um das Vertrauen in ihre Führung geht, so sind die Singapurer überwiegend überzeugt. In einer kürzlich durchgeführten Umfrage gaben 70 Prozent an, dass

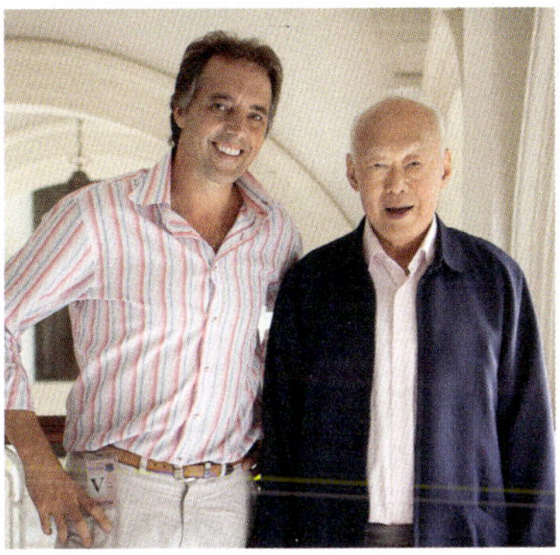

LEE KUAN YEW

Lee Kuan Yew, der als Gründungsvater des Landes gilt, führte 1965 als junger Anwalt Singapurs Bewegung zu Erlangung der Unabhängigkeit von Malaysia an. Da die Insel nur über wenige natürliche Ressourcen verfügte, setzte er auf eine Politik, die Singapur zu einem Handels- und Finanzzentrum ausbauen sollte. Gleichzeitig trieb er die Gestaltung einer leistungsfähigen, geordneten, gut ausgebildeten und toleranten Gesellschaft voran und war bekanntlich Befürworter strenger Strafen für Verbrechen. Sein Ziel war, für ein harmonisches Miteinander der chinesischen, malaiischen und indischen Bevölkerung zu sorgen, indem er allen Stabilität und eine Chance auf Wohlstand bot. Er starb 2015 im Alter von 91 Jahren.

sie ihrer Regierung vertrauen, bei den Amerikanern waren es bei der gleichen Umfrage nur 39 Prozent.

Chans Worte waren wie das Echo eines Interviews, das ich vor Jahren mit Lee Kuan Yew geführt hatte, dem Mann, der gemeinhin als Gründungsvater Singapurs gilt. Es war 2009, ich war auf das entlegene, zwei Hektar große Anwesen des pensionierten Staatschefs eingeladen. Ich war in Erwartung eines steifen, förmlichen Gesprächs mit einem gestrengen Zuchtmeister. Stattdessen begrüßte mich ein freundlich lächelnder 86-jähriger Herr in legeren Hosen, Halbschuhen und einem Pullover à la Mister Rogers.

In den späten 1950er-Jahren hatte sich Lee als junger Politiker für die Unabhängigkeit Singapurs von der britischen Herrschaft eingesetzt. Er wurde zum ersten Premierminister des Landes gewählt und trieb mit seinem Team den raschen Aufstieg des Landes zu einem leistungsfähigen Finanzzentrum voran.

Ich fragte ihn, was er damals im Sinn hatte. Hatte er von Beginn an einen Plan, den Grundstein für eine gesunde, glückliche Gesellschaft zu legen?

»Es war viel einfacher«, antwortete er. »Ich war zum Erfolg verdammt, sonst würden wir alle sterben.«

Ihre kleine Insel verfügte über keine natürlichen Ressourcen, also mussten sie sich auf andere Weise in der Welt Bedeutung verschaffen, erklärte er. »Diese Bedeutung lag in der Wirtschaft, in unserer Effizienz und Fähigkeit, eine Grundlage für sichere

Das S.E.A. Aquarium auf Sentosa Island ist eines der größten der Welt und beherbergt mehr als 100 000 Meeresbewohner.

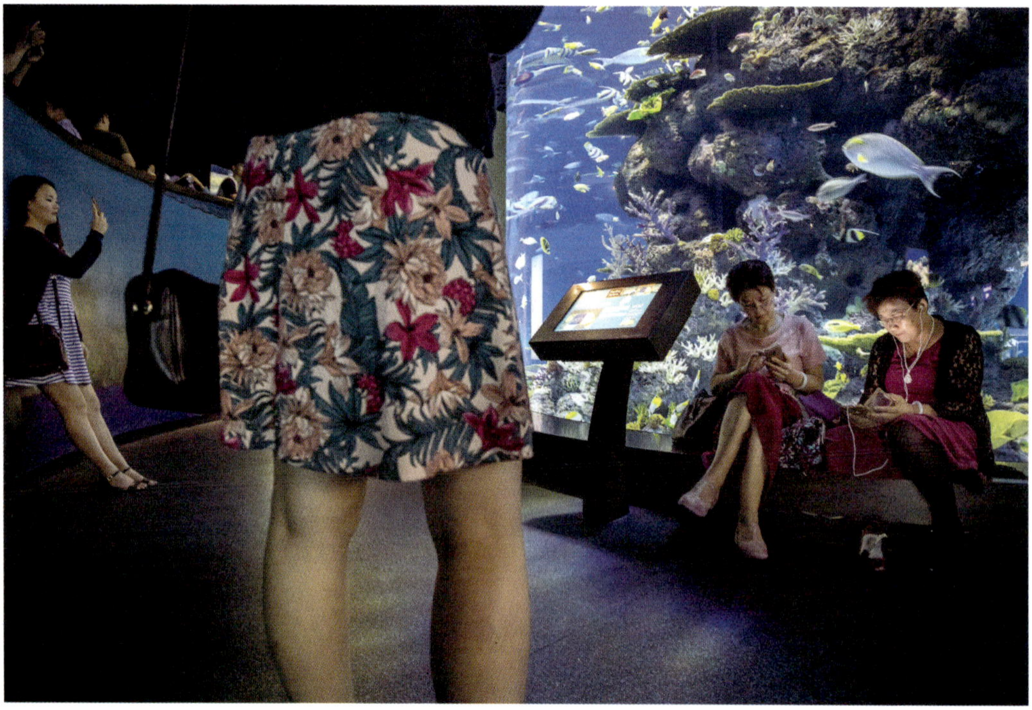

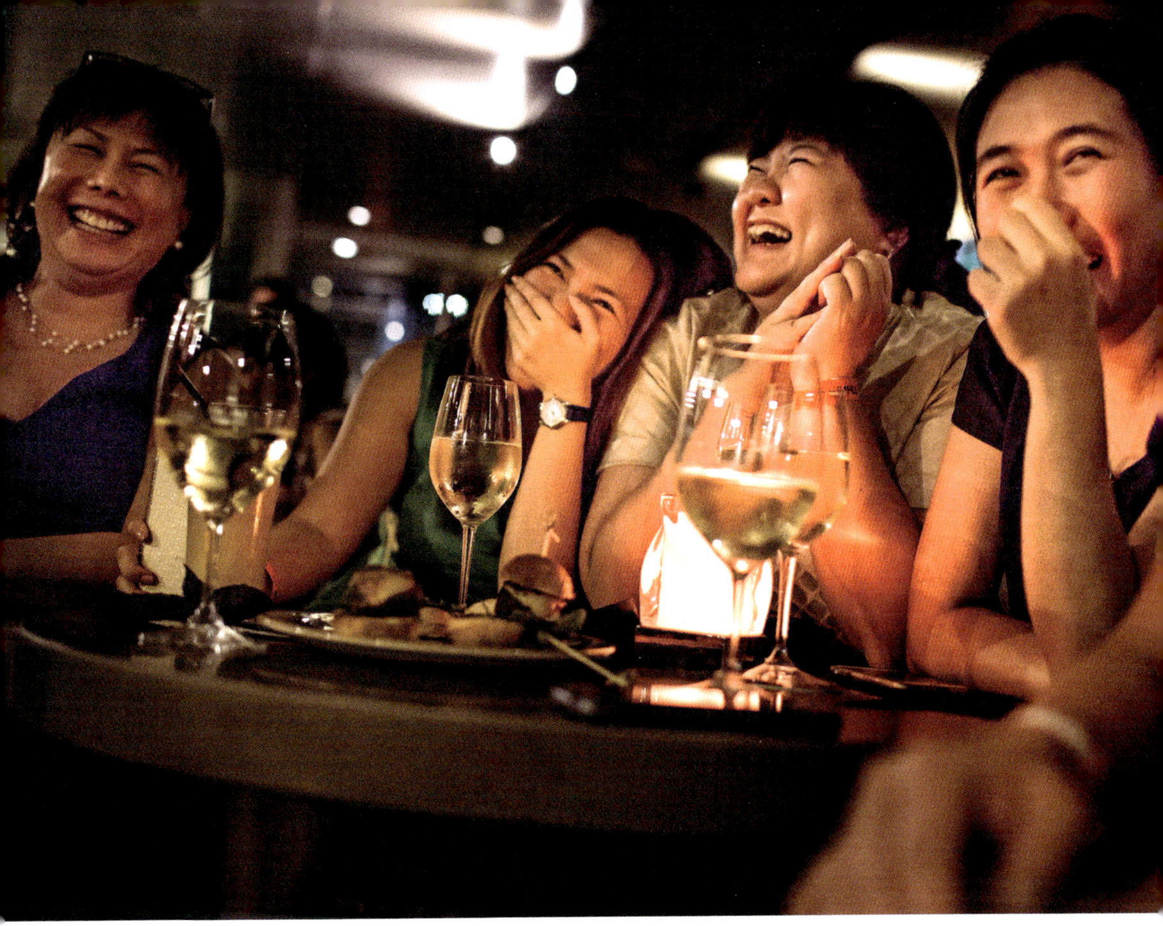

Produktionsbedingungen, für Handel, Dienstleistungen und die Erschließung neuer Geschäftsfelder in der Region zu schaffen. Für Logistik und den Transport von Menschen und Gütern auf jede nur erdenkliche Weise.«

Um den Anschluss an den Welthandel zu finden, beschloss man, Englisch zur offiziellen Amtssprache Singapurs zu machen. Dies trug auch zur Vermeidung von Rivalitäten zwischen Chinesen, Malaien und Indern in der Bevölkerung bei. Er sicherte allen Ethnien Religionsfreiheit zu und ermöglichte jedem den Zugang zur einer Wohnung im öffentlichen Wohnungsbau, wobei er in jedem Hochhaus eine proportionale Mischung der Ethnien vorschrieb.

Gleichzeitig setzte sich die Regierung Lee für eine leistungsfähige, geordnete, gut ausgebildete und tolerante Gesellschaft ein. Sie bot Fördermittel für Bildung, Wohnen und Gesundheit an, forderte aber gleichzeitig von den Bürgern, selbst für ihren Lebensunterhalt zu sorgen, auch am untersten Rand der Gesellschaft. Jeder, der sich um Arbeit bemühte, egal wie niedrig sie war, bekam eine existenzsichernde Lohngarantie. »Wir nennen es *workfare* nicht *welfare*«, sagte er. »Wir sagen: Du bekommst dies, aber du arbeitest. Du verdienst deinen Unterhalt und wir stocken auf.«

Angestellte eines Farbenherstellers amüsieren sich auf einer Veranstaltung zur Anerkennung der Mitarbeiter.

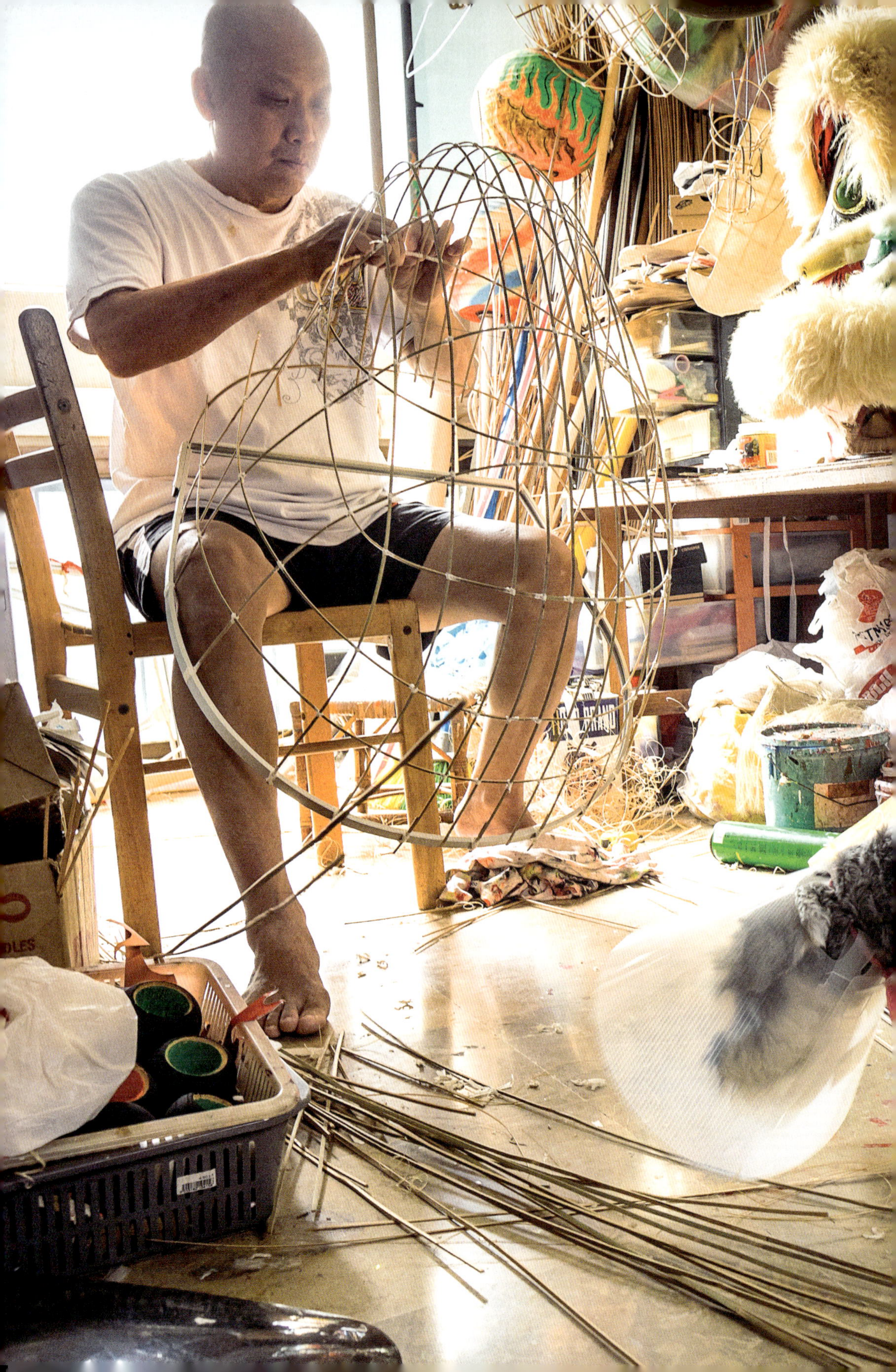

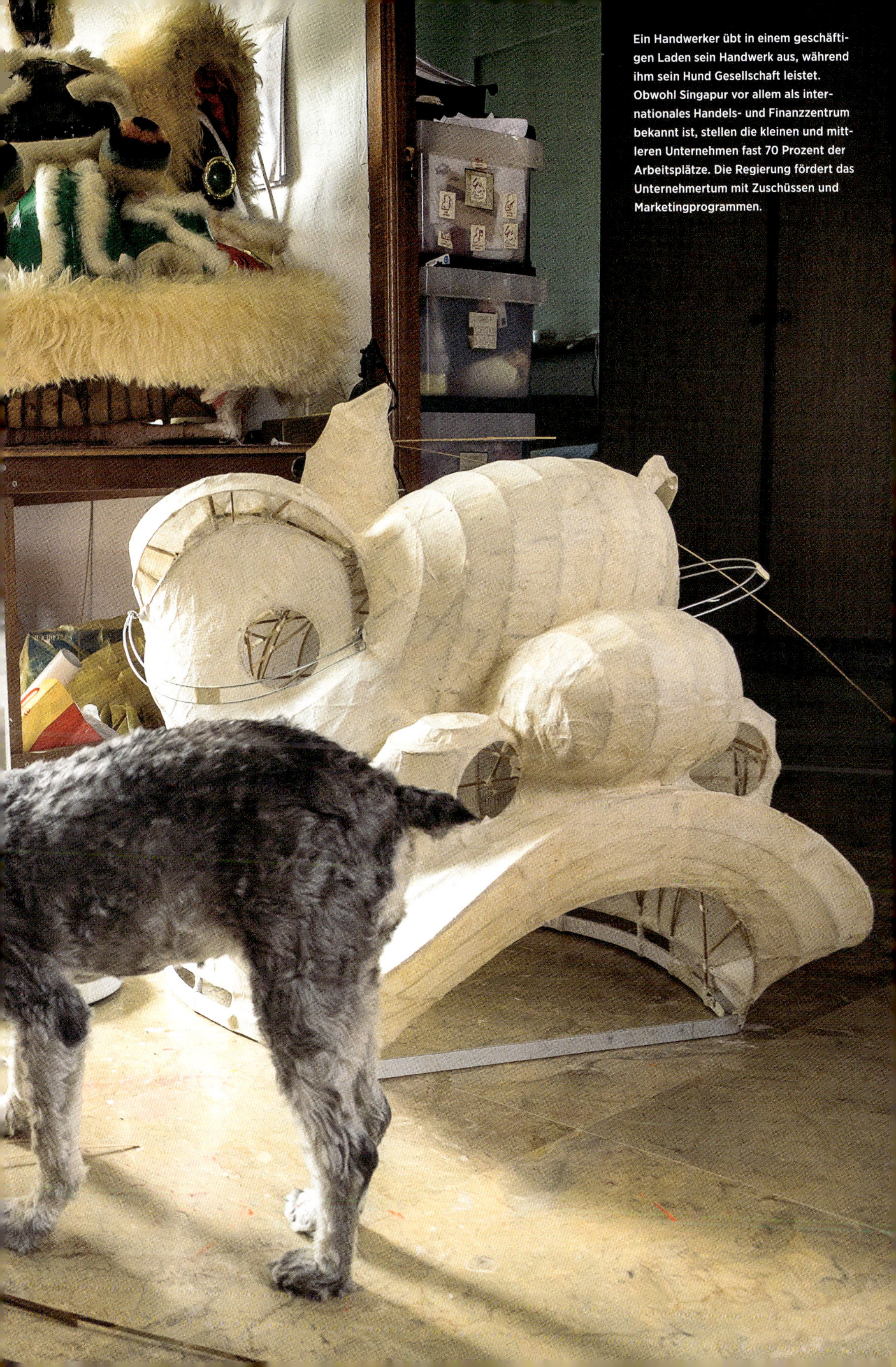

Ein Handwerker übt in einem geschäftigen Laden sein Handwerk aus, während ihm sein Hund Gesellschaft leistet. Obwohl Singapur vor allem als internationales Handels- und Finanzzentrum bekannt ist, stellen die kleinen und mittleren Unternehmen fast 70 Prozent der Arbeitsplätze. Die Regierung fördert das Unternehmertum mit Zuschüssen und Marketingprogrammen.

Diese bewusste Angleichung der Gesellschaft in wirtschaftlicher, sozialer und gesundheitspolitischer Hinsicht war also Teil von Lees Plan. »Wir taten alles, um zu vermeiden, dass sich eine Oberschicht bildet«, sagte er. »Aber Sie werden in Singapur auch keine Bettler und keine Ghettos sehen.«

Für Außenstehende wird die harte Hand der Regierung nirgends so deutlich wie bei der Bestrafung vermeintlich kleinerer Umweltdelikte oder von Vandalismus. Selbst Marihuana und das Vaping sind schlicht illegal. Alle Betäubungsmittel sind illegal, wobei der Besitz von 15 Gramm Opioiden bereits mit dem Tode bestraft wird. Das mag drakonisch klingen, doch starben 2021 in Singapur nur 17 Menschen an einer Überdosis Drogen, in den vereinigten Staaten dagegen 100 000, wobei die Kollateralschäden wie zerrüttete Familien, Kriminalität und Produktivitätseinbußen noch gar nicht berücksichtigt sind. Welches System ist nun barmherziger?

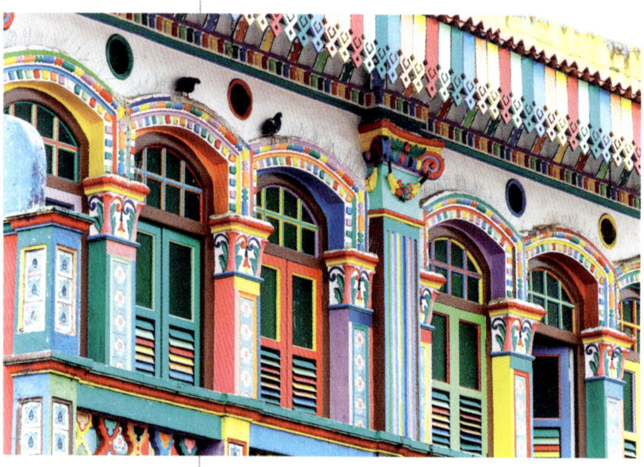

In leuchtenden Farben getünchte Geschäfte prägen das Viertel Little India im Zentrum Singapurs.

In Singapur sind auch Schusswaffen streng verboten, außer der Polizei und dem Militär darf sie niemand besitzen. Im Jahr 2021 starben in den USA 57 000 Menschen durch Waffengewalt, in Singapur waren es drei. Waffen und Drogen sind also nicht nur ein gesellschaftliches Problem, sie haben auch Einfluss auf die Lebenserwartung.

Am Morgen als ich mich am Clarke Quay am Singapur River mit Crystal Thong traf, fiel ein leichter Regen. Sie trug einen Regenmantel mit Kapuze über ihrer rot-karierten Bluse, dazu Jeans und Gummischuhe. Mit ihrem schwarzen Haar und ihrer Brille wirkte sie zehn Jahre jünger als ihre 82.

AUS LIEBE ZUM SHOPPEN

Mit mehr als 150 Malls hat der winzige Inselstaat das Shoppen zum Volkssport erhoben. Von den geschäftigen Märkten in Chinatown (rechts) bis zu den Edel-Boutiquen im Luxushotel Marina Bay Sands, der allgegenwärtige Konsum ist augenfällig. Ermuntert durch die Regierungspolitik, vertrauen die Singapurer darauf, hart zu arbeiten, Geld zu sparen, klug zu investieren und Wohlstand zu schaffen, was ihnen das weltweit höchste BIP bescherte. Einer unter 30 Erwachsenen wird zum Millionär. Am anderen Ende der Erfolgsleiter sorgt das »Workfare«-Programm dafür, dass Grundbedürfnisse wie Wohnen und Gesundheitsversorgung für alle gewährleistet sind.

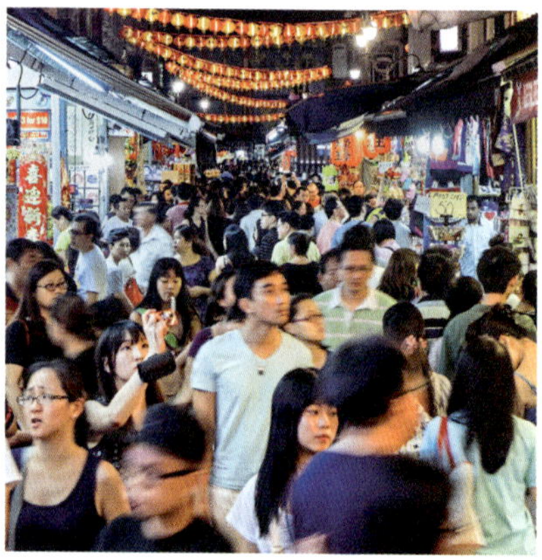

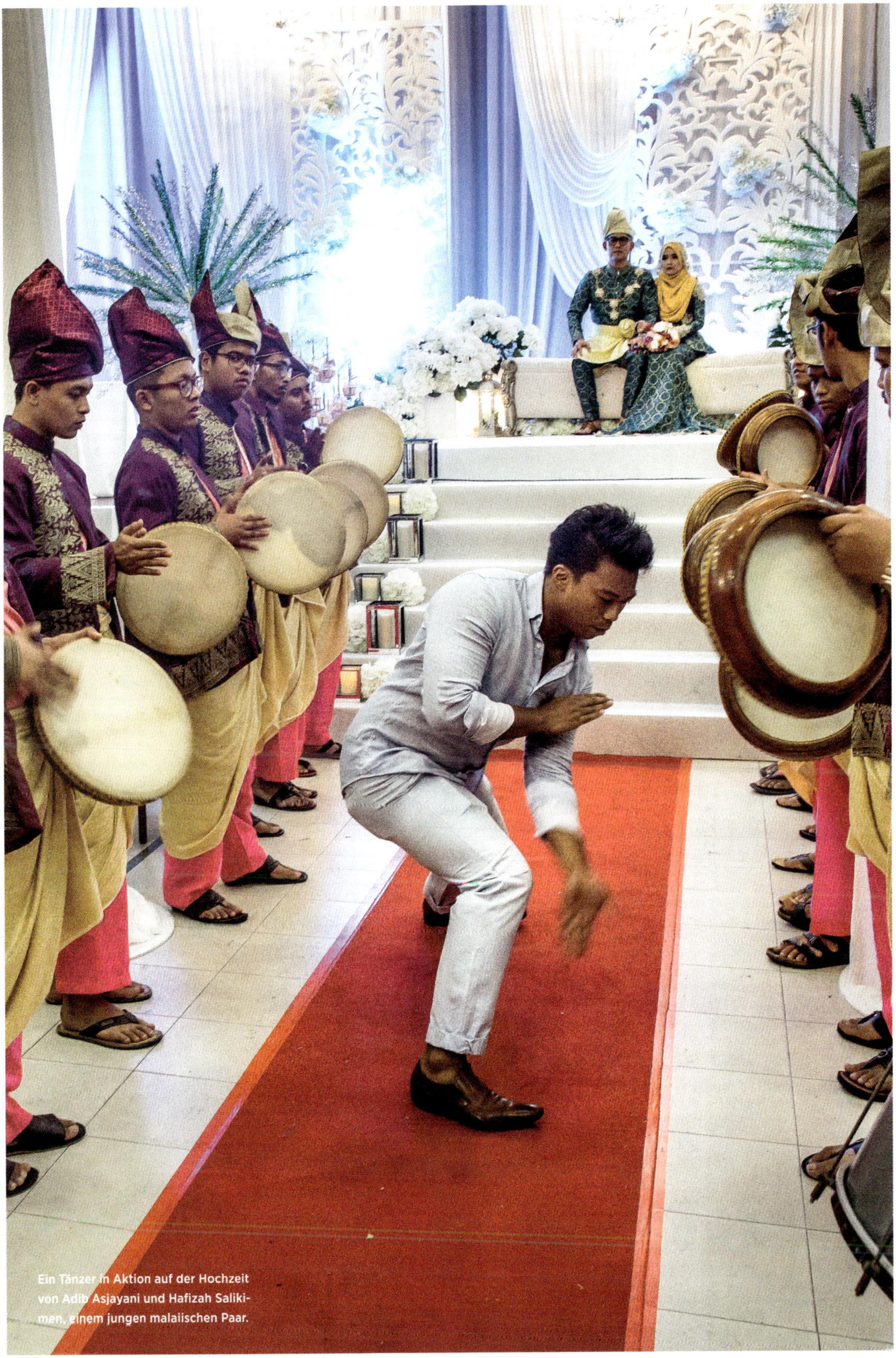

Ein Tänzer in Aktion auf der Hochzeit von Adib Asjayani und Hafizah Salikimen, einem jungen malaiischen Paar.

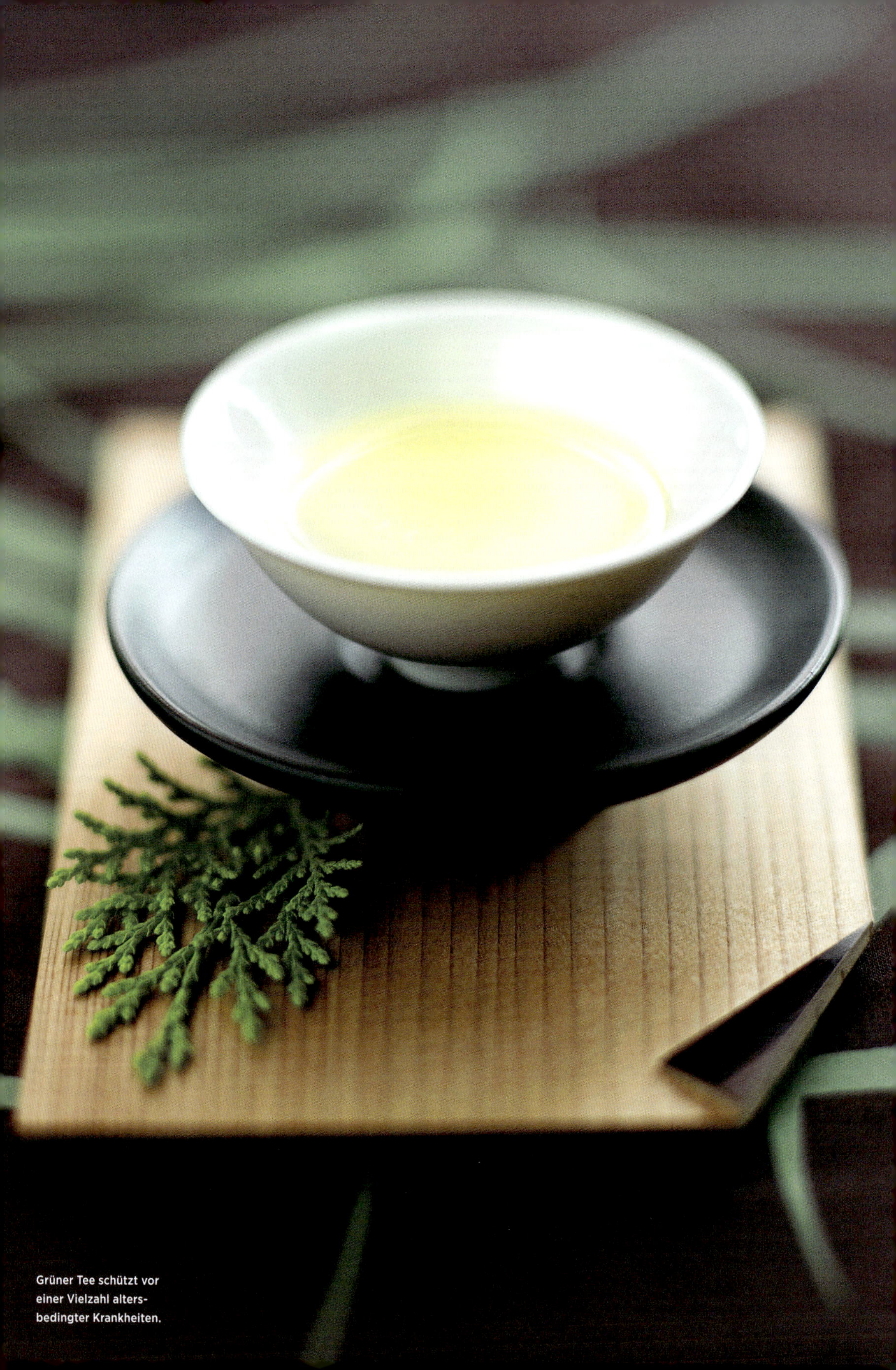

Grüner Tee schützt vor einer Vielzahl altersbedingter Krankheiten.

Top-Tipps für ein langes Leben aus Singapur

Die Singapurer lieben Pläne. Es scheint, als hätten sie für alles einen Plan. Wenn es um ein langes Leben geht, so enthält der jüngste *Healthy Living Masterplan* der Regierung eine Vielzahl kreativer »Anstöße« zur Verbesserung des täglichen Lebens der Einwohner, die im Durchschnitt 20 Jahre älter werden als noch 1960. Im Jahr 2030 wird voraussichtlich jeder fünfte Singapurer 65 oder älter sein. Zur Umsetzung des Plans haben mehr als 20 Regierungsbehörden zusammengearbeitet, um ein gesundes Leben für alle so selbstverständlich und unkompliziert wie nur möglich zu gestalten. Hier einige Beispiele für populäre Maßnahmen des Programms.

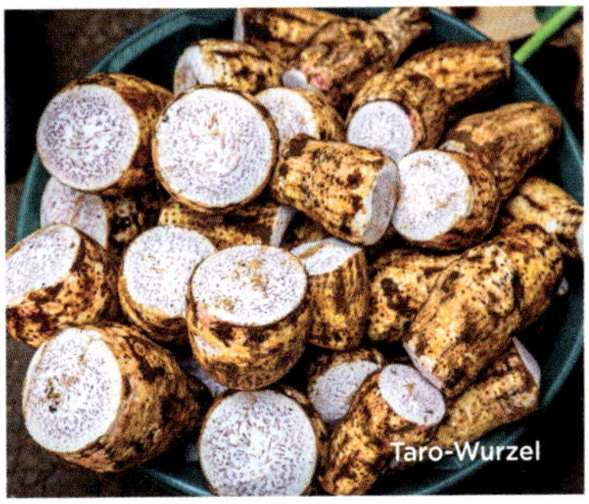

Taro-Wurzel

HEALTHY 365 | Eine Mobilitätsanwendung, die über Spiele und Prämien Nutzer motivieren will, sich für Gesundheitsprogramme anzumelden.

ICH HÖRE AUF | Nicht zuletzt dank dieser landesweiten vierwöchigen Anti-Raucher-Kampagne ist die Raucherquote in Singapur von 18 Prozent im Jahr 1992 auf 14 Prozent im Jahr 2010 gesunken, eine der niedrigsten weltweit.

WOW | das Workplace Outreach Wellness-Paket (WOW) bietet Screening für Blutdruck, Diabetes und Cholesterin sowie Tipps zur Gewichtskontrolle und Vorschläge für gesunde Snacks am Arbeitsplatz.

»HEALTHY CHOICE«-LOGO | Große Supermärkte kennzeichnen Lebensmittel wie Obst und Gemüse, Vollkornprodukte und magere Proteine mit einem speziellen Label und bieten einige Artikel zu ermäßigten Preisen an.

LASS ES RAUS | Selbsthilfegruppen wie Caregivers for Youth und CHAT Singapore bieten Tipps und Hotlines für Jugendliche, die mit schulischem Druck, einer Trennung, dem Verlust eines geliebten Menschen oder anderen schweren Situationen zu kämpfen haben.

GESUNDHEITSBOTSCHAFTER | Freiwillige aus allen sozialen Schichten, einschließlich Senioren, informieren über Themen wie die Bedeutung von Impfungen oder gesunde Ernährung.

EAT, DRINK, SHOP HEALTHIER CHALLENGE | Teilnehmer an diesem Programm erwerben »Gesundheitspunkte« beim Kauf gesunder Mahlzeiten, Getränke, Süßspeisen und Lebensmittel.

HEALTHY WORKPLACE ECOSYSTEM | Arbeitgeber bieten ihren Arbeitnehmern gesündere Verköstigung, kostenlose Sportangebote, Fortbildungs-Workshops und Gesundheitsuntersuchungen an.

LOSE TO WIN | Das Health Promotion Board in Singapur organisiert regelmäßig diesen zwölfwöchigen nationalen Wettbewerb zur Gewichtsabnahme durch eine gesunde Lebensweise. Fortschritte der Teilnehmer werden zuweilen prämiert.

Wir schlenderten am Fluss einen von Bäumen gesäumten Weg entlang. Die Uferpromenade, einst Zentrum von Lagerhäusern für die Schifffahrt, war in eine Art Fußgängerzone mit glitzernden Restaurants und Nachtclubs umgewandelt worden.

Ich hatte Thong um ein Treffen gebeten, um ihre Sicht darüber zu erfahren, wie sich Singapur in dem halben Jahrhundert verändert hat, seit sie von Malaysia zugezogen ist. Wie sah sie das Leben auf der Insel heute?

»Mein Alltag ist sehr ausgefüllt«, sagte sie. Ihre Familie und ihre ehrenamtliche Arbeit hielten sie auf Trab. Aber sie machte auch Qi Gong und Yoga, um sich zu bewegen, und ging fleißig spazieren, wenn sie konnte.

Eine Gruppe, für die sie ehrenamtlich tätig war, war das Büro der »Silver Generation«, deren »Botschafter« ältere Bewohner aufsuchten, um sich zu vergewissern, dass es ihnen gut ging. Bei der Vorstellung, dass sie nach den »alten Leuten« schaute, musste ich schmunzeln.

»Was ist mit der Regierung?«, fragte ich. »Macht sie einen guten Job?«

»Ich vertraue ihr«, antwortete sie. »Sie hat über Jahre ihre Versprechen gehalten, und wenn sie die Leute auffordert, sich impfen zu lassen oder Masken zu tragen, tun es die meisten auch. Außerdem, wenn die Regierung eine Vorschrift erlässt, dann meint sie es ernst.«

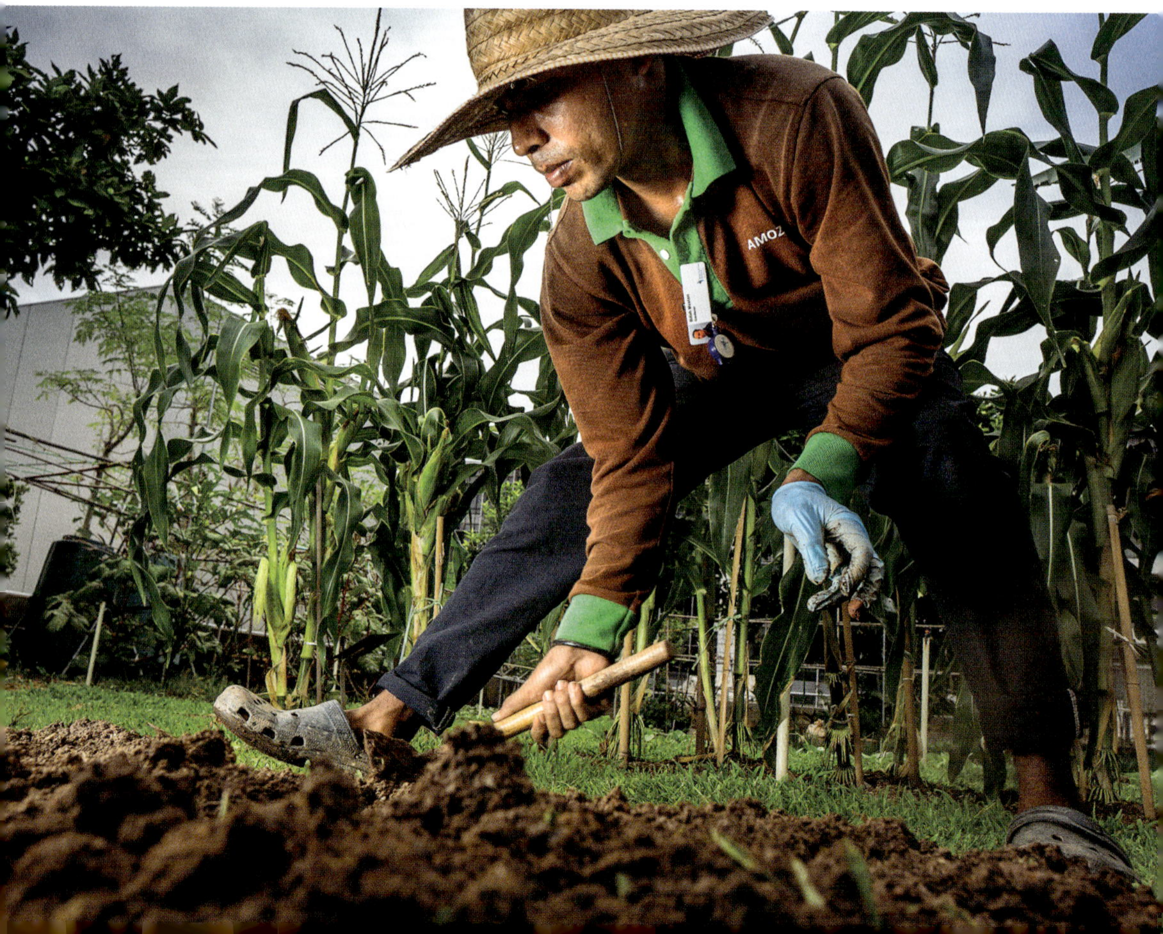

Billah Mustari, ein Freiwilliger aus dem Viertel, pflegt den Dachgarten des Khoo Teck Puat Krankenhauses.

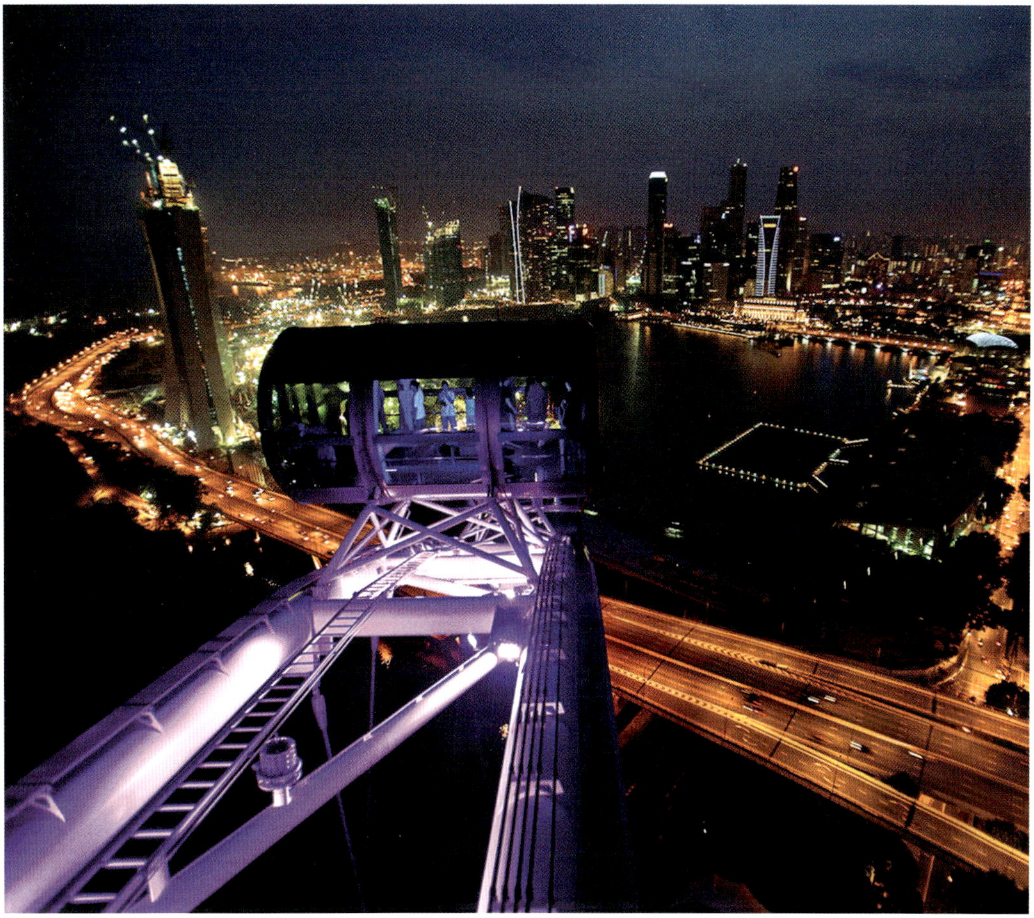

Die Fahrgäste im Singapore Flyer, Asiens größtem Riesenrad, schweben in ihren Kabinen mehr als 160 Meter über der Stadt.

Nun gut, das klang hart, aber fair – eine erfolgreiche Kombination für Singapurs Top-Down-Ansatz für praktisch alles. Damals wie heute frage ich mich, ob sich Singapurs Erfolge im Bereich der öffentlichen Gesundheit in Modelle für andere Staaten übersetzen ließen, wo das Vertrauen in die Regierung eher gering ist. Strategien einer Gesellschaft, die Wert auf Konsens und Sicherheit legt, funktionieren möglicherweise nicht in einer streitlustigen, freiheitsliebenden Nation, in der Probleme eher durch Wettbewerb als durch Zusammenarbeit gelöst werden.

Diese Frage geht mir jedes Mal durch den Kopf, wenn ich aus einer der Blue Zones, von Sardinien bis Singapur, zurückkehre und mich dem Leben der Durchschnittsamerikaner zuwende. Können wir angesichts der Herausforderungen, vor denen dieses Land steht, Gesundheit und Langlebigkeit in unserer Gemeinschaft, unseren Häusern und unserem persönlichen Umfeld in einer Weise realisieren, wie es dort gelungen ist?

Ich will Sie nicht auf die Folter spannen. Die Antwort lautet: Ja.

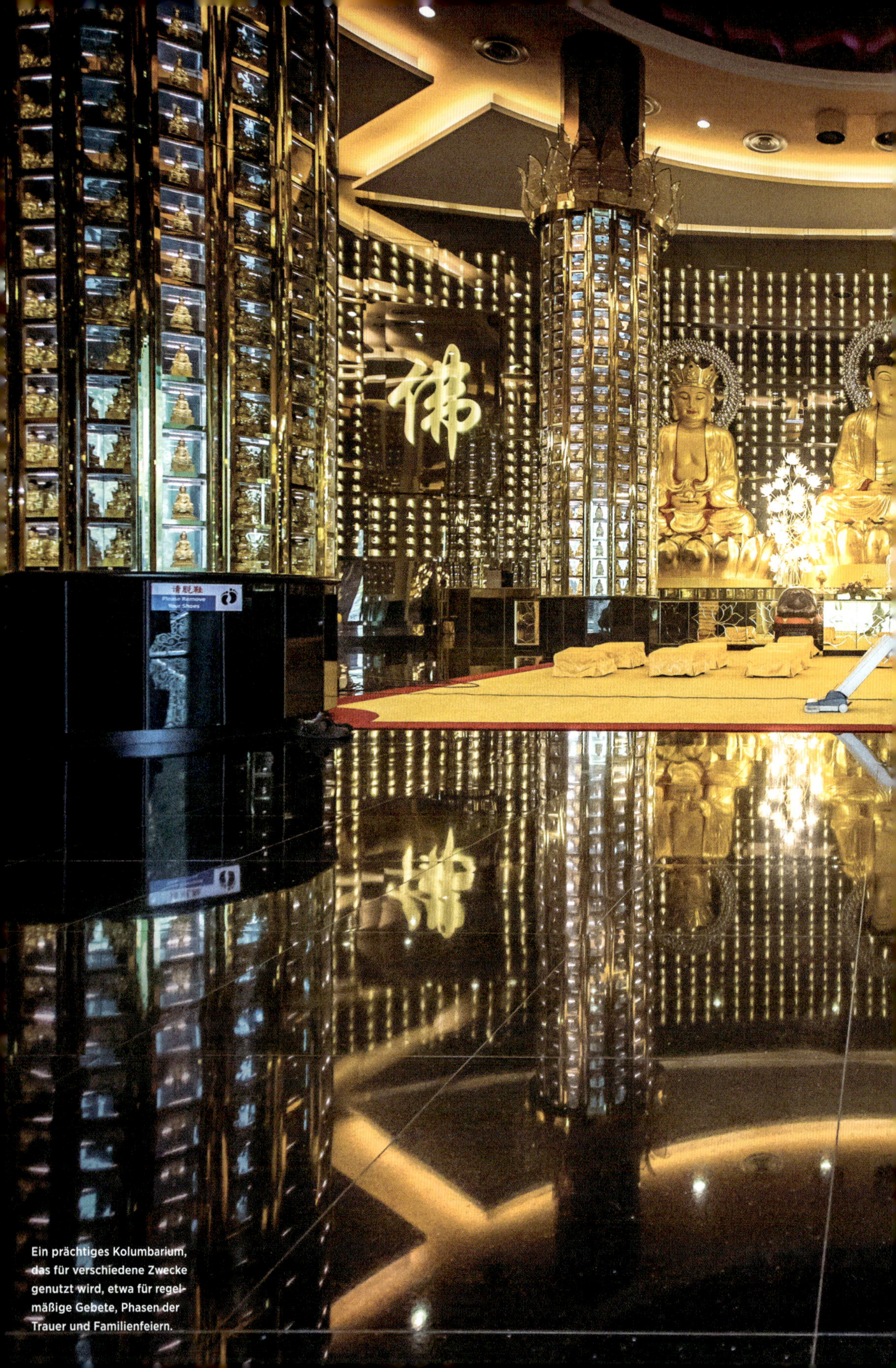

Ein prächtiges Kolumbarium, das für verschiedene Zwecke genutzt wird, etwa für regelmäßige Gebete, Phasen der Trauer und Familienfeiern.

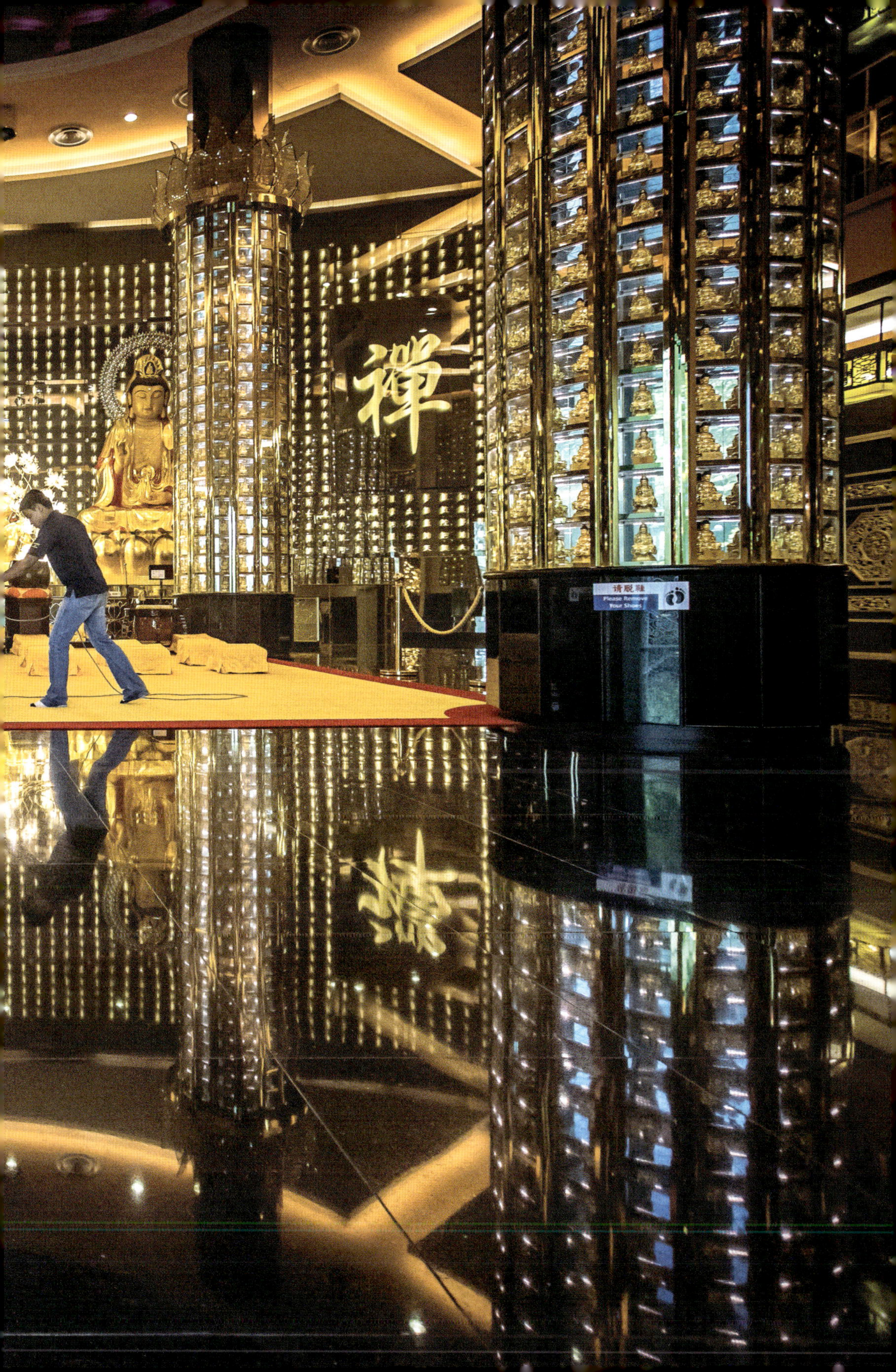
禪
请脱鞋
Please Remove
Your Shoes

LEHREN AUS SINGAPURS BLUE ZONE

■ Wohne in einer sicheren Gegend in einer sicheren Stadt

Man wähle ein Viertel mit gut beleuchteten Straßen, die frei von Graffiti sind, schließe sich einer Nachbarschaftswache an und achte darauf, die Nachbarn mindestens drei Türen weiter auf beiden Seiten zu kennen.

■ Die eigenen Werte leben

Lernen Sie Ihre Bedürfnisse und Wertvorstellungen kennen und lassen Sie sich bei der Wahl des Wohnortes, der sozialen Kontakte und der Arbeitsplatzes davon leiten. Ist Ihnen die Familie wichtig, sollten Sie in ihrer Nähe wohnen. Wenn Sie gern mit den Händen arbeiten, sollten Sie keinen Bürojob annehmen.

■ Die richtigen Leute finden

Treten Sie einem Verein bei, engagieren Sie sich in der Kirche und für die Familie. Seien Sie ein Sportsfreund, so gut Sie es können. Vermutlich werden Sie sich sicherer fühlen und die Kontakte genießen.

■ Ein vertrauenswürdiges Umfeld suchen

Ziehen Sie an einen Ort, an dem Sie Ihren Nachbarn und den örtlichen Behörden vertrauen, wählen Sie einen Arbeitsplatz, an dem Sie dem Chef und den Kollegen vertrauen und suchen Sie sich vertrauenswürdige Freunde. Vertrauen ist oft wichtiger als das Einkommen.

■ Gute medizinische Versorgung

Achten Sie darauf, dass Sie ausreichend krankenversichert sind. Es ist schwer, ein zufriedenes Leben zu führen, wenn man nicht gesund ist. Die Sicherheit, im Krankheitsfall gut versorgt zu sein, beseitigt einen der größten Stressfaktoren.

■ Finanzieller Erfolg

Sind Status, finanzielle Sicherheit und das Gefühl, etwas erreicht zu haben, für Sie wichtig, so sollten Sie sich vielleicht darauf verlegen, möglichst viel Geld zu verdienen. Für so jemanden gilt im Allgemeinen die Regel: je reicher desto zufriedener.

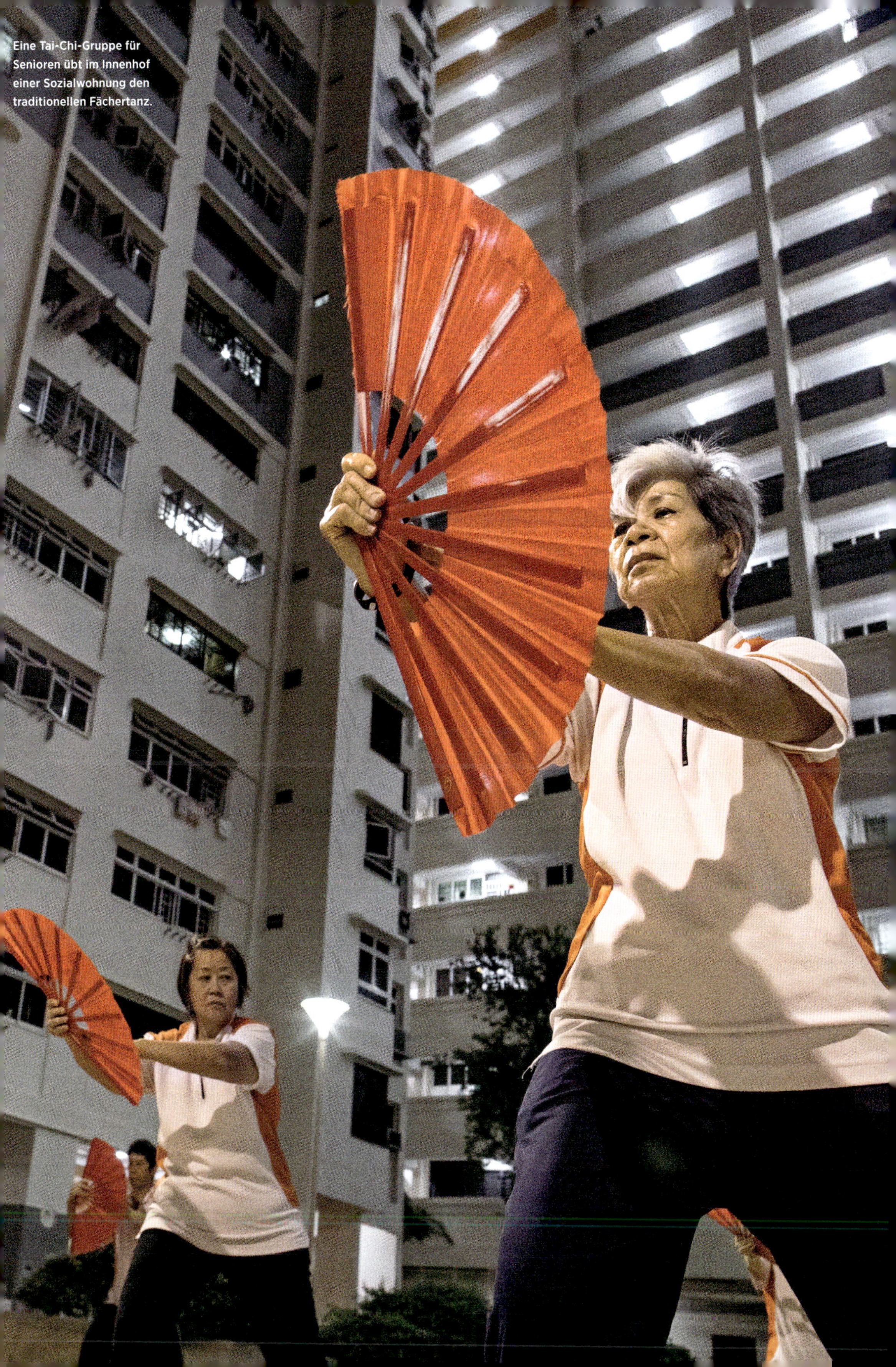

Eine Tai-Chi-Gruppe für Senioren übt im Innenhof einer Sozialwohnung den traditionellen Fächertanz.

ZWEITER TEIL

Eine Blue Zone erschaffen

Das Abendessen ist fast fertig im Hause dieser Adventistenfamilie in Loma Linda, Kalifornien.

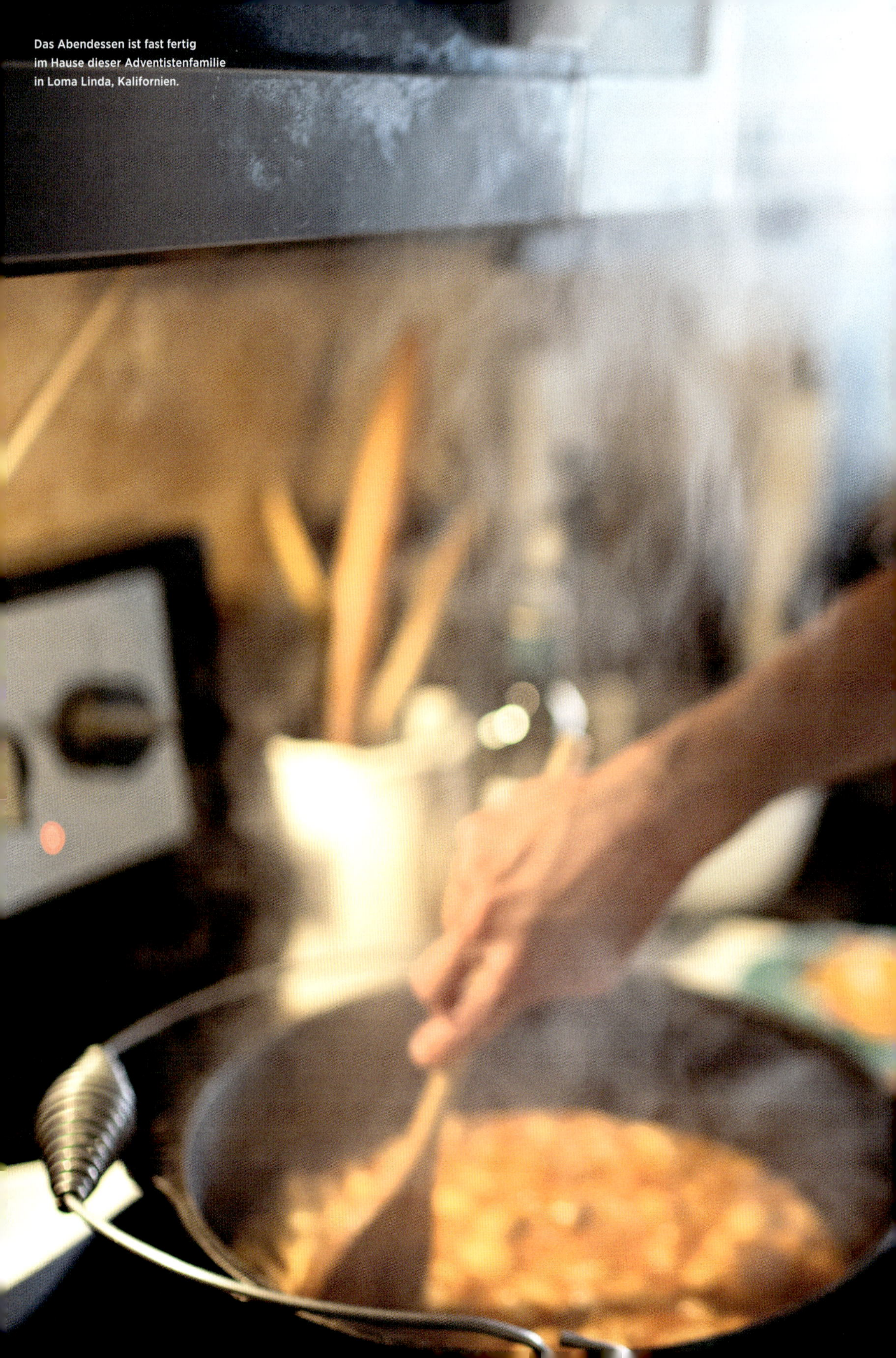

KAPITEL 7

Die Kraft der Neun

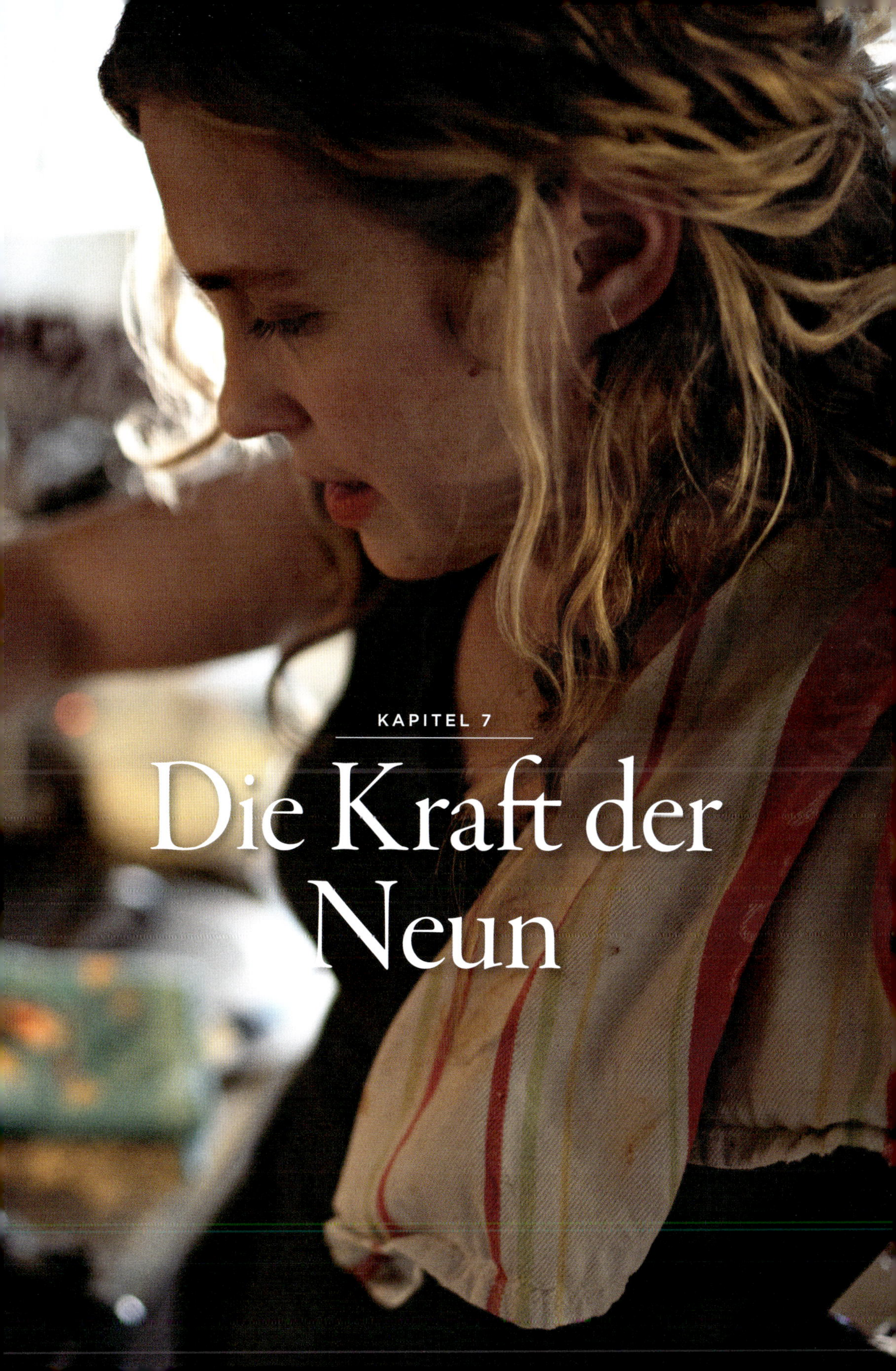

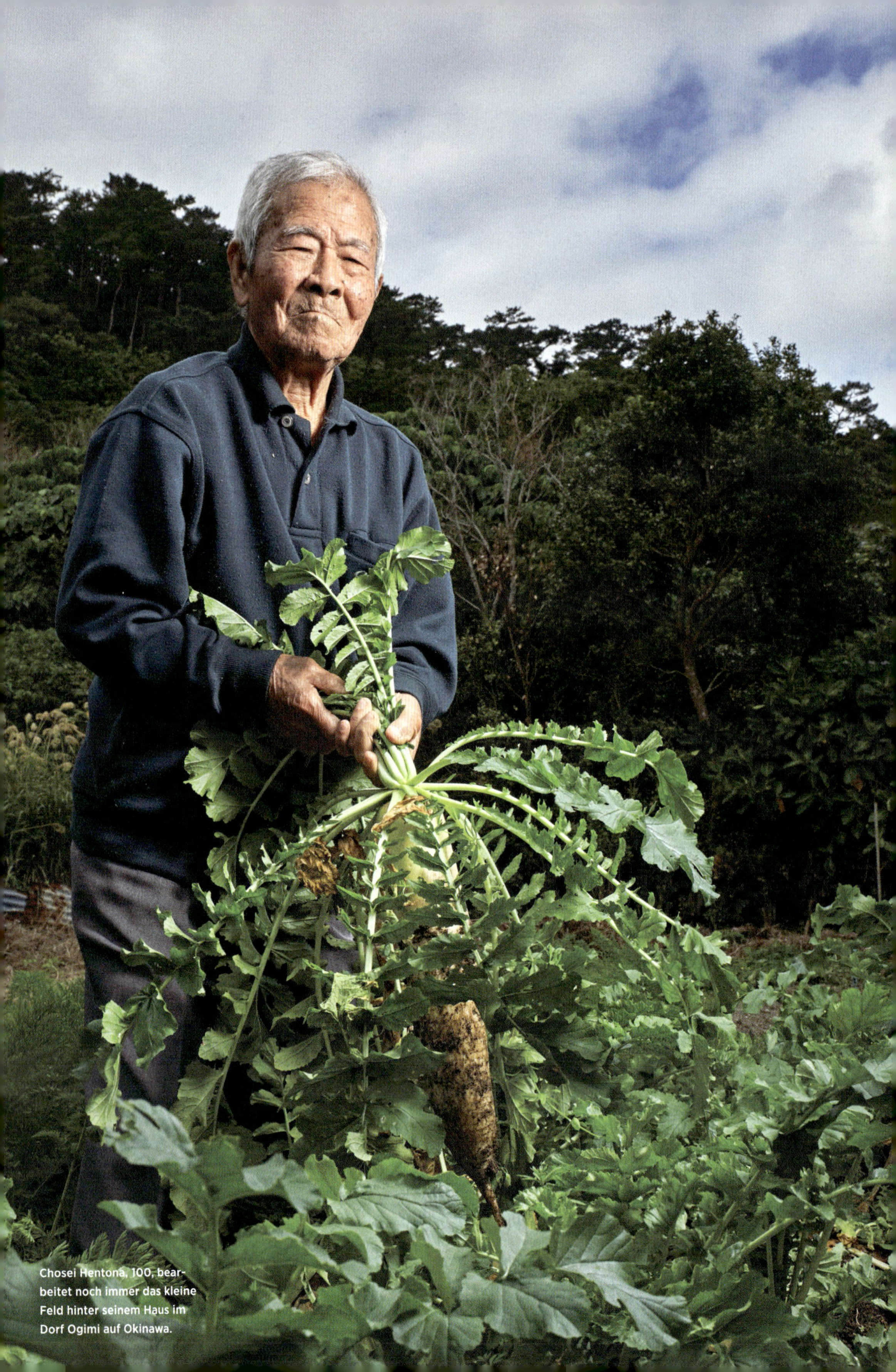

Chosei Hentona, 100, bearbeitet noch immer das kleine Feld hinter seinem Haus im Dorf Ogimi auf Okinawa.

Der Weg zu einem langen Leben

Die ursprüngliche Idee hinter Blue Zone war gewissermaßen ein »Reverse Engineering« der Langlebigkeit. Da unsere Lebenserwartung nur zu etwa 20 Prozent von unseren Genen bestimmt wird, so mein Gedanke, müsste ich nur die Orte finden, an denen die Menschen am längsten leben, die Gemeinsamkeiten in ihrer Lebensweise herausarbeiten, und schon hätte ich so etwas wie eine Formel der Langlebigkeit.

Ich kann natürlich nicht beweisen, dass die Faktoren, die ich in den Blue Zones ermittelt habe, ursächlich für die extrem hohe Lebenserwartung der Menschen sind, aber ich weiß, dass sie in hohem Maße korrelieren. Und obwohl jede Blue Zone ihre ureigenen Merkmale hat (wie der Verzehr von Bittermelonen in Okinawa und das kalkreiche Wasser in Nicoya), habe ich bemerkenswert übereinstimmende Muster in allen Blue Zones vorgefunden. Korrelation bedeutet nicht Kausalität, doch wenn diese Faktoren der Langlebigkeit unabhängig voneinander in fünf sehr verschiedenen Kulturen und auf vier Kontinenten auftreten, so kann man das nicht ignorieren.

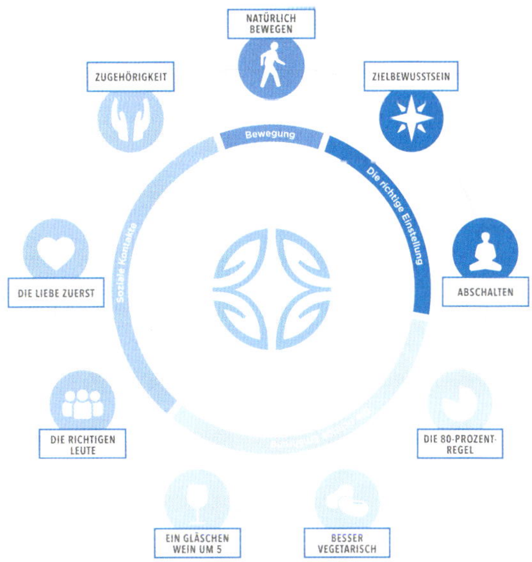

Wie in den Kapiteln zuvor beschrieben, habe ich Teams aus Medizinern, Anthropologen, Demografen und Epidemiologen zusammengestellt, um die evidenzbasierten Gemeinsamkeiten dieser bemerkenswerten Orte herauszuarbeiten.

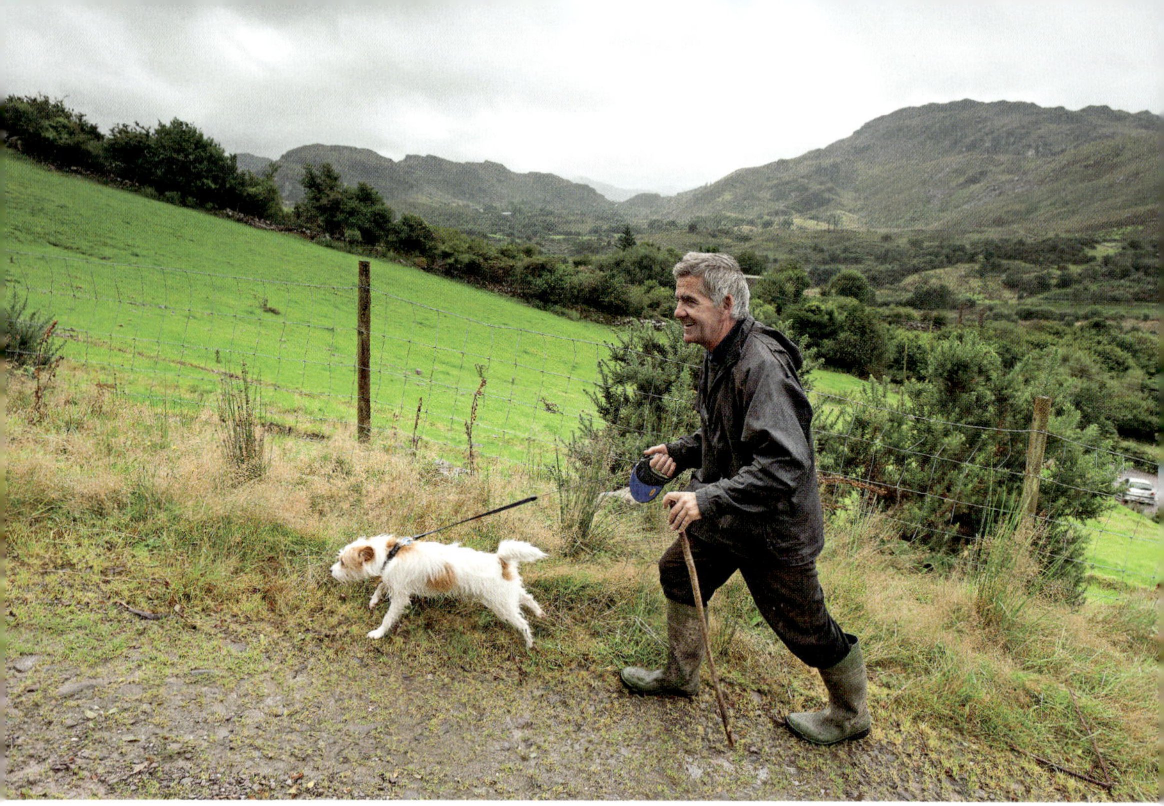

In der Grafschaft Kerry Island führt ein Mann seinen Hund auf einem Feldweg im Nieselregen spazieren.

Gemeinsam mit Forschern vor Ort, die sich mit Hundertjährigen befassten, überprüften wir unsere Arbeitstheorien anhand wissenschaftlicher Arbeiten und befragten repräsentative Stichproben von über 90-Jährigen in allen Blue Zones. Dabei kam heraus, dass es nicht das eine Geheimnis gibt, das erklärt, warum Menschen so lange und gesund leben. Stattdessen profitierten sie von einem ganzen Geflecht miteinander verbundener Faktoren, wie Ernährung, soziale Netzwerke, tägliche Rituale, die physische Umgebung und eine Art Zielbewusstsein – alles Faktoren, die sie voranbrachten und ihrem Leben Sinn gaben.

In diesem Kapitel werden wir diese Faktoren aufschlüsseln und einen Aktionsplan für Sie erstellen. Wie die Siebenten-Tags-Adventisten zeigen, könnte die Lebenserwartung der Amerikaner um sieben bis zehn Jahre steigen, wenn sie dem Beispiel der Blue Zones folgten. Um zu zeigen, wie das geht, haben wir die besten Praktiken für ein langes Leben in neun praktischen Leitlinien zusammengefasst, die Ihnen helfen, Ihr Umfeld in Sinne eines gesünderen und längeren Lebens umzugestalten. Nehmen Sie es als eine Anleitung zu einem langen Leben – die besten und fundiertesten verfügbaren Erkenntnisse, wie man dem Leben Jahre schenkt und den Jahren Leben.

Der Schlüssel zum Erfolg besteht darin, einen Lebensraum für sich, die Familie und die Gemeinschaft zu gestalten, der behutsam, aber stetig Verhaltensweisen fördert, wie es die natürlichen Bedingungen in den Blue Zones für die Menschen dort taten. In

Kapitel neun werden wir erläutern, wie man diese Dinge dauerhaft realisiert, damit sie sich tatsächlich in zusätzlichen Jahren auszahlen.

Wir haben die »kraftvollen Neun« so gestaltet, dass sie die folgenden Lebensbereiche abdecken: das Umfeld im Sinne einer aktiven Lebensführung optimieren, die richtige Einstellung gewinnen, sich richtig ernähren und soziale Beziehungen aufbauen, die positive Verhaltensweisen unterstützen.

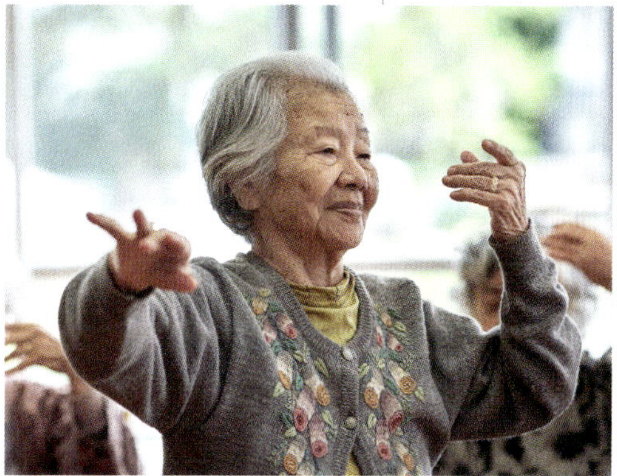

Im Gemeindezentrum von Ogimi treffen sich die älteren Frauen regelmäßig, um nach traditioneller Musik zu tanzen.

1 Natürlich bewegen

Die Langlebigkeits-Allstars stemmen weder Gewichte noch laufen sie Marathons oder gehen ins Fitnessstudio. Sie leben vielmehr in einer Umgebung, die sie ständig anregt, sich zu bewegen, ohne darüber nachzudenken. Einer Schätzung zufolge gehen die Menschen in den Blue Zones alle 10 bis 15 Minuten einer körperlichen Tätigkeit nach – Gartenarbeit, Essenszubereitung, Putzen oder Gehen. Ihre Straßen sind für Menschen gebaut, nicht für Autos. Der Weg zu einem Freund, zum Essen, zur Arbeit oder in die Kirche bietet Gelegenheit für einen Spaziergang.

In Nicoya mahlen die Frauen Mais und bereiten Tortillas noch von Hand. Auf Ikaria kneten sie ihr Brot selbst. In Okinawa gibt es in den Häusern kaum Möbel, sodass die Okinawaner sich täglich Dutzende Male auf den Boden niederlassen und wieder aufstehen, selbst wenn sie bereits 90 oder 100 sind.

WAS KANN ICH TUN?

Eine der sichersten, einfachsten und günstigsten Möglichkeit, sich täglich auf natürliche Weise zu bewegen, ist Gehen. Bereits 30 Minuten am Tag haben massiven Einfluss auf Ihre Gesundheit und Stimmung. Es trägt nicht nur zur Vorbeugung von Herzerkrankungen,

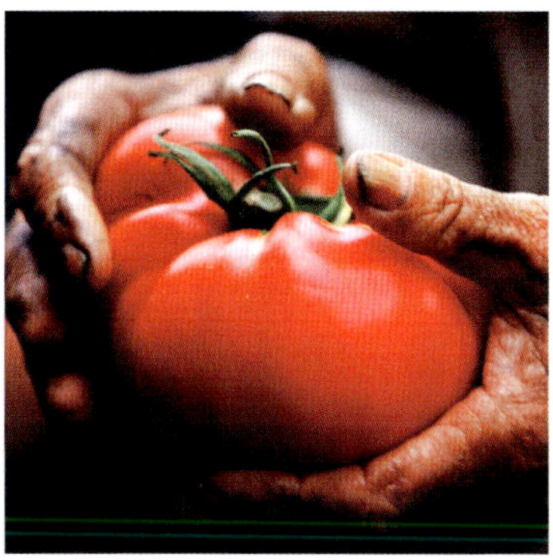

GOZEI SHINZATO

Die 104-jährige Frau aus Okinawa war kaum 1,40 Meter groß und besaß die unbändige Energie eines Chihuahuas und die Beweglichkeit eines Yogi. Gleich neben ihrem Drei-Zimmer-Haus im Norden Okinawas hielt sie einen gepflegten Garten, in dem nährstoffreiche und ein langes Leben fördernde Produkte gediehen, von Süßkartoffeln über Sojabohnen bis zu Beifuß und Kurkuma. Sie ging in ihrem Garten mit einer dreizinkigen Hacke zu Werke, arbeitete sich die Beete rauf und runter oder jätete auf einer Gummimatte kniend das Unkraut. Regelmäßige, maßvolle körperliche Betätigung wie diese baut nicht nur Stress ab, sagen Experten, sie erhöht auch die Lebenserwartung.

Depressionen und Fettleibigkeit bei, sondern hilft auch, Ihre Umgebung, Ihr Dorf oder Ihre Stadt auf eine neue Art kennenzulernen, örtliche Parks und Wanderwege sicher zu erkunden und soziale Kontakte zu knüpfen.

Am besten Sie platzieren Ihre Lauf- oder Walkingschuhe erst einmal so, dass Sie im Blickfeld sind. (Wenn Sie keine Laufschuhe oder kein Fahrrad haben, sollten Sie sich so etwas zulegen.)

Noch besser ist es, mit einem Freund oder einer Gruppe zu gehen. Im *American Journal of Preventive Medicine* veröffentlichte Untersuchungen zeigen, dass Menschen zur Erholung oder um Sport zu treiben, eher in Gesellschaft oder mit einem Hund zu Fuß gehen. Spazierengehen bietet neben der Bewegung auch Gelegenheit, Kontakte zu knüpfen und sich zu unterhalten. Erkunden Sie Wanderwege in Ihrer Umgebung. Erstellen Sie eine Karte Ihres Viertels, auf der Straßen, Parks, Häuser von Bekannten, markante Gebäude, Ausflugsziele und andere wichtige und zu Fuß erreichbare Orte verzeichnet sind. Ziel ist es, sich mindestens einmal pro Woche zum gemeinsamen Spazierengehen zu treffen.

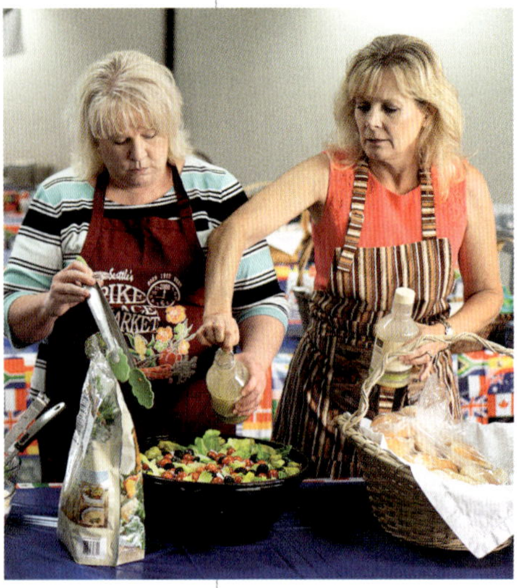

Für ein Potluck-Essen in der Kirche der Siebenten-Tags-Adventisten geben Frauen den Speisen den letzten Schliff.

Sie können auch Walking-Gruppen an Ihrem Arbeitsplatz organisieren, eine gute Möglichkeit, Sie und Ihre Kollegen zu aktivieren – wenn das Wetter es zulässt, helfen Sonne und frische Luft, Stress abzubauen. Manche Unternehmen bieten auf dem Firmengelände Spazierwege oder es gibt Wanderkarten für die Umgebung. Eine aktuelle Umfrage der *Harvard Business Review* ergab, dass Teams, die in Gruppen gehen, nach eigenen Angaben kreativer sind. Kollegen zusammenzubringen, kann auch Mitarbeiter motivieren, die sich sonst nicht engagieren würden. In einer von Wellness & Prevention, Inc. bei Johnson & Johnson durchgeführten Studie berichteten Wandergruppen, dass sie sich vitaler fühlten und sich mehr für ihre Kollegen und den Betrieb engagierten. Auch Schranken zwischen Management und Angestellten lassen sich durch derartige Walking-Meetings abbauen.

Nutzen Sie die öffentlichen Verkehrsmittel, um zur Arbeit zu fahren oder Besorgungen zu erledigen. Untersuchungen der American Heart Association haben gezeigt, dass Menschen, die regelmäßig den öffentlichen Nahverkehr nutzen, um 44 Prozent seltener übergewichtig werden, um 27 Prozent seltener an Bluthochdruck leiden und um 34 Prozent seltener an Diabetes erkranken als Menschen, die mit dem Auto fahren.

Richten Sie zu Hause eine Ecke mit Kissen ein, wo Sie auf dem Boden sitzend lesen oder arbeiten können. Das Hinsetzen und Aufstehen trainiert die Oberschenkel, die Gesäßmuskulatur und den unteren Rücken. Das aufrechte Sitzen ohne Lehne verbessert die

Körperhaltung und verbrennt pro Stunde bis zu 130 Kalorien zusätzlich. Falls es Ihnen zunächst schwerfällt, auf dem Boden zu sitzen, beginnen Sie mit einem Gymnastikball oder einem Bodenstuhl mit Lehne, bis Ihre Muskulatur kräftiger wird.

2 Zielbewusstsein

In den Blue Zones wachen die Menschen nicht mit dem Gefühl auf, nutzlos zu sein. Sie engagieren sich für die Familie, halten sich geistig fit und pflegen tägliche Rituale, um herunterzuschalten und Stress abzubauen. Sie lassen sich von Zielen und Aufgaben leiten.

Die Nicoyaner nennen es *plan de vida*, die Okinawaner *ikigai*. Beides ließe sich mit »warum ich morgens aufwache« übersetzen.

Untersuchungen lassen vermuten, dass ein ausgeprägtes Zielbewusstsein das Risiko von Alzheimer, Arthritis und Schlaganfällen verringert. Eine von den National Institutes of Health finanzierte Studie untersuchte den Zusammenhang zwischen Zielbewusstsein und der Lebenserwartung. Sie ergab, dass gesunde Menschen zwischen 65 und 92 Jahren, die klare Ziele und Aufgaben hatten, bis zu sieben Jahre länger lebten und intelligenter waren als diejenigen, die keine hatten. Das liegt daran, dass Menschen, die wissen, was ihnen Freude und Zufriedenheit bringt, gewissermaßen »die richtige Einstellung« haben. Sie sind in Aktivitäten und Gemeinschaften eingebunden, die ihnen ein befriedigendes, erfüllendes Umfeld eröffnen.

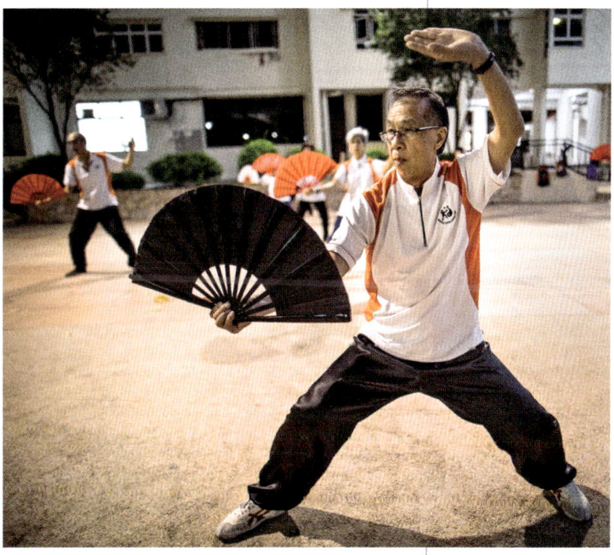

Mitglieder eines Sportclubs üben vor einem Wohnkomplex in Singapur einen traditionellen Fächertanz.

Für viele ist es heute gar nicht so einfach, einen Sinn in ihrem Leben zu bestimmen. Es ist hektischer als je zuvor, sei es, dass man einem Kleinkind hinterherläuft, die Kinderbetreuung und einen anspruchsvollen Job unter einen Hut bekommen oder Überstunden machen muss, um ein Projekt abzuschließen, wieder die Schulbank drückt, um sich fortzubilden, zwei Jobs braucht, um über die Runden zu kommen oder ein Elternteil pflegt. Wenn man von früh bis spät von einer Verpflichtung zur nächsten hetzt, bleibt kaum Zeit, um sich die Sinnfrage zu stellen.

Doch hin und wieder ertappen Sie sich vielleicht dabei, wie Sie in den Spiegel schauen und sich fragen, ob Sie sich das Leben wirklich so vorgestellt haben. In einem solchen Moment sollten Sie sich nach Ihrem persönlichen Daseinszweck fragen – Ihrem *plan de vida*, Ihrem *ikigai* – Ihrem Grund zu leben jenseits der Arbeit.

WAS KANN ICH TUN?

Schreiben Sie eine Absichtserklärung. Beginnen Sie damit, die folgenden, von Dr. Robert Leider, dem Autor von *The Power of Purpose*, entwickelten Fragen zu beantworten.

Denken Sie einen Moment über diesen Satz nach: »Freunde und Familie, die mich seit jungen Jahren kennen, sagen, meine ›besonderen Gaben‹ sind ____________.« In welcher Weise haben diese Gaben Ihr Leben geprägt?

Stellen Sie sich vor, Sie liegen auf dem Sterbebett und sind noch bei klarem Verstand. Ihr bester Freund kommt Sie besuchen und fragt: »Hast du Liebe gegeben und empfangen? Warst du authentisch und wirklich du selbst? Hast du einen kleinen Unterschied in dieser Welt gemacht?« Wie würden Sie diese Fragen beantworten?

Holen Sie den Taschenrechner heraus und stellen Sie folgende Berechnung an. Multiplizieren Sie Ihr Alter mit 365 und ziehen Sie das Ergebnis von 30 000, der durchschnittlichen Lebenserwartung in Tagen, ab.

Teilen Sie diese Zahl durch 365. Sobald Ihnen klar ist, dass Ihnen noch X Jahre bleiben, könnte es die Initialzündung für ein mutigeres, beherzteres Leben sein. Wie wollen Sie Ihre wertvollste Währung – Ihre Lebenszeit – künftig ausgeben?

Wie sind Sie heute aufgewacht? Sind Sie widerwillig aufgestanden oder mit Energie und Tatendrang? Beobachten Sie, wie Sie aufwachen, und Sie werden etwas über ihre Lebensaufgabe erfahren. Wie ist Ihre Stimmung überwiegend, wenn Sie aufstehen?

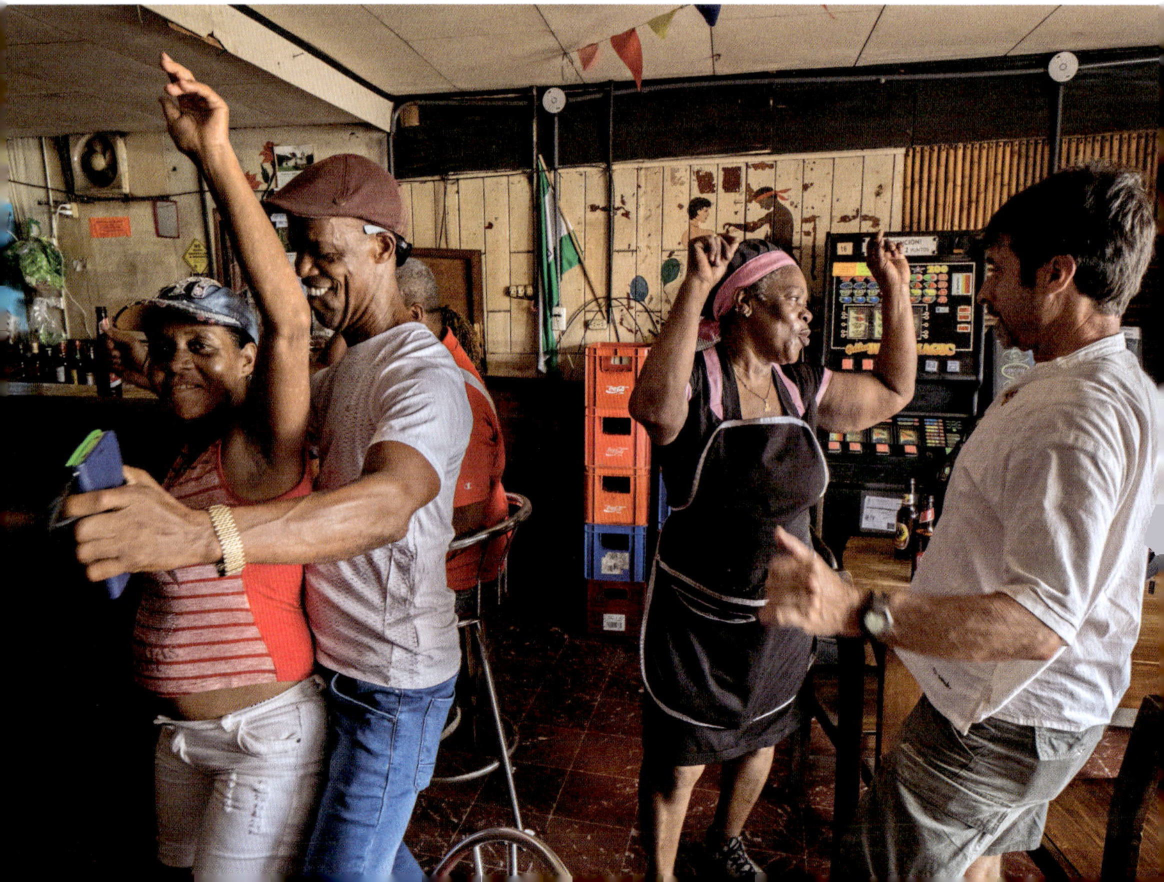

María de Carmen Yoursrecha Paterson (mit schwarzer Schürze) macht in ihrem Restaurant in Limón, Costa Rica, eine Pause, um sich mit Freunden zu amüsieren.

Schreiben Sie die Frage »Was sind meine Gaben?« auf fünf Karteikarten. Verteilen Sie die Karten an fünf Personen, die Sie gut kennen, mit der Bitte, ihre Antwort darauf zu schreiben. Dann schauen Sie sich die Antworten an. Erkennen Sie einen roten Faden?

Sind Sie neugierig? Worauf sind Sie in diesen Tagen am meisten gespannt? Hier ein paar Hinweise, die Ihnen die Beantwortung erleichtern. Die Zeit vergeht sehr schnell, wenn man sich mit dieser Frage befasst. Sie ist so interessant, dass man gar nicht anders kann, als Zeit damit zu verbringen! Es an einem schlechten Tag zu tun, ist besser als einen guten Tag mit den meisten anderen Dingen zu verbringen.

Schauen Sie sich in Ihrem Umfeld nach möglichen Vorbildern und Ratgebern um. Wer führt die Art von Leben, macht die Art von Arbeit, die Sie sich für die nächste Phase ihres Lebens vorstellen können? Suchen Sie das Gespräch mit ihnen: Was mögen sie am meisten, was am wenigsten an ihrem Job.

3 Abschalten

Auch die Menschen in den Blue Zones erfahren Stress. Im Gegensatz zu uns pflegen die langlebigsten Menschen der Welt jedoch Praktiken, diesen Stress abzubauen. Die Okinawaner nehmen sich jeden Tag ein paar Minuten Zeit, um ihrer Vorfahren zu gedenken, die Adventisten beten, die Ikarier halten ein Nickerchen und die Sarden machen Happy Hour. Die Costa Ricaner haben ein Händchen dafür, in ihrem Alltag für glückliche Momente zu sorgen, ohne dass es dafür eines Anlasses bedarf. Man trifft sich, um Fußball zu schauen, Musik zu hören, mit der Familie oder den Nachbarn zu grillen, Bier zu trinken und miteinander zu scherzen.

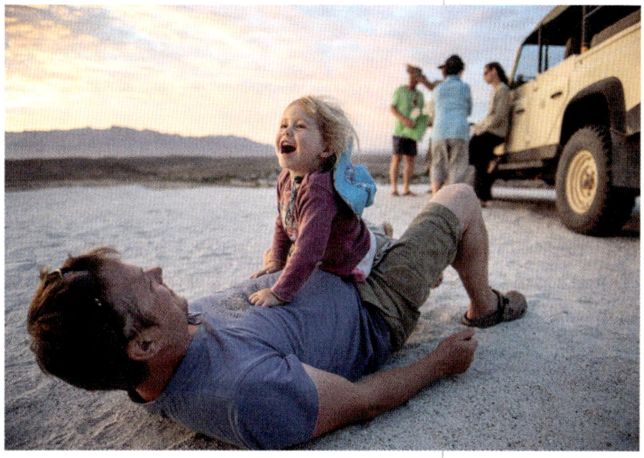

Ein noch junger Abenteurer turnt während einer Rast in der namibischen Wüste auf seinem Vater.

»In Costa Rica hört man stets und ständig *pura vida*«, sagt die Wirtschaftswissenschaftlerin Carol Graham von der Brookings Institution, die in Lateinamerika aufwuchs. Wörtlich übersetzt bedeutet es »das reine Leben«, aber ebenso bedeutet es »alles gut« und »nimm es leicht«.

Für die Adventisten in Loma Linda, Kalifornien, ist der Sabbat am Samstag ein »Heiligtum in der Zeit«. Von Sonnenuntergang am Freitag bis Sonnenuntergang am Samstag widmen sie sich Gott, ihrer Familie und der Natur. Sie lassen die Arbeit ruhen, die Kinder treiben weder Vereinssport, noch machen sie Hausaufgaben. Stattdessen unternehmen Familien gemeinsam Dinge, zum Beispiel Wanderungen, die sie einander und Gott näher bringen. Es ist eine Auszeit, um Abstand von der vergangenen Woche, von der Tretmühle und dem Stress des Alltags zu gewinnen.

Anders als viele Amerikaner, für die Erfolg, Status und materieller Reichtum einen hohen Stellenwert haben, geraten die Menschen in den Blue Zones nicht in die Falle, zu viel zu arbeiten, zu viel Geld auszugeben und die sozialen Kontakte zu vernachlässigen.

WAS KANN ICH TUN?

Beginnen Sie mit Meditationsübungen. Es gibt verschiedene Methoden. Sie erfordern nichts weiter als einen ruhigen, bequemen Ort zum Entspannen, eine bequeme Position (Sitzen oder Liegen), die die Meditation fördert, fokussierte Aufmerksamkeit und das Ausblenden potenzieller Ablenkungen. Es gibt auch Formen der »Gehmeditation«, die allerdings noch nicht eingehend untersucht sind. In jedem Fall kann sich täglich 15-minütiges »Abschalten« in vielerlei Hinsicht günstig auswirken. Etwa in einer verbesserten Selbstwahrnehmung, die Ihnen hilft, Ziele – das *ikigai* – zu bestimmen (ein weiteres gemeinsames Merkmal der Blue Zones), negative Gefühle abzubauen, die Stress auslösen, Fähigkeiten zur Stressbewältigung zu entwickeln, die Kreativität zu steigern und Symptome von Angst und Depressionen zu reduzieren. Da das Meditieren nachweislich die Stressreaktion umkehrt, senkt es unter anderem den Blutdruck, wirkt entzündungshemmend, fördert die Raucherentwöhnung, reduziert Symptome von *Colitis ulcerosa* (Dickdarm-Entzündung) und des Reizdarmsyndroms und hilft bei chronischer Schlaflosigkeit.

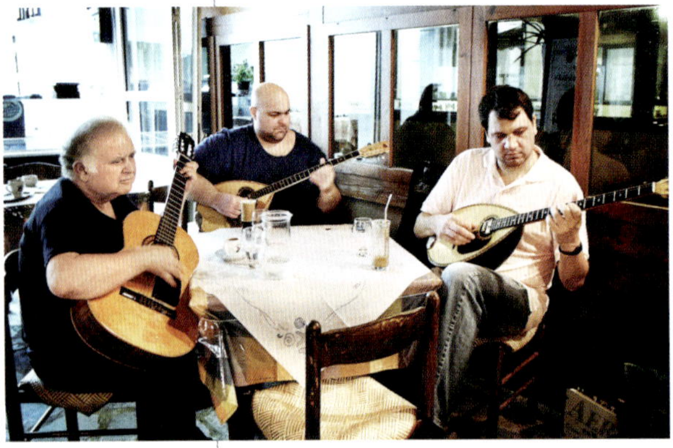

In einem Restaurant auf der griechischen Insel Ikaria stimmen Musiker ein Lied an.

Die *National Health Interview Survey* der CDC hat ergeben, dass sich die Zahl der meditierenden Erwachsenen zwischen 2012 und 2017 verdreifacht hat.

Für den Einstieg bieten sich eine kostenlose Meditations-App oder die Teilnahme an einem Meditationskurs an. Richten Sie in einem Zimmer eine Meditationsecke ein.

ZEIT ABZUSCHALTEN

Was stehen Sie denn da draußen rum?«, fragte sie. Ich war gerade zwei Stunden durch den tropischen Wald in Costa Rica gewandert und hatte ihre Hütte entdeckt. Ihr Name war Segundia Zuniga, sie lud mich zu Kaffee und Maisbrot ein. Ihre Nachbarn, ein Ehepaar mittleren Alters, waren bereits drinnen, unterhielten sich über das Wetter und die Ernte und plauderten so vor sich hin. Ihr 91-jähriger Ehemann schlief in einer Hängematte. »Ist Ihnen denn nie langweilig?«, fragte ich. »Was tun Sie, um sich zu zerstreuen?« »Ich suche mir ein schattiges Plätzchen und esse eine Orange«, sagte sie ohne Umschweife.

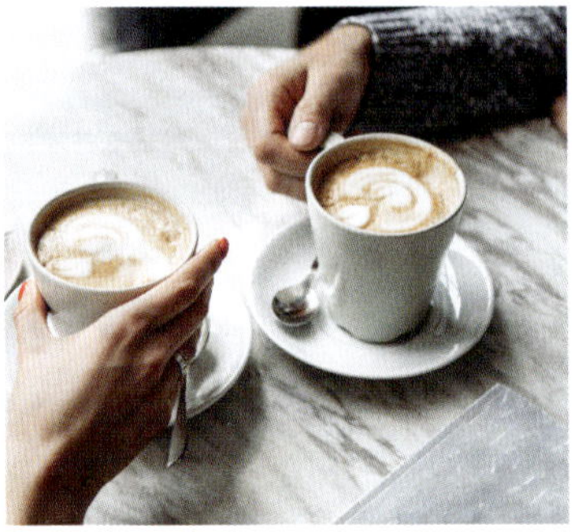

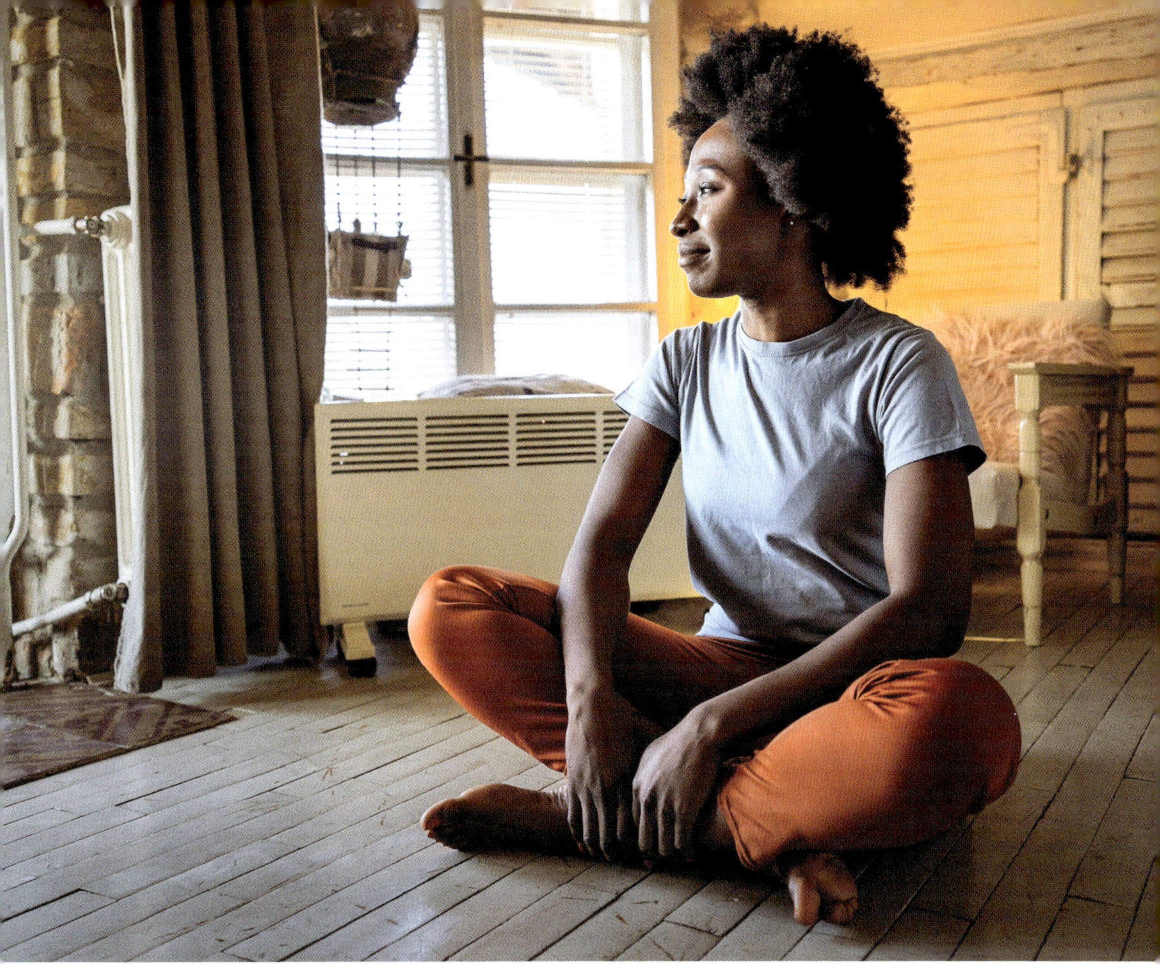

Es sollte ein ruhiger Ort mit einem Sitzkissen sein, dekoriert mit Gegenständen, die beruhigend wirken. Allein der Anblick der Anordnung soll zur Meditation einladen.

Eine weitere Möglichkeit des Abschaltens: Schauen Sie sich ein lustiges Video auf Facebook oder YouTube an. Es baut genauso effektiv Stress ab wie 20 Minuten auf dem Laufband – und es hebt die Stimmung.

Beschränken Sie Ihre Wochenarbeitszeit auf 40 Stunden und planen Sie einen Urlaub oder eine Auszeit von Ihrem Job.

Schreiben Sie einem Freund oder Kollegen einen Dankesgruß. In der Fachzeitschrift *Psychological Science* veröffentlichte Forschungsergebnisse zeigen, dass Menschen, die ihre Dankbarkeit zum Ausdruck bringen, nicht nur das Glück und Wohlbefinden des Adressaten mehren, sondern auch das der eigenen Person.

4 Die 80-Prozent-Regel

Wer jemals das Glück hat, mit einem älteren Menschen aus Okinawa zu essen, wird vermutlich zu Beginn der Mahlzeit folgende Worte hören: *Hara hachi bu.*

Meditieren ist eine von vielen Möglichkeiten, an einem anstrengenden Tag »abzuschalten« und Stress abzubauen.

»Es ist ein konfuzianisch angelehntes Sprichwort«, sagt Dr. Craig Willcox, Mitautor von *The Okinawa Program.* »Alte Menschen sagen es vor dem Essen. Es bedeutet: Iss, bis du zu 80 Prozent satt bist.«

Die Idee dahinter: Es dauert 20 Minuten, bis der Magen dem Gehirn mitteilt, dass er satt ist. »Wenn man weniger isst, so die Theorie, verlangsamt sich der Stoffwechsel und der Körper produziert weniger schädliche Oxidantien, Stoffe, die ihn von innen »verrosten« lassen.

Anders als die meisten Amerikaner, die so lange essen, bis ihr Magen gefüllt ist, hören Okinawaner der älteren Generation auf, sobald sie keinen Hunger mehr verspüren. Dies hat einen weiteren Vorteil. Es hilft fit zu bleiben. Der Unterschied von 20 Prozent zwischen dem Nicht-Hunger und dem Sättigungsgefühl kann über Gewichtsverlust und Zunahme entscheiden.

WAS KANN ICH TUN?

Essen Sie langsamer. Wer schnell isst, isst mehr. Bei einem langsameren Tempo reagiert der Körper besser auf Anzeichen, die uns die Sättigung signalisieren. Widmen Sie sich ganz und gar dem Essen, schalten Sie den Fernseher, den Computer und das Telefon aus. Sie essen dann langsamer, nehmen weniger und genießen mehr. Verwenden Sie kleines Geschirr, essen Sie von kleineren Tellern und verwenden Sie hohe, schlanke Gläser. So nehmen Sie vermutlich deutlich weniger zu sich, ohne sich darüber auch nur Gedanken zu machen.

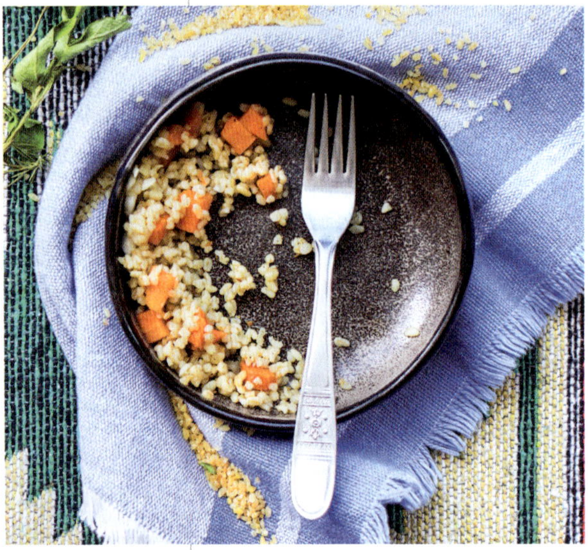

Das okinawanische Sprichwort *Hara hachi bu* bedeutet, aufhören zu essen, bevor der Magen voll ist.

Essen Sie nicht im Gehen oder unterwegs. Setzen Sie sich an einen Tisch, statt im Auto, vor dem Kühlschrank oder auf dem Weg zum nächsten Termin noch hastig etwas in sich hineinzustopfen. Machen Sie es sich zur Gewohnheit, mit etwas Hingabe zu essen, so werden Sie auch Geschmack und Konsistenz der Speisen besser zu genießen lernen.

Essen Sie früh am Tag. In den Blue Zones wird die Hauptmahlzeit gewöhnlich in der ersten Tageshälfte eingenommen. Bei Nicoyanern, Okinawanern und Sarden ist das Mittagessen die Hauptmahlzeit, während Adventisten den größten Teil ihrer Kalorien zum Frühstück zu sich nehmen. Alle Bewohner der Blue Zones nehmen ihre kleinste Mahlzeit am späten Nachmittag oder frühen Abend ein.

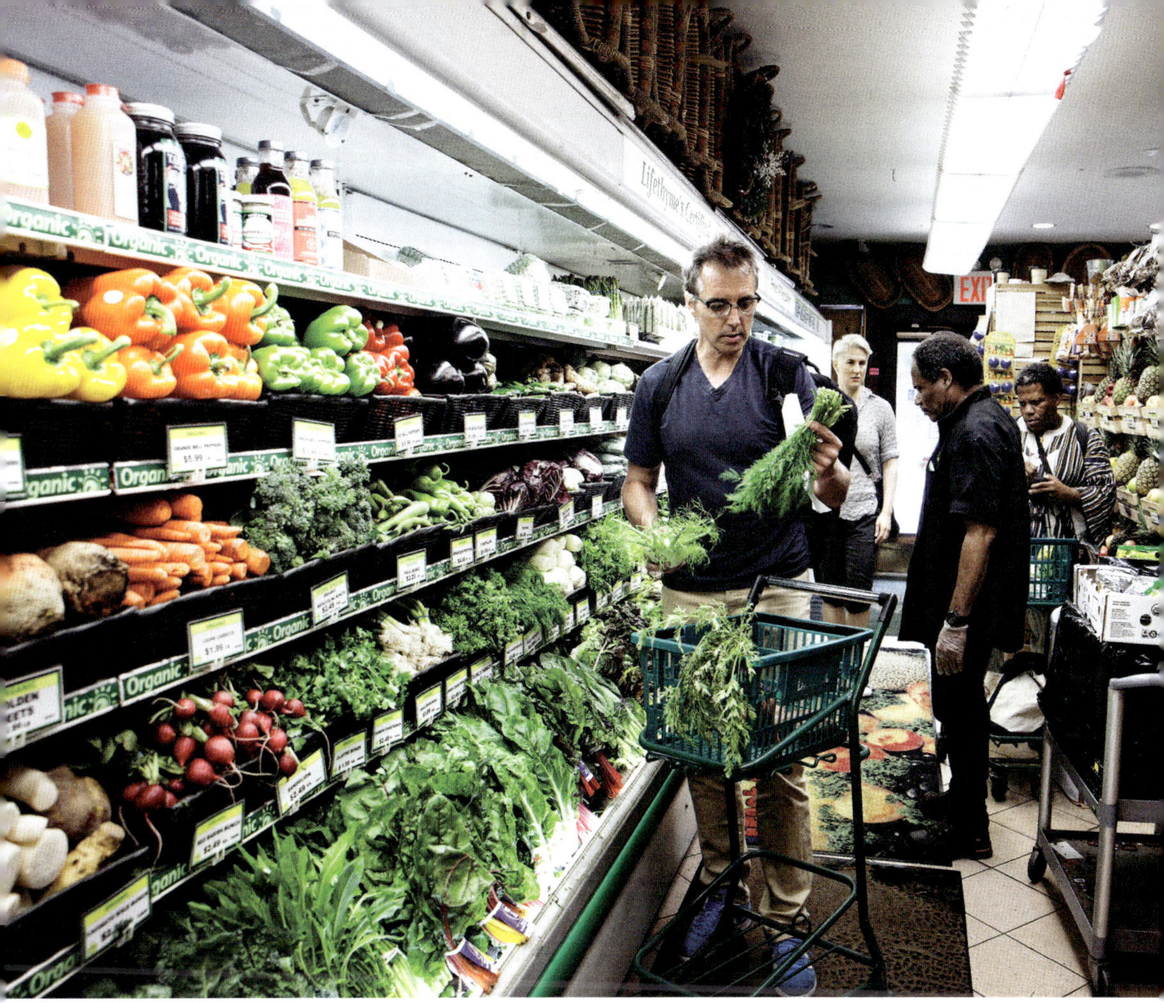

In einem veganen Laden in Manhattan schnappt sich Dan im Gemüsegang ein Bund Grünzeug.

5 Besser vegetarisch

Bis ins späte 20. Jahrhundert standen auf dem Speiseplan der Blue Zones fast ausschließlich minimal verarbeitete pflanzliche Produkte – vor allem Vollkornerzeugnisse, Gemüse und Nüsse. Fleisch – hauptsächlich Schweinefleisch – wurde im Schnitt nur fünfmal pro Monat gegessen. Die Portionsgrößen entsprachen mit 90 bis 120 Gramm etwa dem Gewicht eines Kartenspiels. Bohnen wie Favabohnen, schwarze Bohnen und Sojabohnen sowie Linsen waren die Grundpfeiler in der Ernährung der meisten Hundertjährigen.

Die Okinawaner essen jeden Tag Tofu, doppelt so viel wie alle anderen Japaner. Tofu wird aus Sojabohnen hergestellt, die gemahlen, gekocht, abgeseiht und in Formen gepresst werden. Er ist fettarm, reich an Proteinen und Kalzium und senkt Studien zufolge den Cholesterinspiegel und das Risiko von Prostata- und Brustkrebs. In den meisten Orten dort gibt es Läden, in denen Tofu noch von Hand hergestellt wird. Da Tofu mehrmals täglich an die Geschäfte und Märkte der ganzen Insel ausgeliefert wird, ist er oft noch warm. Forschungen von Harvard und internationalen Teams von Wissenschaftlern zeigen deutlich, dass die Wahrscheinlichkeit, am Herzen, an Diabetes, Demenz oder verschiedenen Krebsarten zu erkranken, umso geringer ist, je mehr man sich dieser Ernährungsweise annähert.

WAS KANN ICH TUN?

Essen Sie täglich vier bis sechs Portionen Gemüse. In den Blue Zones umfasst jede Mahlzeit mindestens zwei Gemüsesorten. Präsentieren Sie Obst und Gemüse offen in Ihrer Küche. Stellen Sie eine Schale mit Obst auf die Theke oder den Tisch und legen Sie einen Zettel mit der Aufschrift »Füll mich« hinein. Verstecken Sie Ihr Gemüse nicht im Kühlschrank, stellen Sie es gut sichtbar ins Regal.

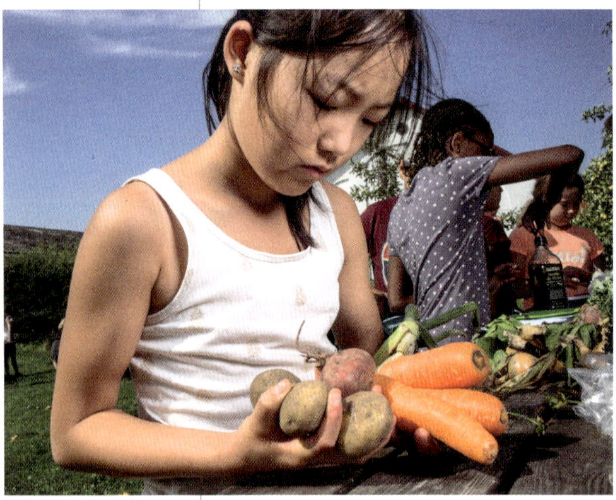

Schulkinder in Dänemark ernten Gemüse, das sie im Rahmen eines Umweltprojekts selbst angebaut haben.

Setzen Sie auf Bohnen. Machen Sie Bohnen – oder Tofu – zum Herzstück ihres Mittag- oder Abendessens.

Essen Sie jeden Tag Nüsse. Die *Adventist Health Studies* belegen, dass die Sorte keine Rolle spielt, um die Lebenserwartung zu steigern. Aber Vorsicht: Eine Portion Nüsse von etwa 30 Gramm liefert zwischen 165 und 200 Kalorien, 60 Gramm können also bis zu 400 Kalorien haben.

Halten Sie Nüsse auf Vorrat, am besten in Packungen von maximal 60 Gramm. Aufbewahren sollte man Nüsse im Kühlschrank, damit die enthaltenen Öle nicht ranzig werden. Oder stellen Sie eine Dose Nüsse ins Büro für den Nachmittagssnack, damit Sie nicht vor dem Abendessen in Versuchung kommen.

Reduzieren Sie Ihren Fleischkonsum. Nach dem Vorbild der Blue Zones sollte man nur zweimal pro Woche Fleisch essen und die Portionen auf Kartenspielgröße beschränken.

6 Wein

Die Menschen in den Blue Zones (außer Adventisten) trinken regelmäßig in Maßen Alkohol. Maßvolle »Trinker« leben länger als Abstinenzler. Der Trick ist, sich auf ein bis zwei Gläser pro Tag zu beschränken (wie wäre es mit sardischen Cannonau-Wein?) und sie mit Freunden und/oder zum Essen zu genießen. Nein, Sie können nicht die ganze Woche trocken bleiben, um am Samstag 14 Gläser zu trinken.

Epidemiologische Studien legen nahe, dass Menschen, die täglich Bier, Wein oder Spirituosen trinken, einen gewissen gesundheitlichen Nutzen davontragen. Doch Erfahrungen aus den Blue Zones zeigen, dass Regelmäßigkeit und Maßhalten der Schlüssel sind. Auf Okinawa ist es das tägliche Glas Sake mit Freunden. Auf Sardinien ist es ein Glas dunkler Rotwein zu jeder Mahlzeit oder in Gesellschaft von Freunden.

Rotwein bietet den zusätzlichen Bonus arterienreinigender Polyphenole, die zur Bekämpfung von Arteriosklerose beitragen können. Vorsicht jedoch vor der toxischen Wirkung von Alkohol auf Leber, Gehirn und andere Organe – neben dem erhöhten Unfallrisiko –, wenn der tägliche Konsum zwei Gläser übersteigt.

WAS KANN ICH TUN?

Legen Sie sich eine Kiste hochwertigen Rotwein zu. Die Sarden trinken ihren Cannonau, den Sie im Online-Weinhandel finden. Dr. Christina Chrysohoou und Kollegen fanden heraus, dass ein Glas Wein zu einer vegetarischen Mahlzeit die Aufnahme von Antioxidantien erhöht.

Gönnen Sie sich eine Happy Hour, zum Beispiel mit einem Glas Wein und Nüssen als Vorspeise zusammen mit Freunden oder dem Ehepartner.

Bleiben Sie maßvoll. Eine oder zwei Portionen Rotwein pro Tag sind das Maximum, um von den gesundheitlichen Vorteilen zu profitieren. Schießen Sie über das Ziel hinaus, gehen sämtliche Vorteile verloren, also: maßvoll trinken!

Eine Gruppe sardischer Freunde stößt an und sagt: »*A kennt'annos*« – mögest du 100 Jahre alt werden.«

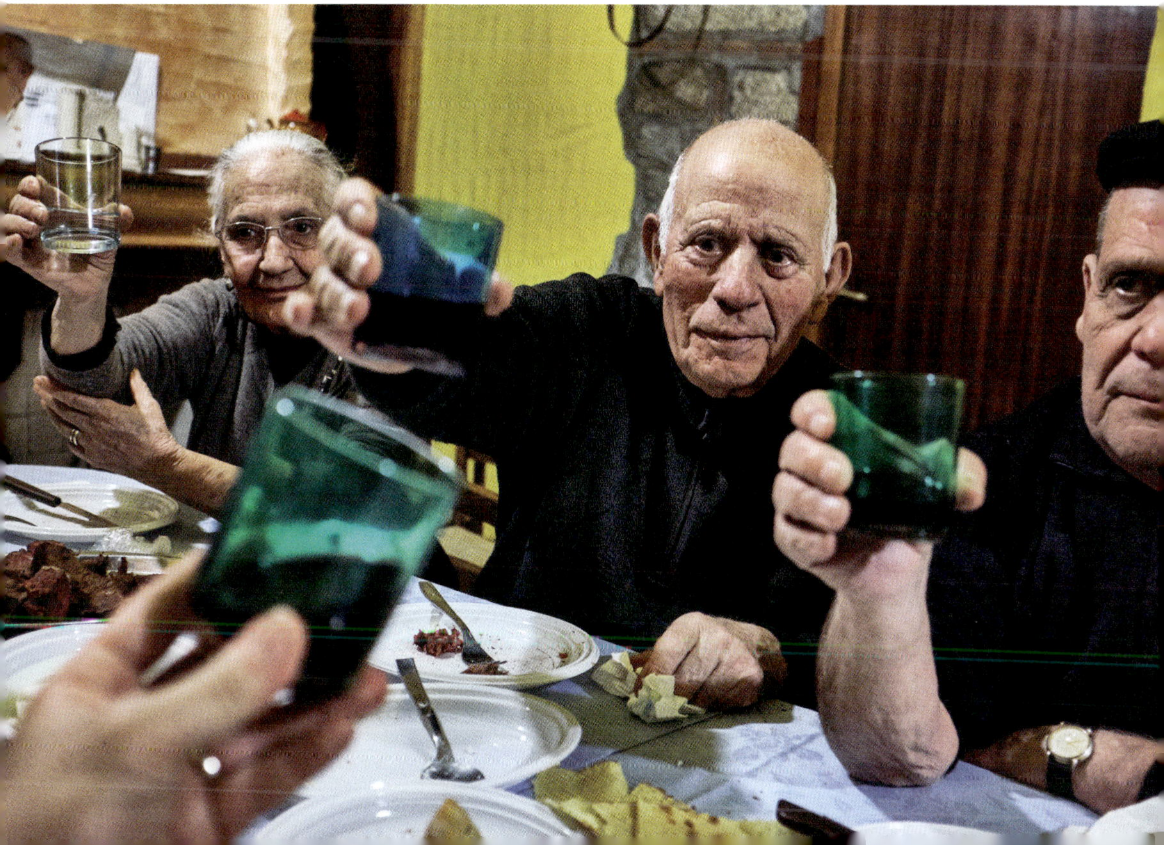

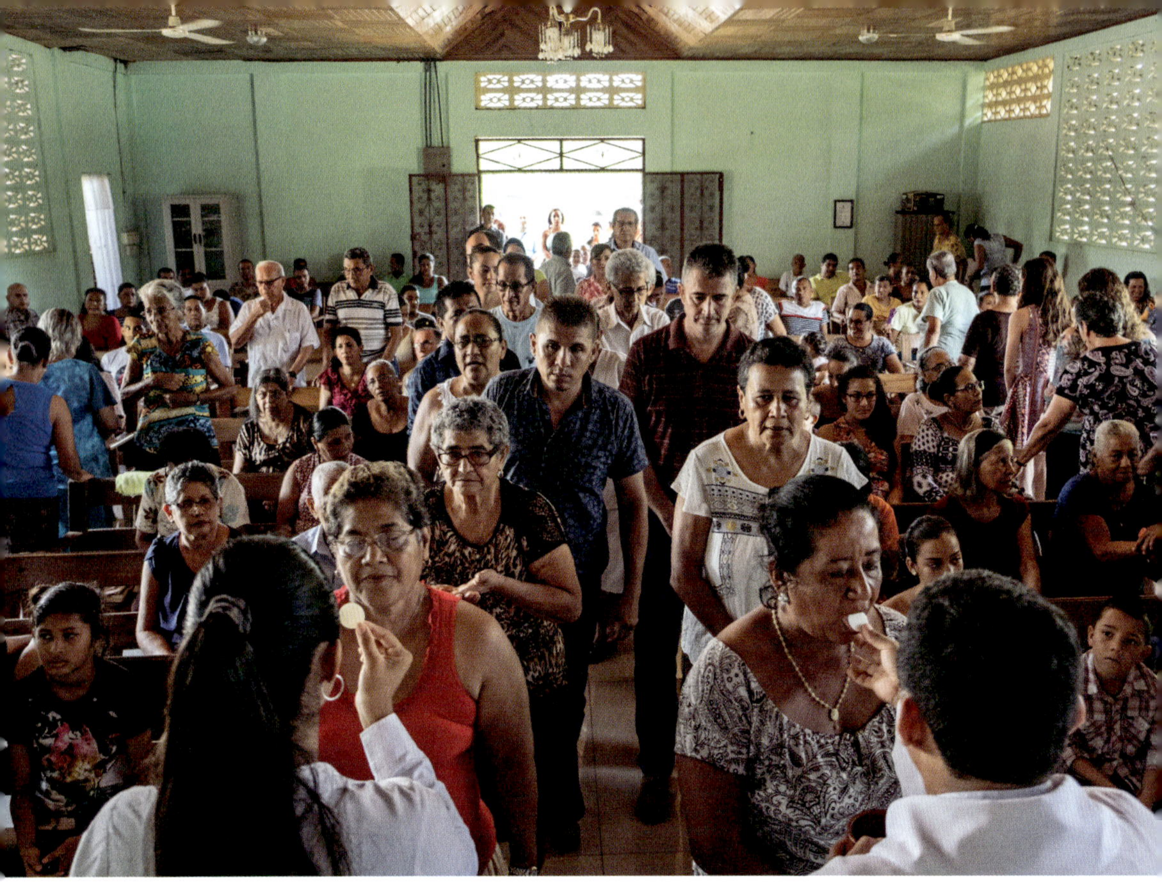

Gemeindemitglieder nehmen während der Messe in einer kleinen Kirche auf der Halbinsel Nicoya die Kommunion entgegen.

7 Zugehörigkeit

Gesunde Hundertjährige sind meist gläubig. Bis auf eine Handvoll der Hundertjährigen, die wir befragten, gehörten alle einer Glaubensgemeinschaft an. Die Sarden und Nicoyaner sind überwiegend katholisch. Die Okinawaner haben eine Mischreligion, bei der die Ahnenverehrung im Vordergrund steht. Die Hundertjährigen von Loma Linda sind Siebenten-Tags-Adventisten. Die Konfession scheint keine Rolle zu spielen. Der simple Akt des Gottesdienstes ist eine der machtvollen Gewohnheiten, die die Chancen auf ein langes Leben offenbar erhöhen. Untersuchungen zeigen, dass der viermalige Besuch des Gottesdienstes pro Monat die Lebenserwartung um bis zu 14 Jahre erhöht.

WAS KANN ICH TUN?

Engagieren Sie sich. Wenn Sie bereits einer religiösen Gemeinschaft angehören, übernehmen Sie eine aktivere Rolle. Die lebensverlängernde Wirkung entfaltet sich möglicherweise mehr durch die Art der Teilnahme als durch die Teilnahme an sich. Werden Sie aktiv, etwa im Chor oder in der Freiwilligenarbeit, es wird vermutlich Ihr Wohlbefinden steigern und Ihr Leben verlängern.

Falls Sie der in Ihre Wiege gelegten Glaubensgemeinschaft nicht mehr angehören, halten Sie nach einer neuen Gemeinschaft Ausschau, die Ihren Wertvorstellungen und Anschauungen entspricht. Suchen Sie sich Anregungen bei Freunden oder bei Menschen, die Sie schätzen. Wenn Sie unsicher sind, besuchen Sie in den kommenden acht Wochen pro Woche jeweils einen anderen Gottesdienst.

Gehen Sie einfach hin. Planen Sie für die nächsten acht Wochen (so lange dauert es, bis etwas zur Gewohnheit wird) den Besuch von Gottesdiensten ein. Denken Sie nicht darüber nach, gehen Sie einfach mit offenem Geist hin. Studien belegen, dass Menschen, die sich auf Gottesdiensten engagieren (singen, an Gebeten oder der Liturgie teilnehmen, ehrenamtlich tätig sind), ihr Wohlbefinden steigern.

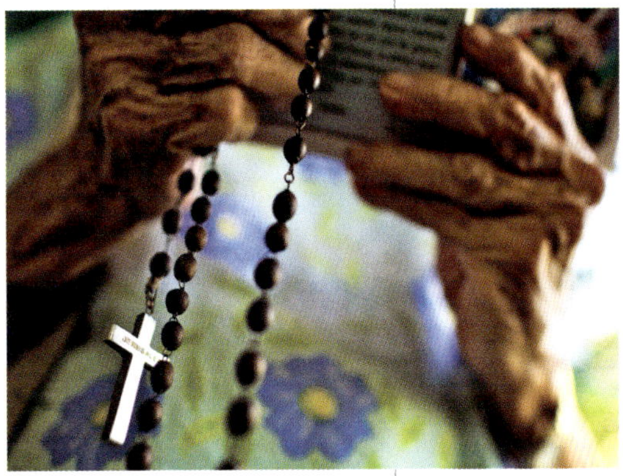

Glaube und Gebete gelten als wichtige Faktoren für die Erhöhung der Lebenserwartung.

8 Die Lieben zuerst

Für glückliche Hundertjährige in den Blue Zones steht die Familie an erster Stelle. Das heißt, die Eltern und die Großeltern bleiben in der Nähe oder im Haus. (Das senkt übrigens auch die Krankheits- und Sterblichkeitsrate von Kindern im Haus.) Sie leben in einer Partnerschaft (was die Lebenserwartung um bis zu drei Jahre erhöhen kann) und investieren Zeit und Liebe in ihre Kinder (die sich dann ihrerseits eher um sie kümmern werden, wenn die Zeit gekommen ist). In Nicoya leben Familien oft in Clustern. In einem Dorf, das ich besuchte, stammten alle 99 Bewohner von demselben 85-jährigen Mann ab. Zu den Mahlzeiten trafen sie sich immer im familieneigenen Restaurant, und täglich kamen die Enkel den Patriarchen besuchen, um ihm beim Aufräumen zu helfen oder um eine Partie Dame zu spielen.

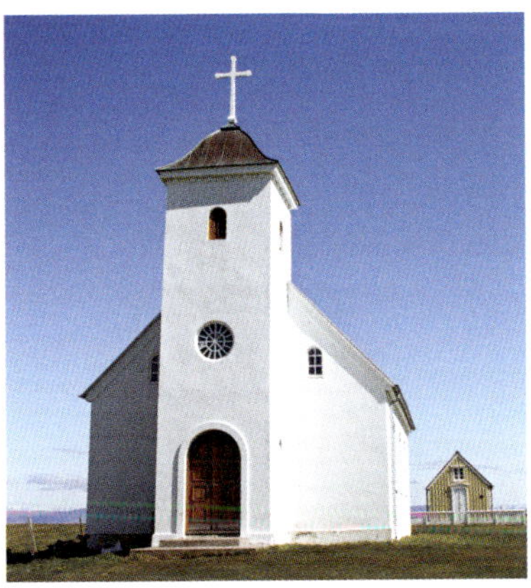

DIE PERSPEKTIVE DER WISSENSCHAFT

Robert A. Hummer und ein Team von Forschern der University of Texas fanden heraus, dass Menschen, die in der neunjährigen Beobachtungszeit nie in die Kirche gingen, ein 1,87-fach höheres Sterberisiko hatten als diejenigen, die einmal pro Woche den Gottesdienst besuchten. Ihre Erklärung: Der Kirchgang verbesserte offenbar die sozialen Bindungen, wie zum Beispiel verheiratet zu sein, aktiv zu bleiben und Freunde und Verwandte zu haben, auf die man zählen kann. Er fördert zudem gesundes Verhalten, etwa wie auf das Rauchen und Trinken zu verzichten. Andere Untersuchungen ergaben, dass Frauen, die häufig den Gottesdienst besuchten, ein um 33 Prozent geringeres Sterberisiko hatten als diejenigen, die nicht in die Kirche gingen.

Auf Sardinien fragte ich einmal einen Winzer, der seine gebrechliche Mutter pflegte, ob es nicht einfacher wäre, sie in einem Heim unterzubringen. Er winkte ab. »Daran würde ich nicht einmal denken. Das wäre eine Schande für die Familie.«

In den Städten geht der Trend in die entgegengesetzte Richtung. In vielen Familien mit berufstätigen Eltern und Kindern bleibt nicht viel Zeit für die Familie, da der Terminkalender immer voller wird. Wie lässt sich der Trend umkehren? Die Psychologin Gail Hartman sagte, das Wichtigste sei, dass alle Generationen einer Familie Zeit miteinander verbringen. »Intakte Familien achten darauf, mindestens eine Mahlzeit pro Tag gemeinsam einzunehmen, jährlich Urlaub zu machen und Zeit mit der Familie zu verbringen. Es muss sich nicht alles ändern. Die Kinder können Hausaufgaben machen, während die Eltern das Abendessen vorbereiten, entscheidend ist, dass es ein Wir-Gefühl in der Familie gibt.

WAS KANN ICH TUN?

Schaffen Sie Rituale im Alltag. Kinder brauchen Struktur und Regelmäßigkeit. Machen Sie eine gemeinsame Mahlzeit pro Tag zur festen Gewohnheit und den Familienurlaub zur Tradition. Essen Sie jeden Dienstag mit der Großmutter zu Abend. Achten Sie darauf, Festtage bewusst zu feiern.

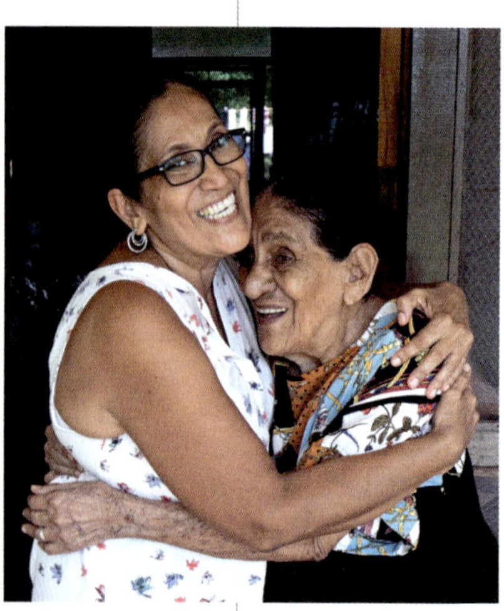

Sara Fonseca umarmt ihre Mutter Natividad Talia Matarrita Fonseca, 93, in ihrem Haus in Costa Rica.

Errichten Sie einen Familienschrein. Auf Okinawa wird der Ahnenschrein im schönsten Raum des Hauses aufgestellt, um darauf die Porträts von verstorbenen Angehörigen und ihre persönlichen Gegenstände auszustellen. Gestalten Sie eine Wand mit den Bildern Ihrer Eltern und Kinder, die Sie jedes Jahr um neue Fotos ergänzen.

Näher zusammenrücken: Auf einem kleineren Raum ist es für Familien einfacher, sich zu finden und Zeit miteinander zu verbringen. Ein großes, weitläufiges Haus verführt den Einzelnen eher, sich von der Gemeinschaft abzugrenzen. Deshalb sollte man in einem großen Haus einen Raum einrichten, in dem sich die Mitglieder der Familie täglich treffen.

Zuerst die Familie. Investieren Sie Zeit und Energie in Ihre Kinder, Ihren Partner und Ihre Eltern. Spielen Sie mit den Kindern, pflegen Sie Ihre Partnerschaft und achten Sie auf Ihre Eltern.

9 Die richtigen Leute

Eines der wirksamsten und dauerhaftesten Dinge, die Sie tun können, um sich der Lebensweise der Blue Zones anzupassen, ist der Aufbau eines sozialen Netzwerks, der die gesunde Ernährung, das Aktivsein und das emotionale Wohlbefinden begünstigt.

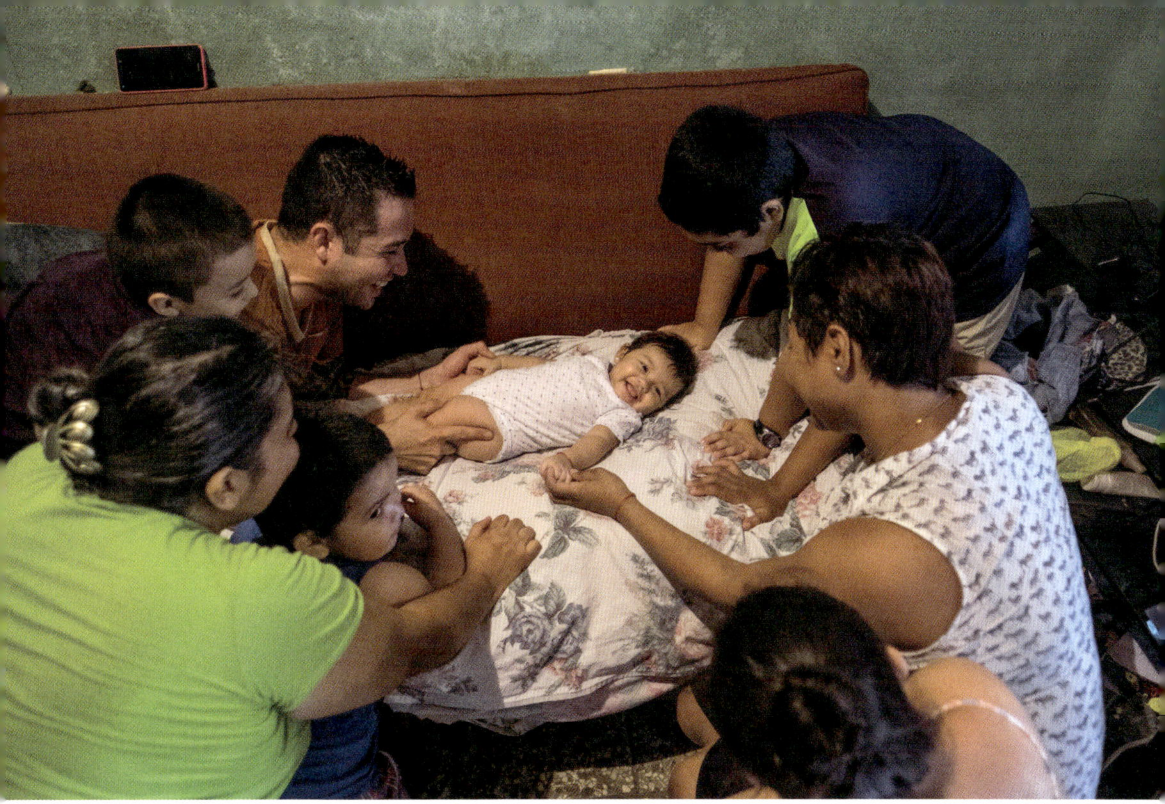

Die weltweit am längsten lebenden Menschen haben soziale Netzwerke aufgebaut – oder wurden in solche hineingeboren –, die gesunde Verhaltensweisen fördern. In Okinawa wurden Kinder traditionell in Moais aufgenommen, einem lebenslangen Freundeskreis, der die Menschen bis ins hohe Alter unterstützte. Ich verbrachte einmal einige Zeit in einem Moai, der aus einer Gruppe von Frauen bestand, die im Durchschnitt 102 Jahre alt waren. Sie trafen sich jeden Abend, um Sake zu trinken und zu plaudern. Obwohl sich die Lebensweise der jüngeren Generationen über die Jahrzehnte verändert hat, leben einige der weltweit ältesten Frauen immer noch in Okinawa.

Die Forschung zeigt, dass Freunde und Familie langfristig Einfluss auf die Gesundheit haben. Die Sorte Mensch, mit der wir Kontakt pflegen, hat einen enormen und messbaren Einfluss darauf, wie glücklich wir sind, aber auch wie dick oder sogar wie einsam wir sind. Wenn Ihre besten Freunde nicht gesund leben, werden Sie es wahrscheinlich auch nicht tun. Sie sind die Summe der Menschen, mit denen Sie die meiste Zeit verbringen. Nehmen Sie sich darum Zeit, Ihr soziales Umfeld für mehr Gesundheit und Glück zu optimieren.

In den 1980er-Jahren hatten die Amerikaner durchschnittlich drei enge Freunde. Heute ist diese Zahl auf ein bis zwei gesunken. Wenn Sie nicht mindestens drei Freunde haben, die Sie an einem schlechten Tag anrufen können, verkürzt sich die Lebenserwartung um etwa acht Jahre, wie Studien zeigen.

Ein fünf Monate altes Mädchen, umringt von der fröhlichen Familie, in Nicoya, Costa Rica, wo die Unterstützung von geliebten Menschen der Schlüssel zu einem längeren Leben ist.

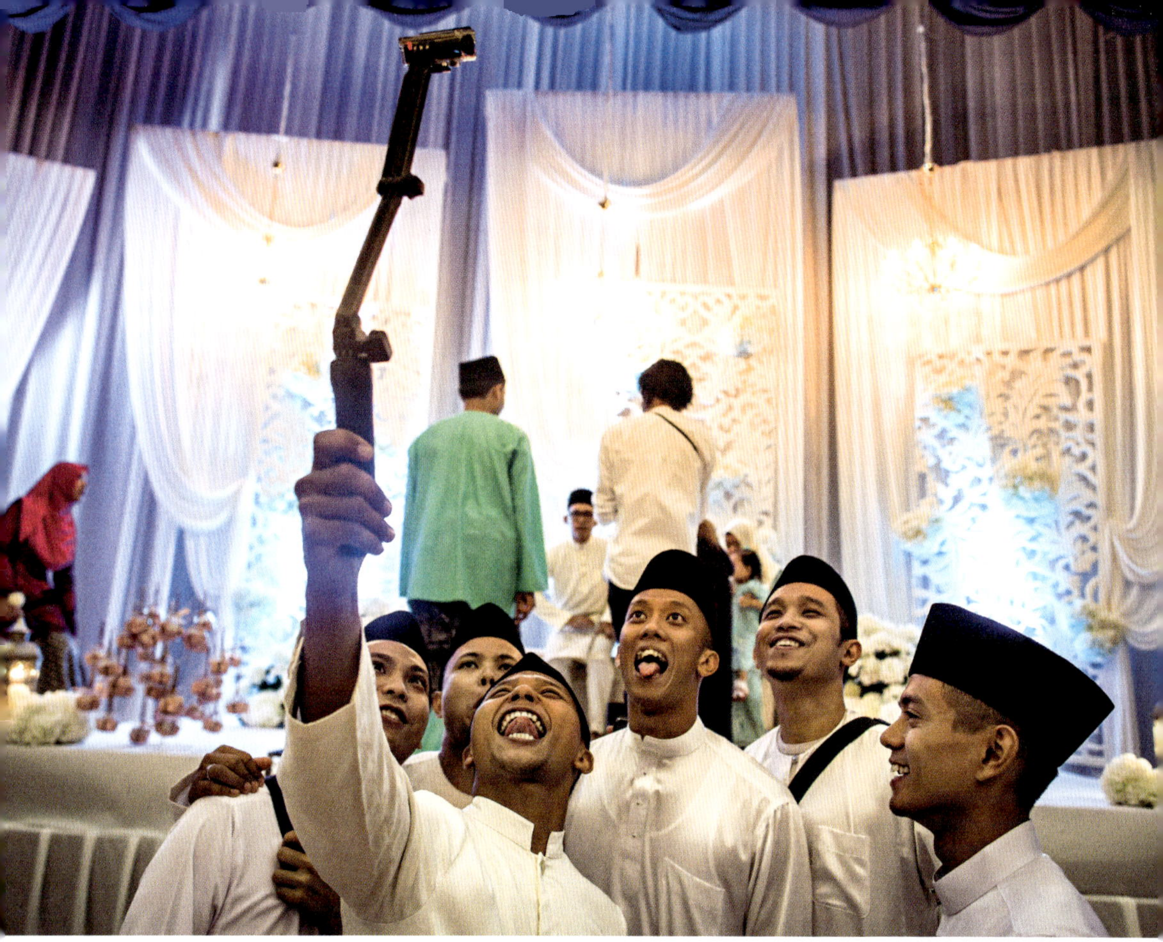

Junge Männer posieren vor der Hochzeit eines malaiischen Paares in Singapur für ein Selfie.

Studien ergaben, dass Glück ansteckend ist – ebenso wie Rauchen, Fettleibigkeit und Einsamkeit. Das soziale Umfeld von Menschen, die lange leben, hat positiven Einfluss auf ihre Gesundheit. Um selbst von den Erfahrungen in den Blue Zones zu profitieren, sollten Sie mehr soziale Kontakte knüpfen und enge Freundschaften pflegen. Je mehr Sie unter die Leute kommen, desto glücklicher – und gesünder – werden Sie sein. Das wirksamste Mittel gegen die Einsamkeit ist das persönliche Engagement. Wenn wir hinaustreten aus unserer Welt, um anderen in der Not zu helfen, erkennen wir unsere Bedeutung und steigern unseren Selbstwert. Das kann die Nachbarschaftshilfe ebenso sein, wie das Spendensammeln für ein örtliches Tierheim.

WAS KANN ICH TUN?

Das Ehrenamt: Menschen, die sich ehrenamtlich engagieren, nehmen oft ab, leiden seltener an Herzkrankheiten und sind glücklicher. Freiwilligenarbeit bietet auch die Möglichkeit, Gleichgesinnte mit ähnlichen Wertvorstellungen zu treffen. Überlegen Sie, was Ihnen am meisten liegt, und stellen Sie Ihre Zeit zur Verfügung. Online finden Sie zahlreiche Ehrenamtsbüros und Organisationen, die Sie kontaktieren können.

Erkundigen Sie sich, ob es eine Probephase oder Schulung gibt, um zu testen, ob es das Richtige für Sie ist. Fragen Sie, ob es die Möglichkeit gibt, Kontakte mit anderen Freiwilligen zu knüpfen. Es kann eine gute Gelegenheit sein, Ihr soziales Netzwerk durch Gleichgesinnte zu erweitern. Fragen Sie, wie die Organisation Freiwillige anerkennt. Die besten veranstalten Treffen für Freiwillige. Wenn Sie beim ersten Mal keine positiven Erfahrungen machen, werden Sie kein zweites Mal hingehen. Denken Sie daran: Damit die Sache von Dauer ist, muss es eine positive Erfahrung sein.

Treten Sie einer sozialen Gemeinschaft bei. Das kann eine Vereinigung in Ihrer Synagoge, Ihrer Kirche oder einer anderen Glaubensgemeinschaft, ein Verein oder eine Ortsgruppe sein.

Gründen Sie Ihr eigenes Moai: Laden Sie vier bis acht Personen ein, sich Ihrer Gruppe anzuschließen. Wählen Sie eine gemeinsame Aktivität wie Wandern, Essen oder eine Happy Hour. Legen Sie ein Startdatum fest sowie Tag und Uhrzeit, um sich mindestens einmal pro Woche (besser noch zweimal oder öfter) zu treffen. Bleiben Sie auch außerhalb der Treffen als Gruppe in Kontakt, sei es per E-Mail, Facebook-Gruppe oder einer App wie WhatsApp, um einfach und regelmäßig miteinander zu kommunizieren. Suchen Sie Routen, Wege, Parks oder Stadtteile zum Spazieren oder Wandern aus. Legen Sie fest, wer als Erster Potluck oder Picknick ausrichtet und bestimmen Sie weitere Orte für die Folge.

Stärken Sie Ihre Freundschaften. Prüfen Sie, ob es Möglichkeiten in Ihrem sozialen Netzwerk gibt, gelegentliche Kontakte zu vertiefen. Treffen Sie am Schuleingang vielleicht auf ein anderes Elternteil, das einen agilen Eindruck auf Sie macht? Oder gibt es einen Kollegen, mit dem Sie gern flaxen? Sprechen Sie sie an. Fragen Sie, ob man mal zusammen einen Kaffee trinken oder zu Mittag essen sollte. Bitten Sie um Kontaktdaten, um sich zu verabreden und in Verbindung zu bleiben. Laden Sie zu einem zwanglosen Treffen oder einem Ausflug mit weiteren Personen ein.

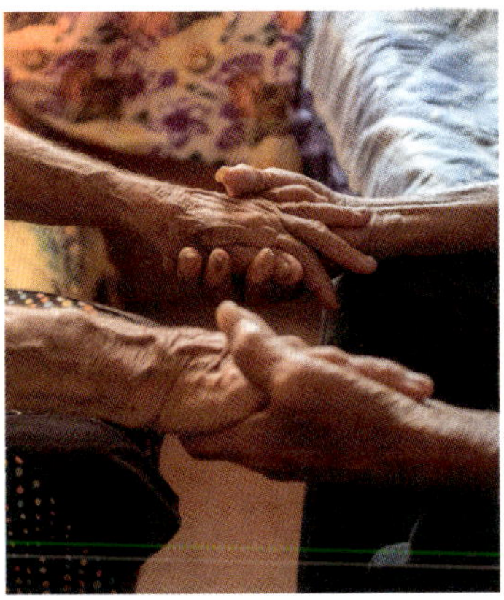

GEBORGENHEIT IN DER GEMEINSCHAFT

In seinem Buch *Together: The Healing Power of Human Connection in a Sometimes Lonely World* (Die heilende Kraft menschlicher Verbundenheit in einer manchmal einsamen Welt) erklärt der Arzt Dr. Vivek Murthy, dass Einsamkeit ein weltweites Phänomen ist. Umfragen in den Vereinigten Staaten zufolge haben mindestens 22 Prozent der Erwachsenen mit Einsamkeit zu kämpfen, auch in vielen anderen Ländern liegt die Rate im zweistelligen Bereich. Einsamkeit ist der Gesundheit genauso abträglich wie täglich 15 Zigaretten zu rauchen und kann zu Erkrankungen des Herzens, Krebs oder Demenz führen. Der Kampf gegen die Einsamkeit beginnt mit Selbstvertrauen, so Murthy. Vielleicht sind wir einsam, weil wir denken, wir seien unsympathisch oder nicht »gut genug«, ein Gefühl, das sich noch verstärkt, wenn wir in den sozialen Medien das scheinbar »perfekte« Leben der anderen sehen.

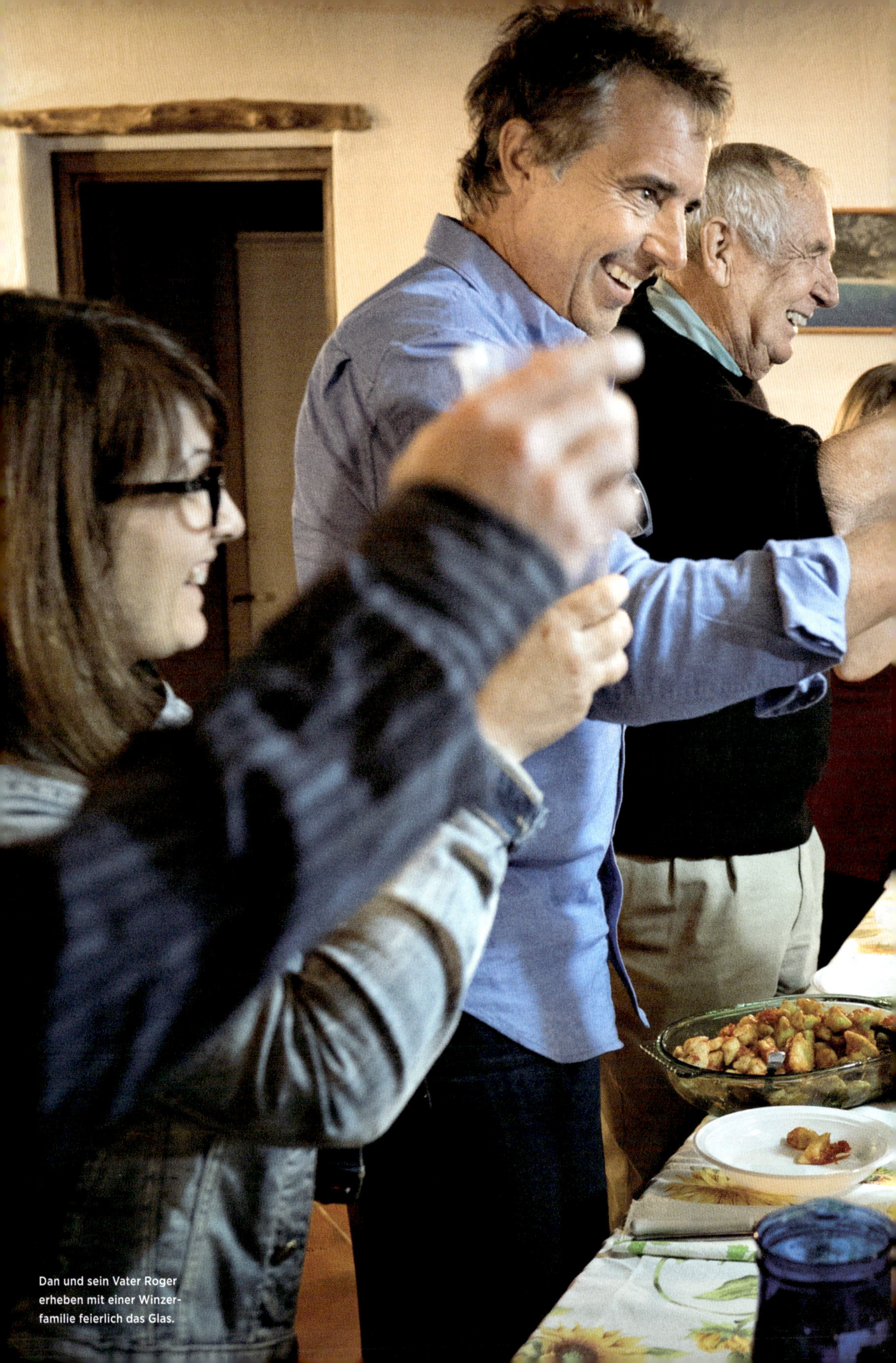

Dan und sein Vater Roger erheben mit einer Winzerfamilie feierlich das Glas.

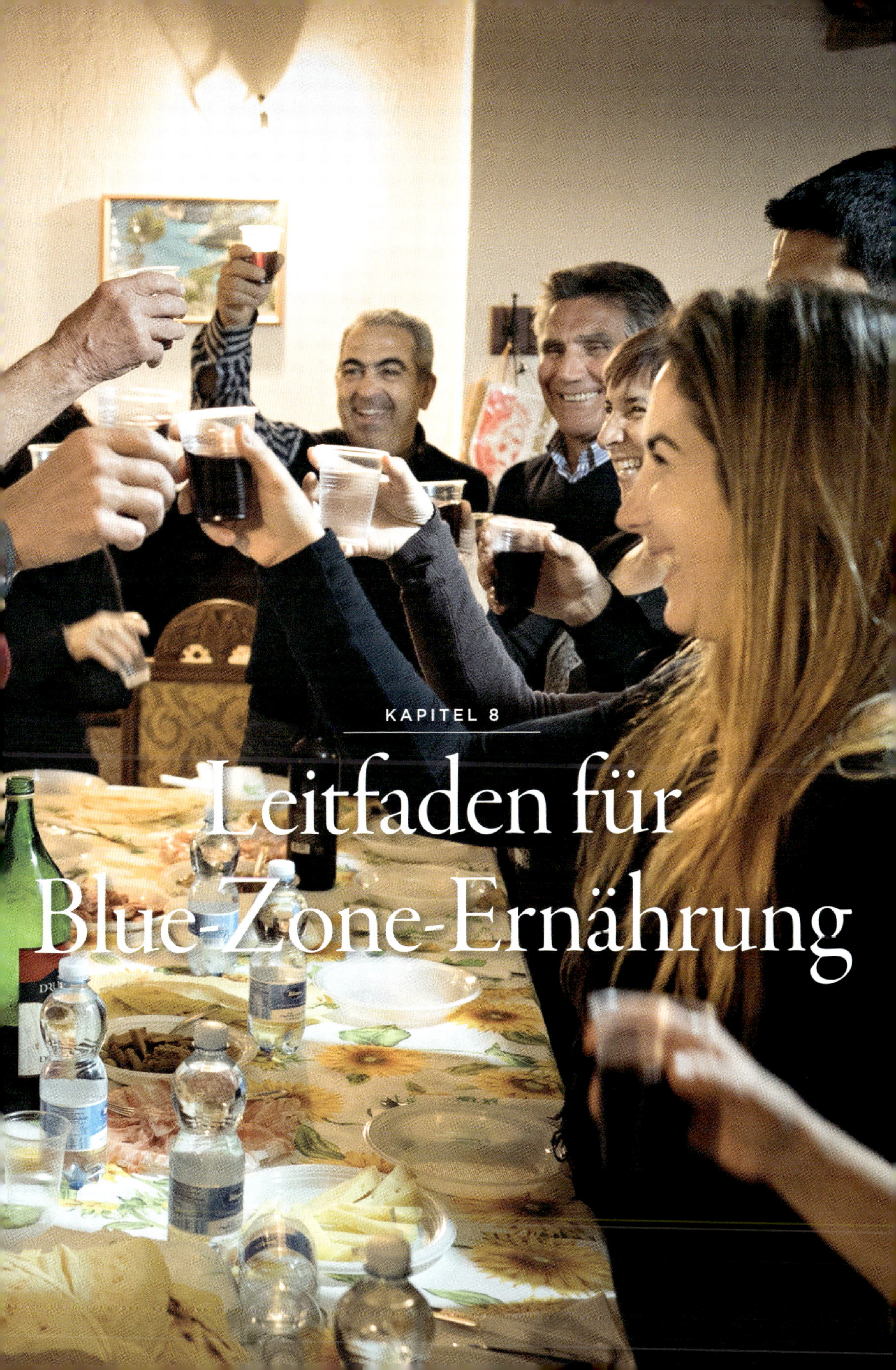

KAPITEL 8

Leitfaden für Blue-Zone-Ernährung

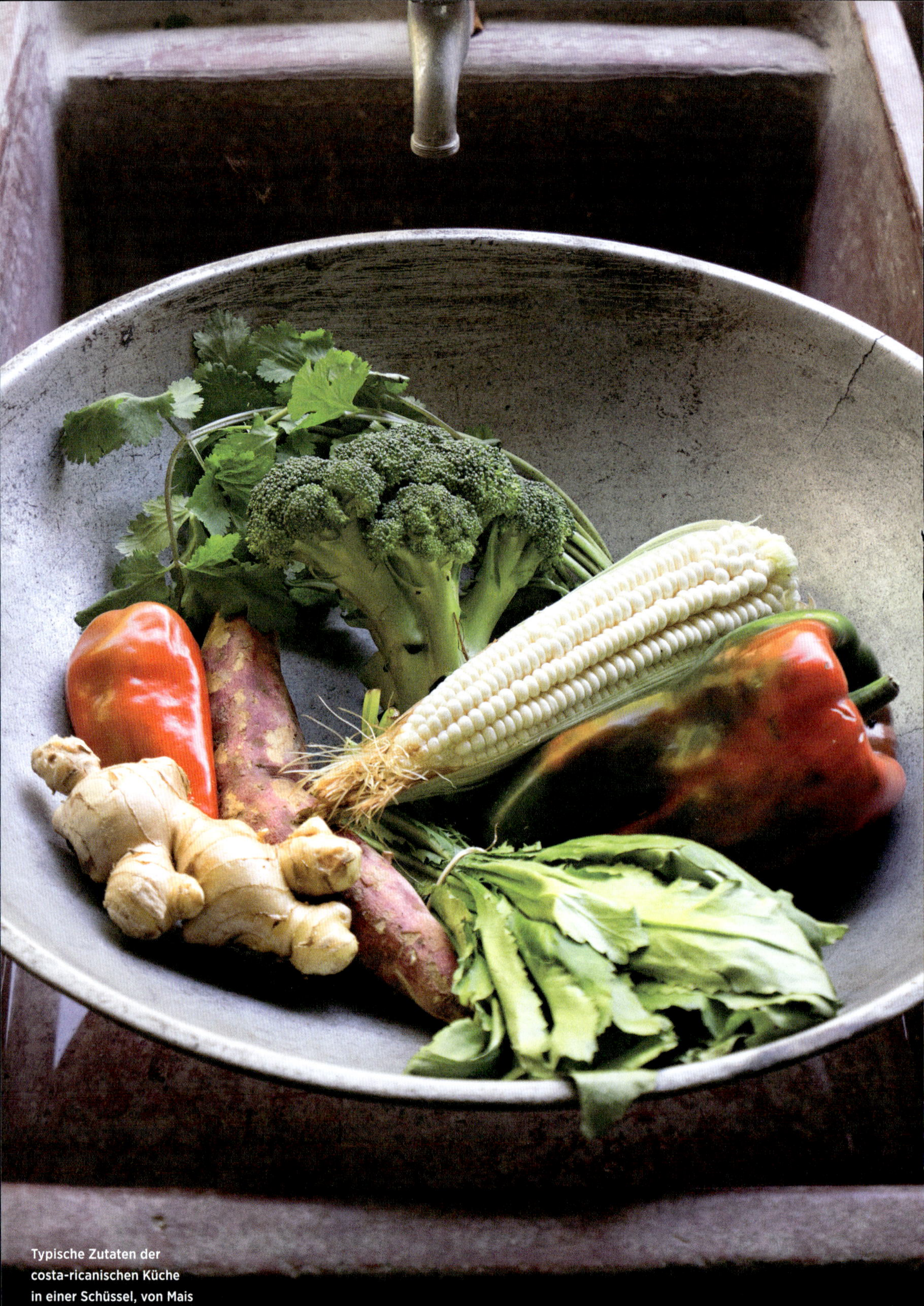

Typische Zutaten der
costa-ricanischen Küche
in einer Schüssel, von Mais

Essen Sie sich gesund!

In den Blue Zones isst man nicht nur, um zu leben, man lebt auch, um zu essen, und man isst genauso gern aus Genuss wie an jedem anderen Ort. Wollen wir ihren Küchenzettel und ihre Essgewohnheiten an unseren Lebensstil anpassen, geht es also nicht darum, die Freude am Essen zu tilgen, sondern das Junkfood aus unserem Alltag zu verbannen und die Speisen zu essen – und genießen –, die die langlebigsten Menschen der Welt zu sich nehmen.

In vielen Teilen der Welt ertrinken die Menschen in einem Meer aus billigen Kalorien, dem man offenbar nicht entkommen kann. Ob im Flughafen, an der Tankstelle oder am Kiosk, wo man steht und geht, wird man mit einer Flut von salzigen Snacks, Schokoriegeln und süßen Limonaden konfrontiert. Die Portionen in den Restaurants sind vollkommen überdimensioniert. Die Lebensmittel- und Getränkeindustrie rekrutiert die klügsten Köpfe und gibt Milliarden Dollar jährlich aus, um uns Lebensmittel schmackhaft zu machen, die unsere Gesundheit ruinieren.

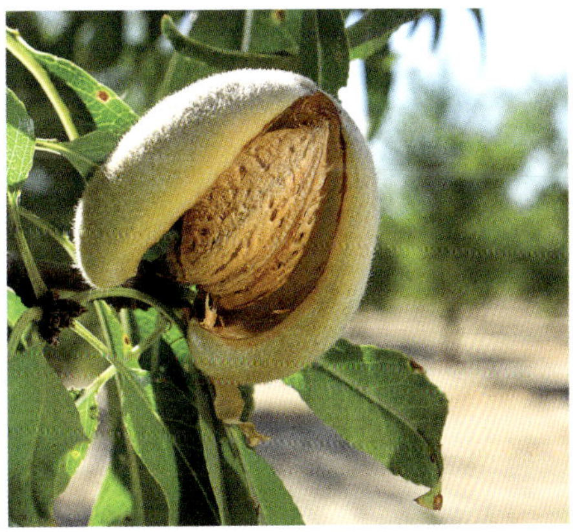

Reife Früchte an einem Mandelbaum in Kalifornien. Menschen, die täglich Nüsse essen, leben mindestens zwei Jahre länger als solche, die keine Nüsse essen.

Allzu oft essen wir zu viel. Frauen nehmen in den USA durchschnittlich 2500 Kalorien zu sich, Männer etwa 3200 Kalorien. In den blauen Zonen essen die Menschen rund 20 Prozent weniger, 2000 Kalorien die Frauen und 2560 Kalorien die Männer. Das Ziel ist, den Körper bestmöglich mit Nährstoffen zu versorgen. Die Vorschläge in diesem Kapitel sollen Ihnen dabei helfen. Wir haben mehr als 150 Umfragen zur Ernährung der langlebigsten Völker der Welt ausgewertet, um die Rezeptur ihrer

Ernährungsgewohnheiten zu entschlüsseln. Die Bewohner der Blue Zones leben länger, weil sie die richtige Nahrung zu sich nehmen und die falsche meiden; und das fast ein ganzes Leben lang. Sie ernähren sich nicht so, weil sie über eine heldenhafte Disziplin verfügen, sondern weil die gesündesten Nahrungsmittel am billigsten und am leichtesten zugänglich sind. Die Einrichtung ihrer Küchen ist auf die Zubereitung dieser Nahrungsmittel ausgerichtet und man ist unter Menschen, die sich auf die gleiche Weise ernähren. Und sie verfügen über altbewährte Rezepte, die gesundes Essen schmackhaft machen. Um Sie zu einer ähnlichen Ernährungsweise zu motivieren, haben wir die Essgewohnheiten der langlebigsten Völker der Erde in elf einfachen Leitlinien für Ihre persönliche Langlebigkeitsdiät zusammengefasst.

Ziel: eine zu 95 Prozent pflanzliche Ernährung

Die Menschen in den Blue Zones verzehren eine beeindruckende Vielfalt an saisonalem Gartengemüse, und den Überschuss machen sie ein, um ihn außerhalb der Saison zu genießen. Sorten, die ein langes Leben besonders fördern, sind Blattgemüse wie Spinat, Grünkohl, Rübstiel, Mangold und Blattkohl. In Verbindung mit Obst und Gemüse der Saison, Vollkornprodukten und Bohnen dominieren sie ganzjährig den Speiseplan der Blue Zones.

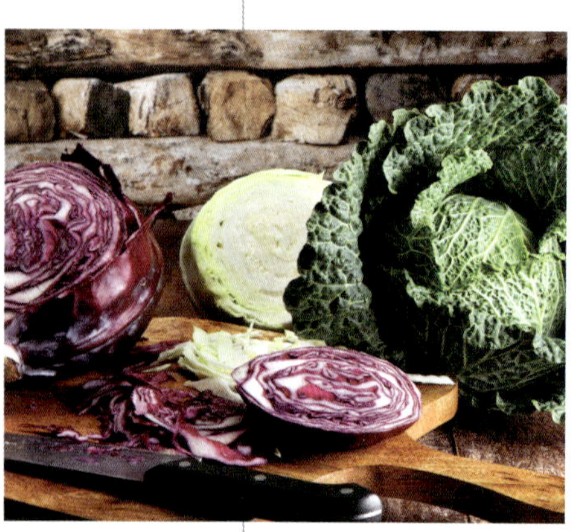

Rot-, Weiß- und Wirsingkohl liefern neben Antioxidantien auch andere wertvolle Nährstoffe.

Ein hoher Anteil an pflanzlicher Kost hat vielfältige heilsame Wirkungen. Bohnen, Blattgemüse, Süßkartoffeln, Obst, Nüsse und Samen sollten ganz oben stehen, Vollkorngetreide bietet sich ebenfalls an. Probieren Sie sich durch verschiedene Obst- und Gemüsesorten und halten Sie Ihre Favoriten stets in der Küche vorrätig.

Die vielen Pflanzenöle, die es gibt, sind den tierischen Fetten grundsätzlich vorzuziehen. Olivenöl ist zwar nicht das einzige gesunde Pflanzenöl, doch das in den Blue Zones am häufigsten verwendete. Erwiesen ist, dass Olivenöl das schlechte Cholesterin (LDL) senkt und das gute (HDL) erhöht. Auf Ikaria stellten wir fest, dass bei Menschen mittleren Alters die tägliche Einnahme von etwa sechs Esslöffeln Olivenöl das Sterberisiko offenbar um die Hälfte reduziert.

WAS KANN ICH TUN?

- Haben Sie immer Ihre bevorzugten Obst- und Gemüsesorten vorrätig. Wenn Sie keinen Zugang zu frischem, preisgünstigem Gemüse haben, bietet TK-Gemüse eine gute Alternative.
- Verwenden Sie Olivenöl statt Butter und träufeln Sie es über gedünstetes oder auf andere Weise zubereitetes Gemüse.

- Verwenden Sie Vollkorngetreide wie Hafer, Gerste, braunen Reis und Maismehl. Die in den Blue Zones verwendeten Getreidesorten enthalten weniger Gluten als moderner Weizen.
- Geben Sie Gemüsereste in eine Suppe oder frieren Sie Reste für spätere Mahlzeiten ein.

Verzicht auf Fleisch

In vier der ursprünglich bekannten fünf Blue Zones essen die Menschen Fleisch, aber in Maßen und zu besonderen Anlässen, als kleine Beilage oder zum Würzen anderer Speisen. Der durchschnittliche Fleischkonsum in den Blue Zones, so haben wir errechnet, beträgt etwa fünf Mal pro Woche maximal 60 Gramm. Wir wissen allerdings nicht, ob sie länger leben, obwohl sie Fleisch essen.

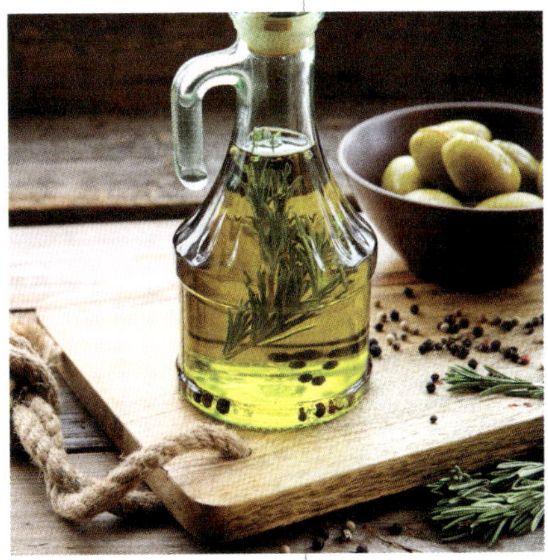

Natives Olivenöl extra, kalt über Speisen geträufelt, trägt zur Vorbeugung von Herzerkrankungen bei.

Der *Adventist Health Study-2* zufolge, die seit 2002 läuft und 96 000 Amerikaner erfasst hat, sind die am längsten lebenden Menschen Veganer oder Pesco-Vegetarier (Vegetarier, die Fisch essen). Den besten Fleischersatz haben vermutlich die Okinawaner: extrafesten Tofu, der reich an Proteinen und krebsvorbeugenden Phytoöstrogenen ist.

Forschungsergebnisse deuten darauf hin, dass die Wahrscheinlichkeit, an Herzkrankheiten, Demenz, Diabetes und verschiedenen Krebsarten zu erkranken, umso geringer ist, je näher man einer pflanzlichen Vollwertkost kommt. Heute 30-jährige, vegetarisch lebende Adventisten überleben ihre fleischessenden Altersgenossen wahrscheinlich um bis zu acht Jahre. Da fettreiche Nahrung wie tierische Produkte und Snacks den Geschmackssinn vernebeln, werden Sie beim Verzicht auf Fleisch die subtilen Aromen und Texturen pflanzlicher Produkte viel besser wahrnehmen und genießen können.

WAS KANN ICH TUN?

- Meiden Sie Rindfleisch, Hot Dogs und Wurstwaren im Allgemeinen.
- Wenn Sie auf Fleisch nicht verzichten wollen, beschränken Sie den Genuss zumindest auf besondere Anlässe.
- Wählen Sie Restaurants, die eine Auswahl an schmackhaften vegetarischen Gerichten anbieten. Die thailändische, indische und mexikanische Küche bieten fast immer pflanzliche Optionen.

Ein bisschen Fisch darf sein

In den meisten Blue Zones wird Fisch gegessen, allerdings weniger als man vermuten würde – bis zu drei kleine Portionen pro Woche. Meistens handelt es sich dabei um

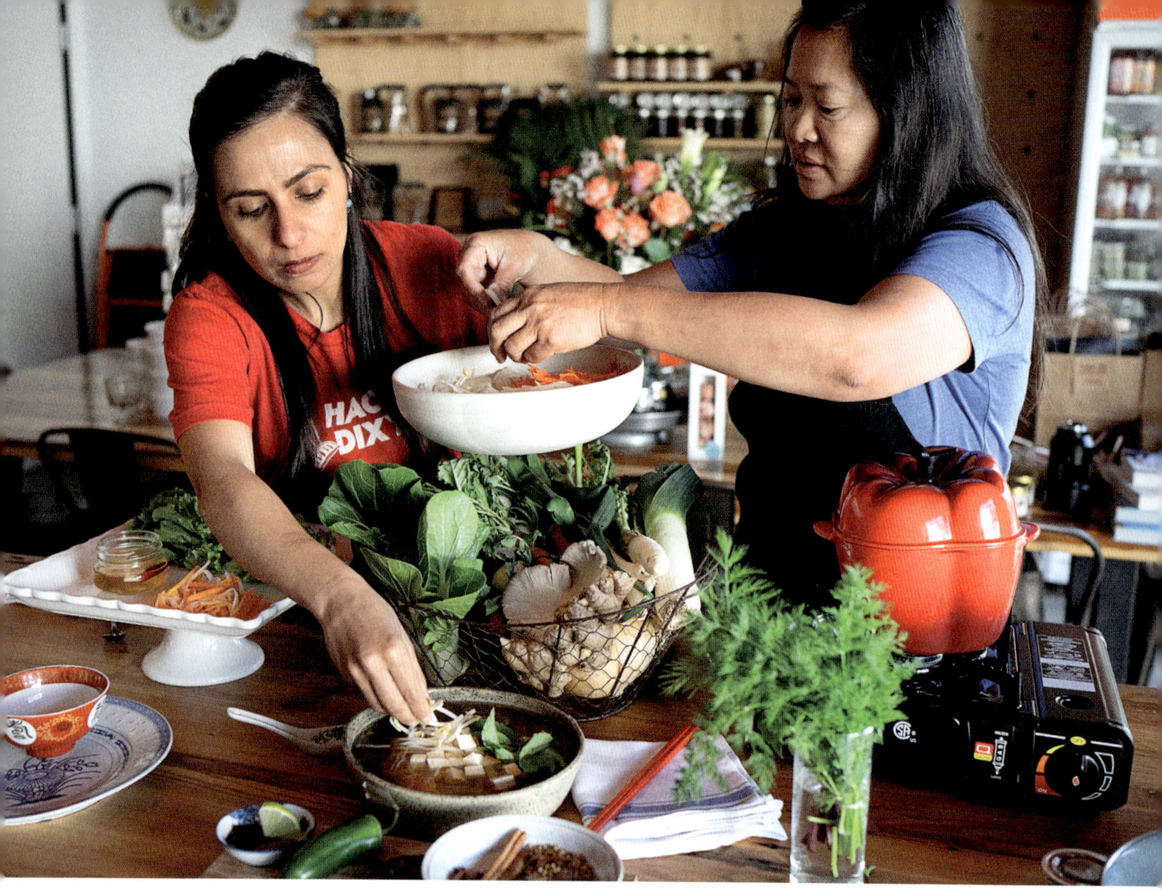

Dixya Bhattarai, Ernährungsberaterin, und Hao Tran, Lehrerin für Naturwissenschaften, haben sich zusammengetan, um in Fort Worth, Texas, ein Restaurant und einen Markt für gesunde Speisen und Lebensmittel zu eröffnen.

kleine und relativ preiswerte Fische wie Sardinen und Sardellen, Arten aus der mittleren Nahrungsquelle, die nicht so stark mit Quecksilber oder anderen Chemikalien wie PCB belastet sind wie die Vertreter aus der Gourmetküche. Wenn Sie nicht verzichten wollen, essen Sie bis zu dreimal wöchentlich weniger als 100 Gramm.

WAS KANN ICH TUN?

- Entwickeln Sie eine Vorstellung davon, wie groß eine 100-Gramm-Portion Fisch ist, sei es für größere Fisch wie Forelle oder Schnapper oder für Sardinen und Sardellen.
- Meiden Sie Raubfische wie Schwertfisch, Hai und Thunfisch. Meiden Sie generell überfischte Arten.
- Verzichten Sie auf Zuchtfische, die gewöhnlich in überfüllten Becken aufgezogen werden, die den Einsatz von Antibiotika, Pestiziden und Farbstoffen erfordern.

Weniger Milchprodukte

Kuhmilch spielt für die Ernährung in den Blue Zones keine wesentliche Rolle, außer bei einigen Adventisten. Gängige Einwände gegen Milch sind ihr hoher Fett- und Zuckergehalt. Neal Barnard, Gründer und Präsident des Physicians Committee for Responsible

Medicine, erklärt, dass Fett zu 49 Prozent den Brennwert von Vollmilch ausmacht und zu etwa 70 Prozent bei Käse, der Großteil davon ist gesättigt. Etwa 55 Prozent der Kalorien in entrahmter Milch entfallen auf Milchzucker. Vermutlich bis zu 60 Prozent der Menschen leiden (oft unwissentlich) an einer Laktoseunverträglichkeit.

Auf Ikaria und Sardinen verwendet man Ziegen- und Schafsmilchprodukte. Man weiß nicht, ob es die Ziegen- oder die Schafsmilch ist, die zu der guten Gesundheit der Menschen beiträgt, oder ob es das gleiche hügelige Gelände ist, das auch die Tiere hinauf- und hinabklettern. Der Großteil der Ziegenmilch wird jedoch nicht in flüssiger Form konsumiert, sondern gereift als Joghurt, Sauermilch und Käse. Ziegenmilch enthält zwar Laktose, aber auch das Enzym Laktase, das bei der Verdauung von Laktose hilft.

WAS KANN ICH TUN?

- Suchen Sie nach Milchalternativen wie ungesüßter Soja-, Kokos- oder Mandelmilch. Die meisten enthalten genauso viel Eiweiß wie gewöhnliche Milch.
- Stillen Sie den gelegentlichen Appetit mit Käse aus Ziegen- oder Schafsmilch von grasgefütterten Tieren. Versuchen Sie es mit dem sardischen Pecorino oder dem griechischen Feta. Beide sind kräftig, sodass bereits eine geringe Menge genügt, um Speisen Würze zu verleihen.
- Produkte aus Schafs- oder Ziegenmilch, vor allem natürlich gereifter Vollmilchjoghurt ohne Zuckerzusatz, sind bedenkenlos.

Verzicht auf Eier

Obwohl die Menschen in den Blue Zones durchaus Eier essen, raten wir davon ab. Bei Männern wird der Verzehr von Eiern mit einer höheren Prostatakrebsrate, bei Frauen

CHECKLISTE SOZIALES UMFELD

Gesundes Verhalten ist ebenso ansteckend wie eine Erkältung. Hier sind ein paar Punkte, anhand derer Sie feststellen können, ob ihr soziales Umfeld ein langes Leben begünstigt:

- Rauchen Ihre Freunde?
- Sind sie übergewichtig aufgrund ungesunder Verhaltensweisen?
- Trinken sie mehr als zwei alkoholische Getränke pro Tag?
- Bevorzugen sie Fast-Food oder Vollwertkost?
- Sind sie überwiegend positiv eingestellt oder klagen sie gern?
- Finden sie Freude eher vor dem Fernseher oder bei einer Aktivität im Freien?
- Sind sie neugierig auf die Welt?
- Fühlen Sie sich besser in ihrer Gesellschaft?

Wir wollen zwar nicht dazu raten, alte Freundschaften zu kündigen, doch sollten Sie mehr Zeit mit den »gesünderen« unter ihnen verbringen.

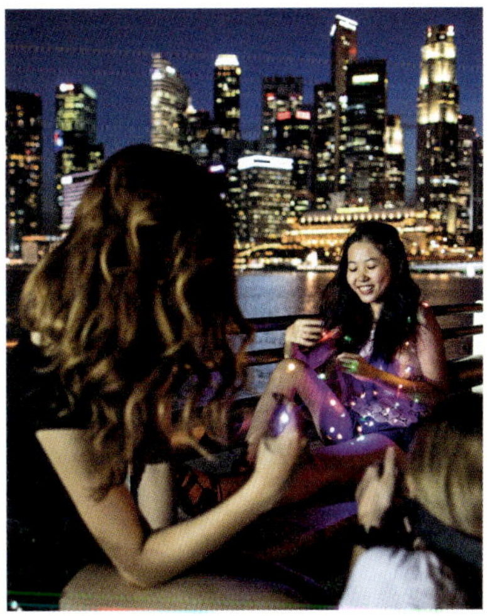

mit vermehrten Nierenproblemen in Verbindung gebracht. Menschen mit Herz- oder Kreislauferkrankungen verzichten vielfach auf Eier. Eier sind für ein langes Leben entbehrlich. Diabetiker sollten zudem vorsichtig mit dem Verzehr von Eigelb sein.

WAS KANN ICH TUN?

- Wenn Sie nicht verzichten wollen, kaufen Sie Bio-Eier oder Eier aus Freilandhaltung.
- Ersetzen Sie Eier durch Obst oder andere pflanzliche Kost wie Vollkorn-Porridge.
- Beim Backen können Sie als Ersatz für ein Ei 60 Gramm Apfelkompott oder Kartoffelpüree oder eine kleine Banane nehmen.

Die tägliche Portion Bohnen

In den Blue Zones führen Bohnen und andere Hülsenfrüchte das Regiment in der Küche. Die Menschen in diesen Regionen essen im Durchschnitt mindestens viermal so viele Bohnen wie die Amerikaner. Im Mittelmeerraum dominieren Linsen, Kichererbsen und weiße Bohnen, in Okinawa bevorzugt man Sojabohnen. Wir empfehlen den Verzehr von täglich mindestens 180 Gramm gegarten Bohnen, denn Bohnen sind das Superfood schlechthin. Sie bestehen durchschnittlich zu 21 Prozent aus Eiweiß, zu 77 Prozent aus

Viele Wildkräuter wie Myrte, Thymian, Rosmarin, Currykraut und Safran haben neben ihrer kulinarischen auch eine medizinische Bedeutung.

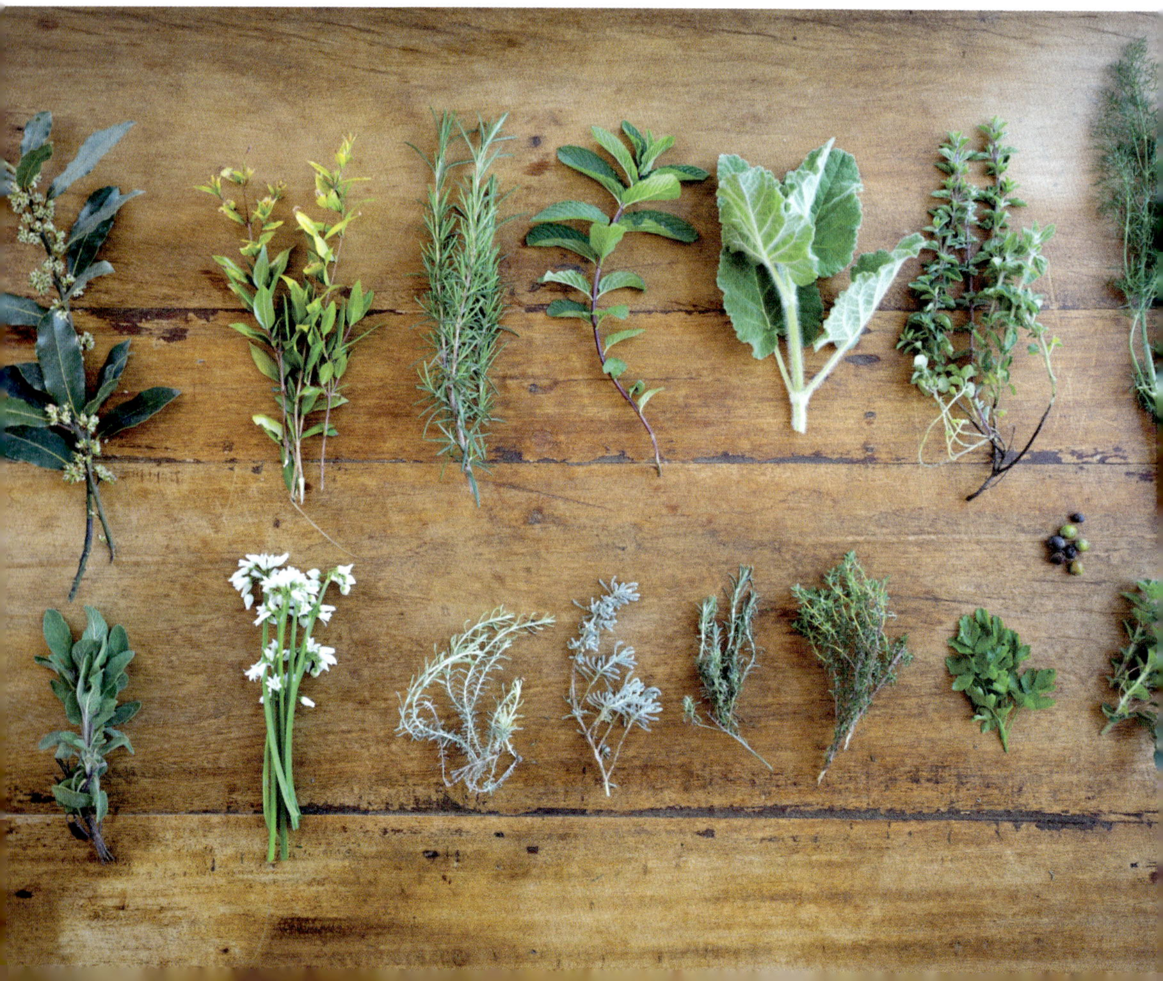

komplexen Kohlenhydraten (die langsam und gleichmäßig Energie liefern und nicht schubweise, wie es sich bei Weißmehl verhält) und nur zu einem geringen Teil aus Fett. Dazu sind sie eine hervorragende Quelle für Ballaststoffe. Sie sind billig, in einer Vielzahl von Sorten erhältlich und enthalten mehr Nährstoffe pro Gramm als jedes andere Nahrungsmittel auf der Erde. Und weil sie so herzhaft und sättigend sind, werden sie sicherlich weniger gesunde Dinge von Ihrem Speiseplan verdrängen.

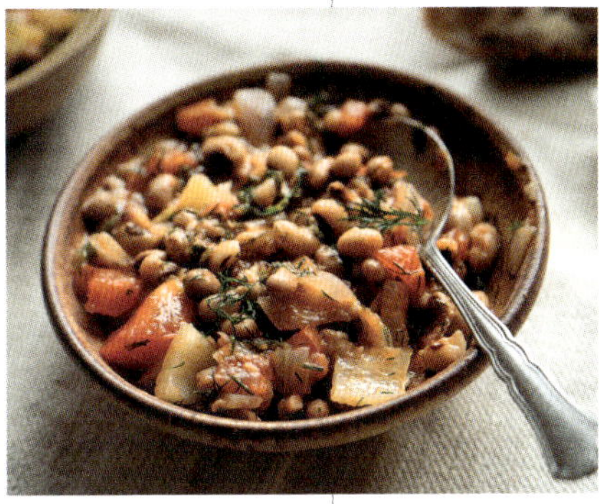

Schwarzaugenbohnen, Zwiebeln, Fenchel und Tomaten machen diesen Eintopf aus Ikaria zu einem von Dans Leibgerichten.

WAS KANN ICH TUN?

- Halten Sie eine Auswahl verschiedener Sorten Bohnen als Vorrat in Ihrer Speisekammer. Getrocknete Bohnen sind am preiswertesten, Dosenbohnen sind schnell zubereitet.
- Lernen Sie ein Bohnengericht zuzubereiten, das Ihnen richtig gut schmeckt.
- Verwenden Sie Bohnen für herzhafte Salate. Servieren Sie Hummus oder einen Bohnenkuchen dazu.

Kampf dem Zucker

Zwischen 1970 und 2000 ist der Zusatz von Zucker in amerikanischen Lebensmitteln um 25 Prozent gestiegen. Das bedeutet, dass jeder Amerikaner täglich etwa 22 Teelöffel zugesetzten Zucker zu sich nimmt – versteckter Zucker, der in Limonaden, Joghurt und Saucen enthalten ist. Zu viel Zucker, so hat sich herausgestellt, schwächt das Immunsystem. Außerdem treibt er den Insulinspiegel in die Höhe, was zu Diabetes und verminderter Fruchtbarkeit führen kann, aber auch dick macht und sogar das Leben verkürzt.

Die Menschen in den Blue Zones nehmen Zucker bewusst zu sich, nicht zufällig oder aus Gewohnheit, und zwar etwa die gleiche Menge an natürlichem Zucker, wie er in Obst, Gemüse und Milch enthalten ist, wie die Amerikaner. Doch konsumieren sie nur einen Bruchteil des zugesetzten Zuckers – nicht mehr als sieben Teelöffel pro Tag.

Unser Rat: Falls Sie auf Süßigkeiten nicht verzichten möchten, behalten Sie Kekse und Kuchen besonderen Anlässen vor, am besten als Teil einer Mahlzeit. Beschränken Sie den Zuckerzusatz in Kaffee, Tee und anderen Zubereitungen auf maximal vier Teelöffel pro Tag. Verzichten Sie auf Produkte, bei denen Zucker unter den ersten fünf Zutaten aufgelistet ist.

WAS KANN ICH TUN?

- Machen Sie Honig zu Ihrem Standardsüßstoff. Er lässt sich schwer mit dem Löffel aufnehmen und löst sich in kalten Flüssigkeiten schlecht auf, so dass Sie automatisch weniger konsumieren.

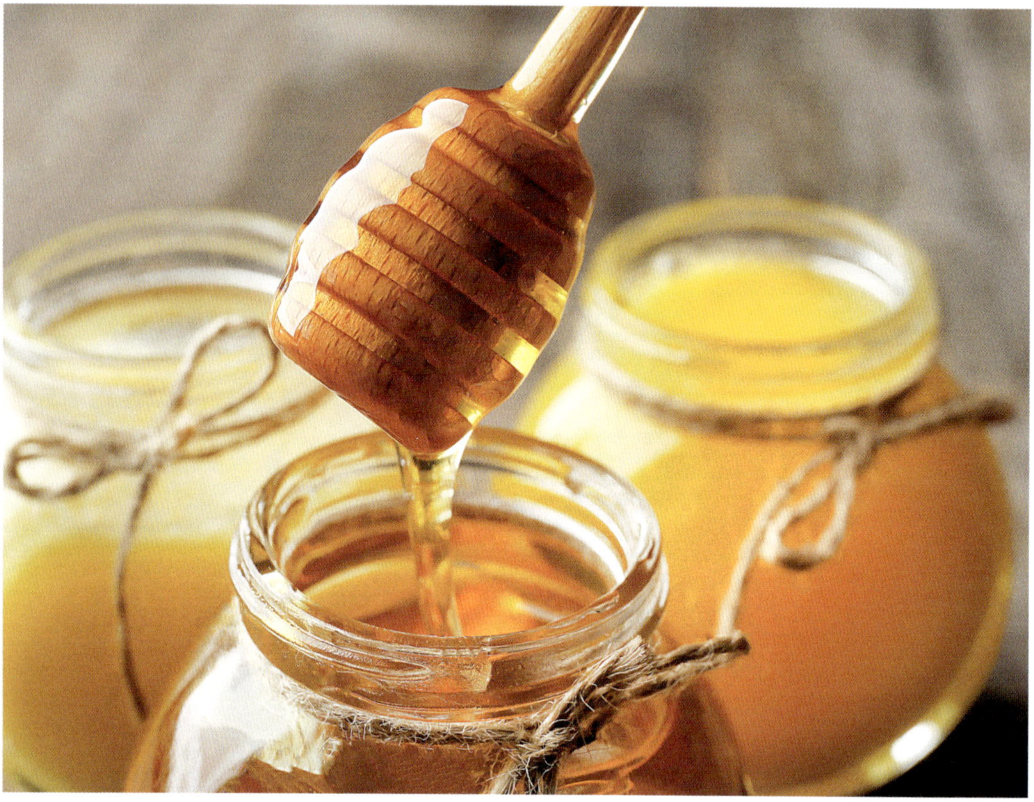

Außer als Süßstoff für Kaffee und Tee wird Honig in manchen Blue Zones auch zur Behandlung von Erkältungen und sogar von Wunden verwendet.

- Meiden Sie gesüßte Limonaden, Tees und Fruchtsäfte. Trinken Sie lieber Mineralwasser.
- Begrenzen Sie Desserts und Süßigkeiten auf 100 Kalorien und lassen Sie eine Portion pro Tag aus.
- Ersetzen Sie Naschwerk durch frisches Obst.
- Meiden Sie verarbeitete Lebensmittel mit Zuckerzusatz, insbesondere Saucen, Dressings und Ketchup
- Vorsicht vor fettarmen Produkten. Einige fettreduzierte Joghurts enthalten mehr Zucker als Softdrinks.

Nüsse – ein gesunder Knabberspaß

Die *Adventist Health Study-2* ergab, dass Menschen, die regelmäßig Nüsse essen, durchschnittlich zwei bis drei Jahre länger leben als die, die es nicht tun. Auf Sardinien und Ikaria isst man gern Mandeln, in Nicoya sind es Pistazien und die Adventisten essen jede Art von Nüssen.

Wir empfehlen, täglich zwei Handvoll Nüsse zu essen. Die optimale Mischung: Mandeln (reich an Vitamin E und Magnesium), Erdnüsse (reich an Eiweiß, Folsäure und Vitamin B), Paranüsse (reich an Selen, das nachweislich vor Prostatakrebs schützt), Cashews (reich an Magnesium) und Walnüsse (reich an Alpha-Linolensäure, dem einzigen pflanzlichen Omega-3-Fett). Walnüsse, Erdnüsse und Mandeln senken am ehesten den Cholesterinspiegel.

WAS KANN ICH TUN?

- Bewahren Sie Nüsse an Ihrem Arbeitsplatz für den morgendlichen oder nachmittäglichen Snack auf. Nehmen Sie kleine Tüten für unterwegs und auf Reisen mit.
- Verwenden Sie Nüsse und Samen auch für Salate und Suppen.
- Halten Sie eine Auswahl von Sorten auf Vorrat, darunter Mandeln, Erdnüsse, Paranüsse, Cashews und Walnüsse.
- Integrieren Sie Nüsse regelmäßig als Eiweißquelle in Ihre Mahlzeiten.
- Essen Sie vor den Mahlzeiten ein paar Nüsse, es senkt die glykämische Last.

Sauerteigbrot

Das Brot in den Blue Zones ist anders als das sonst oft handelsübliche Brot, das meist aus gebleichtem Weißmehl besteht, das sich schnell in Zucker aufspaltet und den Insulinspiegel in die Höhe treibt. In den Blue Zones hingegen wird Brot entweder aus Vollkornmehl oder aus Sauerteig gebacken, die beide auf ihre Weise gesund sind.

Der Verzehr von mindestens zwei Handvoll Nüssen pro Tag kann das »schlechte LDL-Cholesterin um 9 bis 20 Prozent senken.

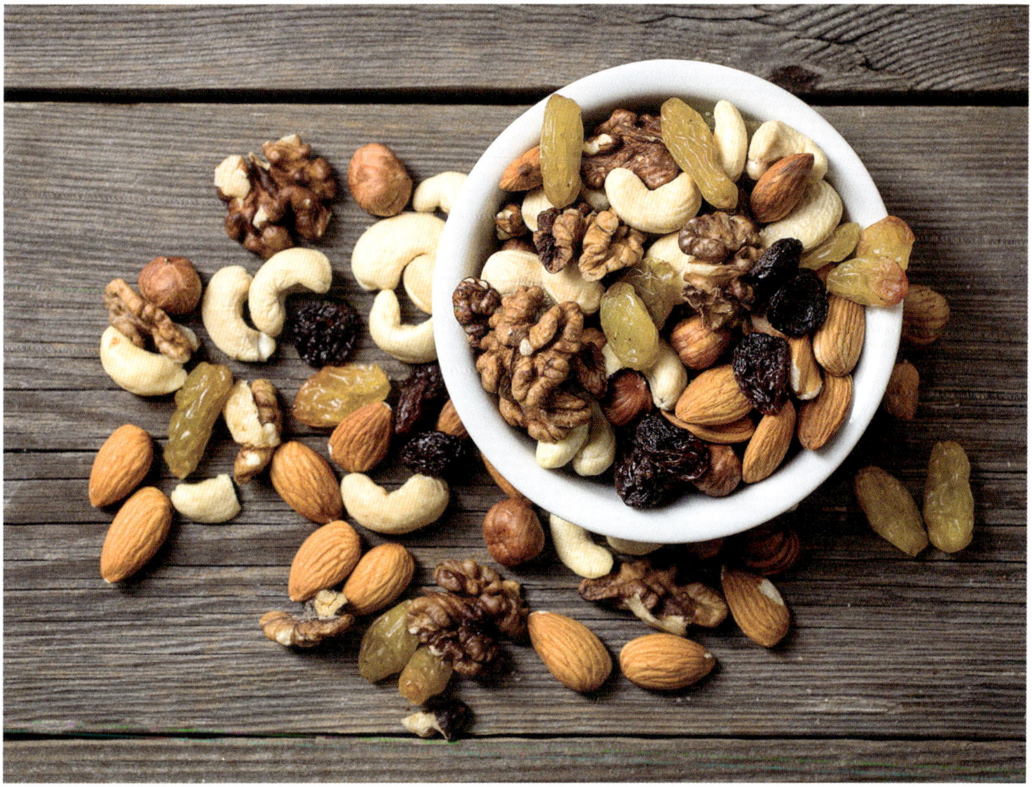

Auf Ikaria und Sardinien wird Brot aus verschiedenem Vollkorngetreide gebacken, darunter Weizen, Roggen und Gerste, die ein breites Spektrum an Nährstoffen wie die Aminosäure Tryptophan sowie die Mineralien Selen und Magnesium enthalten. Vollkorngetreide liefert zudem mehr Ballaststoffe als die meisten gängigen Weizenmehle.

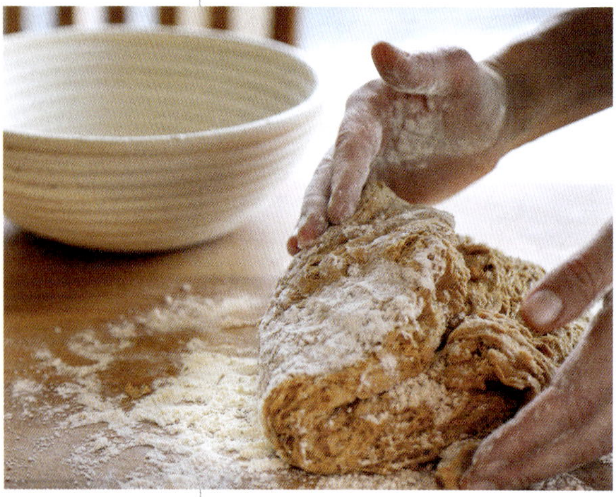

Vollkornbrot, insbesondere aus Roggen oder gekeimtem Getreide, ist gesünder als Brot aus gewöhnlichem Weizenmehl.

Einige traditionelle Brote aus den Blue Zones werden mit natürlich vorkommenden Bakterien, den sogenannten Laktobazillen, gesäuert, die Stärke und Gluten »verdauen« und den Sauerteig aufgehen lassen. Das Ergebnis ist ein Brot, das noch weniger Gluten enthält als die als »glutenfrei« gekennzeichneten Brote, länger haltbar und von angenehm säuerlichen Geschmack ist, den die meisten schätzen. Traditionelle Sauerteigbrote senken die glykämische Last einer Mahlzeit, sie wird gesünder, langsamer verbrannt und besser verdaulich. Die Bauchspeicheldrüse wird geschont und die Kalorien werden eher in Energie umgesetzt, statt als Fett eingelagert.

Wir empfehlen, nur Vollkorn- oder Sauerteigbrot zu essen.

WAS KANN ICH TUN?

- Backen Sie Ihr eigenes Sauerteigbrot. Ed Wood, ein Kollege von *National Geographic*, gibt auf sourdo.com Tipps für den Sauerteigstarter. Zudem bietet der Buchhandel zahlreiche Publikationen und Rezeptbücher zum Thema Sauerteig.
- Probieren Sie Brot aus gekeimtem Getreide – eines der nahrhaftesten Lebensmittel.
- Geben Sie Roggenbrot und Schwarzbrot den Vorzug vor Weizenvollkornbrot. Achten Sie darauf, dass Roggenmehl die Hauptzutat ist. Die meisten Supermarktbrote sind keine echten Roggenbrote.
- Generell gilt: Lässt sich eine Scheibe Brot zu einem Ball formen, Finger weg.

Vollwertkost

Als »Vollwertkost« bezeichnet man frische und weitgehend unbehandelte Nahrungsmittel, die roh, gegart, gemahlen oder fermentiert sind und einen geringen Verarbeitungsgrad aufweisen wie beispielsweise Tofu. Maisflips mit Käsegeschmack haben dagegen einen hohen Verarbeitungsgrad.

In den Blue Zones essen die Menschen Vollwertkost. Sie entsorgen Eigelb nicht, um ein reines Eiweißomelett zu backen, sie entfetten ihren Joghurt nicht oder entsaften das ballaststoffreiche Fruchtfleisch ihrer Früchte. Sie reichern ihre Nahrung aber auch nicht an oder fügen Zutaten hinzu, um den Nährwert ihrer Lebensmittel zu modifizieren. Statt Vitaminpräparate und andere Nahrungsergänzungsmittel zu sich zu nehmen, beziehen sie alles, was sie an Nährstoffen brauchen, aus ballaststoffreicher Vollwertkost.

Zubereitungen in den Blue Zones bestehen gewöhnlich aus nicht mehr als einem halben Dutzend Zutaten. Fast alle Produkte, die auf dem Speisezettel der Hundertjährigen stehen, stammen aus einem Umkreis von 15 Kilometern. Sie essen viel Rohkost, mahlen ihr Getreide selbst und bereiten es schonend zu. Sie nutzen die Fermentation – eine uralte Methode, um Nährstoffe bioverfügbar zu machen – für Tofu, Sauerteigbrot, Wein und eingelegtes Gemüse. Und sie nehmen nur selten künstliche Konservierungsstoffe zu sich.

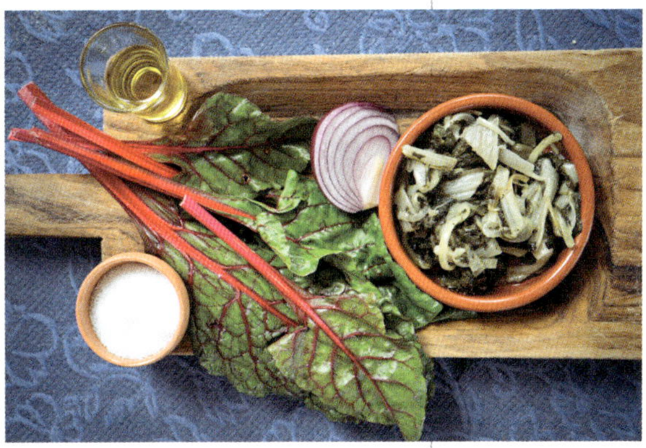

Ob als Salat oder Eintopf, Mangold ist reich an den Vitaminen A, C und K.

Um Mahlzeiten vollwertig zu gestalten, bietet sich Gemüse wie Brokkoli, Weißkohl oder Blumenkohl an, die nachweislich die Herzgesundheit fördern, Krebs vorbeugen und oxidativen Stress abbauen. Runden Sie Speisen mit Olivenöl ab und fügen Sie ergänzende Kräuter und Gewürze hinzu. Bohnen nicht zu vergessen, als Lieferant von Ballaststoffen. Und dazu gönnen Sie sich ein Glas Rotwein.

WAS KANN ICH TUN?

- Meiden Sie fabrikmäßig hergestellte Lebensmittel.
- Meiden Sie in Plastikfolie verpackte Lebensmittel.
- Meiden Sie Fast-Food und Fertigkost.
- Kaufen Sie regionale Produkte von Erzeugerhöfen oder aus der Solidarischen Landwirtschaft.

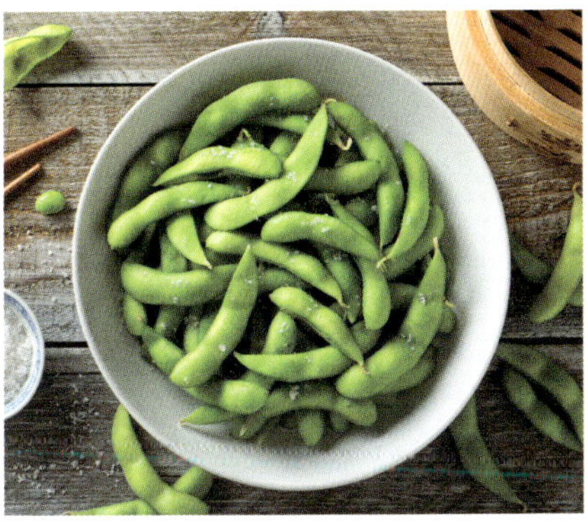

BEWÄHRTE KOMBINATIONEN

Hier finden Sie ein paar Vorschläge für pflanzliche Kombinationen, die den Körper mit allen Aminosäuren, Ballaststoffen und anderen Nährstoffen versorgen, die nötig sind, um fit zu bleiben und den Anteil an pflanzlichen Gerichten in Ihrer Ernährung zu erhöhen.

- Gewürfelte rote Paprikaschoten und Blumenkohl
- Karotten und Lima-Bohnen
- Senfkohl und Kichererbsen
- Reine Erdnussbutter und Weizenvollkornbrot
- Brauner Reis und Edamame
- Extrafester Tofu und Soba-Nudeln

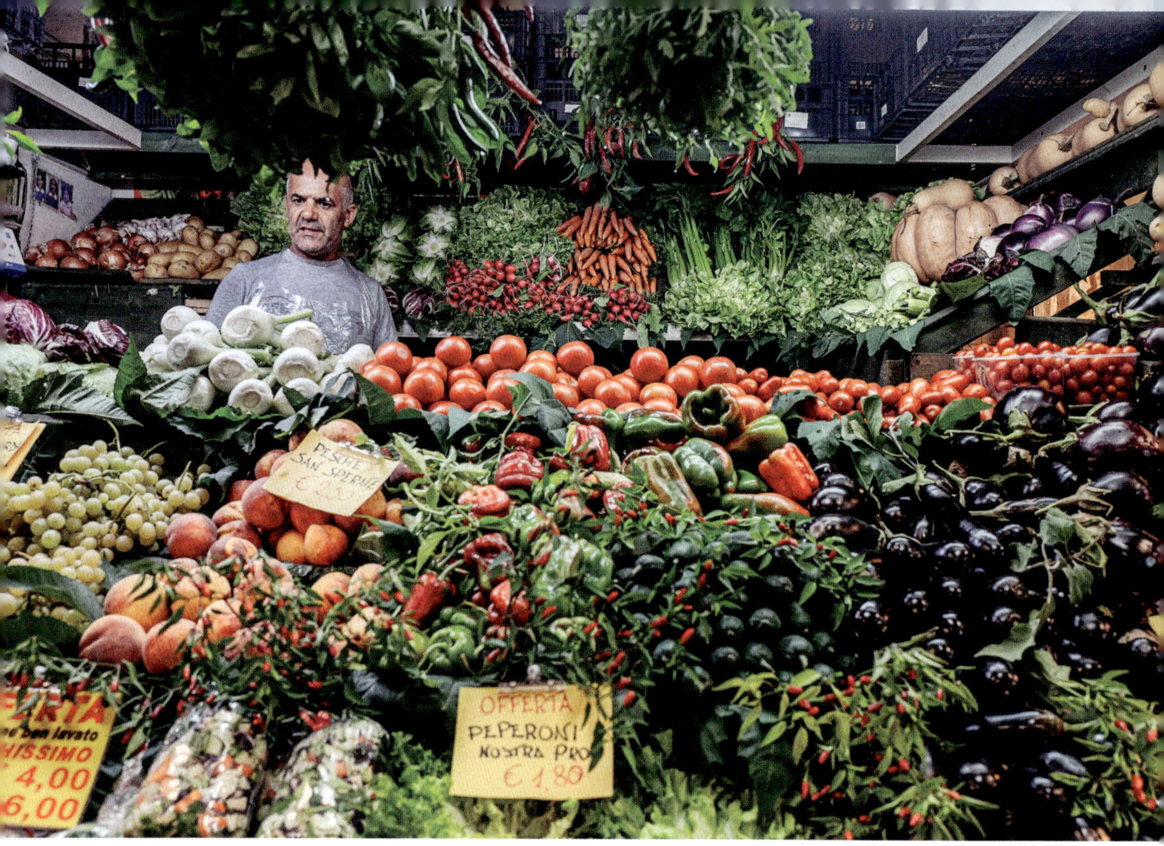

Obst und Gemüse stapeln sich auf dem Markt in San Benedetto in der sardischen Stadt Cagliari.

- Versuchen Sie täglich mindestens drei für die Blue Zones typische Lebensmittel zu essen. Dazu gehören alle Arten von Bohnen und Hülsenfrüchten, Blatt-, Kohl- und Knollengemüse wie Spinat, Grünkohl, Mangold, Rüben, Fenchel und Süßkartoffeln, Nüsse, natives Olivenöl extra, Hafergrütze, Gerste in jeglicher Form (in Suppen, warm unter Frühstücksflocken oder gemahlen in Brot) sowie Obst, Grün- und Kräutertee und Kurkuma als Gewürz oder Aufguss.

Lebensquell Wasser

Von wenigen Ausnahmen abgesehen, trinken die Menschen in den Blue Zones Kaffee, Tee, Wasser und Wein. Punkt. Softdrinks sind ihnen weitgehend unbekannt. Das beliebteste Getränk der Hochbetagten ist Tee, egal ob schwarz, grün oder mit Kräutern.

Die Ikarier brühen gern Tees aus Wildkräutern, die spezifische Heilwirkungen haben. Wilde Minze wird zur Vorbeugung von Zahnfleischentzündungen und Geschwüren verwendet, Rosmarin zur Behandlung von Gicht und Artemisia zur Verbesserung der Durchblutung. Als ich auf Ikaria war, schickte ich Proben von Kräutertees zur Untersuchung in ein Labor. Sie alle enthielten Antioxidantien und erwiesen sich zudem als leichtes Diuretikum. Sie fördern also die Ausscheidung von Abfallprodukten und führen zu einer leichten Senkung des Blutdrucks.

Die Adventisten empfehlen dagegen, täglich sieben Gläser Wasser zu trinken und verweisen auf Studien, die belegen, dass Wasser die Durchblutung fördert und das Risiko von Gerinnseln reduziert. Die Sarden, Ikarier und Nicoyaner trinken in großen Mengen Kaffee. Die Forschung bringt Kaffee mit einer geringeren Wahrscheinlichkeit von Demenz und Parkinson in Verbindung. In den meisten Blue Zones trinken die Menschen täglich ein bis drei kleine Gläser Rotwein, meist zu einer Mahlzeit oder mit Freunden.

Am wichtigsten ist, vollständig auf Softdrinks und Limonaden zu verzichten. Auf sie entfällt etwa die Hälfte des Zuckerkonsums. Setzen Sie stattdessen auf Ihren Lieblingstee, sei es Rosmarin, Oregano, Minze, Salbei oder ein anderes Kraut, und trinken Sie ihn täglich.

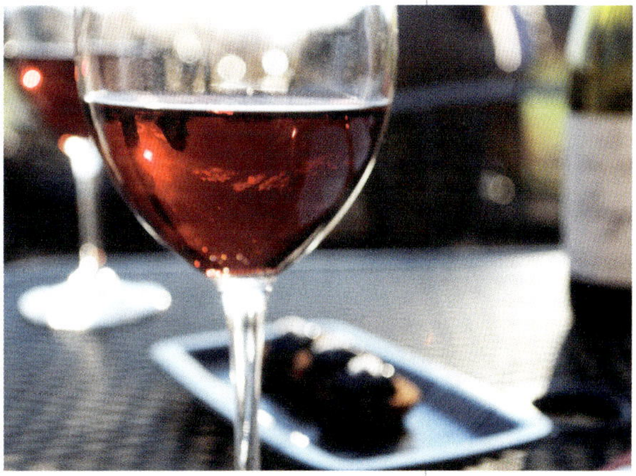

Wer in Maßen Rotwein trinkt, lebt länger.

WAS KANN ICH TUN?

- Halten Sie am Arbeitsplatz und am Bett immer eine volle Wasserflasche bereit.
- Starten Sie mit einer Tasse Kaffee in den Tag. Vermeiden Sie ihn jedoch am Nachmittag, da Koffein den Schlaf beeinträchtigen kann.
- Trinken Sie tagsüber grünen Tee. Er enthält etwa 25 Prozent des Koffeinanteils von Kaffee.
- Versuchen Sie verschiedene Kräutertees wie Rosmarin, Oregano oder Salbei.
- Süßen Sie Tee mit wenig Honig. Stellen Sie an heißen Tagen eine Kanne Tee in den Kühlschrank.
- Erteilen Sie Softdrinks Hausverbot.

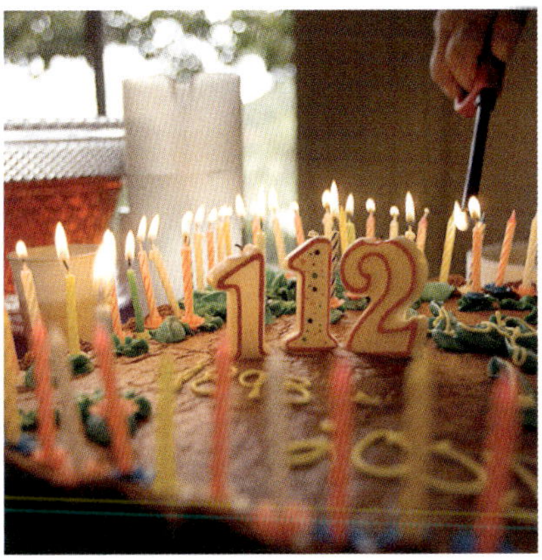

ESSEN ZELEBRIEREN UND GENIESSEN

Die Ernährungsweise der Blue Zones mag gewöhnungsbedürftig sein, sollte aber nicht wie Verzicht oder Entbehrung erscheinen. Genießen Sie schmackhafte Mahlzeiten und das gelegentliche Festessen.

- Machen Sie einen Tag pro Woche zum Festtag, an dem Sie sich ihre Lieblingsspeisen gönnen.
- Auch auf Familienfeiern und an Festtagen dürfen Sie sich ruhig etwas gönnen. Wenn es Sie glücklich macht, brauchen Sie nicht auf das Stück Kuchen oder die Geburtstagstorte zu verzichten.

Die Kunst ist, die rechte Balance zwischen Genuss und gesunden Verhaltensweisen zu finden, die unser Leben verlängern.

KAPITEL 9

Ihre eigene Blue Zone

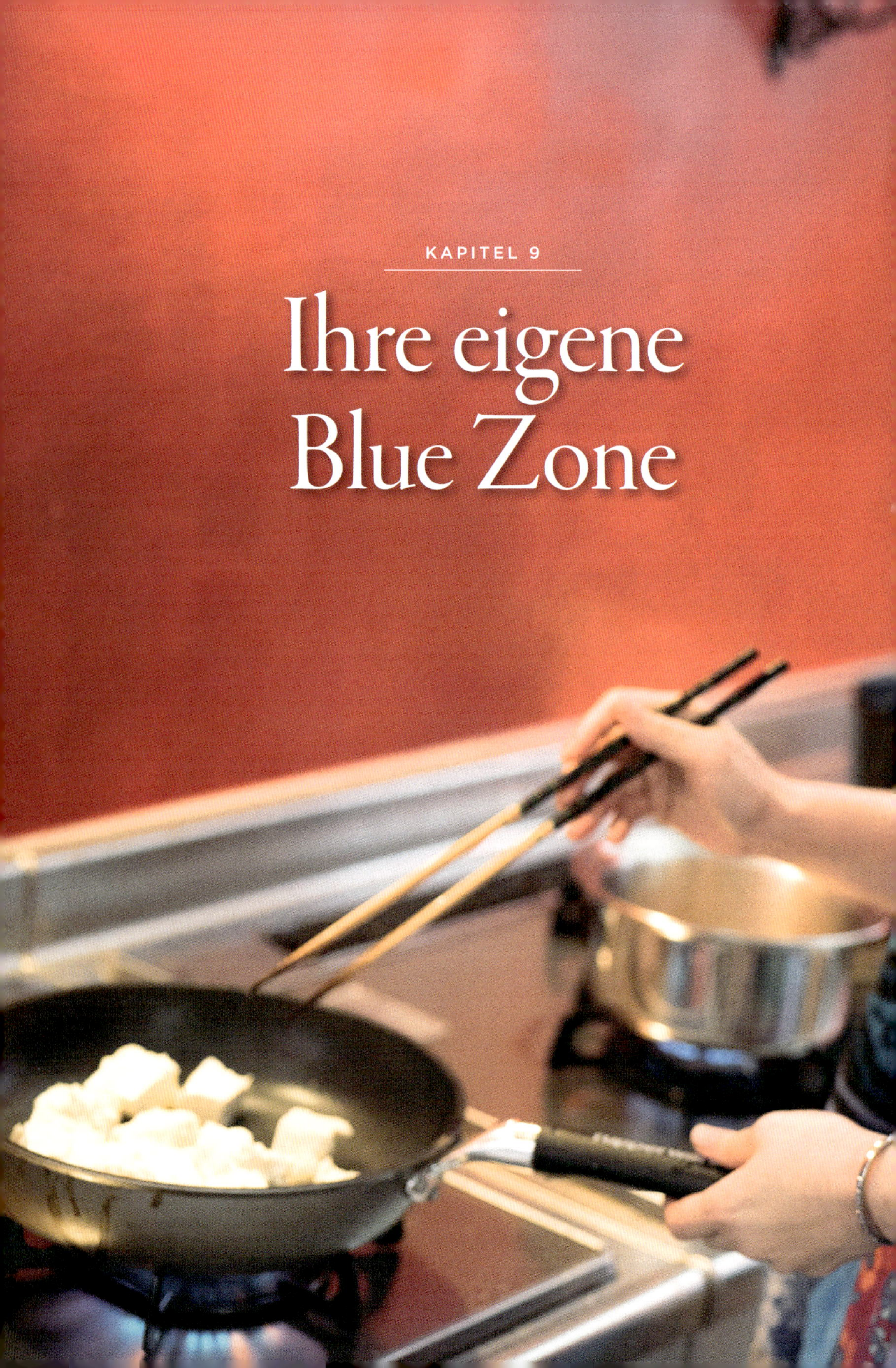

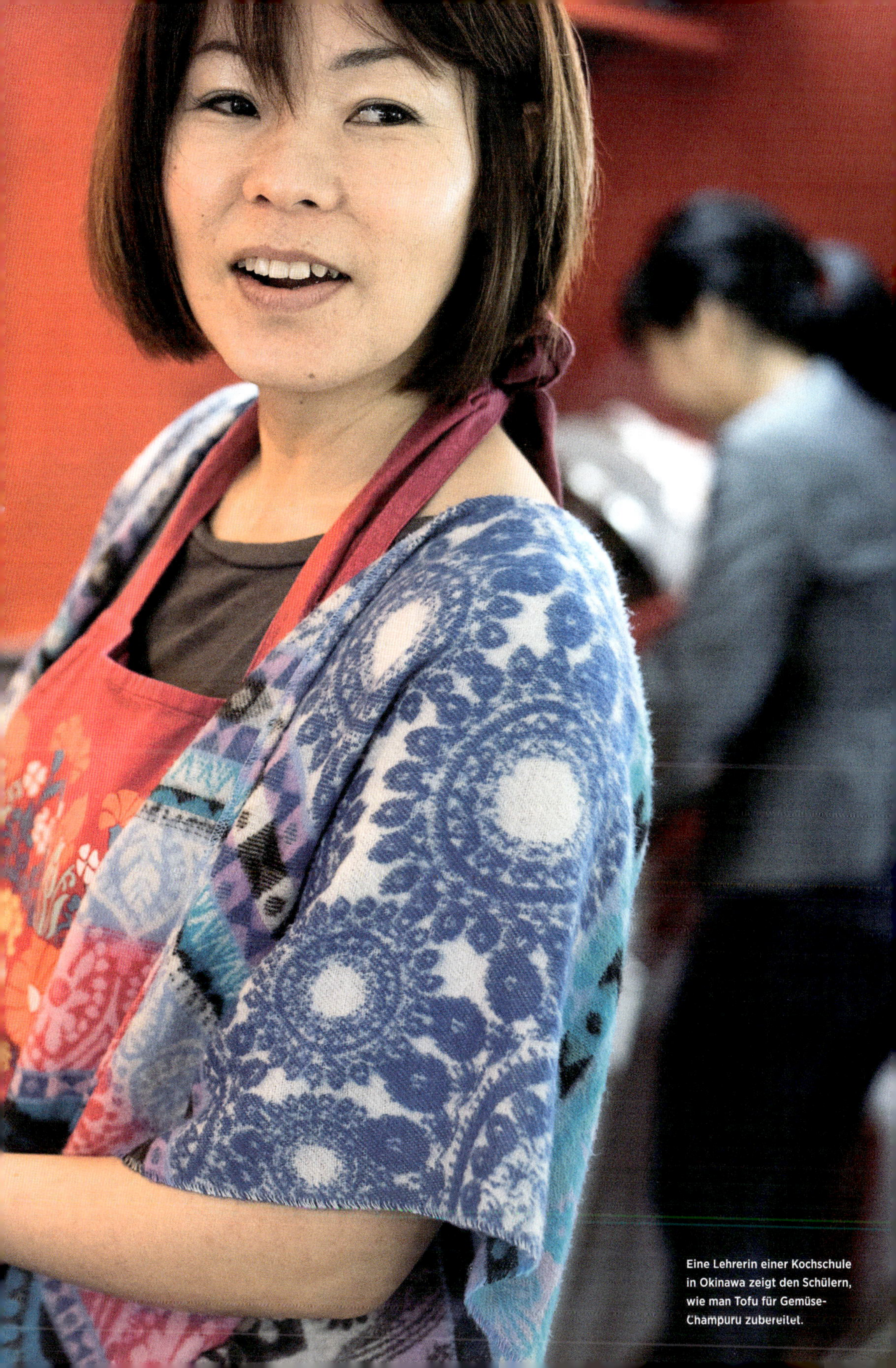

Eine Lehrerin einer Kochschule in Okinawa zeigt den Schülern, wie man Tofu für Gemüse-Champuru zubereitet.

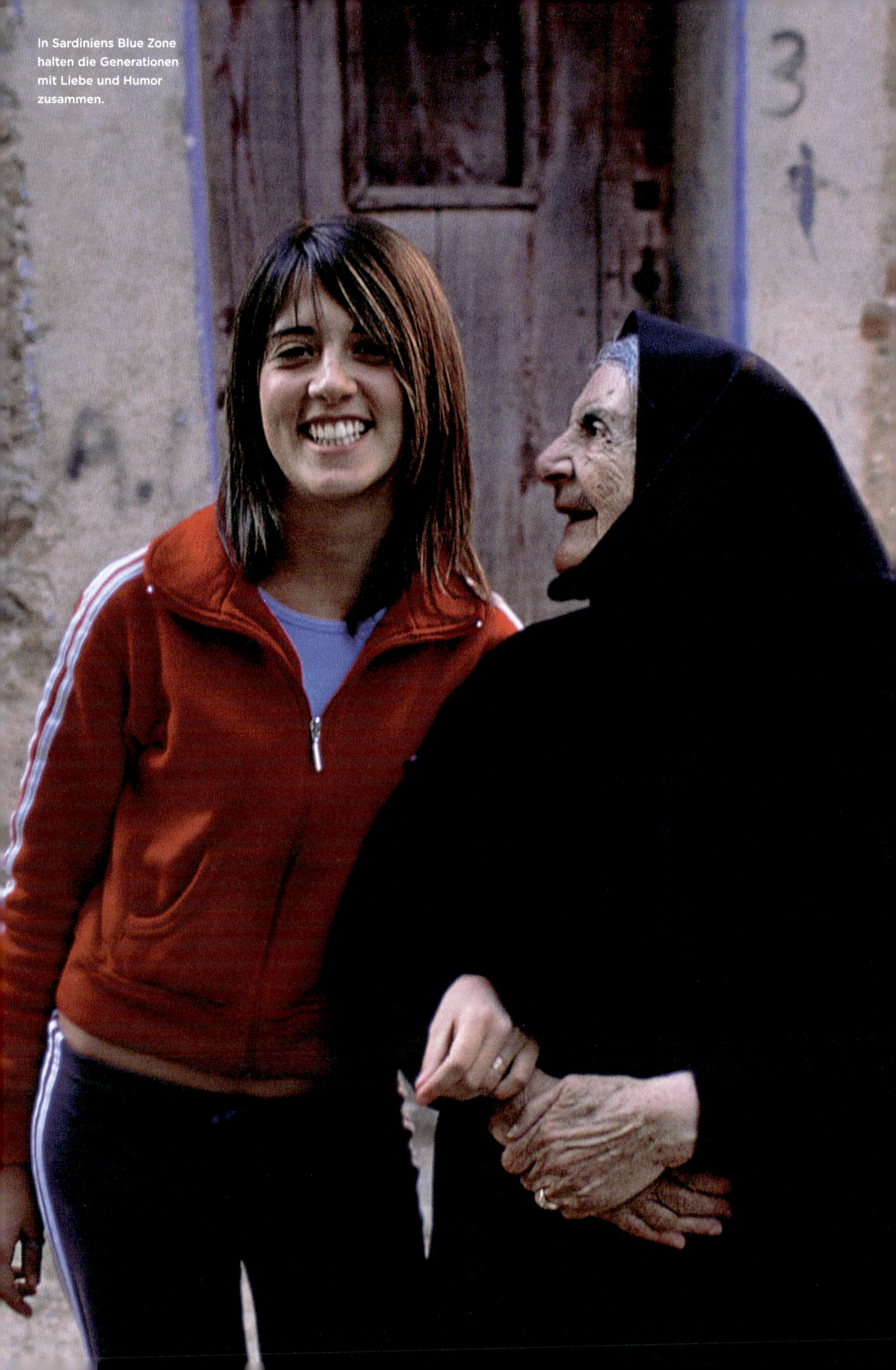

In Sardiniens Blue Zone halten die Generationen mit Liebe und Humor zusammen.

Optimieren Sie Ihren Lebensraum

Vor einigen Jahren hatte ich eine Art Aha-Erlebnis. Nach allen meinen Reisen zu den Blue Zones wurde mir plötzlich klar, dass keiner der rüstigen Hundertjährigen aktiv darauf hingearbeitet hatte, das zehnte Jahrzehnt im Leben zu erreichen. Keiner hatte in der Lebensmitte Bilanz gezogen, um dann zu sagen: »Weißt du was, ich werde eine Diät machen, Sport treiben und ein paar Nahrungsergänzungsmittel einnehmen, um gesünder und länger zu leben.«

Ihr langes Leben ist ihnen einfach so passiert.

Dieser Gedanke änderte alles. Ich erkannte, dass die am längsten lebenden Menschen keinen Diätplan verfolgten, keine strenge Disziplin an den Tag legten und sich auch nicht großartig um ihre Gesundheit kümmerten. Lange zu leben war für sie etwas ganz Natürliches. Es ergab sich aus ihrer Umgebung, aus einer Reihe von Impulsen und Gegebenheiten, die ihnen unbewusst und auf subtile Weise halfen, die richtigen Entscheidungen zu treffen und die falschen zu vermeiden, und das über Jahrzehnte.

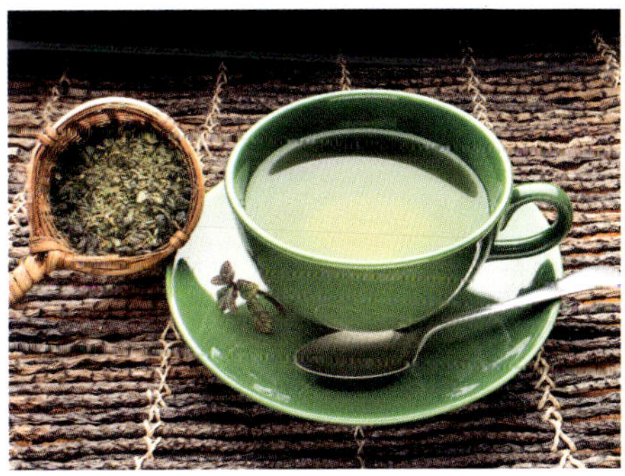

In allen Blue Zones wird Tee getrunken. Die Okinawaner trinken den ganzen Tag lang grünen Tee.

In den Blue Zones werden Straßen für Menschen gebaut, nicht für Autos. Der Weg zu einem Freund, zur Arbeit, zur Kirche oder zum Essen bietet Gelegenheit für einen Spaziergang. Die Menschen mahlen ihren Mais und kneten den Brotteig noch von Hand. Sie bestellen einen Garten. Sie sind nicht einsam, denn das ist schlicht nicht vorgesehen. Taucht jemand nicht auf dem Stadtfest, in der Kirche oder im Café auf, schaut nach ein paar Tagen jemand vorbei. Man redet von Angesicht zu Angesicht, nicht per SMS, Facebook oder Snapchat.

Außerdem haben die Bewohner der Blue Zones Zielbewusstsein. Ihr Leben ist vom zehnten bis zum 100. Jahr mit Sinn erfüllt, der nicht nur aus Hobbys und Golfen besteht. Hinzu kommt ein Gefühl der Verantwortung für die Gemeinschaft, die Familie und die nächste Generation.

In den Vereinigten Staaten haben viele das Gefühl, dass mit unserer Lebensweise etwas nicht stimmt, mit den Lebensmitteln, die wir konsumieren, mit der Hektik des Alltags, mit den Beziehungen, die wir eingehen und den Gemeinschaften, die wir schaffen. Irgendetwas hält uns davon ab, so glücklich und gesund zu sein, wie wir es könnten. Unsere Häuser, Wohnviertel, Arbeitsplätze, Straßen und Städte sind auf Bequemlichkeit, nicht auf Wohlergehen ausgerichtet, kalorienreiches, nährstoffarmes Fast-Food und ein Leben im Sitzen (am Schreibtisch, im Auto und auf der Couch) inklusive. Um unsere eigene Blue Zone zu schaffen, müssen wir unsere Umgebung so umgestalten, dass sie die altbewährten Verhaltensweisen replizieren, von denen wir wissen, dass sie die Gesundheit und ein langes Leben begünstigen. In den Blue Zones bewegen sich die Menschen den ganzen Tag auf natürliche Weise, sie verfügen über einen starken sozialen Zusammenhalt und ernähren sich überwiegend gesund, weil ihr Lebensraum sie geradezu dazu zwingt, Tag für Tag. Wissenschaftler der Mayo Clinic haben errechnet, dass man bereits durch einfache Aktivitäten wie Stehen und Gehen täglich 350 zusätzliche Kalorien verbrennt. Wenn Sie Ihre Wohnung entsprechend optimieren, könnten Sie 150 Kalorien pro Tag zusätzlich verbrennen, was pro Jahr drei Kilogramm Gewicht einsparen würde.

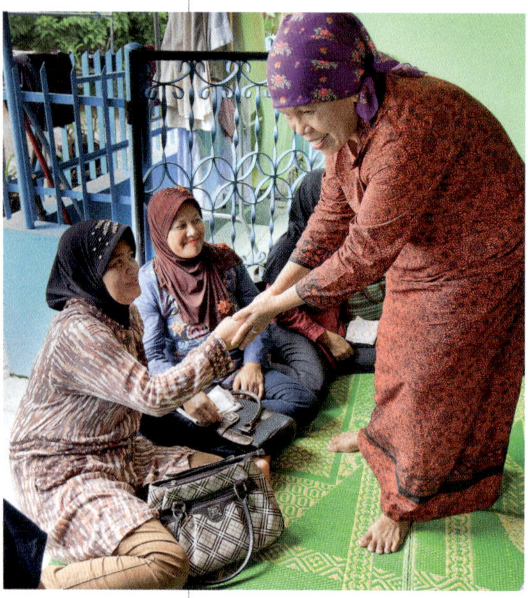

Eine indonesische Familie begrüßt einander bei einem Treffen am Sonntagnachmittag.

DER LEBENSRADIUS

Das Konzept der Blue Zone, das unsere Gemeinden stärken und gesünder machen soll, konzentriert sich auf den »Lebensradius«, also das unmittelbare Umfeld unseres Zuhauses, in dem wir 90 Prozent unserer Zeit verbringen.

- **Umgebung:** Verbesserung der Wegführung und des öffentlichen Nahverkehrs sowie der Parks und des öffentlichen Raums.
- **Kommunale Politik:** Aktivitäten fördern und gegen die Vermarktung von Junk-Food und das Rauchen vorgehen.
- **Restaurants, Schulen, Lebensmittelhandel, religiöse Organisationen und Arbeitsplätze:** Gesunde Optionen an den Orten schaffen, an denen sich die Menschen am meisten aufhalten.
- **Soziale Netzwerke:** Gemeinschaften bilden und fördern, die gesunde Verhaltensweisen unterstützen.
- **Habitat:** Menschen helfen, Wohnraum so zu gestalten, dass er dazu animiert weniger zu essen und sich mehr zu bewegen.
- **Das innere Selbst:** Menschen ermutigen, Stress zu reduzieren, eigene Ziele zu bestimmen und der Gemeinschaft etwas zurückzugeben.

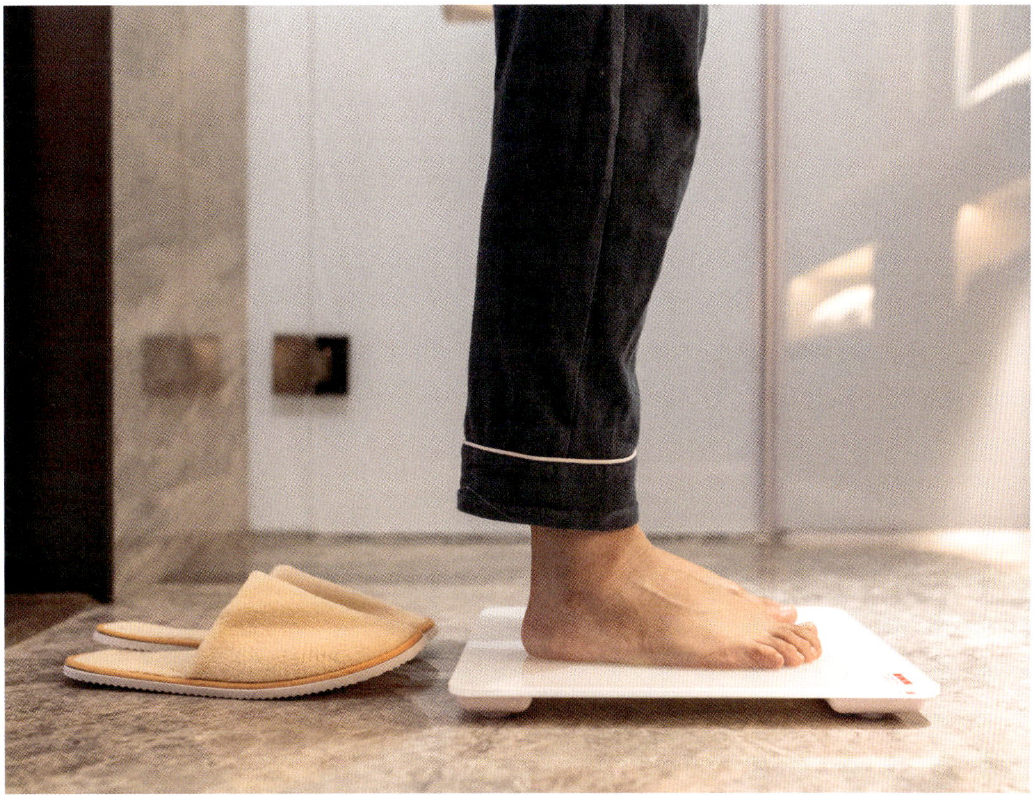

Um die Amerikaner in den Genuss solcher Vorzüge zu bringen, haben wir in mehr als 72 Städten und Bundesstaaten Projekte zur Umgestaltung von Gemeinden ins Leben gerufen, die als »das größte Experiment für ein gesünderes Leben« im ganzen Land gelten. Wir helfen dabei, ganze Städte so zu gestalten, dass sich niemand darüber Gedanken machen muss, wie man gesünder lebt, weil es der Lebensraum in seiner Gestaltung vorgibt. Wir möchten, dass die Menschen lieben, was sie essen, wie sie den Tag verbringen und mit welchen Menschen sie es tun. Wir möchten ihnen das Gefühl geben, dass sich ihr Leben zum Besseren wendet, ob sie nur einzelne Ideen der Blue Zones aufgreifen und umsetzen, oder sich dazu hinreißen lassen, das ganze Viertel oder den Ort umzugestalten.

In diesem Kapitel zeigen wir Ihnen, wie man das Lebensumfeld mit Anreizen und Vorgaben so gestaltet, dass die gesunde Entscheidung immer die einfachste ist.

Menschen, die sich regelmäßig auf die Waage stellen, wiegen in der Regel weniger als die, die es nicht tun.

Das Zuhause gestalten

Viele einfache Dinge, die die Gestaltung des Wohnraums und des Alltagsablaufs betreffen, haben Einfluss auf die Gesundheit und Lebenserwartung. Regt Ihr Wohnraum zur Bewegung an, verbrennen Sie nicht nur mehr Kalorien infolge körperlicher Aktivität, Sie halten auch Ihren Stoffwechsel in Schwung. Die natürliche Bewegung führt zur einer herzfreundlichen, fettverbrauchenden Blutchemie, die Sie wacher und vitaler macht.

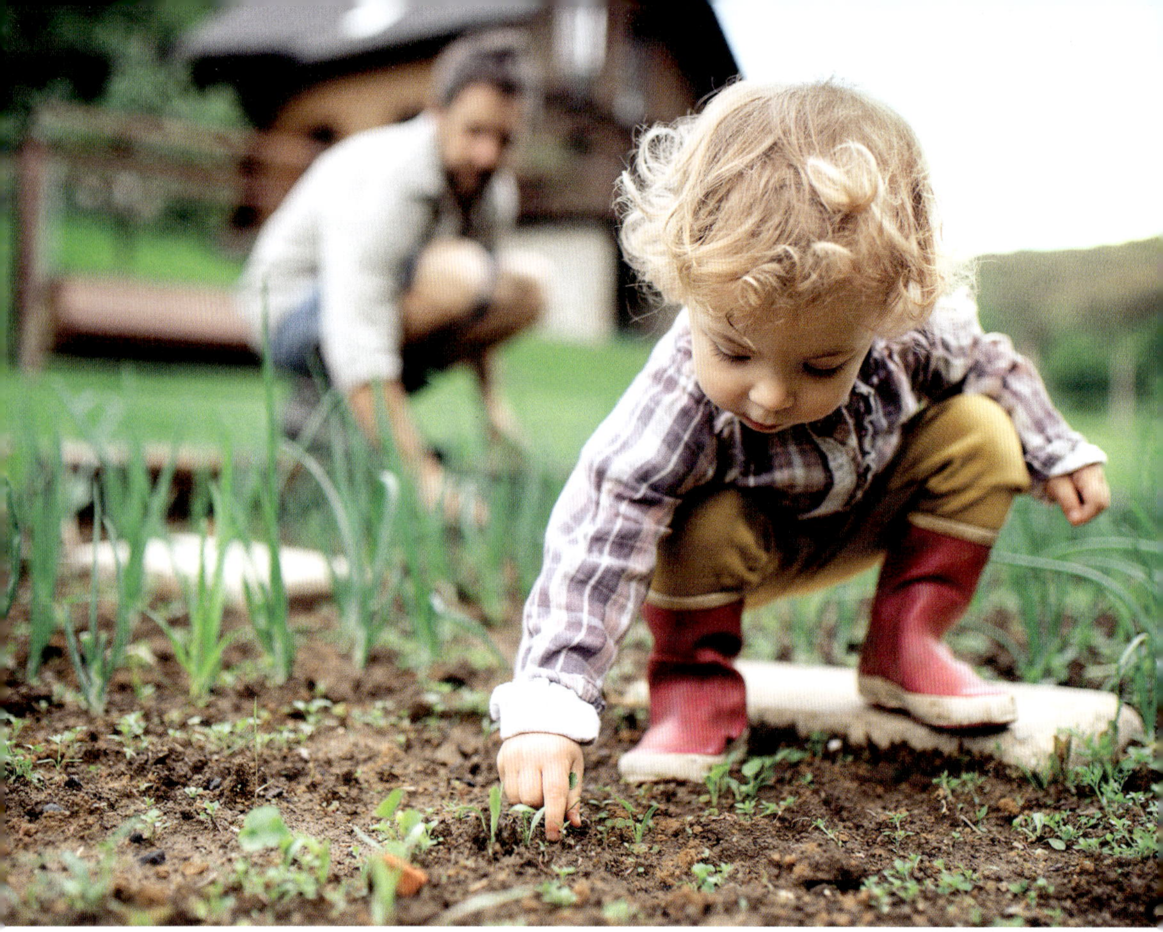

Eine junge Gärtnerin und ihr Vater dünnen im Familiengarten Setzlinge aus und zupfen Unkraut.

Ob in der Küche, im Schlafzimmer, im Garten oder in der Gemeinde, hier sind ein paar Maßnahmen, die sie sofort umsetzen können, um Ihre eigene Blue Zone zu schaffen.

- Stellen Sie Ihre Waage an einem gut sichtbaren Ort auf und wiegen Sie sich täglich. Falls Sie keine haben, legen Sie sich ein preiswertes Modell zu. Sie muss nicht mit jedem Schnickschnack ausgestattet sein. Menschen, die sich über zwei Jahre täglich wiegen, wiegen anschließend bis zu acht Kilo weniger als diejenigen, die sich nie wiegen. Die Gewichtskontrolle dauert nur Sekunden und das Ergebnis kann wichtiger Ansporn sein.
- Beschränken Sie sich auf einen Fernseher. Stellen Sie ihn im gemeinschaftlichen Wohnzimmer auf, am besten im Schrank hinter Türen. Ziel ist es, die Sehzeiten zu reduzieren, die zu übermäßigem Essen verleiten und von körperlicher Aktivität abhalten. Zu viel Zeit vor dem Fernseher führt mit größerer Wahrscheinlichkeit zu Übergewicht. Fernsehen hemmt den Stoffwechsel, macht träge und verleitet durch Werbung zum Konsum von ungesundem Junkfood. Bei Kindern, die einen Fernseher im Zimmer haben, ist die Wahrscheinlichkeit fettleibig zu sein (oder zu werden) und schlechte

Noten zu haben, um 18 Prozent höher. Die glücklichsten Menschen schauen pro Tag nur 30 bis 60 Minuten fern.

- **Ersetzen Sie elektrisch betriebene Gartengeräte durch Handwerkzeuge.** Schaufeln, Harken und Rasenmähen sind ein gesundes und effektives Training im Freien, bei dem man bis zu 400 Kalorien pro Stunde verbrennt. Beim Rasenmähen oder Laubharken werden etwa so viele Kalorien verbrannt wie beim Stemmen von Gewichten. Wer also kann, sollte den Rasen im Handbetrieb mähen, den Schnee mit der klassischen Schaufel räumen und das Laub mit einer einfachen Harke statt mit einem Laubbläser entfernen.
- **Legen Sie einen eigenen Garten an.** In sämtlichen Blue Zones gärtnern die Menschen selbst im Alter von 90 oder 100 Jahren noch. Die Gartenarbeit ist Sinnbild für Aktivität in einer Blue Zone, weil sie zugleich eine Art Anstoß ist. Man sät Samen aus und ist drei bis vier Monate beschäftigt, die Pflanzen zu gießen, Unkraut zu jäten und schließlich zu ernten. Die Gartenarbeit bietet zudem ein leichtes Bewegungstraining, fördert die Vitamin-D-Aufnahme mittels Sonnenlicht und liefert schließlich frisches Gemüse und Kräuter. Das Wässern der Pflanzen verbraucht etwa ebenso viele Kalorien wie das Dehnen oder Gehen. Studien zeigen, dass das Gärtnern auch psychischen und physiologischen Stress abbaut.
  Wir raten, einen Garten im Hinterhof anzulegen oder einen Kübelgarten auf der Terrasse, auf der Fensterbank Kräuter zu ziehen oder pflegeleichte Zimmerpflanzen zu kultivieren. Zimmerpflanzen reinigen nicht nur die Luft, sie haben nachweislich auch positiven Einfluss auf die Gesundheit. Und wenn sie erst einmal da sind, ist man dazu angehalten, sich um sie zu kümmern.
- **Heißen Sie einen Hund in der Familie willkommen.** Wenn Sie in der Lage sind, sich um so ein Tier zu kümmern, sollten Sie eine Adoption oder einen Kauf in Betracht ziehen. Haustiere sind großartige Kameraden und animieren zum Spazierengehen

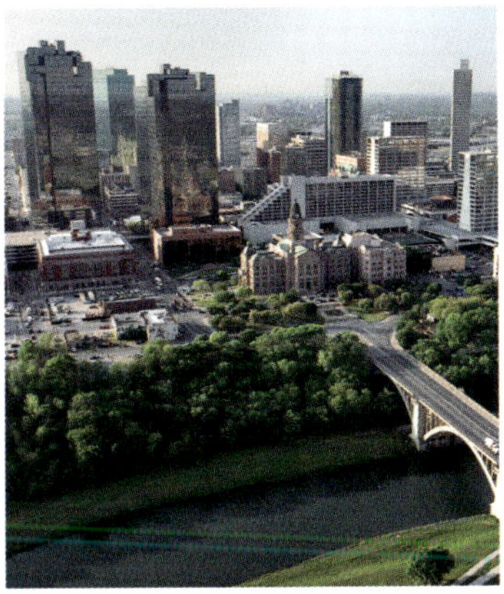

COWTOWN FEIERT EIN COMEBACK

Im Jahr 2014 lag Fort Worth in Texas im Gallup-Sharecare-Index für allgemeines Wohlbefinden auf Platz 185 von 190 Gemeinden in den Vereinigten Staaten. Vier Jahre später, nach Einführung des Blue-Zone-Projekts, stieg die Stadt auf Platz 58. Wie hat sie das geschafft? Indem sie den Lebensraum – Arbeitsplätze, Schulen, Restaurants, Lebensmittelläden, Parks und Straßen – so umgestaltete, dass er die Einwohner zu einem gesunden Verhalten animierte. Das Ergebnis: In Fort Worth gibt es 31 Prozent weniger Raucher, 62 Prozent der Menschen bewegen sich häufiger auf den 140 Kilometer neu geschaffenen Rad- und Wanderwegen, Bürgersteigen, in Gärten und Arbeitsstätten. Schulkinder schlossen sich Laufgruppen an, Restaurants boten gesündere Speisen an und Supermärkte richteten Blue-Zone-Kassenzonen mit nahrhaften Produkten ein.

oder Laufen. Forscher haben ermittelt, dass ein Hund auf ganz natürliche Weise für fünf Stunden Bewegung pro Woche sorgen kann. Tatsächlich belegen Studien, dass Hundebesitzer seltener gesundheitliche Probleme haben als Menschen ohne Hund. (Selbst wenn man sie nicht ausführt, bringen eine Katze oder andere Haustiere einen wissenschaftlich belegten gesundheitlichen Nutzen.)

- **Legen Sie sich ein Fahrrad zu oder reparieren Sie Ihr altes.** Allein der Umstand, eines zu besitzen, animiert dazu, es auch zu benutzen. Bei mittlerer Geschwindigkeit verbrennt man auf dem Rad in einer halben Stunde etwa 235 Kalorien. Denken Sie daran, einen guten Helm zu kaufen, er verringert das Risiko schwerer Kopfverletzungen bei Stürzen um bis zu 85 Prozent und das von Verletzungen des Gehirns um bis zu 88 Prozent.
- **Sie sollten mindestens vier der folgenden Dinge besitzen:** Wanderschuhe, Springseil, Yogamatte, Gewichte, Basketball, Fußball, Golfschläger, Rollerblades, Campingausrüstung, Laufschuhe. Trainingsgeräte im Hause fördern die körperliche Aktivität. Sie sollten leicht zu bedienen sein. Beim Rollerbladen werden mehr Kalorien verbrannt als beim Hürdenlauf und bereits 30 Minuten Fangenspielen verbraucht mehr als 100 Kalorien.

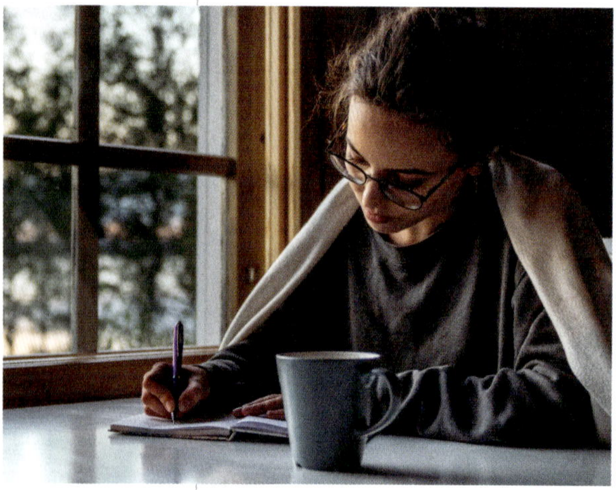

Ein Tagebuch zu führen, steigert die Zufriedenheit, baut Stress ab und stärkt das Gedächtnis.

- **Richten Sie einen Indoor-Fitnessbereich ein.** Es ist einfacher zu trainieren, wenn es einen eigens dafür vorgesehenen Raum gibt. Wenn Trainingsgeräte leicht zugänglich und optisch präsent sind, wird man sie auch eher benutzen. Eine Studie der Universität Florida ergab, dass Frauen, die zu Hause trainieren, binnen 15 Monaten 12 Kilo abnahmen und ihr Gewicht hielten. Reservieren Sie eine Ecke oder einen Teil eines Raums für Trainingsgeräte, den Gymnastikball, die Yogamatte und/oder den Hantelsatz.
- **Legen Sie Kissen auf dem Boden aus.** Statt auf Stühlen zu sitzen, sollten Sie einen Bereich einrichten, in dem Sie auf dem Boden sitzen können, um zu lesen, zu telefonieren, sich zu entspannen, Hobbys nachzugehen oder sich mit der Familie zu beschäftigen. In Okinawa ist es für ältere Menschen völlig normal, sich täglich Dutzende Mal auf den Boden niederzulassen und wieder aufzustehen. So trainieren sie ständig ihre Beine, den Rücken und die Körpermitte, kräftigen ihre allgemeine Konstitution und fördern Gelenkigkeit und Mobilität. Wenn Sie auf eine Stuhllehne verzichten, verbessern Sie Ihre Haltung und verbrennen pro Stunde bis zu 130 zusätzliche Kalorien.
- **Richten Sie einen Bereich oder eine Wand ein, wo Sie Familienfotos, Erinnerungsstücke und Gegenstände präsentieren,** die für Erfolge und Leistungen der Familie stehen. Am

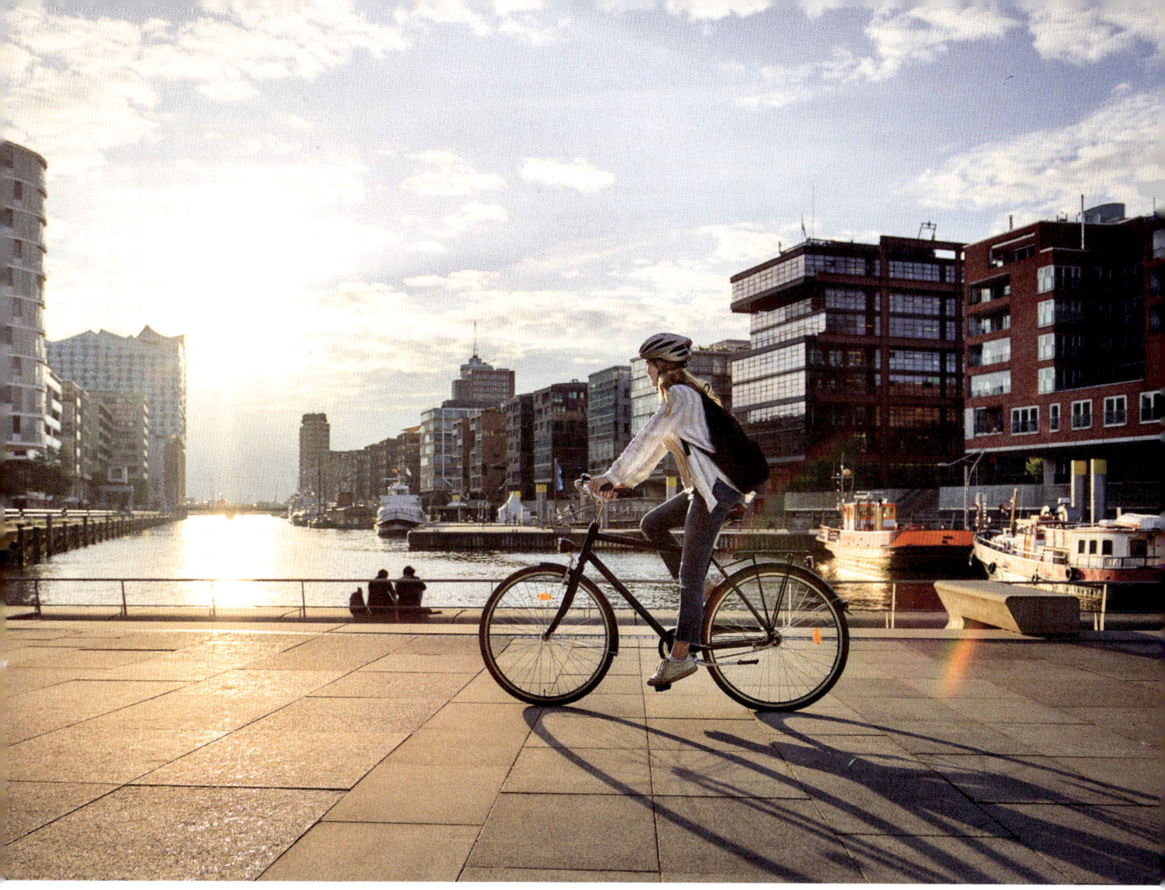

besten an einem häufig frequentierten Ort im Wohnbereich, etwa zwischen Schlaf- und Badezimmer. Jedes Mal, wenn Sie daran vorbeigehen, werden Sie mit einem gewissen Stolz zurückblicken und an wichtige Ereignisse erinnert, die Sie in dieser Welt verankern. Das können Bilder Ihrer Kinder sein, Erinnerungsstücke Ihrer Eltern oder Großeltern, Fotos von einem Urlaub, Diplome oder Artikel, die Ihnen gefallen haben.

- Richten Sie einen Raum als Anlauf- und Treffpunkt ein, mit einem großen Tisch für Familienprojekte, mit Bücherregalen und viel Licht. Lassen Sie Uhren, Fernseher, Computer und andere ablenkende Dinge vor der Tür.
- Deaktivieren Sie die Automatik des Garagentors und öffnen Sie das Tor manuell.

Radfahren ist eine gute Möglichkeit, aktiv zu bleiben und Stress abzubauen.

Die Küche gestalten

Die langlebigsten Menschen der Welt ernähren sich überwiegend von vollwertigen, pflanzlichen Produkten. Die Einrichtung ihrer Küchen ist auf die Zubereitung dieser Speisen zugeschnitten, Handwerkzeuge machen die vorwiegend manuelle Arbeit zu einem körperlichen und gleichsam meditativen Akt.

Um Ihre eigene Blue-Zone-Küche zu schaffen, können Sie vier einfache Maßnahmen ergreifen. Erstens: Platzieren Sie die gesündesten Zutaten griffbereit und an einem gut

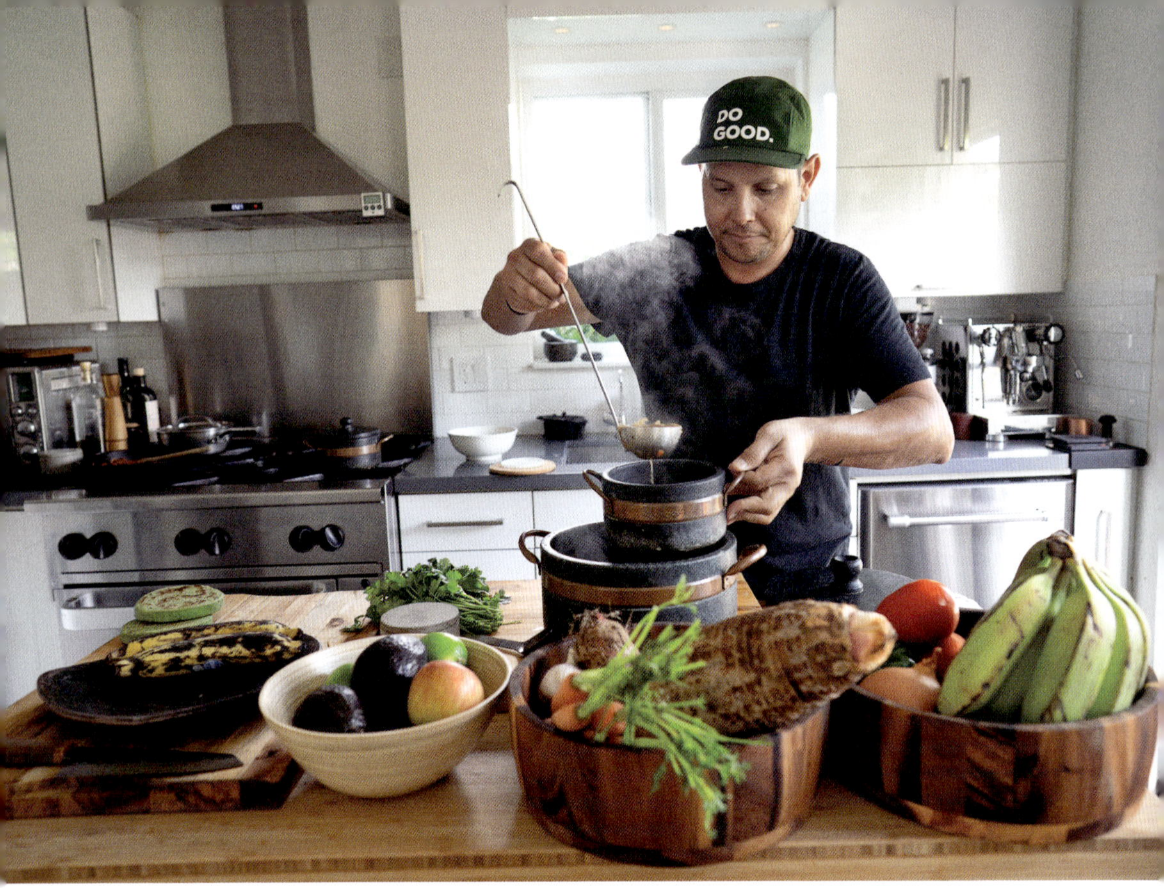

Diego Tosoni, Küchenchef aus Miami, kocht zu Hause und in seinem Restaurant Love Life Cafe vegan.

sichtbaren Ort. Zweitens: Rüsten Sie Ihre Küche mit Kochgeschirr und Arbeitsutensilien aus, mit denen sich schnell schmackhafte Speisen zubereiten lassen. Drittens: Machen Sie Sicherheit zum obersten Gebot. Und viertens: Machen Sie es sich zur Gewohnheit, auf technische Hilfsmittel weitgehend zu verzichten und manuell zu arbeiten, damit Sie sich bei der Küchenarbeit auf ganz natürliche Weise bewegen.

- Optimieren Sie die Raumaufteilung: Die effizientesten Küchen sind so eingerichtet, dass Herd, Spüle und Kühlschrank die Spitzen eines Dreiecks bilden. Im Idealfall befindet sich der Herd zwischen der Spüle auf der einen Seite und dem Kühlschrank auf der anderen. Diese Anordnung optimiert die Effizienz und hebt den Spaßfaktor beim Kochen. Bedenken Sie Ihre Arbeitsabläufe und Zugriffmuster, platzieren Sie bewegliche Werkzeuge wie Schneidebretter griffbereit und Töpfe, Pfanne und Kochbesteck dort, wo es am zweckmäßigsten ist.
- Legen Sie sich den richtigen Kühlschrank zu. Ein kleiner, neuer Kühlschrank ist eine gute Investition in die Gesundheit. Warum neu? Weil die modernsten Modelle Obst, Gemüse und andere Lebensmittel länger frisch halten, indem sie Bakterien und Gase effizienter eliminieren und so den Verderb verlangsamen. Warum kleiner? Studien

belegen, dass man umso mehr isst, je mehr Lebensmittel im Kühlschrank sind. Ein Kühlschrank mit begrenztem Stauraum kann ein Anreiz sein, weniger zu essen und häufiger frische Produkte einzukaufen.

- **Schaffen Sie eine große Arbeitsfläche.** Sie werden eher zum Kochen animiert, wenn Sie über eine große, einladende Fläche für die Vor- und Zubereitungsarbeiten verfügen.
- **Sorgen Sie für eine gute Beleuchtung.** Mit ausreichend Licht am Arbeitsplatz werden Sie auch mehr Freude an der Küchenarbeit haben, während eine starke Beanspruchung der Augen Sie unbewusst vom Kochen abhält. In dunkleren Küchen kann eine Unterschrankbeleuchtung den Raum zusätzlich erhellen.
- **Richten Sie eine kleine Vorratskammer ein.** Unsere Großeltern lagerten darin selbst gemachte Konserven, eingelegtes Gemüse und Marmelade. Heute stapeln sich eher riesige Tüten Chips und Knabberzeug, Kartons mit Müsliriegeln und Frühstücksflocken darin. Eine Studie ergab, dass Personen, die mit Großpackungen kochen, 23 Prozent mehr zubereiten, ein guter Grund, den 10-Kilogramm-Sack Reis im Supermarkt liegen zu lassen.

Checkliste Küche

Zunächst sollten Sie Ihre Vorratskammer, die Küche und den Kühlschrank »entrümpeln« und das Knabberzeug von der Arbeitsfläche entfernen (die offene Chipstüte, die Schachtel mit den Crackern und Ähnliches). Beseitigen Sie Lebensmittel, die tabu oder zu verlockend sind, wie Süßigkeiten, Junkfood oder stark verarbeitete Produkte. Verbannen

CHECKLISTE KÜCHENAUSSTATTUNG

Die richtigen Werkzeuge machen für vielbeschäftigte Köche den ganzen Unterschied.

Massives Schneidebrett: Wählen Sie das größte Holz- oder Bambusbrett, für das Sie Platz haben.

Messer: In jede Küche gehören ein langes Kochmesser, ein Gemüsemesser und ein Sägemesser, die regelmäßig geschärft werden sollten.

Gemüsehobel (Mandoline): Zum einfachen Schneiden von Zucchini, Kartoffeln und anderem Gemüse.

Kochlöffel aus Holz: Diese bakterienabweisenden Rührlöffel sind unverzichtbar in der Küche.

Gusseiserne Pfannen: Antihaftbeschichtet natürlich, einmal eingebrannt, halten sie ein Leben lang.

Passiergerät: Zum Zerkleinern von gegartem Gemüse und Obst für Suppen und Saucen.

Kartoffelstampfer: Er bereitet im Nu ein cremiges Kartoffelpüree, eine schnelle Salsa oder einen Dip aus gegarten oder eingemachten Bohnen.

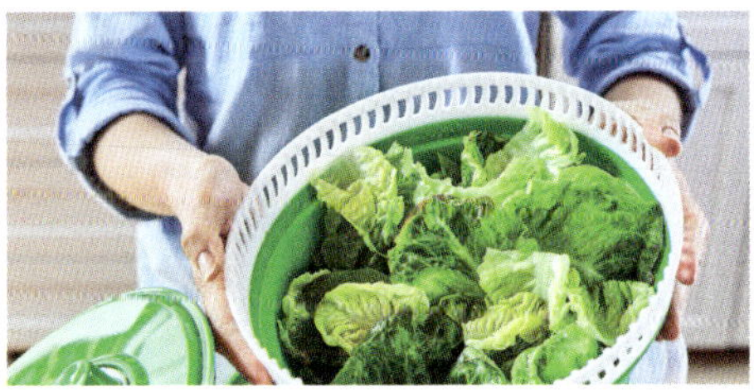

Kastenreibe: Zum Reiben und Raspeln von Obst und Gemüse.

Salatschleuder: Zum Trockenschleudern von Blattsalat und -gemüse nach dem Waschen.

Küchenmaschine: Sie zerkleinert blitzschnell Gemüse, rührt Teige an und vieles mehr.

Stabmixer: Mit dem Pürierstab lassen sich Suppen direkt im Topf pürieren.

Sieb: Platzieren Sie es griffbereit in der Nähe der Spüle, um Obst und Gemüse abzubrausen.

Schongarer: Er spart Zeit und Geld. Einfach auf niedrige Stufe schalten und sich selbst überlassen.

Sie Junkfood in einen unpraktisch hoch oder tief liegenden Ort. Untersuchungen zeigen, dass wir weniger davon essen, wenn es außer Sichtweite und schwer zugänglich ist. Räumen Sie auch den Toaster weg. Ein Toaster animiert zum Toasten, und das meiste, was wir hineinstecken, ist ungesund.

Beachten Sie folgende Tipps und prüfen Sie, welche Dinge Sie bereits beherzigen und was Sie noch tun könnten, um Ihrer Familie zu einem gesünderen und längeren Leben zu verhelfen.

- Bewahren Sie Obst und Gemüse im Kühlschrank in Augenhöhe auf. Reservieren Sie den mittleren Bereich des Kühlschranks für gesunde Lebensmittel, die zum bewussten Genuss animieren.
- Lagern Sie ungesunde Snacks außer Sichtweite, im obersten oder untersten Regal, in einer Schublade oder in einem Schrank, den Sie selten öffnen. Kleben Sie ein Etikett, mit der Aufschrift »Junkfood« darauf, ungesunde Snacks konsumieren wir vor allem dann, wenn sie verlockend sichtbar herumliegen. Entfernen Sie sie aus dem Blickfeld und Sie werden weniger essen.
- Stellen Sie eine Schale mit frischem Obst auf den Küchentisch oder an eine andere gut sichtbare Stelle. Wenn Sie die Küche betreten, sollten Sie zuerst etwas Gesundes sehen. Stellen Sie nie Chips oder Süßigkeiten offen zur Schau.
- Verwenden Sie Essteller, die im Durchmesser nicht mehr als 25 cm messen, größere Teller ziehen Sie am besten ganz aus dem Verkehr. Auf kleinen Tellern wirken die Portionen größer, so lässt sich das Gehirn überlisten und man gibt sich mit weniger zufrieden.
- Trinken Sie aus hohen, schmalen Gläsern – nicht größer als 6,5 cm im Durchmesser. Wir bewerten die Menge über die Füllhöhe, nicht über die Breite des Glases. Schmale Gläser gaukeln uns vor, mehr zu trinken, als wir es tatsächlich tun.
- Richten Sie die komplette Mahlzeit auf Tellern an und räumen Sie die Reste weg, bevor Sie sich an den Tisch setzen. Platzieren Sie einen Zettel mit der Aufschrift »Hier anrichten, dort essen« neben den Herd. Wer Essen zubereitet, isst weniger.
- Entfernen Sie Fernseher, Handys und Computer aus der Küche und dem Esszimmer. Richten Sie einen Bereich ein, der frei von elektronischen Geräten ist. Fernsehen, temporeiche Musik und Unterhaltungselektronik begünstigen unkontrolliertes Essen. Außerdem sind Fernsehgeräte sehr platzraubend.

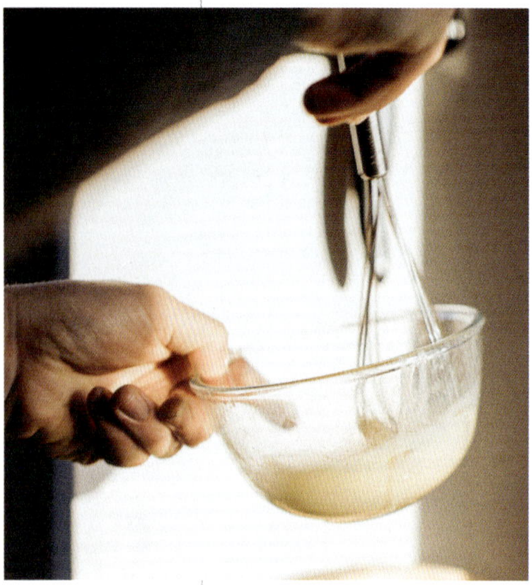

Mit manuell betriebenem Arbeitsgerät bleibt man in der Küche in Bewegung.

- Arbeiten Sie mit manuellen Küchenwerkzeugen. Entsorgen Sie den elektrischen Dosenöffner und wechseln Sie zum klassischen Handbetrieb. Legen Sie sich einen Kartoffelstampfer, eine Knoblauchpresse und einen Schneebesen zu, statt den Mixer oder einen elektrischen Handrührer zu verwenden. Pressen Sie Fruchtsäfte von Hand.
- Kaufen Sie einen Schnellkochtopf, handelsübliche Modelle sind völlig ausreichend. Legen Sie sich mikrowellentaugliche Vorratsbehälter zu (ich verwende Pyrex) oder bewahren Sie leere Flaschen und Gläser von Saucen, Eingemachtem und dergleichen zur Aufbewahrung von Resten oder zum Wiedererhitzen auf.
- Hängen Sie in der Küche eine Liste mit den »willkommenen Vier« und den »schädlichen Vier« auf. Die »willkommenen« Produkte sind die, die Sie stets vorrätig haben sollten. Sie sollten leicht verfügbar, erschwinglich und vielseitig einsetzbar sein und natürlich gut schmecken. Die »schädlichen«-Produkte sind solche, die in hohem Maße Fettleibigkeit, Herzkrankheiten oder Krebserkrankungen begünstigen und zudem ein hohes Verführungspotenzial haben.

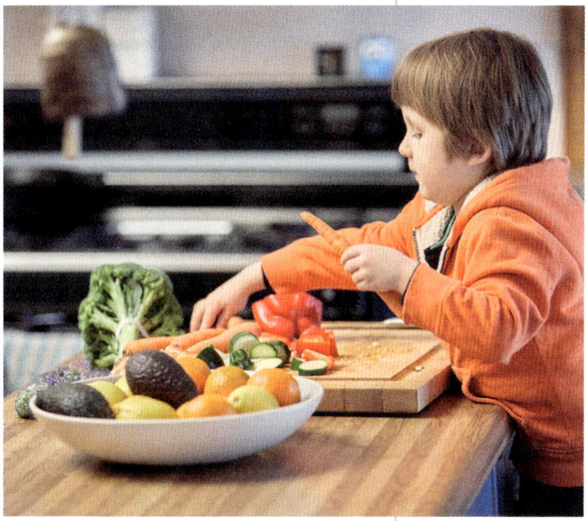

Stellen Sie eine Schale mit frischem Obst und Gemüse an einen gut sichtbaren Ort.

Die willkommenen Vier

1. 100 Prozent Vollkorn

Dazu zählen Hafer, Gerste, brauner Reis, Mais sowie Farro, Quinoa, Maisvollkornmehl und Bulgur. Die Ernährung in den Blue Zones besteht zu etwa 65 Prozent aus Vollkornprodukten, Bohnen und stärkereichen Knollen. Meta-Analysen (Studien über Studien) ergaben, dass der Verzehr von Vollkornprodukten das Risiko lebensverkürzender Krankheiten verringert.

2. Nüsse

Essen Sie pro Tag zwei Handvoll Nüsse. Eine Handvoll wiegt etwa 60 Gramm, die Menge, die Hundertjährige in den Blue Zones pro Tag durchschnittlich zu sich nehmen. Platzieren Sie zu Hause oder im Büro eine Dose mit Ihren Lieblingsnüssen als griffbereiten Snack.

3. Bohnen

Bohnen und andere Hülsenfrüchte sind überall auf der Welt eine feste Größe in der Ernährung sehr langlebiger Menschen. Wir empfehlen den Verzehr von 175 Gramm gegarten Bohnen pro Tag.

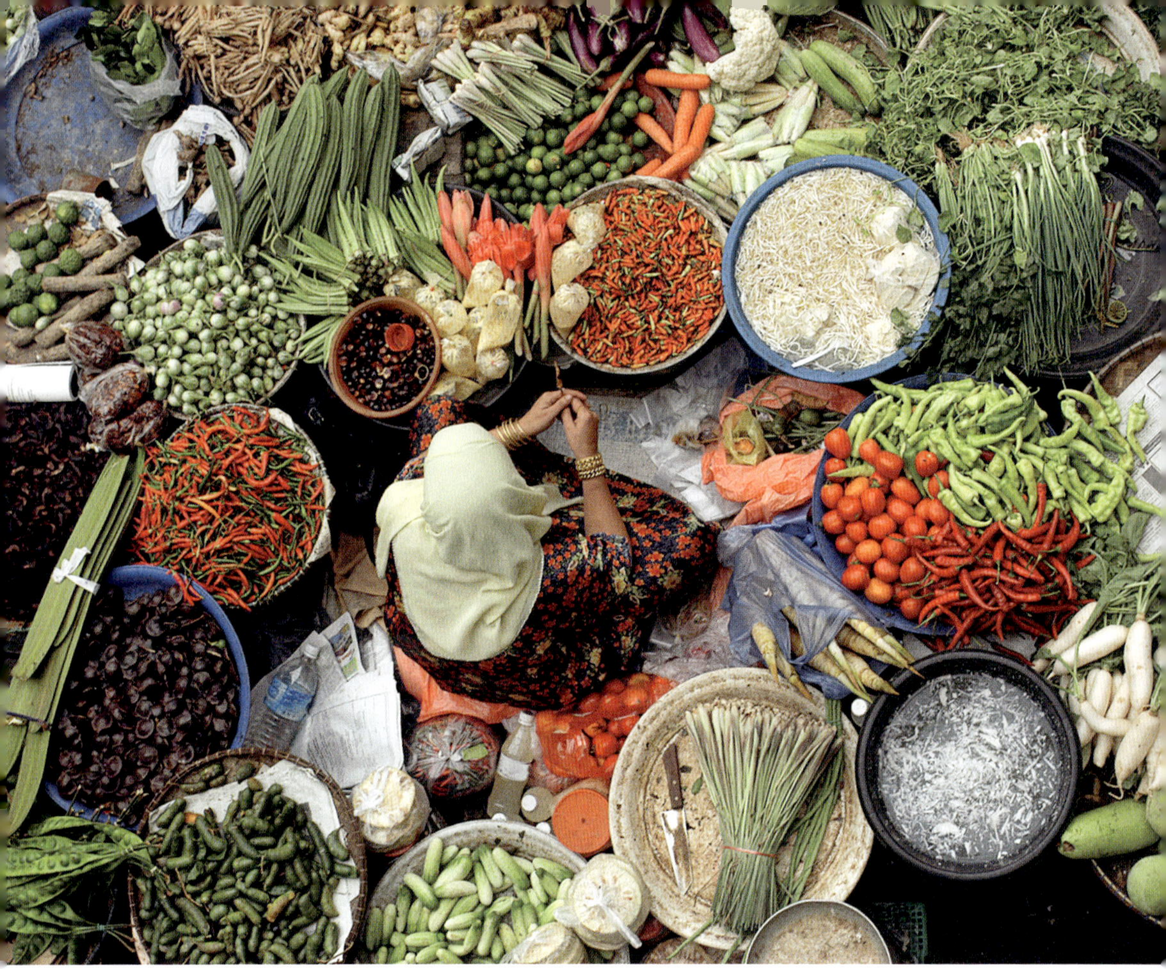

Ein Marktstand in Kota Bharu, Malaysia, bietet eine reiche Auswahl an frischem Gemüse.

4. Ihre Lieblinge aus Obst und Gemüse

Forschungsergebnisse deuten darauf hin, dass Menschen, die täglich fünf Portionen Obst und Gemüse essen, drei Jahre länger leben als die, die es nicht tun. Sieben Portionen Obst und Gemüse pro Tag können das Risiko eines vorzeitigen Todes sogar um satte 42 Prozent senken. Zwar sind einige Sorten gesünder als andere (Beerenfrüchte sind besser als Bananen), doch empfehlen wir, einen Vorrat an Ihren Lieblingen anzulegen, weil Sie dann auch eher zugreifen.

Die schädlichen Vier

1. Mit Zucker gesüßte Getränke

Auf sie entfällt der Löwenanteil an raffiniertem Zucker in der Ernährung.

2. Salzige Snacks & Knabberzeug

Salzige Snacks enthalten nicht nur viel Natrium, sie machen auch dick und zählen zu den Lebensmitteln, die am meisten mit Fettleibigkeit in Verbindung gebracht werden.

3. Abgepackte Süßigkeiten

Kekse, Bonbons und andere bearbeitete Süßigkeiten werden ebenfalls stark mit Fettleibigkeit in Verbindung gebracht. Zucker ist vermutlich das Gift Nummer eins in unserer Ernährung.

4. Verarbeitete Fleischwaren

Die Weltgesundheitsorganisation (WHO) stellt verarbeitete Fleischerzeugnisse auf die gleiche Stufe wie das Zigarettenrauchen, ein allseits bekanntes Karzinogen.

Verbannen Sie die zu meidenden Lebensmittel aus Ihrem Haus. Entsorgen Sie Limonaden und andere zuckergesüßte Getränke sowie Süßigkeiten, Chips, Kekse, Speck und Würste. Decken Sie sich stattdessen mit den »willkommenen« Produkten wie Bohnen, Nüssen, Körnern, Obst und Gemüse ein. Wir bevorzugen getrocknete Bohnen und frisches Gemüse, aber natriumarme Konserven sind auch in Ordnung. Wenngleich wenig verarbeitete Vollkornprodukte wie brauner Reis, Gerste und Quinoa besser sind, ist auch gegen Weizenvollkornbrot und Weizenvollkornnudeln nichts einzuwenden. Planen Sie Ihre Mahlzeiten wöchentlich im Voraus, das erleichtert den Einkauf.

Das Schlafzimmer einrichten

Der Schlüssel zu einer erholsamen Nacht ist eine entspannende Atmosphäre, die ein Refugium für den Schlaf bietet. In den Blue Zones gehen die meisten Hundertjährigen kurz nach Sonnenuntergang zu Bett und stehen bei Tagesanbruch wieder auf, was rund acht Stunden Schlaf bedeutet. In mindestens drei Blue Zones gehört, anders als bei uns, auch ein halbstündiges Nickerchen zum täglichen Ritual

Nach Angaben von Gallup schlafen die Amerikaner durchschnittlich 6,8 Stunden pro Tag, 14 Prozent schlafen sogar weniger als sechs Stunden – nicht genug. Wie die Forschung zeigt, erhöht Schlafmangel das Risiko gesundheitlicher Folgen, einschließlich

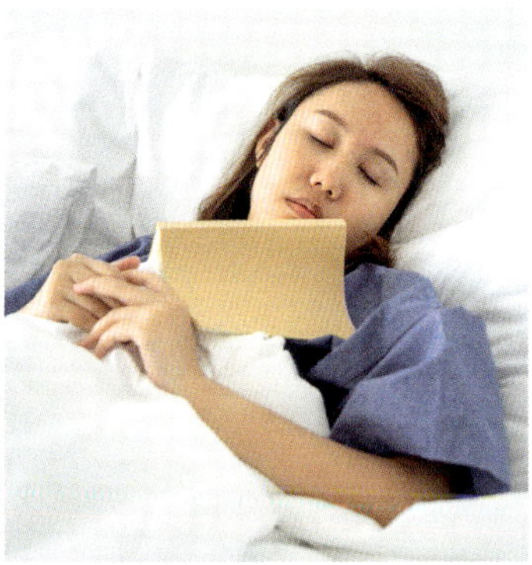

GESUNDER SCHLAF

Wer ausreichend erholsamen Schlaf bekommt, kann besser denken, Informationen leichter verarbeiten und hat eine positivere Einstellung. Chronisch gestörter Schlaf hingegen macht anfällig für Depressionen. Während des Schlafs sinkt der Blutdruck, sodass Herz und Blutgefäße sich erholen und regenerieren können. Der Tiefschlaf lässt zudem den Blutzuckerspiegel sinken. Je besser die Regulierung des Blutzuckers, desto geringer die Wahrscheinlichkeit, an Typ-2-Diabetes zu erkranken. Ausreichend Schlaf stärkt auch das Immunsystem und hilft bei der Regulierung von Hormonen, die den Appetit steuern. Bei Schlafstörungen neigt man eher dazu, zu viel oder ungesund zu essen.

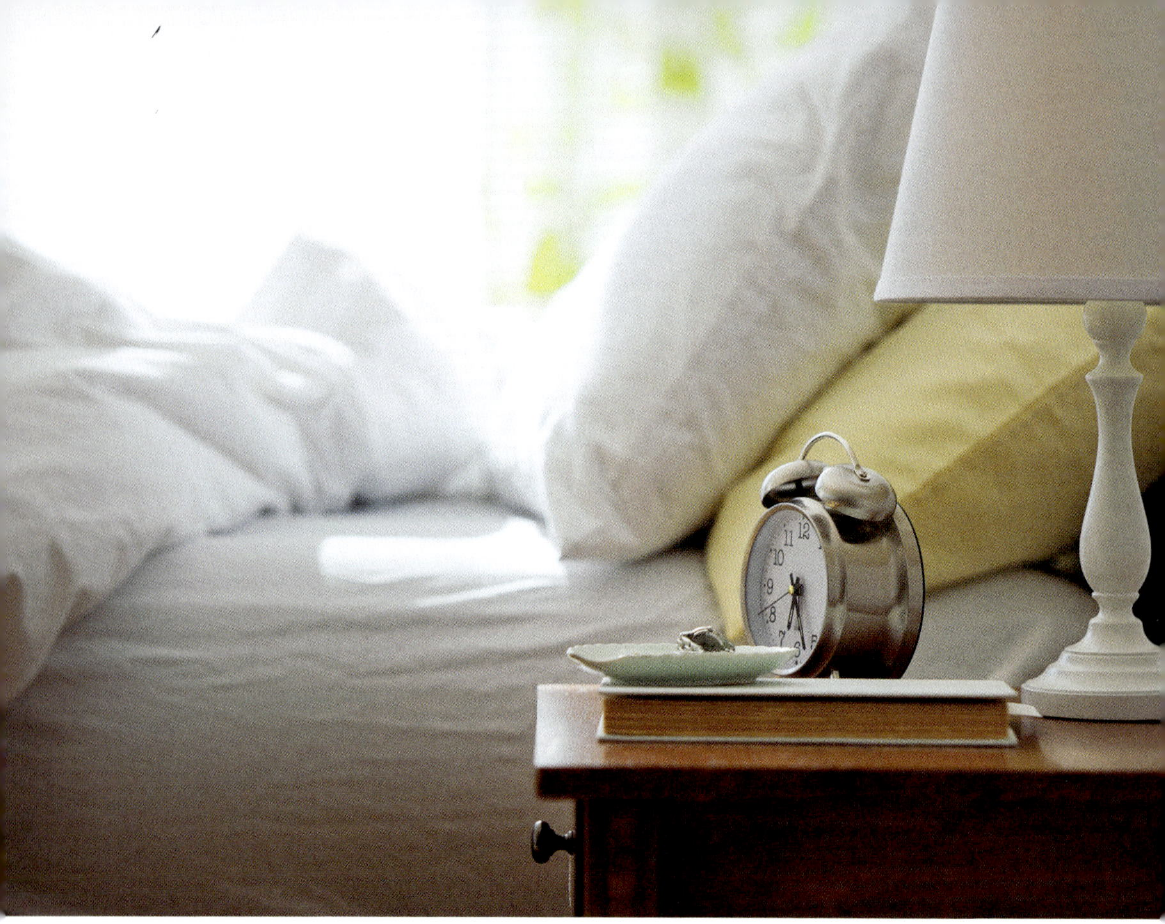

Eine regelmäßige Schlafenszeit, gesunde Ernährung und ausreichend Bewegung beugen Schlafproblemen vor.

Fettleibigkeit, Diabetes, Herz-Kreislauf-Erkrankungen und Bluthochdruck. Zu den möglichen Folgen gehören auch ein eingeschränktes Urteilsvermögen, unüberlegte Entscheidungen und sogar eine verminderte Attraktivität.

Die Schlafzimmer in den Blue Zones sind kühl, ruhig und dunkel. Computer, Fernsehgeräte und Handys sucht man vergeblich. Niemand benutzt einen Wecker oder wird nachts um zwei von Textnachrichten oder E-Mails wachgerüttelt. Weil die Menschen genug Schlaf bekommen, wachen sie auf ganze natürliche Weise von selbst auf.

Checkliste Schlafzimmer

Die folgenden Vorschläge wurden in Zusammenarbeit mit dem Cornell Center for Sleep Medicine entwickelt. Die Ärzte des Instituts greifen Muster aus den Blue Zones auf und ergänzen sie durch evidenzbasierte Informationen, wie Sie Ihre Schlafgewohnheiten und Ihr Schlafumfeld verbessern können.

- **Wählen Sie eine qualitativ hochwertige, bequeme Matratze und ein bequemes Kopfkissen.** Die Matratze sollte nicht durchhängen und alle acht bis zehn Jahre erneuert werden. Vor dem Kauf sollte man auf der Matratze mindestens zehn Minuten Probeliegen. Wählen Sie bequeme Kissen, die Kopf und Nacken stützen, ohne sie einzuengen.

- Halten Sie Ihr Schlafzimmer nachts kühl. Stellen Sie den Thermostat zur Schlafenszeit auf etwa 18 °C ein. Ein programmierbarer Thermostat reguliert die Temperatur automatisch. Eine Temperatur von unter 12 und über 24 °C kann den Schlaf stören. Sind Ihnen 18 °C etwas zu kühl, verwenden Sie eine zweite Decke.
- Dämpfen Sie das Licht eine Stunde vor dem Schlafengehen, am besten dimmen Sie gleich sämtliche Lichter in Ihrer Wohnung. Es bereitet den Körper auf den Schlaf vor, lässt Sie schneller einschlafen und besser durchschlafen. Dunkelheit ist zudem ein wichtiger Faktor für erholsamen Schlaf (siehe unten).
- Entfernen Sie Digitalwecker mit beleuchteten Displays. Selbst das LED-Licht von Uhren kann das Schlafhormon Melatonin hemmen. Schaffen Sie Ihre Uhr aus dem Blickfeld, damit Sie nachts nicht zwanghaft daraufschauen.
- Verwenden Sie Jalousien, Rollos oder Vorhänge, um das Außenlicht abzuschirmen. Das Licht von Straßenlaternen oder Sicherheitsleuchten kann den Schlaf stören. Hängen Sie lichtundurchlässige Rollos oder dicke Vorhänge auf, die das Außenlicht komplett abschirmen, damit es für den optimalen Schlaf möglichst dunkel im Zimmer ist.
- Verbannen Sie Fernseher, Computer und Handys aus dem Schlafzimmer und machen Sie es zu einer elektronikfreien Zone. Mit dem Verzicht auf Lichtquellen und störende Ablenkungen schaffen Sie eine Umgebung der Ruhe, die einen tiefen, erholsamen und gesunden Schlaf begünstigt.

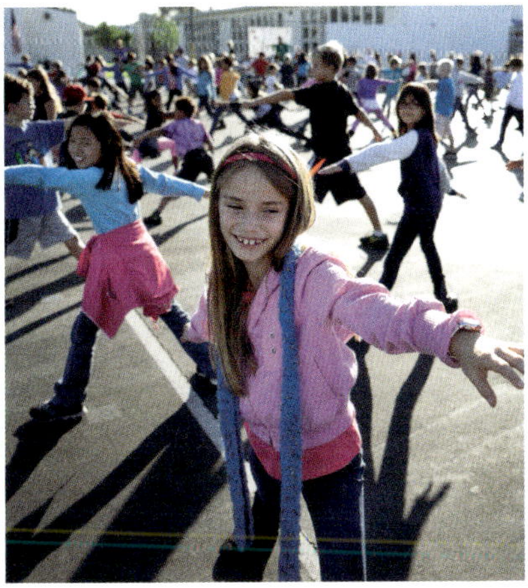

FIT BLEIBEN IN DEN BEACH CITIES

Die drei Gemeinden Hermosa Beach, Redondo Beach und Manhattan Beach in Südkalifornien haben der Fettleibigkeit bei Kindern, von der jeder fünfte amerikanische Jugendliche betroffen ist, den Kampf angesagt. Im Rahmen eines *Blue Zone Project* verpflichteten sie sich, ein gesünderes Umfeld für Kinder zu fördern, indem sie Anreize zu mehr körperlicher Aktivität und besserer Ernährung schufen, etwa durch gesünderes Schulessen, morgendliche Bewegungseinheiten, Bewegungspausen während des Unterrichts, ein »Walking School-Bus«-Programm, ein Programm für Vorschulkinder, Sicherheitserziehung für Radfahrer und Aufmerksamkeitsaktivitäten. Das Resultat: Von 2009 bis 2017 sank die Fettleibigkeit bei Schulkindern in Redondo Beach von 13,9 auf 6,4 Prozent.

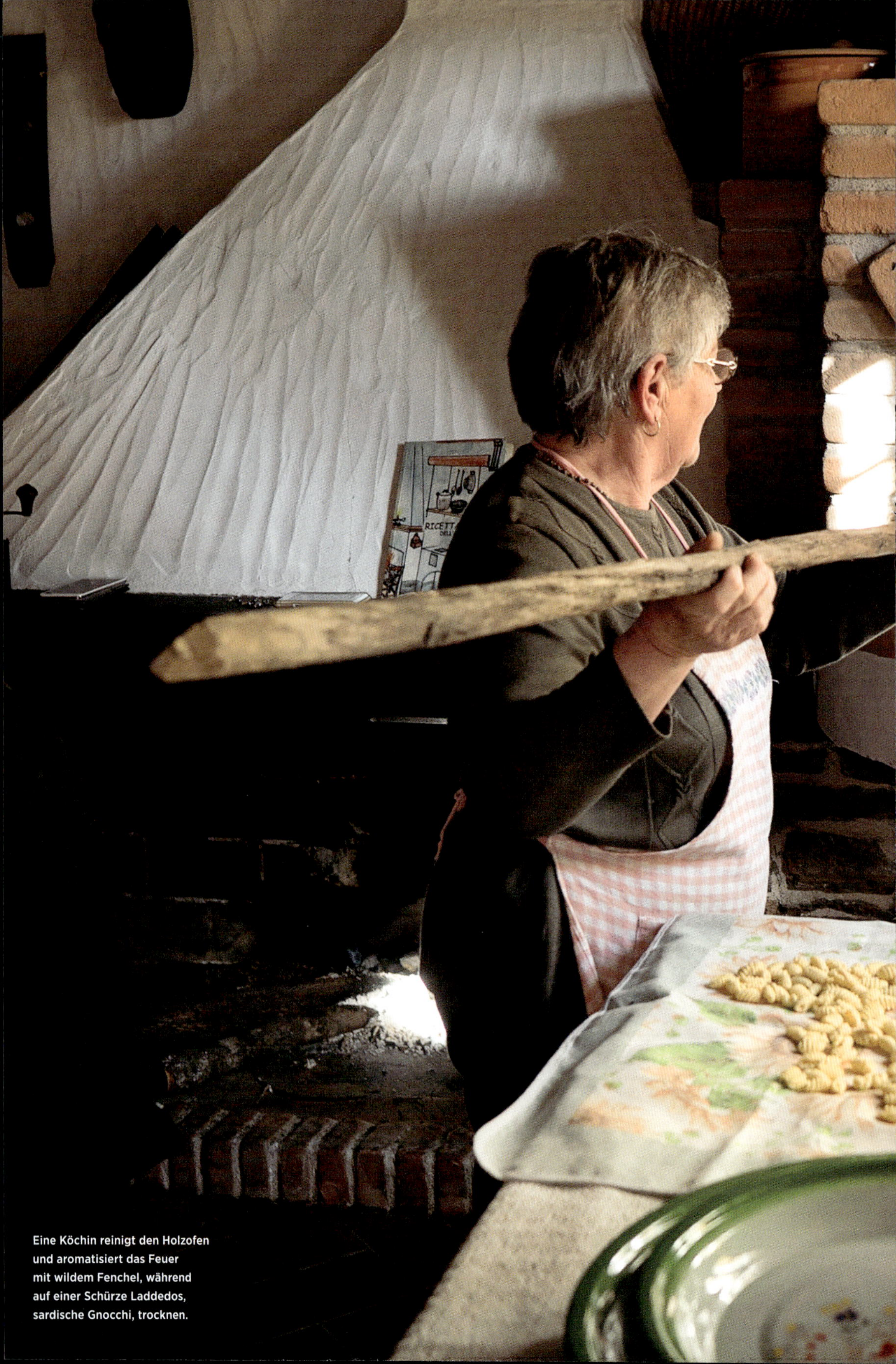

Eine Köchin reinigt den Holzofen und aromatisiert das Feuer mit wildem Fenchel, während auf einer Schürze Laddedos, sardische Gnocchi, trocknen.

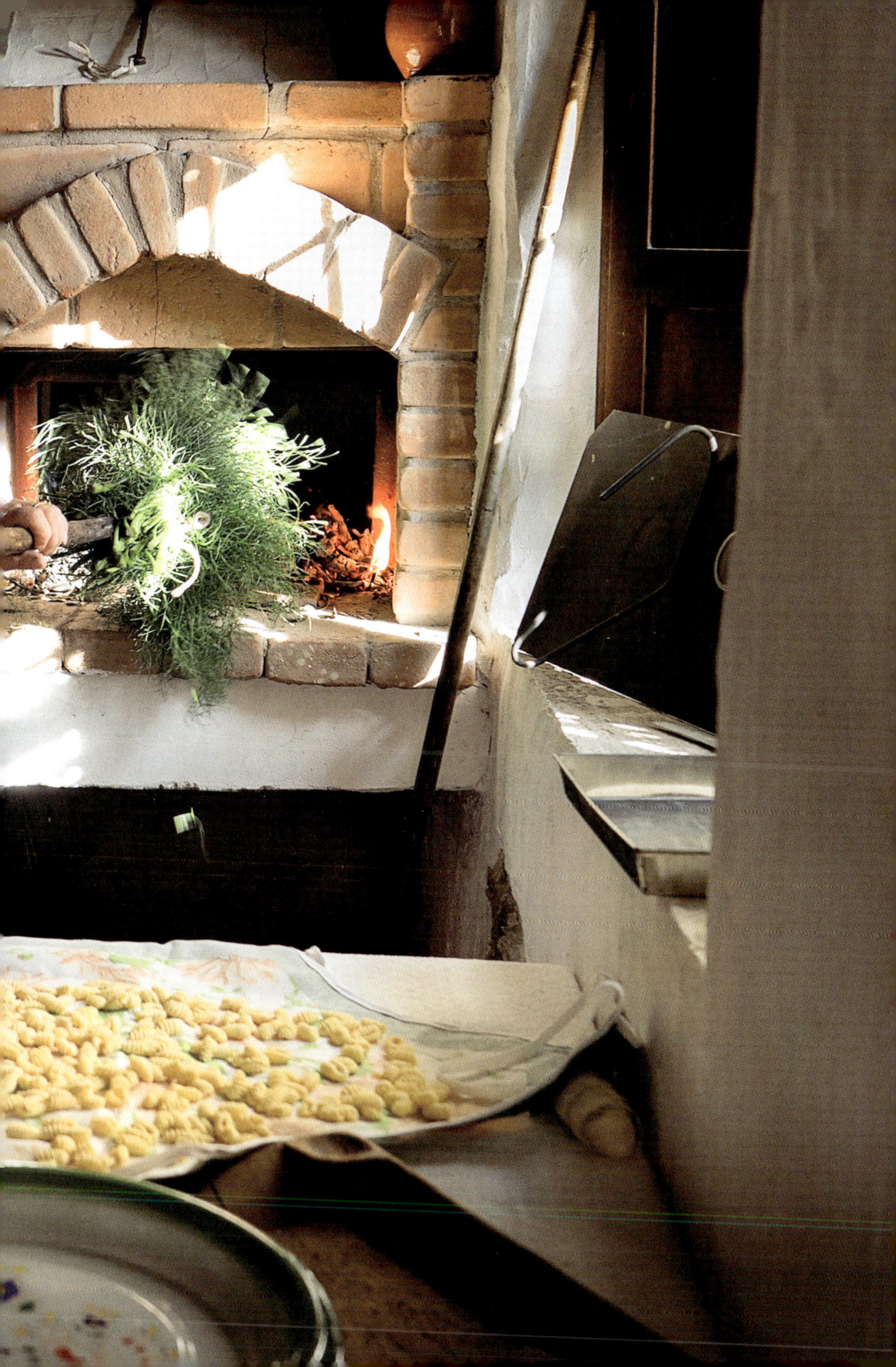

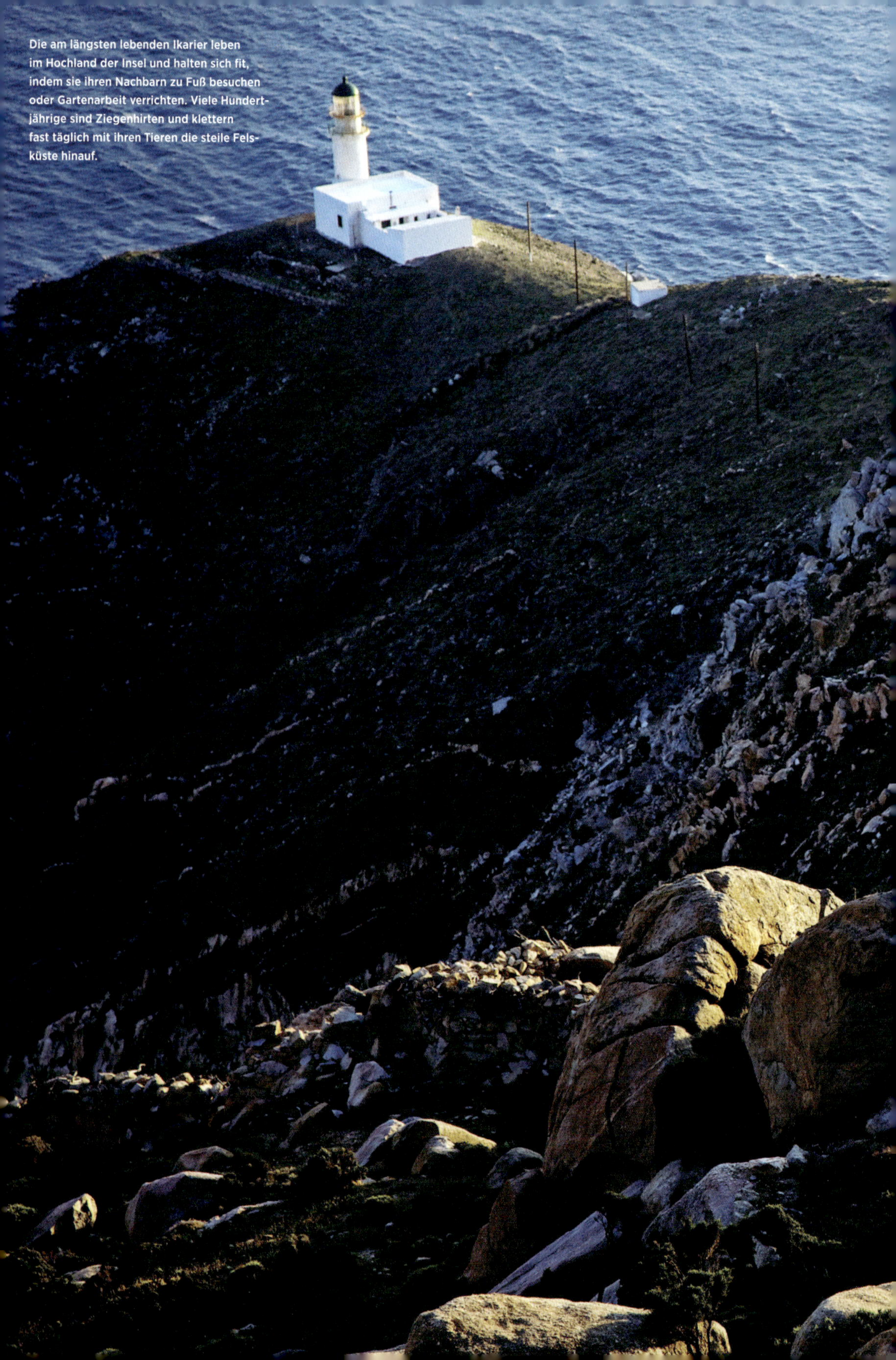

Die am längsten lebenden Ikarier leben im Hochland der Insel und halten sich fit, indem sie ihren Nachbarn zu Fuß besuchen oder Gartenarbeit verrichten. Viele Hundertjährige sind Ziegenhirten und klettern fast täglich mit ihren Tieren die steile Felsküste hinauf.

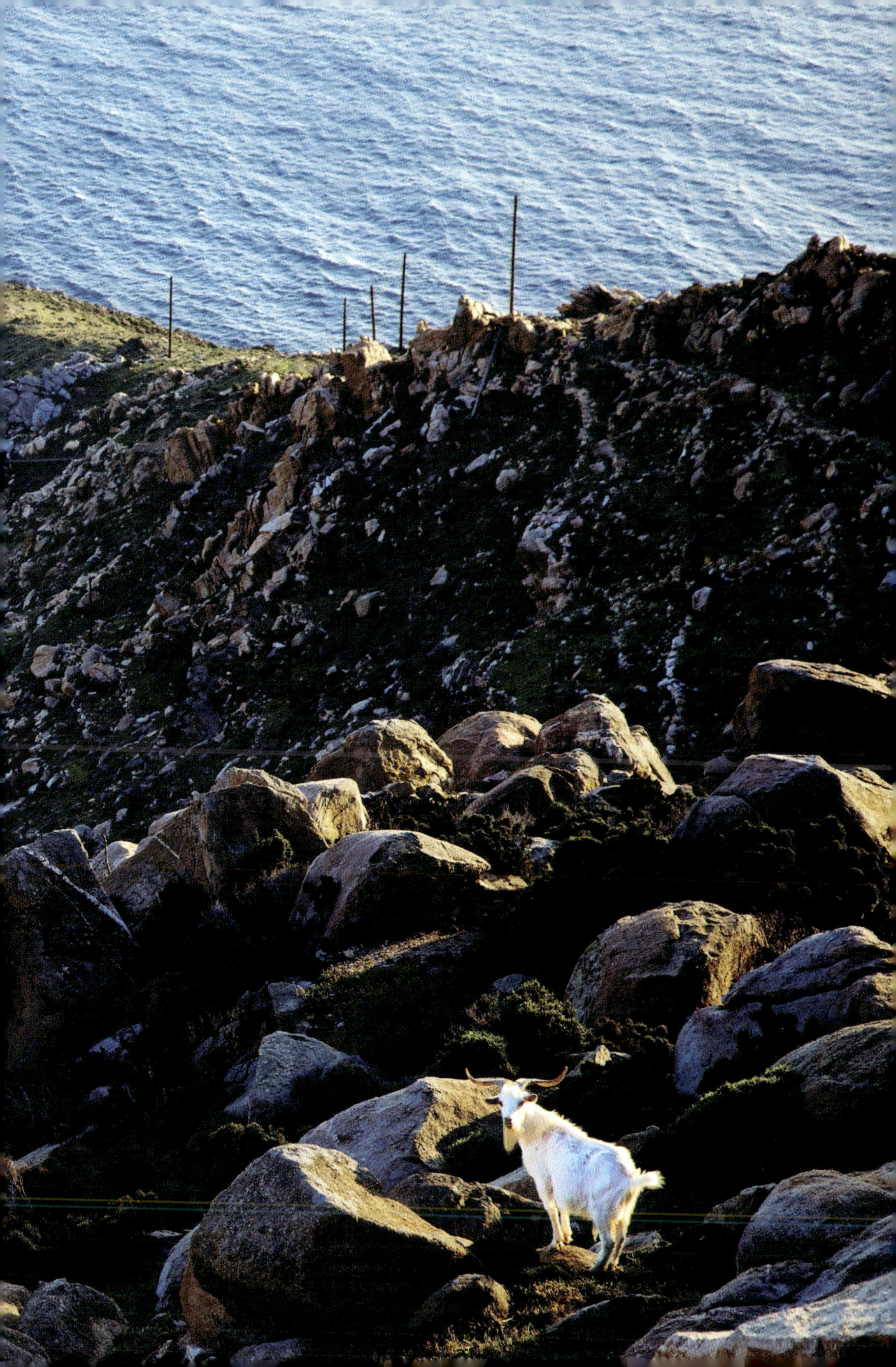

Dan interviewt eine Frau in ihrem Haus in Nicoya, während ihr Mann vom Fenster aus zusieht.

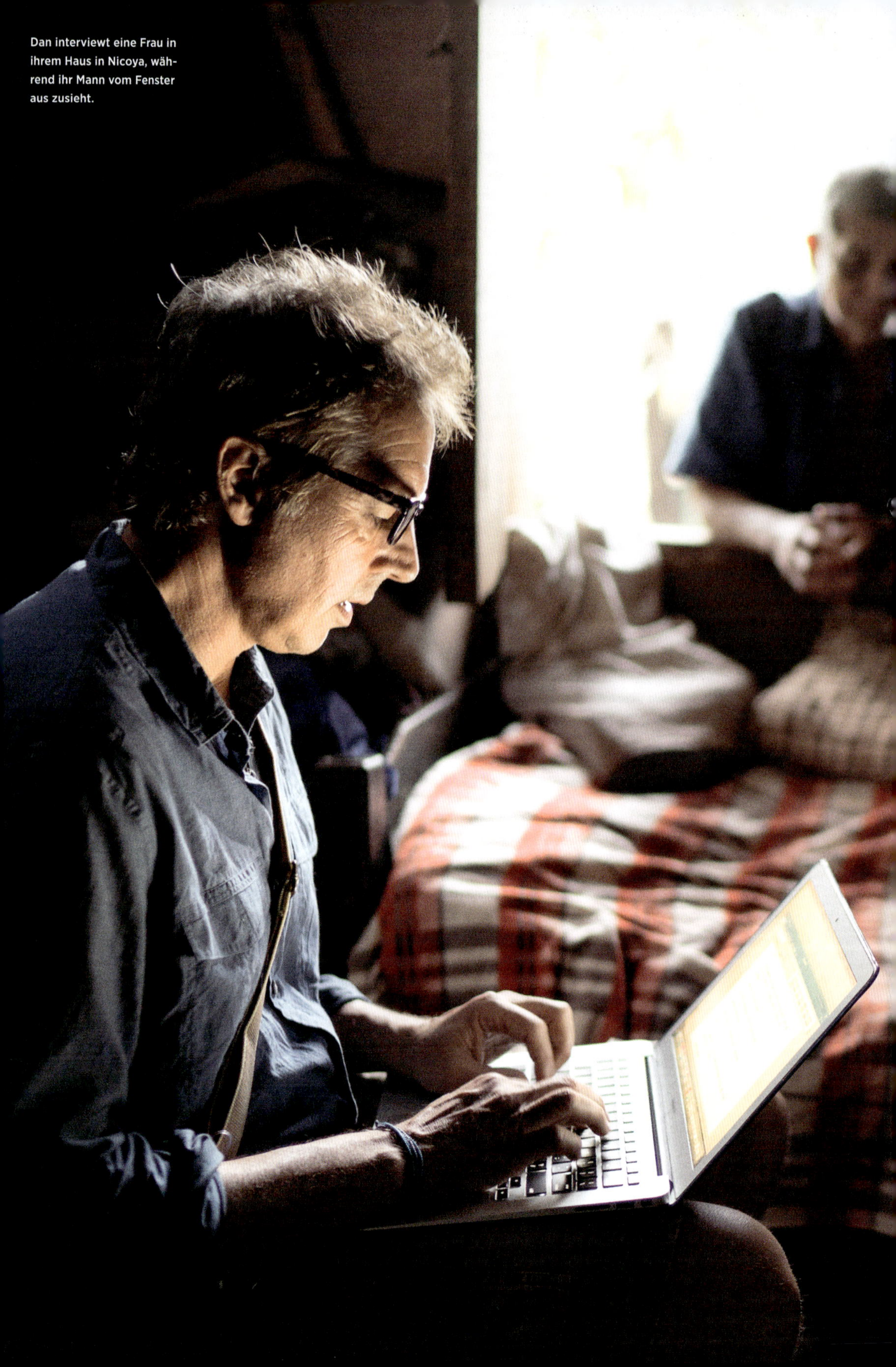

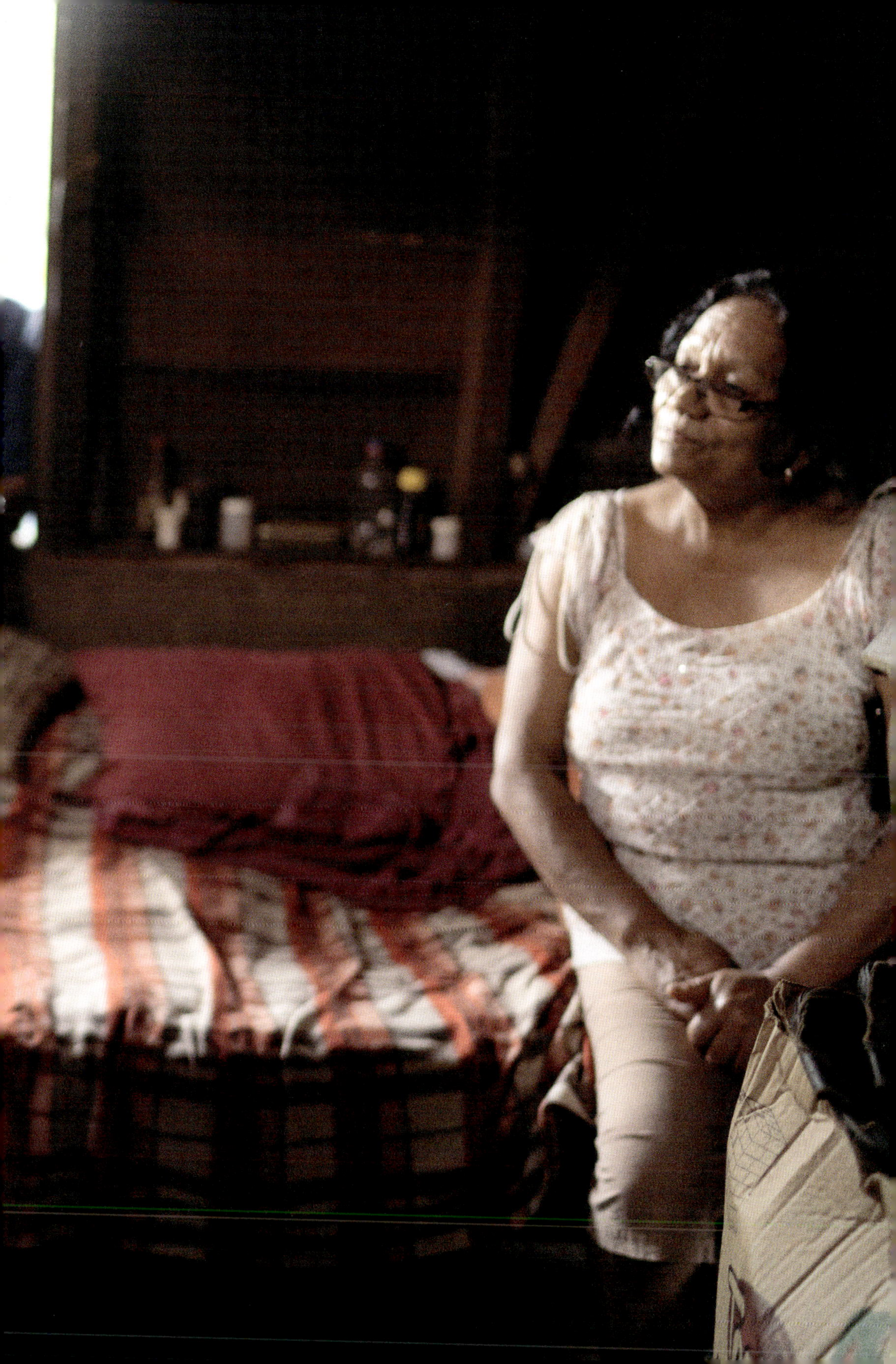

NACHWORT

Ein langes und gesundes Leben

Vor einigen Jahren lernte ich bei einer Auftragsarbeit für *National Geographic* einen der glücklichsten Männer der Welt kennen. Aus statistischer Sicht war mir klar, dass das gesuchte Profil einem gesunden Vater mittleren Alters entsprach, der an einem Ort wie Costa Rica lebt und einen interessanten Job hat. Nach langer Suche fand ich den 57-jährigen umherziehenden Avocadohändler Alejandro Zúñiga.

Ich traf Alejandro auf dem zentralen Markt in der Stadt Cartago, einem weitläufigen, lärmenden Basar, auf dem es vor Händlern tropischer Produkte nur so wimmelt, die unablässig um die Gunst der Kunden buhlen.

Alejandro bewegte sich zwischen den Ständen wie ein charismatischer Tarpon in einem Schwarm Sardinen, schüttelte Hände, fragte, wie es der Familie geht, und erzählte Witze. Er war der geborene Anführer, die Leute liebten ihn. Er organisierte Busfahrten zu Fußballspielen und Spendenaktionen für Händler, die das Pech ereilt hatte. Nur bei geschäftlichen Dingen war er eine absolute Niete und ständig pleite.

Einige Jahre zuvor, am Ende eines anstrengenden Tages, an dem er seinen Avocado-Karren mit spärlichem Erfolg durch die Gegend geschoben hatte, klingelte sein Klapphandy. »Du hast in der Lotterie gewonnen«, rief einer seiner Marktfreunde am anderen Ende. »Das große Los!« Alejandro, der nur noch acht Dollar in der Tasche hatte, fand den vermeintlichen Scherz gar nicht lustig. Er legte auf. Prompt rief sein Freund erneut an und bekräftigte die frohe Botschaft.

Alejandro hatte 50 Millionen Colones (heute etwa 82 000 Dollar) gewonnen, genug um sich für den Rest des Lebens zur Ruhe zu setzen. Aber das tat er nicht. Wochen später stand er wieder mit seinen Avocados auf dem Markt. Er begann sein Geld zu verschenken, an den Suppenverkäufer, der ihm immer eine Gratisportion spendiert hatte, an eine Frau, die ihren Mann verloren hatte, an Freunde, die ihn um ein Darlehen baten, an seine Mutter. Als ich ihn traf, war er wieder pleite und dennoch betonte er: »Ich könnte nicht glücklicher sein.«

Warum erzähle ich diese Geschichte? Weil es eine ständig wachsende Industrie gibt (geschätzter Wert bis 2028 etwa 182 Milliarden Dollar), die uns das Versprechen von »Anti-Aging« und einem langen Leben verkauft. Nur geht es am Kern des Lebens vorbei.

Sicher, es gibt vielversprechende Behandlungen. Eine Testosterontherapie soll die Vitalität

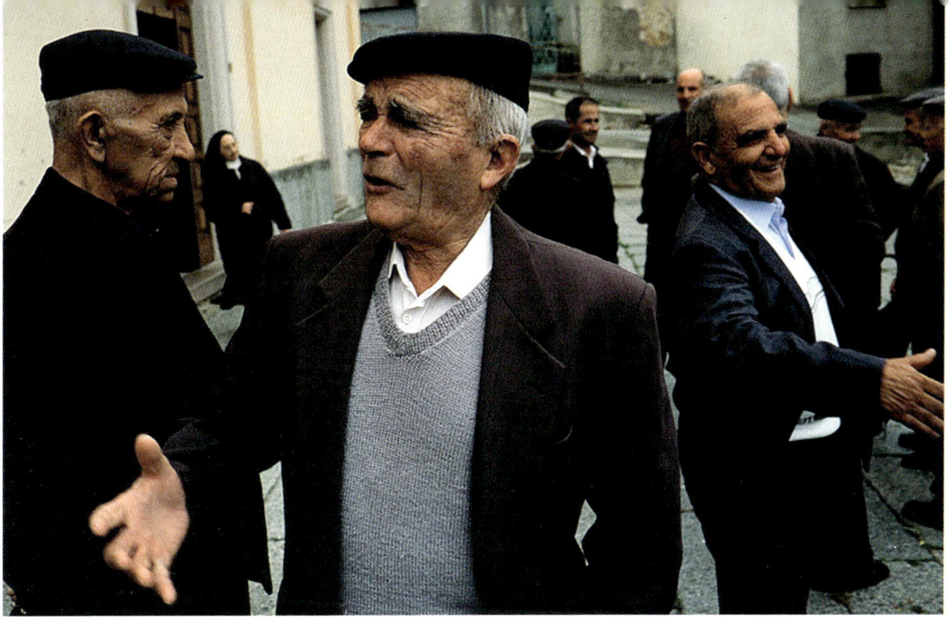

In einem Bergdorf auf Sardinien begrüßen sich ein paar ältere Herren. Studien belegen, dass soziale Kontakte die Lebenserwartung erhöhen und glücklicher machen.

und den Muskelaufbau bei älteren Männern fördern. Metformin, ein Medikament, das häufig bei Diabetes eingesetzt wird, bringt offenbar den Stoffwechsel von Couch-Potatoes wieder in Schwung (für Menschen, die Sport treiben, hat es jedoch keinen Nutzen).

In seinem hervorragenden Buch *The Great Age Reboot* legt Dr. Michaele Roizen 14 wissenschaftliche Ansätze dar, die unser Leben um Jahrzehnte verlängern und die 90er sogar zu den neuen 40ern machen könnten. Dazu gehören etwa die Injektion junger Zellen, die alte Zellen umprogrammieren, oder das DNA-Splicing, das unsere Gene anweist, Gewebe zu verjüngen. Garantiert irgendetwas davon den Erfolg? Nein, aber er schätzt die Chance, dass zumindest eine Maßnahme unter ihnen unser Leben verlängern kann, auf 80 Prozent.

Gleichwohl gibt es die ersten Verfahren, die das Altern zu verlangsamen oder umzukehren scheinen. Doch keine von ihnen verspricht, dass es uns glücklich macht.

Die meisten Dinge, die in den Blue Zones ein langes Leben begünstigen, sind gleichbedeutend mit einem guten Leben. Die Menschen leben dort nicht nur länger, sie sind auch glücklicher. So ist Costa Rica nicht nur die Heimat der Blue Zone von Nicoya, das Land bringt auch die weltweit glücklichsten Menschen pro BIP-Dollar hervor.

Wie Alejandro beispielhaft zeigt, erfahren Menschen, die großzügig sind, ein ausgeprägtes Zielbewusstsein haben, soziale Kontakte pflegen und den ganzen Tag auf natürliche Weise in Bewegung sind, einen intensiven Glücksschub. Es sind die gleichen Faktoren, die den Menschen in allen Blue Zones der Erde ein rekordverdächtig langes Leben bescheren.

Wenngleich es also berechtigte Hoffnung gibt, dass der wissenschaftliche Durchbruch noch zu unseren Lebzeiten gelingt, die besten Aussichten auf ein langes, glückliches Leben bieten immer noch die Lehren aus den Blue Zones. Und Sie wissen jetzt, wie es geht.

Für Brooke und Maverick Buettner, die Teil einer Generation und Familie sind, die vielleicht zu den ersten gehören, die ganz selbstverständlich 100 Jahre alt werden.

Dieses Buch erforderte erneut die gewaltige Anstrengung eines multidisziplinären Teams, in dem viele ebenso viel Zeit und Mühe investierten wie ich.

Mein langjähriger Lektor bei *National Geographic*, Peter Miller, hat den allergrößten Teil meiner Notizen zu diesem Buch geformt. Entsprechende Anerkennung gebührt ihm, wenn es ein Erfolg wird. Vor fast zwei Jahrzehnten kam ich auf *National Geographic* mit der Idee zu, dem Geheimnis des langen Lebens auf die Spur zu kommen, indem ich Hotspots der Langlebigkeit besuchte. Hätte Peter mir die Story nicht zugeteilt, so hätte sich das Phänomen der Blue Zones vielleicht nie in diesem Umfang herauskristallisiert. Vielen Dank, Pedro!

Dieses Buch ist aus meinen Erfahrungen hervorgegangen, die ich bei Dreharbeiten zu einer Blue-Zone-Serie für Netflix in Zusammenarbeit mit MakeMake Entertainment gemacht habe. Ich möchte Angus Wall und Kent Kubena dafür danken, dass sie sich dieser Idee angenommen und sie Netflix verkauft haben. Regisseur Clay Jeter und Produzent Rich Eckersley sind die klügsten und großzügigsten Partner, die man sich nur wünschen kann, und sie sind meisterhafte Erzähler. Mein Dank gilt auch dem brillanten Rechercheur Chamberlain Staub, der die sprichwörtliche Nadel im akademischen Heuhaufen fand. Ein besonderer Dank geht an die Produzentin Amanda Rohlke, die fleißigste und produktivste Person, der ich je begegnet bin. Während der viermonatigen Dreharbeiten hat sie buchstäblich rund um die Uhr gearbeitet.

Mein langjähriger Partner in Sachen Fotografie, David McLain, hat dieses Buch bildgestalterisch zum Leben erweckt. David hat mich auf Schritt und Tritt durch die Blue Zones begleitet und mir geholfen, jede Facette der Geschichten zu durchdenken. Er schlug sogar vor, das Projekt »Blue Zones« zu nennen. Vielen Dank, Big Shooter!

Mein Chief of Staff Sam Kemp regelte im Hintergrund die vielen Details, von den Reisevorbereitungen bis zur Koordination der Forschung. Ich danke ihm für die Loyalität, die Unerschütterlichkeit und die harte Arbeit.

Bei *National Geographic* arbeiteten sich Adrian Coakley, Jill Foley und Molly Roberts zusammen mit David durch mehr als 20 000 Bilder, um eine Auswahl für dieses Buch zu treffen. Ich möchte auch der leitenden Redakteurin Allyson Johnson, der Kreativdirektorin Elisa Gibson, dem leitenden Produktionsredakteur Michael O'Connor, der Kommunikationsdirektorin Ann Day und besonders der Lektoratsleiterin und Verlegerin Lisa Thomas danken, die das Potenzial eines Buches mit dem Titel »Blue Zones« erkannte.

Im Blue-Zone-Büro bin ich dankbar für die Hilfe von April Lunde, Aislinn Kotifani, Nick Buettner, Amelia Clabots, Danny Buettner-Salido und vor allem CEO Ben Leedle für die Unterstützung und logistische Hilfe.

Nur wenige bringen es weit im Leben ohne die Unterstützung von guten Freunden. Ich möchte Kevin Moore, Remar Sutton, Jon Norberg, Gayle Winegar, John Mackey, Matthew McConaughey, Matthew O'Hayer, Alexander Green, Mark und Penelope Greene, Pilar Gerasimo, Tom Boesen, Varda Nauen, Rudy Maxa, Rob Perez, Ellie Andersen und Stephanie Blanda für die Unterstützung beim Verfassen dieses Buches danken. Besonders dankbar bin ich meinen Eltern, Roger und Dolly Buettner, die mich bis heute fortwährend unterstützen.

EINFÜHRUNG

Herskind, A. M., et al., »The Heritability of Human Longevity: A Population-Based Study of 2,872 Danish Twin Pairs Born 1870–1900«, in: *Human Genetics* 97 (März 1996).

Hjelmborg, J., et al., »Genetic Influence on Human Lifespan and Longevity«, in: *Human Genetics* 119, Nr. 3 (April 2006).

Olshansky, S. J., et al., »Position Statement on Human Aging«, in: *Journals of Gerontology Series A: Biological Sciences and Medical Sciences* 57, Nr. 8 (August 2002).

KAPITEL 1: SARDINIEN

Deiana, L., et al., »AKEntAnnos: The Sardinia Study of Extreme Longevity«, in: *Aging* 11, Nr. 3 (Juni 1999).

Hitchcott, P. K., et al., »Psychological Well-Being in Italian Families: An Exploratory Approach to the Study of Mental Health Across the Adult Life Span in the Blue Zone«, in: *European Journal of Psychology* 13, Nr. 3 (August 2017).

Pes, G., F. Tolu, M. P. Dore, et al., »Male Longevity in Sardinia, a Review of Historical Sources Supporting a Causal Link with Dietary Factors«, in: *European Journal of Clinical Nutrition* 69, Nr. 4 (April 2015).

Pes, G., F. Tolu, M. Poulain, et al., »Lifestyle and Nutrition Related to Male Longevity in Sardinia: An Ecological Study«, in: *Nutrition, Metabolism, and Cardiovascular Diseases* 23, Nr. 3 (März 2013).

Poulain, M., G. Pes, L. Salaris, »A Population Where Men Live as Long as Women: Villagrande Strisaili, Sardinia«, in: *Journal of Aging Research* 2011 (Juni 2011).

Poulain, M., G. Pes, C. Grasland, et al., »Identification of a Geographic Area Characterized by Extreme Longevity in the Sardinia Island: The AKEA study«, in: *Experimental Gerontology* 39, Nr. 9 (September 2004).

KAPITEL 2: NICOYA-HALBINSEL

Flores, M., »Food Patterns in Central America and Panama«, in: *Tradition, Science, and Practice in Dietetics: Proceedings of the 3rd International Congress of Dietetics, London, July 10–14*, Newman Books, 1961.

Gawande, A., »Costa Ricans Live Longer Than We Do. What's the Secret?«, in: *The New Yorker*, 23. August 2021.

Rehkopf, D. H., et al., »Longer Leukocyte Telomere Length in Costa Rica's Nicoya Peninsula: A Population-Based Study«, in: *Experimental Gerontology* 48, Nr. 11 (November 2013).

Rosero-Bixby, L., »Assessing the Impact of Health Sector Reform in Costa Rica Through a Quasi-Experimental Study.«, in: *Pan American Journal of Public Health* 15, Nr. 2 (Februar 2004).

Rosero-Bixby, L., »The Exceptionally High Life Expectancy of Costa Rican Nonagenarians«, in: *Demography* 45, Nr. 3 (August 2008).

Rosero-Bixby, L., W. H. Dow, »Exploring Why Costa Rica Outperforms the United States in Life Expectancy: A Tale of Two Inequality Gradients«, in: *PNAS* 113, Nr. 5 (Februar 2016).

Ruiz Narváez, E., et al., »Diet and Leukocyte Telomere Length in a Population With Extended Longevity: The Costa Rican Longevity and Healthy Aging Study (CRELES)«, in: *Nutrients* 13, Nr. 8 (Juli 2021).

KAPITEL 3: LOMA LINDA

Fraser, G. E., »A Comparison of First Event Coronary Heart Disease Rates in Two Contrasting California Populations«, in: *Journal of Nutrition, Health and Aging* 9, Nr. 1 (Januar 2005).

Fraser, G. E., *Diet, Life Expectancy, and Chronic Disease: Studies of Seventh-day Adventists and Other Vegetarians*, Oxford University Press, 2004.

Fraser, G. E., »Vegetarian Diets: What Do We Know of Their Effects on Common Chronic Diseases?«, in: *American Journal of Clinical Nutrition* 89, Nr. 5 (März 2009).

Fraser, G. E., D. J. Shavlik, »Ten Years of Life: Is It a Matter of Choice?«, in: *JAMA Internal Medicine* 161, Nr. 13 (2001).

Ros, E., L. C. Tapsell, J. Sabaté, »Nuts and Berries for Heart Health«, in: *Current Atherosclerosis Reports* 12, Nr. 6 (November 2010).

Sabaté, J., et al., »Effects of Walnuts on Serum Lipid Levels and Blood Pressure in Normal Men«, in: *New England Journal of Medicine* 328 (März 1993).

Singh, P. N., J. Sabaté, G. E. Fraser, »Does Low Meat Consumption Increase Life Expectancy in Humans?«, in: *American Journal of Clinical Nutrition* 78, 3 Beilage (September 2003).

Tonstad, S., et al., »Vegetarian Diets and Incidence of Diabetes in the Adventist Health Study-2«, in: *Nutrition, Metabolism, and Cardiovascular Disease* 23, Nr. 4 (April 2013).

KAPITEL 4: IKARIA

Buettner, D., »The Island Where People Forget to Die«, in: *The New York Times Magazine*, 24. Oktober 2012.

Georgirenes, J., *A Description of the Present State of Samos, Nicaria, Patmos and Mount Athos*, London, 14. Juli 1677.

Legrand, R., et al., »Description of Lifestyle, Including Social Life, Diet and Physical Activity, of People ≥90 years Living in Ikaria, a Longevity Blue Zone«, in: *International Journal of Environmental Research and Public Health* 18, Nr. 12 (Juni 2021).

Panagiotakos, D. B., et al., »Sociodemographic and Lifestyle Statistics of Oldest Old People (> 80 Years) Living in Ikaria Island: The Ikaria Study«, in: *Cardiology Research and Practice*, 2011 (Februar 2011).

Tyrovolas, S., D. B. Panagiotakos, »The Role of the Mediterranean Type of Diet on the Development of Cancer and Cardiovascular Disease in the Elderly: A Systematic Review«, in: *Maturitas* 65, Nr. 2 (Februar 2010).

KAPITEL 5: OKINAWA

Akisaka, M., et al., »Energy and Nutrient Intakes of Okinawan Centenarians«, in: *Journal of Nutritional Science and Vitaminology* 42, Nr. 3 (Juni 1996).

Rizza, W., N. Veronese, L. Fontana, »What Are the Roles of Caloric Restriction and Diet Quality in Promoting Healthy Longevity«, in: *Ageing Research Reviews* 13 (Januar 2014).

Suzuki, M., D. C. Willcox, B. J. Willcox, »The Historical Context of Okinawan Longevity: Influence of the United States and Mainland Japan«, in: *Okinawan Journal of American Studies*, 2007.

Willcox, B. J., D. C. Willcox, M. Suzuki, *The Okinawa Program: Learn the Secrets to Healthy Longevity*, Three Rivers Press, 2001.

Willcox, B. J, D. C. Willcox, H. Todoriki, et al., »Caloric Restriction, the Traditional Okinawan Diet, and Healthy Aging: The Diet of the World's Longest-Lived People and Its Potential Impact on Morbidity and Lifespan«, in: *Annals of the New York Academy of Sciences* 1114 (Oktober 2007).

KAPITEL 6: SINGAPUR

Census of Population 2020: Statistical Release 1; Demographic Characteristics, Education, Language and Religion, Singapore Department of Statistics, 2021.

KAPITEL 7: DIE KRAFT DER NEUN

Cristakis, N. A., J. H. Fowler, »The Spread of Obesity in a Large Social Network Over 32 Years«, in: *New England Journal of Medicine* 357 (Juli 2007).

Hummer, R.A., et al., »Religious Involvement and U.S. Adult Mortality«, in: *Demography* 36, Nr. 2 (Mai 1999).

KAPITEL 8: LEITFADEN FÜR BLUE-ZONE-ERNÄHRUNG

Pratt, S., K. Matthews, *Superfoods Rx: Fourteen Foods That Will Change Your Life*, Harper, 2004.

KAPITEL 9: IHRE EIGENE BLUE ZONE

Chen, K. W., et al., »Meditative Therapies for Reducing Anxiety: A Systematic Review and Meta-Analysis of Randomized Controlled Trials«, in: *Depression and Anxiety* 29, Nr. 7 (Juli 2012).

Darmadi-Blackberry, I., et al., »Legumes: The Most Important Dietary Predictor of Survival in Older People of Different Ethnicities«, in: *Asia Pacific Journal of Clinical Nutrition* 13, Nr. 2 (Juni 2004).

Ferrara, G., et al., »A Focused Review of Smartphone Diet-Tracking Apps: Usability, Functionality, Coherence With Behavior Change Theory, and Comparative Validity of Nutrient Intake and Energy Estimates«, in: *JMIR mHealth and uHealth* 7, Nr. 5 (Mai 2019).

LaRose, J. G., et al., »Frequency of Self-weighing and Weight Loss Outcomes Within a Brief Lifestyle Intervention Targeting Emerging Adults«, in: *Obesity Science and Practice* 2, Nr. 1 (März 2016).

Wansink, B., *Mindless Eating: Why We Eat More Than We Think*, Bantam Books, 2006.

Worley, S. L., »The Extraordinary Importance of Sleep: The Detrimental Effects of Inadequate Sleep on Health and Public Safety Drive an Explosion of Sleep Research«, in: *Pharmacy and Therapeutics* 43, Nr. 12 (2018).

Cover: David Sutherland/Alamy Stock Photo (oben), David McLain (unten); Rückseite: Mark Thiessen/National Geographic; 2–3, Andrea Frazzetta/National Geographic Image Collection; 4–6, David McLain; 9, David Sutherland/Alamy Stock Photo; 10, gianluigibec/Alamy Stock Photo; 13, David McLain; 14, Gen Umekita/Getty Images; 16–19, Gianluca Colla/National Geographic Image Collection; 20–21, Roslan Rahman/AFP via Getty Images; 22–23, David McLain; 26–27, Andrea Frazzetta/National Geographic Image Collection; 28–31, David McLain; 32, David McLain/National Geographic Image Collection; 33, Steffen Rothammel/mauritius images GmbH/Alamy Stock Photo; 34–35, Randy Olson/National Geographic Image Collection; 36 (oben links), Hans-Peter Huber/Huber/eStock Photo; 36 (oben rechts), Herby Meseritsch/Adobe Stock; 36 (unten), Ulrich Reichel/imageBROKER/Alamy Stock Photo; 37, Bruno Morandi/Sime/eStock Photo; 38 (oben), Olimpio Fantuz/Sime/eStock Photo; 38 (unten), Y. Levy/Alamy Stock Photo; 39, Gianluca Colla/National Geographic Image Collection; 40–41, Andrea Frazzetta/National Geographic Image Collection; 42, Alessandro Addis/Sime/eStock Photo; 43, David McLain; 44, Enrico Spanu/REDA&CO/Universal Images Group via Getty Images; 45, Bruno Morandi/Sime/eStock Photo; 46–47, Remi Benali/National Geographic Image Collection; 48, Nataša Mandić/Stocksy; 49, Joel Douillet/Alamy Stock Photo; 50–51, Gianluca Colla/National Geographic Image Collection; 53, Enrico Spanu/REDA&CO/Universal Images Group via Getty Images; 54–55, Gianluca Colla/National Geographic Image Collection; 56, David McLain; 58, Nicole Franco/National Geographic Image Collection; 59, Alexander Solorzano/Getty Images; 60–61, Gianluca Colla/National Geographic Image Collection; 62–63, David McLain; 64, Gianluca Colla/National Geographic Image Collection; 65 (oben und links unten), David McLain; 65 (unten links), Gianluca Colla/National Geographic Image Collection; 66, Gianluca Colla/National Geographic Image Collection; 67 (oben und unten), David McLain; 68–69, Nicole Franco/National Geographic Image Collection; 70–71, David McLain; 72, Nicole Franco/National Geographic Image Collection; 73, David McLain; 74–75, Gianluca Colla/National Geographic Image Collection; 76 (oben und unten), David McLain; 77, Matthieu Paley/National Geographic Image Collection; 78, David McLain; 79, Gianluca Colla/National Geographic Image Collection; 80, James L. Peacock/Alamy Stock Photo; 81, Nicole Franco/National Geographic Image Collection; 82–83 (links oben und rechts oben), David McLain; 83 (unten), Gianluca Colla/National Geographic Image Collection; 84–85, Travelstoxphoto/Getty Images; 87–89, Nicole Franco/National Geographic Image Collection; 90–94, David McLain; 95, Nicole Franco/National Geographic Image Collection; 96–97, David McLain; 98 (oben links), Joseph Philipson; 98 (oben rechts und unten)–100, David McLain; 101, Nicole Franco/National Geographic Image Collection; 102–104, David McLain; 105, David McLain/National Geographic Image Collection; 106–113, David McLain; 114, Joseph Philipson; 115, David McLain; 116–117, Travis Duran/EyeEm/Getty Images; 119, David McLain; 120–121, Johanna Huber/Sime/eStock Photo; 122–124, David McLain; 125, Percy Ryall/Alamy Stock Photo; 126, Gabriele Croppi/Sime/eStock Photo; 127–129, David McLain; 130, Gianluca Colla/National Geographic Image Collection; 131 (oben und rechts unten), David McLain; 131 (unten links), Ferruccio Carassale/Sime/eStock Photo; 132 (oben), Cavan Images/Getty Images; 132 (unten), David McLain; 133, Gianluca Colla/National Geographic Image Collection; 134–135, David McLain; 136, Gianluca Colla/National Geographic Image Collection; 137, David McLain; 138, Gianluca Colla/National Geographic Image Collection; 139, David McLain; 140, Gabriele Croppi/Sime/eStock Photo; 141 (oben), Gianluca Colla/National Geographic Image Collection; 141 (unten), David McLain; 142–143, Gianluca Colla/National Geographic Image Collection; 144, Sophie McAulay/Alamy Stock Photo; 145–147, David McLain; 149, Gianluca Colla/National Geographic Image Collection; 150–152, David McLain/National Geographic Image Collection; 154, David McLain; 155, Aflo Relax/Masterfile; 156, David McLain/National Geographic Image Collection; 157, David McLain; 158–159, Gianluca Colla/National Geographic Image Collection; 160 (oben links), funkyfood London—Paul Williams/Alamy Stock Photo; 160 (oben rechts), Ian Trower/robertharding; 160 (unten), Gianluca Colla/National Geographic Image Collection; 161, Gianluca Colla/National Geographic Image Collection; 162–163, David McLain; 164–165, Michael Runkel/robertharding; 166–167, David McLain; 168–169 (oben), Gianluca Colla/National Geographic Image Collection; 169 (unten), David McLain; 170–171, David McLain; 172, jeep2499/Shutterstock; 173–175, David McLain; 176–181, Cory Richards/National Geographic Image Collection; 182, Justin Cliffe/Sime/eStock Photo; 183, Maurizio Rellini/Sime/eStock Photo; 184–187, Cory Richards/National Geographic Image Collection; 188, David McLain/National Geographic Image Collection; 189 (oben links), Kate Hockenhull/SOPA/eStock Photo; 189 (oben rechts und unten), Cory Richards/National Geographic Image Collection; 190, Caterina Oltean/500px/Getty Images; 191, Cory Richards/National Geographic Image Collection; 192, Lucas Foglia/National Geographic Image Collection; 193 (oben und unten), David McLain/National Geographic Image Collection; 194–197, Cory Richards/National Geographic Image Collection; 198 (oben), Konstantin Trubavin/SOPA/eStock Photo; 198 (unten), Peter Adams/Jon Arnold Images/Alamy Stock Photo; 199, Cory Richards/National

Geographic Image Collection; 200, Amiel/Image Professionals GmbH/Alamy Stock Photo; 201, Emad Aljumah/Getty Images; 202, Cory Richards/National Geographic Image Collection; 203, David McLain/National Geographic Image Collection; 204–207, Cory Richards/National Geographic Image Collection; 210–211, David McLain; 212, Enno Kapitza/Agentur Focus/Redux; 214, Jeff Mauritzen/National Geographic Image Collection; 215 (oben), Enno Kapitza/Agentur Focus/Redux; 215 (unten), David McLain; 216, David McLain; 217, Cory Richards/National Geographic Image Collection; 218, Matthieu Paley/National Geographic Image Collection; 219, Matt Moyer/National Geographic Image Collection; 220 (oben), Percy Ryall/Alamy Stock Photo; 220 (unten), boykovi1991/Adobe Stock; 221, Andor Bujdoso/Alamy Stock Photo; 222, Viktor Kochetkov/Shutterstock; 223, Malin Fezehai/The New York Times via Redux; 224, Cory Richards/National Geographic Image Collection; 225, Gianluca Colla/National Geographic Image Collection; 226, Matthieu Paley/National Geographic Image Collection; 227 (oben), Gianluca Colla/National Geographic Image Collection; 227 (unten), Feifei Cui-Paoluzzo/Getty Images; 228, Ezequiel Becerra/AFP via Getty Images; 229, Matthieu Paley/National Geographic Image Collection; 230, Cory Richards/National Geographic Image Collection; 231, Matthew Paley/National Geographic Image Collection; 232–234, David McLain; 235, GomezDavid/Getty Images; 236, beats1/Shutterstock; 237, Anna Puzatykh/Shutterstock; 238, David McLain; 239, Cory Richards/National Geographic Image Collection; 240–241, David McLain; 242, Africa Studio/Shutterstock; 243, Aleksandr Bagri/Shutterstock; 244, Andreas Krumwiede/EyeEm/Getty Images; 245 (oben), David McLain; 245 (unten), Foodio/Shutterstock; 246, S. Parente—Best of Travel—RM/Alamy Stock Photo; 247 (oben), Shannon Hibberd; 247 (unten), David McLain; 248–250, David McLain; 251, ATU Images/Getty Images; 252, Greg Dale/National Geographic Image Collection; 253, Sellwell/Getty Images; 254, Halfpoint Images/Getty Images; 255, Jupiterimages/Getty Images; 256, Westend61/Kike Arnaiz/Getty Images; 257, Uwe Krejci/Getty Images; 258, David McLain; 259, stockcreations/Shutterstock; 260, Catherine Falls Commercial/Getty Images; 261, Patrick Fraser/Getty Images; 262, oversnap/Getty Images; 263, Supawat Bursuk/Alamy Stock Photo; 264, Tetra Images/Getty Images; 265–267, David McLain; 268–269, Gianluca Colla/National Geographic Image Collection; 270–273, David McLain.

Kursiv gesetzte Seitenzahlen verweisen auf Abbildungen, Rezepte sind **fett** gesetzt.

Karten

Blue Zones 12
Ikaria 123
Loma Linda 91
Nicoya-Halbinsel 57
Sardinien 29
Singapur 179

A

Abschalten *60*, 213, 219–222; *siehe auch* Stressreduktion
Adventist Health Studies 92–93
  Nüsse 224, 242
  Pesco-Vegetarier 237
  Pflanzliche Ernährung 92–93, 106
Adventisten *siehe* Siebenten-Tags-Adventisten; Loma Linda, Kalifornien
Agios Kirykos, Griechenland 124, *132*
Aktivität *siehe* Bewegung
Alberta Lea, Minnesota 11–12
Algen 173
Alkohol 161, 170–171, 225; *siehe auch* Wein
Alzheimer 145, 153, 217
American Heart Association 216
Entzündungshemmende Ernährung
  Kräuter 132
  Honig 18
  Kartoffel 145
  Kurkuma 169, 173
  Olivenöl 49
  Papaya 81
Antioxidantien
  Bittermelone 173
  Chilero-Sauce 81
  Fenchel 43
  Kaffee 141
  Kohl 236, 236
  Kräuter 132, 139, 145, 148, 246
  Kurkuma 160, 161, 173
  Schwarze Bohnen 81
  Süßkartoffeln 169
  Tofu 167
  Wein 225
  Wildkräuter 124–125
  Yuca 81
Arthritis 217
Asjayani, Adib *199*
Avocados 100, 113
Awamori (Spirituose) *170–171*

B

Ballaststoffe 38, 49, 66, 92, 113, 241, 244
Barnard, Neal 239
Baunei, Italien 29, *44*
Beifuß 161, 174, 215
Beleuchtung 259, 265
Belize 155
Bewegung *6*, 9, 130, 212, 213, 215–217, 252, 253, 256, *268–269*, 273
  Ikaria 122, 123, 124, 127, *127*, 130, 132, 134–135, 138, 139, 140, 148
  Loma Linda *90*, *94*, 95, *96–97*, *98*, 99, 106, *114*, 114–115, 118
  Nicoya-Halbinsel 57, 61, *68–69*, 79, 82, 86, 215
  Okinawa *152*, 155, 156, 157, *157*, 162, 169, 174, *215*, *217*
  Sardinien *9*, 36, 39, 42, *50–51*, 52
  Singapur *184–185*, 186–187, 188, 202, *207*, *217*
  siehe auch Gartenarbeit; Spazierengehen
Bhattarai, Dixya *238*
Bierhefe 113
Bird's-Eye-Chilis 190, *190*
Bittermelone (Goya) 169, *169*, *172*, 173, 174
Blattgemüse 246
Blumenkohl 38, 245
Body-Mass-Index (BMI) 118
Bohnen 52, 105, *112*, 145, 223, 224, 241, *241*, 246, 261
  Geröstete Kartoffeln und grüne Bohnen mit Senfdressing 104, *104*
  Ikaria 133, 145, 241
  Nicoya-Halbinsel 61, 67, 81, 82, 83, 86, 241
  Loma Linda 100, 113
  Minestrone der Familie Melis 43, *43*
  Sardinien 43, 49, *49*
  siehe auch Dicke Bohnen; Schwarze Bohnen
Bowls 100
Brauner Reis 100, 237, 245, 261, 263
Brokkoli 38, 113, 245
Brooks, Matea *99*
Brot 243–244
  Sardinien *22–23*, 37, 38, *38*, 49, 243
  Sauerteig 49, 52, 243–244
  Vollkorn 49, 52, 243, *244*
Brustkrebs 95, 153, 174, 223
Buettner, Dan *223*, *232–233*, 286
  Ikaria *131*
  Nicoya-Halbinsel *270–271*
Buettner, Roger 157, *232–233*

C

Cagliari, Sardinien, Italien *10*, 38, *246*
Cannonau di Sardegna *42*, 49, 52
Cartago, Costa Rica *77*, 272

Cashewkerne 242, 243
Castillo, Francesca *54–55*
Champuru (Pfannengemüse) 162, 169, *248–249*
Chan Heng Chee 191, 193, 194–195
Chayote (Kürbis) 70, *70*
Chee, Pearl 188, 191
Cher Yam Tian 190
Chilero-Sauce 81
Chili-Crab vegetarisch 190
Chinou, Ioanna 136
Chorotega 61, 67, 86
Christos Raches, Griechenland 124, 149
Chrysohoou, Christina 132, 136, 225
Cornflakes 113
Costa Rica *siehe* Nicoya-Halbinsel, Costa Rica
County Kerry, Irland 214
Cranberrys 43
Culantro 64, *65*, 70, 81, 234

D
Dänemark, pflanzliche Ernährung 224
Dankbarkeit 221
Darmkrebs 92, 105, 106
Dashi-Brühe 173
Dávila, Jésús *74–75*
Davis, Adelle 118
Deiana, Luca 45
Demazo, Paul 99
Demenz 224, 231, 237, 247
  Ikaria 123, 132, 145
  Okinawa 153, 224
  Sardinien 31
  siehe auch Alzheimer
Demuro, Michela *40–41*
Demuro, Nina *40–41*
Diabetes 11, 93, 118, 130, 169, 173, 216, 224, 237, 240, 241, 263, 264, 272
  Ikaria 136, 144, 145
  Nicoya-Halbinsel 58, 79
  Sardinien 33, 37
  Singapur 183, 201
Dicke Bohnen 43, 49, *49*, 223
Dinarte Vallejos, Faustino *66*
Durian-Frucht *189*

E
Eier, Verzicht auf 239
Einsamkeit 154, 166, 230, 231
Elektronikfreie Zonen 260, 264, 265
Epigenetik 64, 66
Equipos Básicos de Atención Integral en Salud (EBAIS) 71–72, 76, 77, 79
Erdnüsse 242, 243
Erdnussbutter 245
Ernährung 52, 118, 213, 222–226, 223
  80-Prozent-Regel 213, 221–222
  Demenz 224, 237
  Diabetes 93, 144, 145, 169, 173, 224, 237, 240, 241
  Herzerkrankungen 93, 106
  Ikaria 123, 124–125, 131, 132–133, 136, 139, 145, 148, 236, 239, 241, 242, 243, 247
  Krebs 92, 95, 105, 106, 240, 242
  Leitfaden für Blue-Zone-Ernährung 233–247
  Loma Linda 91, 92, 93, 95, 96, 98, 99, 100, 101, 105, 107, 112, 113, 114, 115, 118
  Nicoya-Halbinsel 56, 58, 61, 64, 65, 66, 67, 70, 76, 80, 81, 83, 86, 87, 234, 241, 242
  Okinawa 154, 155, 160, 161–163, 162, 167, 169, 169, 174, 222, 223–224, 237, 241
  Sardinien 30, 31, 32, 33, 36, 37, 38, 39, 43, 48, 49, 52, 239, 242, 243
  Singapur 183, 186, 188, 189, 191, 200, 201
  siehe auch Küche; Zutaten für ein langes Leben; Rezepte
Evdilos, Ikaria, Griechenland *120–121*

F
Familie 213, 227–228, 254, 256–257
  Ikaria *16–17*, 125, 128–129, 131, 133, 139, *142–143*, 148
  Loma Linda 93, 98, 99, 101, 105, 110, *210–211*, 220
  Nicoya-Halbinsel *13*, *62–63*, 64, *66*, 67, 71, 72, *74–75*, 82, 86, *228*, *229*
  Okinawa 163, *166*, 169, *175*
  Sardinien *28*, 29–30, *32*, *40–41*, 45, 52, *250*
  Singapur 180, 187
Fast-Food 173, 245, 252
Fasten 148;
  siehe auch kalorienarme Kost
Fenchel 49, 246
  Ikaria 124, 135, 136, 145
  Minestrone der Familie Melis 43, *43*
  Sardinien 37, 43, 49, *266–267*
Fermentation 245
Fernsehen 254
Figueres, José María 76–77, 79
Figueres Ferrer, José 76
Fisch 93, 118, 237–238
Fleisch, Verzicht auf 49, 52, 92, 93, 105, 118, 145, 223, 224, 237
Fonni, Italien *37*, *45*
Fonseca, Sara *228*
Fonseca Dinarte, Wesley Raffael 72
Foo, Douglas 179, 180–181

Fort Worth, Texas 238, 255, *255*
Francalacci, Paolo 33
Fraser, Gary 9, 13, 92–93, 95, 105
Freundschaft 213, 228–231, 239, 239
Okinawa 11, 154, 163, 163, 166, 174, 229
Singapur 186, 206
siehe auch Soziales Umfeld
Frühlingszwiebeln 167, 173, 190
Fun, Wong Sweet 181, 183
Furniture 157, 161, 174, 215, 216–217, 256

G

Gartenarbeit *101*, 215, 255
Ikaria 132, 148
Nicoya-Halbinsel 86
Okinawa 155, *156*, 157, *162*, 169, 174, *212*
Sardinien *9*, 42
Singapur 191, *202*
Gedächtnisleistung 256
Geistige Gesundheit *siehe* Alzheimer; Demenz; Gedächtnisleistung
Gemüse 223, 236, 245, 246
Ikaria 124–125, 133, *134–135*, 136, 145
siehe auch einzelne Gemüsesorten
Genetik 8, 31, 33;
siehe auch Epigenetik
Georgirenes, Joseph 124, 143
Geröstete Kartoffeln und grüne Bohnen mit Senfdressing 104, *104*
Gerste *33*, 49, 237, 244, 246, 261, 263
Gesundheitssystem
Costa Rica 57, 58, 79
Singapur 180, 181, 183, 186, 201, 203, 206
Getreide 100
Gewicht 95, 253, *253*, 254
Gheen, Krystal und Austin *101*
Glakis, Elevtheria und Vlasis *136*
Gifford, Gary 99
Glaube *siehe* Religiosität
Goya (Bittermelone) 162, 169, *169*, *172*
Graham, Carol 219
Griechenland *siehe* Ikaria, Griechenland
Grünkohl 38, 100, 236, 246
Grüntee *200*, 246, 247, *251*
Guevara Pizarro, José María *76*
Guzmán Salas, Enar *78*
Guzmán Salas, Saúl *71*, *78*

H

Hafer 237, 246, 261
Haferflocken *107*, 113
Hartman, Gail 228
Haustiere 255–256
Hentona, Chosei *212*
Hermosa Beach, Kalifornien 265
Herzerkrankungen 92, 93, 95, 105, 106, 118, 124, 136, 148
Okinawa 153, 154
Singapur 180
Hojancha, Costa Rica 60
Honig 242, *242*, 242
Imkerei *138*
Ikaria *18–19*, 132, 145
Geröstete Kartoffeln und grüne Bohnen mit Senfdressing 104, 104
Hummer, Robert A. 227
Hunde *siehe* Haustiere

I

Iha, Mitsu 162
Ikaria, Griechenland 9, 15, 18–19, 120–149, 215, 219, 236, 239, 241, 242, 243, 246, 247, 268
Ikarischer Kaffee 141
Karte 123
Kichererbsensuppe mit Zitrone und Kräutern 137, *137*
Kräutertees 132
Lehren aus Ikarias Blue Zone 148
Zutaten für ein langes Leben 145
Ikigai (Lebenssinn) 161, 174, 217, 220
Ingram, Terry 99
Ingwer 174, 190
Irland 214
Italien *siehe* Sardinien
Ito, Tomi 163

J

Japan *siehe* Okinawa
Jetton, Marge *94*
Junkfood 259–260

K

Kaffee 231, 241, 242, 246, 247
Ikaria 141, *141*, 145
Nicoya-Halbinsel 57, *220*
Kajimaya-Feier 166, 169
Kalifornien
Beach Cities 265
siehe auch Loma Linda, Kalifornien
Kalorienarme Kost 162–163, 222;
siehe auch Fasten
Kane, Robert 8
Karate *157*
Kardiovaskuläre Erkrankungen
siehe Herzerkrankungen
Karimalis, Eleni 131, 146

Karimalis, Giannis 141, *146–147*
Karimalis, Philipo 132–133
Karotte 43, 245
Karoutsou, Katerina *139*
Kartoffeln 173, 240, 259, 261
  Ikaria 133, 145, 148
  Minestrone der Familie Melis 43, *43*
  Geröstete Kartoffeln und grüne Bohnen mit Senfdressing 104, *104*
  Sardinien 49
Kellogg, James Harvey 100
Kellogg, W. K. 100
Kerry, County, Irland 214
Keys, Ancel 8
Khoo Teck Puat Hospital (KTPH), Singapur 180–181, 183, 186, 202
Kichererbsen 240, 245
  Kichererbsensuppe mit Zitrone und Kräutern 137, *137*
  Ikaria 133, 137, *137*, 145
  Minestrone der Familie Melis 43, *43*
  Geröstete Kartoffeln und grüne Bohnen mit Senfdressing 104, *104*
King, Martin Luther, Jr. 107
Kirche siehe Religiosität
Knoblauch 190
Körpergewicht 95, 253, *253*, 254
Kohl 38, 49, 236, *236*, 245, 246
Kohlrabi *48*, 49
Kokos 81, 239
Koriander *56*, 70, 81, *234*
Kota Bharu, Malaysia *262*
Koufadaki, Antiopi *128–129*
Kräuter 136, 240
  Kichererbsensuppe mit Zitrone und Kräutern 137, *137*
  Ikaria 148
  Okinawa 174
  siehe auch Minze; Oregano; Rosmarin; Salbei
Kräutertee 246, 247
  Ikaria 132, *132*, 136, 145, 148
Krebs
  Brustkrebs 95, 153
  Darmkrebs 92, 105, 106
  Ernährung 92, 95, 105, 106, 240, 242
  Lungenkrebs 92, 95, 139–140
  Prostatakrebs 95, 240, 242
  Rauchen 92, 95
Küche 257–261
  Checkliste 259–261
Kühlschrank 258
Kürbis
  Nicoya-Halbinsel 61, 67, 70, 81, *81*, 86
  Okinawa 162
  Picadillo de Chayote (Mischgemüse mit Mais und Zwiebeln) 70, *70*
Kunigami, Okinawa, Japan 157
Kurkuma 246
  Okinawa *160*, 161, 162, 169, 173, 174, 215

L

Lachen 52, 154, 221
Lebenserwartung 11, 35, 213, 218, 226, 227, 253
  Ikaria 141, 148
  Okinawa 153–154
  Singapur 180
Lebensradius 252
Legrand, Romain 15, 125
Leider, Richard 218
Lima-Bohnen 245
Linsen 100, 113, 133, 223, 240
Loi, Angela *40–41*
Loma Linda, Kalifornien 88–119, 210–211, 216, 219, 220, 226, 242
  Bowls mit Getreide 100
  Geröstete Kartoffeln und grüne Bohnen mit Senfdressing 104, *104*
  Karte 91
  Lehren aus Loma Lindas Blue Zone 118
  Sabbat-Potluck 107
  Zutaten für ein langes Leben 113
  siehe auch Siebenten-Tags Adventisten
López, Rosa 67, 72
López, Venerando 67, 71–72
Lungenkrebs 92, 95, 139–140

M

Mais *76*, 81, 237, 261
  Nicoya-Halbinsel 56, *58*, 67, 81, *87*, 215, 234
  Nixtamal 61, 64, 76
  Picadillo de Chayote (Mischgemüse mit Mais und Zwiebeln) 70, *70*
Malaysia, Marktstand *262*
Mandeln *235*, 242
Mangold *88–89*, 236, 245, *245*, 246
Manhattan Beach, Kalifornien 265
Marchena Díaz, María Norberta *83*
Mata, Leonardo 61, 64
Matarrita Fonseca, Natividad Talia *228*
Matayoshi, Mitsuko 163
Maxwell, Lee *114*
Mazari, Aleka and Paniote 125, 130
Mazari, Athina *134–135*, *139*
Mazari, Eleni *122*, *139*
McLain, David 274
Meditation 220–222, *221*

Milchprodukte 95, 238–239
Minestrone der Familie Melis 43, *43*
Minze 132, 136, 246, 247
Miso *4–5*, 157, 167, 173, 174
Miyaguni, Sensei Yukie 167
Moai (soziales Netzwerk) 162, 163, 166, 229, 231
Moraitis, Stamatis und Elpeniki 139
Muñoz, Felipa *61*, *64*
Murthy, Vivek 231
Mustari, Billah *202*

N

Naha, Okinawa, Japan 154, *158–159*
Nakamura, Zen-ei *150–151*
Nakazato, Kamada 157, *163*
Nicoya-Halbinsel, Costa Rica *13*, 54–87, 215, 219, 220, *220*, 226, *226*, *228*, *229*, *234*, 242, 247, 272
  Drei Schwestern 67
  Karte 57
  Lehren aus Costa Ricas Blue Zone 86
  Picadillo de Chayote (Mischgemüse mit Mais und Zwiebeln) 70, *70*
  Zutaten für ein langes Leben 81
Nüsse 95, 105, 106, 113, 118, 224, 235, 242–243, *243*, 261

O

Obst 215, 224, 236, 242, 260, 262
Ogimi, Okinawa, Japan 161, 168, 212, 215
Ogliastra, Sardinien, Italien 39, 40
Okinawa, Japan 4–5, 150–175, 212, 215, 219, 222, 223–224, 225, 228, 237, 241, 248–249, 251, 256
  Ikigai 161, 174, 217, 220
  Karte 153
  Lehren aus Okinawas Blue Zone 174
  Sefa Utaki, Okinawa, Japan *164–165*
  Superfood 169
  Tofu 162
  Tofu Steak mit Pilzen 167, *167*
  Zutaten für ein langes Leben 173
Okushima, Ushi 161, *168*
Olivenöl 49, 145, 236, *237*, 246
  Ikaria 145, *145*, 148, 236
Oregano 136, 145, 148, 247
Oshiro, Miyo 157, 166, 169
Ottana, Italien *46–47*

P

Panagiotakos, Demosthenes *133*
Papaya *80*, 81, 162
Paprika 245
  Loma Linda 112
  Nicoya-Halbinsel 67, 76, 81
  Picadillo de Chayote (Mischgemüse mit Mais und Zwiebeln) 70, *70*
Paranüsse 242
Parkinson 247
Paroikos, Illias *131*, *134–135*
Paroikos, Thea *131*
Pérez, José Alberto Guevara 65
Pes, Gianni 8, 13, 15, 29, 30–31, 37–39, 42, 43, 45, 141
Pesco-Vegetarier 93, 118, 237
Picadillo de Chayote (Mischgemüse mit Mais und Zwiebeln) 70, *70*
Pilze 167, *167*, 173
Pira, Franca *40–41*
Pisanu, Giulia 29, 45
Pisanu, Teresa 30, 45
Plan de vida 67, 86, 217
Pflanzliche Ernährung 52, 213, 223–224, 236, 236–237, 245
Polyphenole 141, 225
Poulain, Michel 9, 31, 58, 64
Prostatakrebs 95, 240, 242
Pura vida 219

R

Radfahren 256, *257*
Ramiro, Isaac, Krisia und Melisa 79
Ramiro Guadamuz, José 57, 82
Rauchen 95, 154, 201, 227, 231, 255
Rawson, Familie *105*
Rezepte
  Geröstete Kartoffeln und grüne Bohnen mit Senfdressing 104, *104*
  Kichererbsensuppe mit Zitrone und Kräutern 137, *137*
  Minestrone der Familie Melis 43, *43*
  Picadillo de Chayote (Mischgemüse mit Mais und Zwiebeln) 70, *70*
  Tofu Steak mit Pilzen 167, *167*
  Vegetarisches Chili-Crab 190
Redondo Beach, Kalifornien 265
Rehkopf, David 64, 66
Religiosität 35, 213, 226–227, *227*
  Ikaria *142–143*, 148, *149*
  Loma Linda 99, 100, *102–103*, 106–107, 110, *110*, *111*, 114–115, *115*, 118, *119*
  Nicoya-Halbinsel 83, 226, *226*
  Okinawa 161, 226
  Sardinien *34–35*, 37, 226
  Singapur *204–205*
Reis *siehe* Brauner Reis
Rohkost 245
Roizen, Michael 273

Rosmarin 240, 246, 247
  Ikaria 136, 145, 148
  Sardinien 49
Rosero-Bixby, Luis 13, 58–59, 64, 66, 67, 79, 82

S

Sabaté, Joan 101, 106–107
Sake 161, 225
Salaris, Luisa 31
Salas Chaves, Álvaro 67, 71–72, 76
Salbei 145, 148, 247
Salikimen, Hafizah *199*
Sannai, Giovanni *28*, *32*
Sardinien, Italien 26–53, 219, 223, 225, 228, 239, 242, 243, 247, 250, 266–267, 273
  Fladenbrot 38
  Karte 29
  Lehren aus Sardiniens Blue Zone 52
  Minestrone der Familie Melis 43, *43*
  Zutaten für ein langes Leben 49
Schafsmilchprodukte 239
Schlaf 118, 219, 247, 263
  Ikaria 148
Schlafzimmer 263–265
Schwarzaugenbohnen 133, 145, *241*
Schwarze Bohnen 100, 223
  Nicoya-Halbinsel 61, 67, 81, 82, 83, *241*
Schwelt, Carl 99
Seetang 162, 173
Senfkohl 245
Sesamöl 167, 173
Siebenten-Tags-Adventisten 91, 99, 214, 247
  siehe auch Loma Linda, Kalifornien
Shearer, Frank und Helen *108–109*
Shiitake-Pilze 167, 173
Shimabukuro, Yoshiko *4–5*
Shinzato, Gozei 215
Singapur 176–207, 217, 230
  Botanic Gardens *184–185*
  Chinatown *198*
  Gardens by the Bay *176–177*, *182*
  Karte 179
  Lehren aus Singapurs Blue Zone 206
  Little India *198*
  Lee Kuan Yew 193
  S.E.A. Aquarium *194*
  Vegetarisches Chili-Crab 190
  Tekka Wet Market *189*
  Top-Tipps für ein langes Leben 201
Snacks 260, 262
Soba-Nudeln 245
Softdrinks und Limonade 247
Soziales Umfeld 213, 216, 228–231, 273
  Checkliste 239
  Ikaria 125, *125*, 130, 131, 132, 148
  Loma Linda 99, 107, 107, 115, 118, 216
  Nicoya-Halbinsel 67, 86, 218, 219, 220
  Okinawa 11, 154, 163, 163, 166, 174, 229
  Sardinien 39, 42, 45, 52, 225, 273
  Singapur 191, 195, 206
Sojamilch 113
Sojabohnen 167, 215, 223, 240;
  siehe auch Miso; Tofu
Spazierengehen 186–187, 202, 215–216, 256
Spinat 100, 113, 236, 246
Stochino, Marisa *40–41*
Stressreduktion 52, 67, 136, 148, 174, 206, 215, 216, 221, 252, 256, 257
Sturz 157, 161
Superfoods 169, *169*, 241
Suppe *4–5*, 70, 145, 174, 237
  Kichererbsensuppe mit Zitrone und Kräutern 137, *137*
  Minestrone der Familie Melis 43, *43*
Suzuki, Makato 8, 15, 161
Süßkartoffeln 173, 236, 246
  Nicoya-Halbinsel *65*, 83, *234*
  Okinawa 161–162, 163, 169, *169*, 173, *173*, 174, 215
Schwimmen 90, *96–97*, 130, *169*

T

Tagebuch 256
Taketomi, Okinawa, Japan 175
Taro-Wurzel *201*
Taylor, David 107, 110, 114–115
Taylor, Maxine 107
Tee 200, 246, 247, 251;
  siehe auch Kräutertee
Telomere 64
Thong, Crystal 198
Tian, Cher Yam 190
Tobaru, Hoei *162*
Tofu 162, *162*, 173, 174, 223–224, 237, 244, 245, *248–249*
  Tofu-Steak mit Pilzen 167, *167*
  Vegetarisches Chili-Crab 190
Tomaten 49, *92*, 241
  Minestrone der Familie Melis 43, *43*
  Tofu-Steak mit Pilzen 167, *167*
  Vegetarisches Chili-Crab 190
Tosoni, Diego *238*
Tran, Hao 238

U
Übergewicht 254, 256, 265

V
Vegane Ernährung 118
Vegemite 113
Vegetarisches Chili-Crab 190
Villagrande Strisaili, Italien 29–31, 37, *53*
Villegas, Sixto *72*
Villegas Fonseca, José Bonifaco *68–69*, *72*
Villegas Reyes, Paulina *62–63*, *72*
Vitamin D 64, 86, 157, 174, 255
Vollkorn 49, 52, 105, 106, 118, 223, 236, 237, 240, 243–244, *244*, 261, 263
Vollwertkost 244–246

W
Walking 216
Walnusskerne 242, *243*
Wareham, Ellsworth *106*
Wasserverbrauch 118, 246–247
Weetabix 113
Wein 213, 224–226, 232–233, 247
  Ikaria 132, 133, *146–147*
  Sardinien 39, *42*, 49, 52, *225*
Westermeyer, Marion *96–97*
White, Ellen G. 99, 100, 110, 113
Willcox, Bradley 8, 13, 162–163
Willcox, Craig 8, 13, 162–163, 222
Willett, Walter 12
Wong Sweet Fun 181, 183
Wood, Ed 244
World Health Organization 154, 263

Y
Yamakawa, Fumiyasu *152*
Yeralis, Christoforos 140–141
Yoga *152*, 169, 202, 256
Yoursrecha Paterson, María del Carmen *218*
Yuca 56, 65, 81

Z
Ziegenmilchprodukte 52, 133, 239
Zielbewusstsein 30, 45, 67, 86, 138, 157, 161, 174, 213, 217–219, 273
Zitronen 59, 137, *137*, 140, 144, *144*, 145
Zucker 241–242, 262, 263; *siehe auch* Honig
Zuhause 253–257
  Beleuchtung 259, 265
  Schlafzimmer 263–265
  Küche 257–261
Zuñiga, Alejandro 77, 272, 273
Zuniga, Segundia 220
Zutaten für ein langes Leben 233–247
  Ikaria 145
  Loma Linda 113
  Nicoya-Halbinsel 81
  Okinawa 173
  Sardinien 49

ÜBER DEN AUTOR

Dan Buettner ist der Gründer von Blue Zones, einer Organisation, die dabei hilft, ein gesünderes, glücklicheres und längeres Leben zu führen. Seine wegweisende Arbeit über die Langlebigkeit mündete 2005 in seine Titelgeschichte in *National Geographic* »The Secrets of Long Life«. Es folgten die vier nationalen Bestseller *The Blue Zones, Thrive, The Blue Zones Solution* und der New-York-Times-Bestseller *The Blue Zone Kitchen*. Zudem ist er Autor von *The Blue Zones American Kitchen* und *The Blue Zones of Happiness*. Dan Buettner lebt in Miami, Florida. Sie finden ihn auf Instagram (@danbuettner) und unter danbuettner.com.

ÜBER BLUE ZONES

Blue Zones nutzt evidenzbasierte Verfahren, um Menschen zu einem längeren und besseren Leben zu verhelfen. Dan Buettner arbeitet seit 2004 mit *National Geographic* und dem *National Institute on Aging* zusammen, um Regionen zu ermitteln, in denen die Menschen messbar besser und länger leben. Nachdem er mehrere Blue Zones identifiziert hatte, reiste Buettner mit Teams von Wissenschaftlern in jede Blue Zone, um charakteristische Merkmale in der Lebensweise der Menschen zu ermitteln, die die ungewöhnlich hohe Lebenserwartung erklären könnten. Die Ergebnisse veröffentlichte Buettner in den Bestsellern *The Blue Zones, The Blue Zones Solution, Thrive* und *The Blue Zones of Happiness*.

Im Jahr 2009 schlossen sich Buettner und Blue Zones mit der American Association of Retired Persons (AARP) und der United Health Foundation zusammen, um das Blue-Zone-Modell in der Stadt Alberta Lea, Minnesota anzuwenden. Es war ein »überwältigender Erfolg« und bildete die Grundlage für das *Blue Zones Project*, das seither auf 70 Gemeinden in den Vereinigten Staaten und Millionen von Menschen ausgeweitet wurde. Die wegweisende Initiative führte zu einem massiven Rückgang von Fettleibigkeit, Zigarettenkonsum und einer deutlichen Reduzierung des Body-Mass-Index.

Erfahren Sie mehr über die Blue Zones auf Facebook (@BlueZones) und Instagram (@BlueZones) sowie unter bluezones.com.

Verantwortlich: Susanne Caesar
Übersetzung aus dem Amerikanischen: Helmut Ertl
Lektorat: Dr. Gabriele Kalmbach
Korrektorat: Christiane Gsänger
Satz: Akademischer Verlagsservice Gunnar Musan
Umschlagadaption: Mathias Frisch
Herstellung: Bettina Schippel
Printed in Poland
CGS Printing sp.O.o.

In diesem Buch wird aus Gründen der besseren Lesbarkeit das generische Maskulinum verwendet. Weibliche und andere Geschlechteridentitäten werden dabei ausdrücklich mitgemeint, soweit es für die Aussage erforderlich ist.

Die Deutsche Nationalbibliothek verzeichnet diese Publikation in der Deutschen Nationalbibliografie; detaillierte bibliografische Daten sind im Internet über https://dnb.de abrufbar.

Unser komplettes Programm finden Sie unter:

www.nationalgeographic-buch.de

Titel der englischen Originalausgabe: *The Blue Zones. Secrets for Living Longer. Lessons from the healthiest places on earth.*

3. Auflage 2025

Deutsche Ausgabe veröffentlicht von NG Buchverlag GmbH in der Bruckmann Verlag GmbH, Infanteriestr. 11a, 80797 München. Lizenznehmer von National Geographic Partners, LLC

This edition is published by NG Buchverlag GmbH through licensing agreement with National Geographic Partners, LLC.

ISBN 978-3-98701-039-2

Seit ihrer Gründung 1888 hat sich die National Geographic Society weltweit an mehr als 14 000 Expeditionen, Forschungs- und Schutzprojekten beteiligt. Die Gesellschaft erhält Fördermittel von National Geographic Partners LLC, unterstützt unter anderem durch Ihren Kauf. Ein Teil der Einnahmen dieses Buches hilft uns bei der lebenswichtigen Arbeit zur Bewahrung unserer Welt. Das legendäre NATIONAL GEOGRAPHIC-Magazin erscheint monatlich. Darin veröffentlichen namhafte Fotografen ihre Bilder und renommierte Autoren berichten aus nahezu allen Wissensgebieten der Welt. National Geographic im TV ist ein Premium Dokumentations-Sender, der ein informatives und unterhaltsames Programm rund um die Themen Wissenschaft, Technik, Geschichte und Weltkulturen bereithält. Falls Sie mehr über National Geographic wissen wollen, besuchen Sie unsere Website unter *www.nationalgeographic.de.*

SIND SIE MIT DIESEM TITEL ZUFRIEDEN?

Dann würden wir uns über Ihre Weiterempfehlung freuen. Erzählen Sie es im Freundeskreis, berichten Sie Ihrem Buchhändler oder bewerten Sie bei Onlinekauf. Und wenn Sie Kritik, Korrekturen, Aktualisierungen haben, freuen wir uns über Ihre Nachricht an Bruckmann Verlag, Postfach 40 02 09, D-80702 München oder per E-Mail an lektorat@verlagshaus.de.

EBENFALLS ERHÄLTLICH:

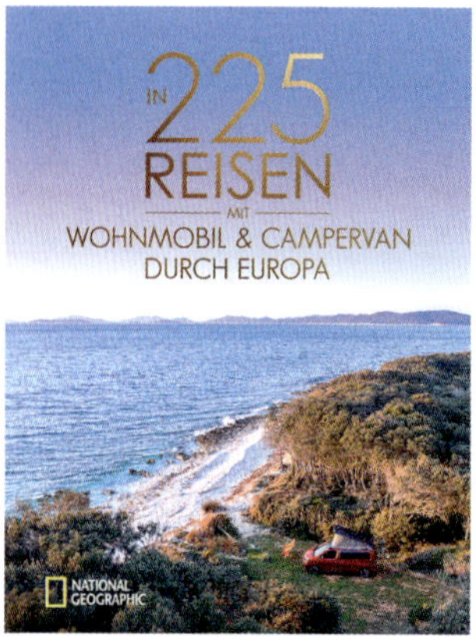

ISBN 978-3-86690-827-7

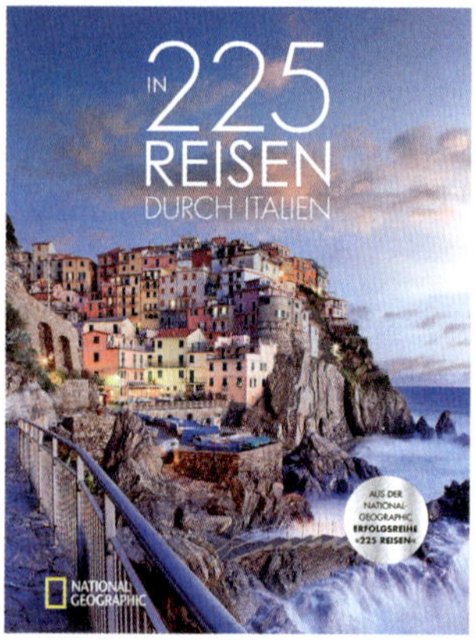

ISBN 978-3-98701-032-3

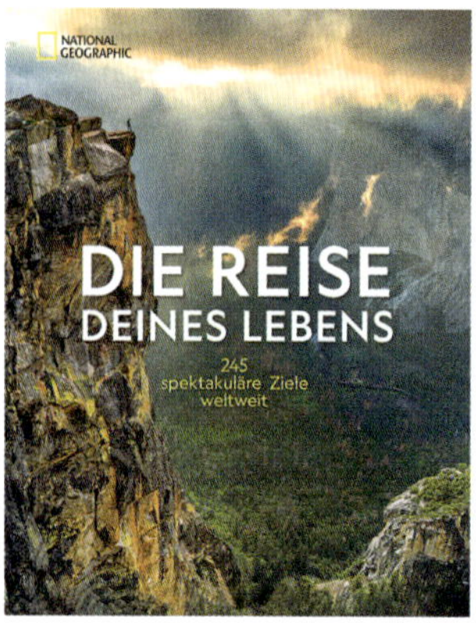

ISBN 978-3-86690-721-8